普通高等教育"十三五"规划教材

全国高等医学院校
中医药类系列教材

推拿学

（第二版）

李义凯　蒋松鹤　主编

科学出版社
北京

内 容 简 介

本教材是“全国高等医学院校中医药类系列教材”之一。内容包括上篇、中篇、下篇和附篇。上篇为推拿学基础，对推拿学概述，推拿发展概况、作用机理、治则与治法、常用检查方法、注意事项和禁忌证，推拿功法和经络腧穴等内容进行了介绍。中篇为成人推拿学，介绍了成人推拿手法，手法操作练习，骨伤科疾病及内、外、妇、五官科疾病的推拿治疗。下篇为小儿推拿学，系统地介绍了小儿推拿概述、推拿手法、特定穴位及常见病治疗。附篇介绍了中国香港地区及美国、日本推拿现状，自我保健推拿，浴足保健推拿。

本教材可供全国高等医学院校中医药类专业的推拿学本科教学使用，也可作为全国高等中医药院校本科生和专科生的推拿学教材以及国家中医执业医师资格和专业技术人员资格考试的参考书。

图书在版编目(CIP)数据

推拿学 / 李义凯，蒋松鹤主编. —2 版. —北京：科学出版社，2017.5

全国高等医学院校中医药类系列教材 普通高等教育“十三五”规划教材

ISBN 978-7-03-052526-0

Ⅰ. ①推… Ⅱ. ①李… ②蒋… Ⅲ. ①推拿-医学院校-教材 Ⅳ. ①R244.1

中国版本图书馆 CIP 数据核字(2017)第 074778 号

丛书策划：潘志坚 方 霞 / 责任编辑：闵 捷
责任印制：谭宏宇 / 封面设计：殷 靓

科学出版社 出版
北京东黄城根北街 16 号
邮政编码：100717
http：//www.sciencep.com
南京展望文化发展有限公司排版
广东虎彩云印刷有限公司印刷
科学出版社发行 各地新华书店经销

*

2012 年 9 月第 一 版 开本：889×1194 1/16
2017 年 5 月第 二 版 印张：15
2022 年 5 月第八次印刷 字数：420 000

定价：48.00 元

(如有印装质量问题，我社负责调换)

全国高等医学院校中医药类系列教材

第二届专家指导委员会

全国高等医学院校中医药类系列教材

《推拿学》(第二版)编委会

主　　编　李义凯　蒋松鹤
副 主 编　李进龙　马惠昇
编　　委(按姓氏笔画排序)

马惠昇(宁夏医科大学)
王玉满(承德医学院)
牛　坤(海南医学院)
白振军(山西大同大学)
李义凯(南方医科大学)
李永平(青海大学)
李进龙(河北中医学院)
李　旗(华北理工大学)
吴中秋(河北中医学院)
张丰正(西南医科大学)
张永鹏(河北北方学院)
张海霞(河北北方学院)
陈　超(南方医科大学)
武淑娟(华北理工大学)
赵玉堂(承德医学院)
郝　华(内蒙古医科大学)
高玉杰(宁夏医科大学)
蒋松鹤(温州医科大学)

秘　　书　李乃奇(南方医科大学)
绘　　图　区　薇(南方医科大学)
　　　　　　李嵩鹏(南方医科大学)

总　序

教材建设是本科教学改革的重要组成部分，是提高高等学院教学质量、培养优秀人才的关键。坚持育人为本，编写符合教育规律和人才成长规律的具有科学性、先进性、适用性的优秀教材，以适应不同类型高等学校和不同教学对象需要，是中医药事业发展的基础性工程。中医药事业的蓬勃发展，对中医药人才培养质量、知识结构、专业能力、综合素质提出了新的、更高的要求，改进和完善中医药类本科教材的重要性和必要性日益突出。教育部在《高等学校"十三五"科学和技术发展规划》中明确指出：把完善"教材体系和专业课程教材内容定期更新机制"纳入人才培养课程体系。因此，为了进一步做好新时期教材建设工作，进一步提高高等医学院校中医类本科教材的质量，完善教材内容，更好地把握高等医学院校和综合性大学中医类专业本科教学改革和课程体系建设，打造中医药类精品系列教材，科学出版社和全国高等医学院校中医类教材专家指导委员会共同启动了"全国高等医学院校中医药类系列教材"的修订工作。

本次修订积极响应教育部推动学科领域科学家和领军人才进入专业基础课程和核心课程教材编写的精神，我们仍采用"跨校、跨区域合作，出版社协助"的模式，组织全国三十余所高等医学院校中医药类专业的教学名师、优秀学科带头人、教学一线的教授、专家共同参与本次教材的修订。本次修订注重加强顶层设计和组织管理，汇集权威专家智慧，突出精品意识，以"明确培养方向，优化编写体例，打造学生'乐学'"教材为原则，以教育部新版的教学大纲和国家中医执业医师、执业中药师资格考试要求为依据，充分吸收现有各版本中医药类教材的特色与合理之处并有所创新，努力打造遵循中医药教育规律、满足高等医学院校中医药类专业的培养目标需求、具有时代精神的高品质教材。

本次修订从教材规划到编写和编辑的各个环节，精心组织，层层把关，步步强化，意在提高教材的内在质量。在教材内容修订上，注重突出中医思维方式，彰显现代中医药教育理念，努力处理好继承与创新、理论与实践、基础与临床的关系。首先对教材中涉及的所有中医专业名词术语进一步进行了梳理，力争概念准确规范。进一步完善了学科知识、理论体系，促进最新科研成果进教材进课堂，并丰富教学方法和教学技术，注重实践技能培养，切合教学实际和临床实际所需，体现"创新性"和"实用性"；在教材版式设计上，力求编排新颖，版式紧凑，形式多样，主体层次清晰，类目与章节安排合理、有序，体现"清晰性""易读性"及"实用性"。

本系列教材在修订过程中，得到了全国各高等医学院校的大力支持，在此致以衷心的感谢！让我们为精心打造中医药类本科精品教材共同努力！

第二届全国高等医学院校中医药类教材专家指导委员会

2017 年 5 月

第二版前言

本教材第二版是“全国高等医学院校中医药类系列教材”之一，供全国高等医学院校中医药类专业的本科生推拿学课程教学使用，也可作为全国高等中医药院校本科生和专科生的推拿学教材以及国家中医执业医师资格和专业技术人员资格考试的参考书。

本教材编委会是由全国十余所高等医学院校的推拿专家组成。在编写过程中，查阅了国内目前和以往使用过的多个版本的推拿学教材，借鉴了全国各地的推拿临床经验，收集了推拿文献和科研成果。编写时注重以中医基础理论为指导，同时兼顾高等医学院校中医药类专业的特点和环境，对推拿总论、推拿功法、经络腧穴、成人推拿手法、手法操作练习、常见病治疗、小儿推拿等内容作了系统的介绍。

推拿学是一门实践性和操作性很强的临床学科，因此，在学习推拿学时应注重推拿手法的练习和操作。第二版教材的内容紧扣教学需要，根据教学大纲的规定和教学要求，确定了教材的编写内容，也增加了新的内容。本教材包括上篇、中篇、下篇和附篇。上篇为推拿学基础，对推拿学概述，推拿发展概况、作用机理、治则与治法、常用检查方法、注意事项和禁忌证，推拿功法和经络腧穴等内容进行了介绍。中篇为成人推拿学，介绍了成人推拿手法，手法操作练习，骨伤科疾病及内、外、妇、五官科疾病的推拿治疗，此外，还增加了诸如纤维肌痛综合征和耳石病等新的疾病。下篇为小儿推拿学，系统地介绍了小儿推拿概述、推拿手法、特定穴位和常见病治疗。为使学生开阔眼界，了解国外的推拿现状。第二版教材特邀请了日本东京的孙维良教授(原天津中医学院)、香港大学专业进修学院的柯战兵教授(原北京中医药大学)和美国匹兹堡 Chatham University Physician Assistant Program 的李硕女士，分别撰写了中国香港地区推拿、日本推拿和美国推拿概况，分别在附篇一中进行介绍；在附篇二中介绍了自我保健推拿、浴足保健推拿。第二版教材中所介绍的知识符合临床实际，有利于学生理论联系实际，学以致用；此外，第二版教材还增加了数字化资源内容(见书中二维码)，以辅助读者更好地理解本教材相关内容。有些内容可以作为自学或参考内容。

教材是一个阶段性的总结读物，具有时限性；加之编委会成员来自不同院校，受到不同教育背景和学术流派的影响，以及自本教材第一版出版后，由于各种原因部分编写人员出现变动等，使得第二版教材部分内容与第一版有所差异，不足之处在所难免，希望各院校在使用过程中给予指正，以便进一步修订提高。

主　编

2017 年 1 月

目　录

第六章 常见疾病治疗 …… 88

下篇 小儿推拿学

上　篇

推拿学基础

第一章　推拿总论

导　学

推拿是一门古老传统的经验医学，也是一门实践性很强的临床医学学科。推拿属中医外治疗法和物理疗法的范畴，具有安全和无创性的优势，使其在医疗和保健中的地位不断提高。推拿是通过手法治疗来达到治疗和保健目的，推拿疗效的好坏直接与手法的质量密切相关。因此，要求学生在学习、模仿和练习各种推拿手法的基础上，注重推拿基本功训练和临床实践，能熟练地掌握各种手法的操作；同时，作为一名合格的推拿医生必须掌握扎实的医学基础理论和医学知识背景，熟知推拿的作用机制，了解推拿的历史进程和发展动态。

第一节　推拿学概述

推拿，也叫按摩，是人类最古老的一种治疗方法，是一门传统的经验医学，同时又是一门年轻的、有发展前途的医学学科。人类自诞生之日起为了求得自身的生存和发展，就要不断地从事生产劳动，并与自然和社会各种不利因素作斗争，艰苦的劳作使急性损伤、慢性劳损和疾病成为人类健康的主要威胁。在实践中人们本能的使用一些按摩动作来缓解疾患所导致的病痛，逐渐发现一些按摩手法能缓解或减轻疼痛，从而逐渐认识了按摩对人体的治疗作用。进而，人们开始有目的地把按摩用于医疗实践，并不断地加以总结和传承，逐渐形成了推拿治疗体系。我国按摩疗法最早的文字记载见于 3 000 多年前殷商时期的甲骨文中，而这一体系的形成是在 2 000 多年前的前秦两汉时期，当时有两部医学巨著，即《黄帝内经》（以下称《内经》）和《黄帝岐伯按摩十卷》。作为学科名的“按摩”一称，始见于《内经》。这两部医书第一次完整地建立了中医学的理论体系，确立了按摩作为一门医疗学科在中医学体系中的地位和作用。

从《引书》《五十二病方》《内经》和一些古籍史书的论述中，可以发现人类最早的治疗方法多为物理性质的，如按摩、热敷和针灸等。随着社会的发展，人们逐渐发现了自然药物的治疗作用。社会生产力的进一步发展和科技的进步，发明了化学合成药物。中国明代的炼丹术，就是化学药物的萌芽。而现代更是发展了各种生物制剂、组织工程和基因以及干细胞等治疗技术。这些发展过程标志着科技的发展和医学的进步，为人类战胜和预防疾病提供了坚实的保障。但这些药物和新的治疗技术在取得巨大治疗作用的同时，也不可避免地伴随着多种毒副反应。随着人们健康意识的不断增强，以推拿为代表的一般不伤及人体健康的无创性治疗方法受到了当今社会的推崇，推拿疗法在医疗和保健中的地位不断提高。学科内对推拿手法和相关治疗机制的基础和应用研究的加强，使得推拿疗法更加科学化和规范化。从以上发展现状和规律来讲，推拿学又是一门年轻而有发展前途的医学临床学科。

到了明代，出现了“推拿”一词，此后按摩和推拿并存、通用。目前我国多以“推拿”命名这一学科。古代还有很多称呼，如按跷、案扤和按跻等。据考证，明代从“按摩”到“推拿”这一学科名称的演变，正是在按摩科被官方取消以后，这也许不是巧合。早期按摩手法种类较少，常用的按法和摩法，也就成为学科的代名词。但即便是现在“推拿”一词也无法全面涵盖这一学科，因为单从字面上

笔记栏

理解“推”和“拿”仅是两个推拿手法种类而已。随着对外交流的全面展开，需要对推拿专业术语进行准确的翻译。目前参考中国武术(kungfu)的译法，多将推拿翻译为 tuina。此外，还有 manipulation 和 massage 等翻译。

推拿也是中医学的重要组成部分。中医理论体系的形成是建立在丰富的临床医疗实践和当时哲学思想基础上的。推拿为中医学的理论体系建设积累了大量的医疗经验。《引书》和《五十二病方》介绍了许多推拿手法，其中有脊柱推拿和膏摩、药摩等。《内经》共 36 卷 162 篇，其中《素问》有 9 篇论及推拿，《灵枢》也有 5 篇论及推拿。由此可以看出，推拿对中医学理论体系的建立所起到的作用。

推拿是一门古老的经验医学，也是一门实践性很强的临床医学学科。推拿通过手法治疗来达到治疗目的。手法治疗是指操作者用手或肢体的其他部位，或借助一定的器具，在受治者的体表做规范性的动作，以医疗和保健为目的的一种治疗方法。推拿疗效的好坏直接与推拿手法的质量相关。因此，要掌握每种推拿手法的具体操作方法。在学习、模仿和练习各种推拿手法的基础上，还必须重视推拿实践的积累，其中手法的基本功训练和临床实践是两个重要的方面，要熟知每种推拿手法的具体操作及推拿手法对每个具体疾病的治疗原理。此外，作为一名合格的推拿医生必须掌握扎实的医学基础理论和医学知识背景，特别是解剖学、神经科学和骨伤科学等学科知识。这样才能掌握好正确的推拿适应证，减少推拿失误，提高疗效。

第二节　推拿发展概况

推拿是人类掌握最早的医疗方法之一，是人类祖先在生产劳动和生活实践中，对伤痛的本能自我防护的产物。人们为了减轻或缓解病痛，会不自觉地用手抚摸、按摩或拍打损伤病痛部位及其周围部位。当使用这些本能的推拿手法使疼痛缓解后，人类逐渐体会或认识到某一种手法的作用，并随着经验的积累而形成原始的推拿经验。经过不断的总结和提高，使得原始本能的推拿行为发展到自觉的医疗行为，从单个或某几种手法发展到多个手法的运用，手法的种类也日渐丰富，成为古代的推拿医术。我国在上古神农时代就已经运用按摩技术治疗疾病，而世界各国的古代文明也是如此。

我国按摩的最早文字记载是在 3 000 多年前的殷商时期的甲骨文中，有“拊”“摩”“搔”等按摩手法的名称。《素问・异法方宜论》记载有“中央者，其地平以湿，天地所以生万物也众，其民食杂而不劳，故其病多痿厥寒热，其治宜导引按跷，故导引按跷者，亦从中央出也”。这里的“中央”，就是古代殷商地，现今河南安阳一带。

总结春秋战国时期导引养生学成就的《引书》，介绍了几种推拿方法用于骨伤科疾病的治疗，如颞颌关节脱位的口内复位法、落枕的仰卧位颈椎拔伸法、肠澼(痢疾)的腰部踩踏法和腰部后伸扳法以及喉痹的颈椎后伸扳法。出土于长沙马王堆的《五十二病方》，介绍了 10 余种按摩手法以及药摩和膏摩，其中以摩法运用记载最多。我国第一部按摩专著《黄帝岐伯按摩十卷》就是秦汉时期成书的。《内经》记载了很多按摩方面的内容，如确立了手法医学的正式学科名称——按摩，阐述了按摩手法的作用机制，提出了按摩手法的适应证和禁忌证以及膏摩的使用等。《金匮要略》首次提到了“膏摩”一词，并将其与针灸和导引等疗法并列。介绍了对四肢重滞的患者可用导引、吐纳、针灸和膏摩等方法进行治疗。书中还详细介绍了手法“救自缢死”的操作方法，其急救手法包括了胸外心脏按摩术、按腹人工呼吸法、颈椎牵引、四肢关节屈伸法等。对此急救手法的评价是“此法最善，无不活也”，由此可见，这套急救手法的成熟与有效。这也是世界医学史上救治自缢死的最早文献记载。

笔记栏

魏晋隋唐时期，特别是到了唐代，中国封建社会进入了全盛时期，推拿也进入了新的时期。按摩有了明确的治疗范围，膏摩在临床上得到了广泛的应用。开始设有按摩专科，有了按摩专科医生。如隋代设有按摩博士一职，到唐代又设立了按摩科，按摩医师有了系列职称。按摩教育步入正轨，进行有组织的教学活动。据《唐六典》记载隋代太医署按摩科设有按摩博士 20 人，按摩师 120 人，按摩生 100 人。到了唐代，按摩科设置按摩博士 1 人，按摩师 4 人，是教学人员；按摩生 15 人，为在校学生；在按摩师和按摩生之间增加了按摩工这一层次，人数为 16 人，是直接为宫廷服务的推拿临床人员。隋唐时期按摩科的设立，统一了以前对手法医学的混乱命名。诸如按跷、消摩、案扤和按跻等手法医学的异称都已被“按摩”这一称谓所取代，按摩成了手法医学的法定名称。隋唐时期按摩的治疗范围也逐渐扩大，如《唐六典》记载，按摩可除八疾“风、寒、暑、湿、饥、饱、劳、逸”。《外台秘要》说：“如初得伤寒一日，若头痛背强，宜摩之佳”。《诸病源候论》说：“……相摩拭目，令人目明”。《肘后备急方·救卒中恶方》说：“救卒中恶死……令爪其病人人中，取醒”。隋代太医巢元方所著《诸病源候论》中记载了大量的自我推拿手法，其中对摩腹法进行了较为详细的介绍。唐代孙思邈的《千金方》对当时的按摩疗法与按摩养生法也作了总结。书中以较大的篇幅论述了儿科疾患的推拿治疗，特别是膏摩法的应用。唐代王焘的《外台秘要》中保存了前人诸多的推拿资料，如记载了许多脊柱推拿手法和脊柱按压工具，将脚掌背屈拉长小腿后部肌群，以使痉挛的肌肉放松；治疗大小便不通的揉腹通便法；等等。《仙授理伤续断秘方》是我国现存最早的骨伤科专著。该书首次将推拿手法系统的应用于骨伤科疾病的治疗中，这对正骨手法和骨伤科推拿学派的发展有很大影响。

宋金元时期，推拿临床运用的范围更加广泛，并在此基础上产生了丰富的诊疗理论，使按摩治疗作用的认识得到不断深化。虽然宋代太医院取消了按摩专科，但按摩仍作为一个独立学科，并取得了很大的发展。《圣济总录》中明确提出对按摩手法要进行具体分析，而后才能正确认识按摩的作用和在临床上的应用。该书还记载了许多膏摩方，以及用中指熨目法和掌心熨目法治疗目昏暗和目暗，开推拿治疗眼疾之先河。对于“凡坠堕颠扑，骨节闪脱，不得入臼，遂致磋跌者”，强调用按摩手法复位；对骨折者“急须以手揣搦，复还枢纽”，最后“加以封裹膏摩”。《儒门事亲》介绍了按摩具有汗、吐、下三法的作用。手法助产在宋代得到了系统的发展。成书于 1098 年的《十产论》最早描述了因异常胎位引起的各种难产以及各种相应的矫正异常胎位的按摩手法，特别是首次介绍了治疗胎位异常之难的转胎手法。这些发展使得宋代医生庞安时用按摩法催产获得“十愈八九”的疗效。元代危亦林的《世医得效方》记载了利用自身体重牵引复位的各种方法，即以身体下坠力来替代拔伸手法，如髋关节脱位的倒悬复位法和脊椎骨折的悬吊复位法。宋代还有《按摩法》和《按摩要法》各一卷，可惜均已亡佚。

明代是推拿医学再度兴盛的时期。明初按摩科重新合法化，重设按摩科为医学十三科之一。推拿手法运用于成人和小儿各科临床，保健按摩和自我养生按摩进一步发展。明代按摩在治疗儿科疾病方面已经积累了丰富的经验，形成了小儿推拿的独特体系。期间一些小儿推拿专著问世，如《小儿按摩经》《小儿推拿方脉活婴秘旨全书》和《小儿推拿秘诀》等，其中《小儿按摩经》是我国现存最早的推拿书籍。按摩又有推拿之称正是从明代的小儿推拿的名称开始的。这期间，小儿推拿在中国南方地区流行。庄应琪补辑的《补要袖珍小儿论》卷十的“秘传看惊掐筋口授手法论”是最早的小儿推拿专题文献。其中，首次论述了三关、六腑等小儿推拿特定部位的定位、操作和主治，并配有手足推拿穴位图谱。“推拿”一词出现不是偶然，在明代中后期按摩科被政府取消。究其原因，有专家考证认为是手法意外的负面影响所致。当时的《类经》《古今医统》《幼科发挥》《育婴秘诀》《类修要诀》等著作都对按摩意外进行了介绍，并有作者劝人不要接受被动按摩。可见当时这些按摩失误所致的伤害对手法医学的形象带来很大的负面影响。明代的《保生秘要》中介绍了不少手法，如扳、搓、拿、摩、擦、掐、运、击、指按、掌熨、一指点、双手悬梁自重牵引、擦手足和搓涌泉等。《景岳全书》和《易筋经》都有推拿手法的介绍。《摄生要义》介绍了自我养生按摩及一套全身按摩保健程序——“大度关”。清代太医院不设按摩科，除了正骨科采用手法治疗外，推拿基本上是在民间生存和发展。清代太医院教科书《医宗金鉴》对手法为“正骨之首务”的论述，确立了手法在正骨科的地位。该书详细论述了摸、接、端、提、推、拿、按、摩的正骨八法。“摸法”为诊断手法；“接、端、提”是骨折、脱位的“接骨”和“续筋”的整复手法；而“推、拿、按、摩”是治疗软组织损伤的手法。《医宗金鉴》提出的“骨错缝”理论，对正骨推拿和脊柱推拿具有重要的指导意义。吴尚先于 1864 年所著的《理瀹骈

笔记栏

文》将推拿、针灸和刮痧等数十种疗法列为外治法；并介绍药物的熏、熨、浸、擦、摩或敷等使用方法，使得膏摩与药摩在清代取得了较大的进步。

民国时期，政府于1929年的中央卫生委员会议上提出了“废止旧医，以扫除医事卫生之障碍”的方针。1936年又提出“国医在科学上无根据”一律不许执业。由于政府的国家行为使得推拿处于低谷，这迫使推拿只能在民间寻求发展。由于中国疆域辽阔，风土人情及文化习俗的差异等，推动了中国民间推拿的发展，形成了各具特色的推拿流派。期间，形成的主要推拿流派有李鉴臣的一指禅推拿流派、丁季峰的㨰法推拿流派、内功推拿流派、脏腑推按流派、腹部按导流派，“正骨推拿法”“捏筋拍打法”和“点穴推拿法”等特色推拿法也开始形成。而这一时期，西方按摩手法也开始传入我国。1910年丁保福编译了《西洋按摩术讲义》。1935年谢剑新的《按脊术专刊》，全面介绍了西方的按脊疗法。随后，还有《西洋按摩术》《推拿术新论》《新国医讲义教材——按摩科》和《推拿法引言》等出版发行。这些西方推拿术对推动中医运动关节类手法的发展具有积极的作用。从这一角度来讲，民国是推拿发展的另一个繁荣时期。

中华人民共和国成立后，1954年，天津开设按摩科。1955年，北京中医学会开设按摩研修班。1956年上海成立了中国第一所推拿专科学校——上海中医学院附属推拿学校，学制3年。从此开展正规的推拿医学教育(文革期间被关闭)，使推拿从世代相传的“师带徒”模式走上了正规化的学校教育。1958年上海成立推拿专科门诊部，北京成立了按摩医院。1974年上海中医学院在全国率先成立了针、推、伤专业，学制设置从起初的中专、大专学历教育发展到本科学历教育。这一时期代表性的推拿著作有：《慢性病按脊疗法》(范凤源，1953年)、《新推拿法》(陈宇清，1955年)、《中医推拿学》(上海中医学院附属推拿医士学校，1956年)、《推拿学》(上海中医学院附属推拿学校，1960年)、《中医按摩学简编》(安徽医学院附属中医院，1960年)、《中医推拿学讲义》(上海中医学院，1961年)、《小儿推拿学概要》(张汉臣，1962年)、《伤科按摩术》(郑怀贤，1964年)、《按摩》(天津医院，1974年)和《推拿学》(上海中医学院，1975年)等。

1977年“文化大革命”结束后，随着国家体制恢复常态，推拿及推拿学术活动逐步恢复，推拿学科进入了高速发展的轨道。1979年在上海召开了全国性的推拿学术经验交流会。同年上海中医学院成立了推拿系，为培养推拿专业人员创造了条件。1986年起开始培养推拿专业硕士研究生，为推拿的临床、教育和科研培养高学历的专业人员。1987年在上海成立中华中医药学会推拿分会。此后，各省市中医药学会也相继成立了推拿分会，开展学术交流和推拿教育。各级推拿学术组织的建立，对推动推拿学科建设与发展起到了积极的作用。1989年上海中医药研究院成立推拿研究所。1996年南京中医药大学成立推拿学院。全国县以上中医院相继开设了推拿科，甚至成立了推拿专科医院；许多综合性医院也开设有推拿专科或推拿门诊。1997年，上海中医药大学首次招收推拿专业博士研究生。推拿学术繁荣带动了推拿专著和教材的大量出版。以俞大方主编的五版《推拿学》本科教材为代表，推拿本科教材建设成果显著，该教材累计已发行了50多万本。2001年王之虹和罗才贵主编的全国中医药院校21世纪课程教材《推拿手法学》和《推拿治疗学》出版，2003年严隽陶和王国才主编的“十五”国家级规划教材《推拿学》和《推拿手法学》出版，2008年范炳华主编的“十一五”国家级规划教材《推拿学》出版，2009年赵毅和王诗忠主编的全国普通高等教育中医药类精编教材《推拿手法学》出版，2012年李义凯和翟伟主编的全国医学院校中医药类教材《推拿学》出版。

这期间，具有代表性的推拿专著有：1978年冯天有主编的《中西医结合治疗软组织损伤》、1982年骆竞洪主编《实用中医推拿学》、1985年俞大方主编的《中医推拿学》、1987年骆竞洪主编《中华推拿医学志——手法源流》等。同年，丁季峰主编的《中国医学百科全书·推拿学》和孙承南主编的《齐鲁推拿医术》以及曹仁发主编的《推拿手法学》、1988年孙树椿主编的《实用推拿手法彩色图谱》、1992年金义成和彭坚编著的《中国推拿》、1993年北京按摩医院主编的《中国按摩全书》、1994年丁季峰主编的《推拿大成》、2001年韦贵康和张志刚主编的《中国手法诊治大全》。在脊柱推拿方面，李义凯主编的《脊柱推拿的基础与临床》(2001年)和《中国脊柱推拿手法全书》(2005年)填补了中国脊柱推拿基础理论和研究及文献等方面的空白。推拿的基础和应用基础研究方面较为薄弱，但近年来得到了快速的发展，

笔记栏

各类研究基金资助的推拿课题不断增加。具体研究范围不断扩大,从相关的解剖学、生物力学、神经免疫学和分子生物学等领域,扩展到手法动力学、手法工效学和手法运动学分析等领域。

推拿作为一门古老的学科,在跨入21世纪的今天,依然焕发着旺盛的活力,不但没有因为现代医学的飞速发展而衰败消亡,而且其应用范围不断扩大,影响力不断增加。这说明在现代高科技的条件下,作为传统中医学的重要组成部分——推拿学,因其安全、简便、舒适、有效的特性,将会得到更大的发展空间和新的发展机遇。

（李义凯）

第三节　推拿作用机理

作用于体表特定部位的推拿手法可对机体生理、病理产生影响,通过疏通经络、行气活血、理筋整复、滑利关节,调整人体脏腑功能和增强抗病能力等作用,从而达到治疗和保健的目的。

一、疏通经络,行气活血

经络是人体气血运行的通路,内属脏腑,外络肢节,通达表里,贯穿上下,像网络一样遍布全身,将人体的脏腑、组织、器官等各部分联系成一个有机整体。具有“行血气而营阴阳,濡筋骨利关节”的作用,以此维持人的正常生理功能。当人体经络的正常生理功能发生障碍时,外则皮、肉、筋、骨、脉不用,内则五脏不荣,六腑不运,血气不和,不能发挥营内卫外的作用,则百病由此而生。

推拿作用于体表的经络腧穴上,能够疏通经络,行气活血,散寒止痛。其中疏通作用的含义是:一方面,通过手法直接刺激人体体表,推动了气血的运行。正如《素问・血气行志》中说:“形数惊恐,经络不通,病生于不仁,治之以按摩醪药。”《素问・举痛论》在分析了疼痛的病理后,也指出:“寒气客于肠胃之间,膜原之下,血不得散,小络急引故痛,按之则血气散,故按之痛止。”另一方面,通过手法在机体体表做功,产生热效应,从而加速了气血的流动。《素问・举痛论》中说:“寒气客于背俞之脉则脉泣,脉泣则血虚,血虚则痛,其俞注于心,故相引而痛,按之则热气至,热气至则痛止矣。”

推拿疏通经络的作用在临床各科疾病的治疗中均有体现。如搓摩胁肋可疏肝理气而缓解胁肋胀痛;掐按合谷穴可止牙痛;按揉角孙穴可治偏头痛;推桥弓可平肝阳而降血压;等等。

研究证实,长时间柔和的推拿手法,可抑制中枢神经,兴奋周围神经;短时间重刺激可兴奋中枢神经,这说明推拿是通过调节神经系统的兴奋和抑制,通过周围神经的反射作用,来实现对经气的调整。其中调整、疏通作用的程度,与手法操作时的经络、穴位、部位的准确与否,手法作用时间的长短及刺激量的大小等有明显的关系。

二、理筋整复,滑利关节

筋骨和关节是人体的运动器官。通过气血调和,阴阳平衡,才能确保机体筋骨强健,关节滑利,而维持正常的生活起居和活动功能。正如《灵枢・本脏》中说:“是故血和则经络流利,营复阴阳,筋骨劲强,关节清利也。”筋骨关节受损,必累及气血,致脉络损伤,气滞血瘀,从而影响肢体关节的活动。

推拿的理筋整复,滑利关节的作用主要体现在以下几方面:一是推拿手法作用于人体的损伤局部,可促进气血运行,理气止痛,消肿祛瘀;二是推拿的整复手法,通过力学的直接作用纠正筋出槽、骨错缝,从而达到理筋整复的目的;三是被动运动和主动运动相结合的手法和功法,起到滑利关节,松解粘连的作用。

笔记栏

对于肌肉、肌腱、韧带部分断裂者则可使用适当的按、揉等手法理筋治疗,将断裂的组织抚顺理直,适当加以固定,使疼痛减轻,利于断端的生长吻合。肌腱滑脱者,疼痛部位可触摸到条索样隆起，可使用弹拨手法。为此，须及时使用弹拨或推扳手法使其复位。

骨错缝关节突关节紊乱患者，棘突常偏向一侧，关节间隙常有宽窄改变，关节囊及邻近的韧带由于受牵拉而损伤，运用脊柱旋转复位扳法、拔伸旋转复位法及斜扳法，可使紊乱的关节得以整复。有时患者的疼痛和活动受限可立刻缓解或消失。

三、调整脏腑功能，增强抗病能力

疾病的发生、发展及转归，是正邪相争，盛衰消长的结果。机体有充分的抗病能力，致病因素就不起作用。若机体的抗病能力处于相对劣势，邪气则乘虚而入。从人体后天之本来看，脏腑有受纳排浊，化生气血的功能，与人体正气功能有直接关系。脏腑功能失常，则受纳有限，生化无源，排浊困难，从而正气虚弱，邪气壅盛。

推拿可改善脏腑功能，增强抗病能力。主要体现在两方面：一是手法施用于体表的相应穴位，促进经络的疏通达到治疗目的；二是手法对脏腑功能具有双向调节作用。推拿通过调整脏腑功能，使机体处于良好的状态，有利于激发机体内的抗病因素，以扶正祛邪。

手法刺激穴位和痛点(或疼痛部位)，通过经络传导，内脏功能得到调节，从而达到治疗疾病的目的。如一指禅推法作用于肺俞或肩中俞能调理肺气，止哮喘；按揉脾俞和胃俞可调理脾胃，缓解胃肠痉挛，止腹痛。临床表明，不论是阴虚或阳虚，还是阴盛或阳亢，不论是虚证或实证，还是寒证或热证，只要在相应的穴位、部位上选用相应的推拿手法进行治疗，均可得到不同程度的调理。

研究表明，在足三里穴上运用按揉法或一指禅推法，既能使分泌过多的胃液减少，抑制胃肠的功能，也可使分泌不足的胃液增多，兴奋胃肠的功能。用较弱的按法或揉法刺激内关，可使心率减慢，用于治疗心动过速；用较强的按法或拿法刺激内关，可使心率加快，用于治疗心动过缓。这些均说明推拿不仅可以调整阴阳，补虚泻实，而且对脏腑功能具有良好的双向调节作用。

第四节 推拿治则与治法

推拿的治则，是在中医基础理论、辨证论治原则的基础上，对临床病证制订的具有普遍指导意义的治疗规则。任何具体的治疗方法总是由治则所规定，并从属于一定的治则。如各种病证以邪正关系来讲，离不开邪正斗争、消长盛衰的变化。因此，扶正祛邪即为治则。而推拿在此原则指导下，采取的补肾、健脾、壮阳等法，就属于扶正的具体方法；发汗、涌吐、通下等法，就属于祛邪的具体方法。由于疾病的证候表现多种多样，病理变化复杂，且病情又有轻重缓急的差别。不同的时间、地点、个体差异、体质和年龄等因素，其病理变化和病情转化也不尽相同，故推拿手法亦随之千变万化。如按其年龄可分为成人推拿和小儿推拿；按其技巧分为单式手法和复式手法；按其作用分为兴奋性手法和抑制性手法；按其性能分为温煦法和寒凉法；等等。因此，在复杂多变的疾病现象中，必须抓住疾病的本质，并根据正邪虚实、阴阳盛衰、病变的轻重缓急，因人、因时、因地制宜，进行辨证论治，选择适宜的操作手法，才能获得满意的治疗效果。

一、推拿治则

(一) 治未病

推拿的治则之一为治未病，临床上多运用五官保健、五脏保健和肢体保健、自我保健等推拿以预防疾病。

早在《内经》中就有不治已病治未病、不治已乱治未乱的论述。如先秦时期运用的养生保健和性保健法(《五十二病方》中载药巾按摩法)；华佗创立的五禽戏；葛洪提出固齿聪耳法(《抱朴子》)；陶弘景的费眼、搔目等养生保健按摩法(《养性延命录》)；孙思邈强调注重日常保健，指出“小儿虽无病，早起常以膏摩囟上及手足心，甚辟寒风”；将膏摩列为小儿保健方法等(《千金要方》)。再如《诸

笔记栏

病源候论》中所载的自我推拿内容，多是养生保健的。《金匮要略》:“夫治未病者，见肝之病，知肝传脾，当先实脾；四季脾旺不受邪，即勿补之。”提出医生治病首先要考虑脏腑传变的疾病变化规律，从而达到“治未病”的目的。以上说明古代医家重视运用按摩预防疾病，注意发挥人与疾病作斗争的主观能动性。

（二）整体观念，辨证施术

整体观念、辨证论治是中医治病的根本原则。人体是一个有机整体，在结构上各个组成部分之间不可分割，在功能上相互协调、相互为用，在病理上相互影响。同时，人与自然环境也密切相关，人类在适应自然和改造自然的过程中，维持机体的正常生命活动。这种机体自身的整体性、机体与自然界统一性的思想，贯穿在中医生理、病理、诊法、辨证和治疗的各个方面。在推拿临床中，整体观念的原则，既要体现在分析局部症状时，注意机体整体对局部的影响；又要体现在处理局部症状时，重视机体整体的调整。

辨证论治是中医的精华所在，是认识疾病和解决疾病的关键，是理论和实践相结合的重要体现。故辨证论治在临床推拿工作中，具体表现为辨证施术，即根据辨证的结果确立治疗法则，选择手法的操作方法、穴位和部位，从而进行具体的操作治疗。对按照现代医学分类的疾病进行推拿治疗时，辨证施术的原则表现为同病异治和异病同治的特点。同病异治，即同一种疾病采用不同的推拿手法治疗，这是因其主要病机不同，所以在治疗方法上选用的推拿手法、穴位和部位就因之而异。异病同治，即不同的疾病采用相同的推拿手法治疗，这是因其主要病机相同，所以在治疗方法上可以选用相同的推拿手法、穴位和部位。

疾病的过程，在一定意义上可以说是正气与邪气矛盾双方相互斗争的过程。正胜于邪则病退，邪胜于正则病进。推拿临床当中，要认真细致地观察、分析正邪双方相互消长盛衰的情况，根据正邪在矛盾斗争中所占的地位，来决定扶正与祛邪的主次先后。并要注意扶正祛邪并用时，应采取扶正而不留邪，祛邪而不伤正的原则。

阴阳是辨证的总纲，疾病的各种病机变化均可用阴阳失调加以概括。表里出入、上下升降、邪正虚实、寒热进退，以及营卫不调、气血不和等，都属于阴阳失调的具体表现。疾病的发生、发展，从根本上是阴阳的相对平衡遭到破坏，也就是阴阳的偏盛偏衰代替了正常的阴阳消长，因此调整阴阳，也是推拿治疗的基本原则之一。

（三）标本同治，缓急兼顾

任何疾病的发生、发展，总是通过若干症状表现出来的，而这些症状只是疾病的现象，并不都能反映疾病的本质，有的甚至是假象。所以只有在充分了解疾病包括症状表现在内的全部情况的前提下，综合分析，才能透过现象看到本质，从而确定治则。

推拿学具有自身的特点，在“治病求本”的原则指导下，应该标本同治，缓急兼顾。既要针对疾病的主要矛盾治疗，又要注重次要矛盾的处理；既要积极治疗疾病的急性发作，又要兼顾慢性症状的处理。同时，在推拿临床中，正确应用标本同治，缓急兼顾的治则，不仅要制订推拿本身具体的治疗方法，还应依据这一原则合理结合其他治疗方法。

（四）以动为主，动静结合

推拿治疗是一种运动疗法。不论手法对机体的作用方式，还是指导患者所进行的功法训练，都是在动中进行的。推拿“以动为主”的治则，是指在手法操作时，或指导患者进行功法锻炼时，应根据不同的疾病、不同的病情、不同的病理状况确定其作用力的强弱、动作的徐疾、节奏的快慢和活动幅度的大小。适宜的运动方式是取得理想疗效的关键。同时，推拿治疗在“以动为主”时，也必须注意“动静结合”，一是在手法操作时，要求医生和患者都应该情志安静，思想集中，动中有静；二是推拿治疗及功法锻炼后，患者应该注意安静休息，使机体有一个自身调整恢复的过程。医生在制订治疗方案时，动和静一定要合理结合。

笔记栏

（五）因时、因地、因人制宜

因时、因地、因人制宜是指推拿治疗疾病要根据季节、地区、人的体质、年龄等不同而制订相应的治疗方法。全面考虑,综合分析,区别对待,酌情施术。

季节不同,如秋冬季节,肌肤腠理致密,治疗时手法力度宜强,推拿介质多用葱姜水、麻油;而春夏季节,肌肤腠理疏松,手法力度要稍轻,夏季可用滑石粉、薄荷水等。地域和居住环境不同,对疾病的影响也不同,治疗时要区别对待。治疗环境,治疗手法中及手法后患者不可受风,环境要安静。因人制宜最为重要,根据患者的性别、年龄、体质、胖瘦及部位等不同,可以选择不同的治疗方法。以年龄论,小儿推拿时多加用介质。体质弱者手法宜轻,体质强者手法可稍重;头面胸腹的肌肉薄弱部手法宜轻,肌肉丰厚部手法可稍重;病变部位浅者手法宜轻,病变部位较深者手法可稍重。另外,对患者的职业、条件、工作环境,是否来自疫区,有无皮肤破损,有无传染病等,在诊治时也要注意。同时术者和受术者的体位要正确选择。

二、推拿治法

推拿是在医学理论指导下,医者以手或身体的其他部位,在患者的某些体表部位施行特定的推拿动作,以调整人体生理、病理状况而达到保健养生、强身健体、防病治病的目的的治疗方法,属中医外治法的范畴。

推拿手法的治疗作用,取决于两个要素,一是手法作用的性质和量;二是被刺激部位或穴位的特异性。手法的性质,可有温热性质和寒凉性质的手法的区别。如小儿手法的推三关,性属热;退六腑,性属寒。手法的作用量,可包括作用力的大小、作用部位的深浅、作用时间的长短、手法频率的快慢等。其中作用部位和穴位的特异性,是指要根据疾病的性质状况,选择相应的部位和穴位。在同一部位或穴位用不同性质和量的手法,作用则不同;不同部位和穴位用同一性质和量的手法,作用亦不同。故两者必须有机地结合运用,才能收到较好的治疗效果。

根据手法的性质和作用量,结合治疗部位和穴位,推拿治疗有温、通、补、泻、汗、和、散、清八法。

(一)温法

温,即温热。温法是用于虚寒证的一种治疗方法。具有温经散寒,补益阳气的作用,多采用摆动类、摩擦类和挤压类手法。手法多柔和、缓慢,作用时间较长,患者有较深的温热感。推拿手法中,擦法产热性最强,尤以小鱼际擦法最甚。临床可用摩揉丹田,擦肾俞、命门等方法温补肾阳;推三关,性温热,治一切虚寒证;按摩中脘、关元,拿肚角等可以温中散寒止痛;揉外劳宫,温经散寒,升阳举陷效果最佳,用以治疗泻痢、脱肛、遗尿等。如《幼科铁镜》所述:“寒热温平,药之四性;推拿掐揉,性与药同,用推即是用药。推上三关,代却麻黄、肉桂;退下六腑,替代滑石、羚羊……”。

(二)通法

通,即疏通。通法有祛除病邪壅滞的作用。《素问·血气形志》:“形数惊恐,经络不通,病生于不仁,治之以按摩醪药”,指出按摩可治疗经络不通所引起的病证。《厘正按摩要术》:“按能通血脉”“按也最能通气”。故经络不通,按之可解,即通经络、行气血。临床中,在四肢上多用推、拿、搓、揉等手法,以通其穴道;点按背俞穴可调畅脏腑之气血;擦摩胁肋以疏肝气;掐拿肩井,以通气行血;手法中以击法最有疏通的效果,可以通调一身阳气,多施用于大椎、八髎、命门、腰阳关等穴位处,故经络不通,气血不畅皆可用击法。

(三)补法

补,即滋补,补益气血津液之不足、脏腑功能之衰弱。“虚则补之”和“扶正祛邪”是推拿临床的指导思想。《素问·离合真邪》:“不足者,补之奈何? ……推而按之。”因气不足而患病者可用按摩方法补气,使精神得复。

笔记栏

按经络循行,有“顺经为补、逆经为泻”“推而纳之、动而伸之、随而济之、迎而夺之”;按手法频率,有“急摩为泻、缓摩为补”;按手法刺激强度,有“轻揉为补、重揉为泻”;按手法操作时间,有“长时为补、短时为泻”;按手法性质有“旋推为补、直推为泻”;按手法旋转方向有“顺转为补、逆转为泻”;按手法运动方向,有“推上为补、推下为泻”;按血液循环方向,有“向心为补、离心为泻”之说。

虚证皆可用补法。手法以摆动类、摩擦类为主;手法多轻柔、作用时间长、弱刺激。临床中补五脏，以督脉、膀胱经背俞穴、腹部特定穴为主；气血双补，多采用摩揉中脘、关元、脾俞、胃俞、肾俞，按揉膻中、膈俞等方法，增强脾胃功能，促进气血生化之源；补脾胃，多采用摩腹、揉脐、按揉足三里等，以健脾和胃，加强胃腑功能；补肝肾，多采用擦命门、腰阳关，揉关元、气海等穴，以滋阴壮阳；补肾经，摩揉涌泉穴等。

（四）泻法

泻，即泻下。泻法，可用于下焦实证。由于结滞实热，引起的下腹胀满或胀痛、食积火盛、二便不通等皆可用本法治疗。推拿之泻，不同于药物峻猛，故对于体质虚弱，津液不足，气虚无力致大便秘结者，也有较好效果。临床上泻法的治疗方法与补法相反，一般用摆动类、摩擦类、挤压类手法，力量稍重。对胃肠燥热者，多采用推揉中脘、天枢、大横，重揉时短，逆时针摩腹，推下七节骨，力点向下揉按长强；对小儿食积便秘者，多采用揉板门、清大肠、揉天枢、运外八卦、摩腹、揉脐等法；如心胃火盛而烦渴，口舌生疮，小便黄，大便干结等，可施揉内劳宫、退六腑、揉总筋、打马过天河、清小肠等法；如肺火盛，见鼻塞、喘咳等，应清肺经，揉列缺、大椎，刮推肺俞等穴。

（五）汗法

汗法，即发汗、发散的方法，可使病邪从汗而解，有祛风散寒的作用。以挤压类和摆动类手法为主，多配合一指禅推风池、风府以疏风；按拿合谷、外关以祛风解表；按揉大椎、风门、肺俞以散热通经，祛风宣肺。小儿外感则要配合开天门、推坎宫、掐二扇门及黄蜂入洞法。《幼科推拿秘书》："黄蜂入洞，此寒重取汗之奇法也。"

汗法多用于风寒外感和风热外感两类病证。临床以肩井、风池为主穴。外感风寒可用拿法，先轻后重，使汗逐渐透出，达到祛风解表散寒的目的。外感风热可用轻拿法，使腠理疏松，微汗解表。施术时，患者感觉汗毛竖起，肌表微汗潮润，周身舒适，贼邪自散，病体则霍然而愈。

（六）和法

和法，即和解、调和之法。凡病在半表半里，且不宜汗、吐、下者，均要运用和解之法。

和法，以和阴阳为重。同时，和脏腑、和经络、和气血、和营卫、和脾胃、和肝胃、和脉气、和经血、和筋脉均为常用之法。和法多用摆动类、振动类、摩擦类手法。操作时平稳柔和、频率较缓，并注意经络的特性，以达到阴阳平衡的目的。推揉膀胱经背俞穴，可和脏腑阴阳；揉中脘、章门、期门，搓胁肋，可和肝胃；揉按关元、中极，搓擦八髎等，可和经血；揉板门，可和脾胃，消食化滞，运达上下之气；拿揉肩井，运外八卦，可和一身气血。推四横纹，和上下之气血，治身体瘦弱，不欲饮食；分腕阴阳，可和阴阳、气血，行滞消食，治寒热往来，烦躁不安；分推腹阴阳，可健脾和胃，理气消食，治呕吐、腹胀和厌食；小儿捏脊，有调阴阳、理气血、和脏腑、通经络、培元气的功效。

（七）散法

散法，即消散、疏散的方法。主要作用是"摩而散之，消而化之"，使结聚疏通。推拿所用的散法一般以摆动类及摩擦类手法为主，手法要求轻快柔和。临床中气滞、血瘀、积聚均可运用散法。气郁胀满施以轻柔的一指禅推法、摩法散之；肝气郁滞所致的胁肋疼痛，常以抹双肋的方法散之；有形的凝滞积聚，可用一指禅推法、摩法、揉法、搓法等手法散之，频率要由缓慢而转快，才能达到消结散瘀的作用。诸如脏腑之结聚、气血之瘀滞、痰食之积滞，运用散法可达气血之疏通、结聚之消散的目的。如饮食过度，脾失健运所致的胸腹胀满、痞闷，可用摩擦类手法散之。可见"寒气客于肠胃之间，膜原之下……小络急引故痛，按之则血气散，故按之痛止"(《素问・举痛论》)。

（八）清法

清法，即清除热邪的方法，具有清热凉血、祛暑、生津除烦的作用。推拿介质多用寒凉之水和滑石粉等。清法以摩擦类或挤压类手法为主，操作时多快速、重施，但要刚中有柔。施术部位多见皮肤红、紫等郁热外散之象。

临床中热性病的症状极其复杂，要根据不同情况采取不同的治疗方法。所以必须辨其卫气营血，表里虚实，表热与里热，实热与虚热，气分热与血分热。如病在表者，当治以清热解表，多用开天

笔记栏

门、推坎宫手法;表实热者,逆经轻推背部足太阳膀胱经,揉大椎穴等;表虚热者,顺经轻推背部膀胱经,揉太阳穴等;病在里属气分大热者,当清气分之邪热,逆经轻推脊柱,掐揉合谷、外关穴等;属阴亏虚热者,轻擦腰部、推涌泉、摩下丹田和清天河水等;属血分实热者,逆经重推脊柱、退六腑等。

(李义凯)

第五节　推拿常用检查方法

推拿疗法广泛应用于骨伤、内、外、妇、儿等各科疾病,掌握好推拿常用检查方法是对疾病作出正确诊断的基本要求,也是正确运用推拿手法对疾病实施治疗的前提。因此,临床诊察时必须以中医基础理论为指导,结合现代医学知识,运用望、触、叩、听、动、量等方法,全面地获得病情资料,加以综合分析,作出正确的诊断;并在此基础上,以辨证施治和辨病施治相结合的原则为指导,为正确地运用推拿手法提供坚实的诊断基础。

一、一般检查

一般检查包括:① 生命体征,如体温、脉搏、呼吸、血压;② 发育、营养与体型;③ 意识状态,如嗜睡、昏迷;④ 面容、表情、语调与语态;⑤ 体位,如自动体位、被动体位与强迫体位;⑥ 姿势与步态,如正常步态、跛行、蹒跚步态、醉汉步态、慌张步态、共济失调步态等;⑦ 气味,如呼出气体、呕吐物、尿液、痰液、粪便等气味。

二、基本检查

基本检查内容包括望、触、叩、听、动和量诊 6 项,其中望、触和动诊是必做项目。

1. 望诊　望诊即是对患者进行全身及局部的目测。主要内容有:① 皮肤有无发红、发绀、色素沉着、发亮或静脉怒张;② 软组织有无肿胀或瘀血;③ 肌肉有无萎缩或肌纤维颤动;④ 有无包块,颜色如何;⑤ 有无畸形,如肢体长短、粗细或成角畸形。

2. 触诊　① 压痛的部位、深度、范围、程度和性质,医生用拇指末节指腹做按压动作以寻找压痛点,一般由外周向压痛点中心区逐渐移动,动作应由浅入深,由轻而重,以减轻患者痛苦;② 各骨性标志有无异常、脊柱有无侧弯;③ 有无异常活动及骨擦感;④ 局部温度和湿度,双侧对比;⑤ 包块的部位、硬度、大小、活动度、与邻近组织的关系以及有无波动感;⑥ 肌肉有无痉挛或萎缩。

3. 叩诊　① 棘突叩击痛,检查时用叩诊锤或手指叩击相应棘突,如有骨折或炎症则出现叩击痛;② 脊柱间接叩痛,端坐位,医生左手掌置其头顶,右手半握拳以小鱼际部叩击左手,有脊柱病变者可在相应部位出现疼痛,有些可有上肢放射痛,提示神经根受压;③ 神经干叩击征,叩击损伤神经近端时其末端出现疼痛,并逐日向远端推移,表示神经再生现象。

4. 听诊　① 不借助听诊器可听到弹响和摩擦音,当关节活动中听到异常响声并伴有相应的临床症状时,多有病理意义;② 借助听诊器可以检查骨传导音和肢体血流杂音。

5. 动诊　包括诊查主动运动、被动运动和异常活动情况,并分析活动与疼痛的关系。

6. 量诊　包括长度测量、周径测量、轴线测定、角度测量、畸形疾患的测量等。

以上是最基本的诊察内容,在临床工作中,应根据实际需要选择不同的检查手段,下面重点介绍各部位的常用检查方法。

笔记栏

三、头面部检查

(一) 望诊

观察头部有无畸形、活动是否自如、颜面是否对称。周围性面瘫时,表现为一侧不能闭眼,额部皱纹变浅或消失，做露齿动作时，口角斜向健侧，鼻唇沟变浅或消失。中枢性面瘫表现为颜面下半部瘫痪，口角歪向患侧。震颤麻痹患者或老年人，可出现头部不自主地震颤。颞颌关节强直，如发生于单侧，则颏部偏斜于患侧，面部不对称。颞颌关节脱位者，口呈半开状，咬合困难。强直性脊柱炎颈椎强直的患者，垂头驼背，头部旋转障碍，视侧方之物时，须全身转动。晚期颈椎结核，椎体严重破坏者，颈椎不能支撑头部，患者常用双手托着下颌。

(二) 触诊

婴儿前囟门一般在出生后12～18个月闭合，检查时两手掌分别放在左右颞部，拇指按在额部，用中指和食指检查囟门。正常时，囟门与颅骨平齐，稍有紧张感，前囟门可触及与脉搏一样的跳动。如前囟隆起，多见于高热、颅内出血等。如迟闭，见于佝偻病等。

三叉神经痛患者，可在三叉神经分支支配区有触痛。颞颌关节炎、脱位或半脱位者，常在颞颌关节处有压痛。落枕和颈枕部肌筋膜炎患者可触及紧张的肌束，且局部有压痛。

(三) 特殊检查

张口度测定。张口时，上下颌牙齿之间的距离，相当于自己中、食、无名指三指并拢时末节的宽度，如颞颌关节强直，则宽度减小或牙关紧闭。

四、胸腹部检查

(一) 望诊

充分暴露胸腹部，若乳房红肿，并伴有发热者，多为乳腺炎。桶状胸多见于肺气肿及支气管哮喘患者，整个胸廓前后径扩大，外形像桶状。鸡胸见于佝偻病，表现为胸骨下端显著前突，胸廓的前后径扩大，横径缩小。扁平胸常见于严重消耗性疾病，如结核性疾病。在肋软骨部，如有局限性高凸，皮色不变，多为肋软骨炎。若多处肋骨骨折，伤侧胸部可明显塌陷。站立时如见上腹部凹陷，而脐部和下腹部隆起，多为胃下垂。腹部膨隆并见静脉曲张时，多见于肝硬化腹水。小儿骨瘦如柴，腹大如鼓，并见青筋暴露，多为疳积。幽门梗阻或肠梗阻时，出现明显的胃或肠蠕动波，且常伴有胃形或肠形。骨盆骨折时，常见下腹部血肿和瘀斑。

(二) 触诊

沿肋骨走行方向进行触摸，骨折时若有移位，可触及骨折断端和压痛。触摸肋软骨部时，如有隆凸、压痛，多提示肋软骨炎。腹部内脏病变根据该脏器的解剖位置，在相应的体表可有疼痛及压痛反应来判断。如阑尾炎发作时，在右髂前上棘与脐连线的中、外1/3交点处有压痛。胆囊炎时，在右季肋缘与腹直肌右缘的交角处有压痛。胃溃疡时，在上腹部正中和偏左有压痛。十二指肠溃疡时在上腹部偏右有明显压痛。胃肠穿孔等急性腹膜炎时，有腹肌紧张、全腹压痛和反跳痛。

(三) 特殊检查

1. 压胸试验 取坐位或立位，检查者一手抵住其脊柱，另一手压迫胸骨，相对用力挤压。若在胸壁上某处出现疼痛，提示该处有肋骨骨折或肋骨间肌损伤。

2. 腹壁反射 患者仰卧，下肢屈曲，放松腹肌。检查者用钝尖物由外向内，轻而迅速地划其两侧季肋部、脐平面和髂部腹壁皮肤。正常时可见到腹肌收缩。上腹壁反射中枢在第7～8胸节段；中腹壁反射中枢在第9～10胸节段；下腹壁反射中枢在第11～12胸节段。一侧腹壁反射消失见于锥体束损害，某一水平的腹壁反射消失提示相应的周围神经和脊髓损害。

五、脊柱部检查

(一) 望诊

正常脊柱有四个生理弯曲，即颈椎前凸、胸椎后凸、腰椎前凸和骶尾椎后凸。脊柱部的望诊，首先要注意脊柱的生理曲线是否改变，脊柱有无畸形，姿势有无异常，如脊柱侧弯或倾斜、驼背、腰前凸增大或减小，骨盆歪斜等。

笔记栏

颈椎结核、骨折、脱位、肌痉挛、退行性病变的患者常有颈椎生理曲度改变,颈椎病患者常出现颈椎反张。胸腰段脊柱的畸形,应辨清是圆背畸形还是成角畸形。圆背畸形多见于青少年椎软骨病、强直性脊柱炎、姿势不正、老年性骨质疏松症等。成角畸形见于椎体压缩性骨折脱位以及椎体结核和肿瘤所致的骨质破坏等。观察脊柱侧弯的方法,是以臀裂向上延伸作一条想象的中线,以此线作为比较的标准,注意原发曲度发生在胸部还是腰部,凸向哪一侧,该侧的胸壁是否隆起。脊柱侧弯畸形大多由于姿势不良、下肢不等长、肩部畸形、腰椎间盘突出症、小儿麻痹症及慢性胸腔或胸廓病变。姿势不良引起的侧弯畸形,可在平卧及弯腰时消失。胸部侧弯且有一侧胸壁隆起者多为特发性脊柱侧弯。继发于腰痛的脊柱侧弯多发生于腰部。侧弯也可反映突出椎间盘与神经根之间的关系。

此外,应观察颈部皮肤有无瘢痕、窦道、脓肿。高位病变,注意观察咽后壁有无脓肿,低位病变则脓肿多在颈部出现,寒性脓肿多为颈椎结核。注意观察皮肤颜色、汗毛和局部软组织肿胀情况。如背腰部不同形状的咖啡色斑点,反映神经纤维瘤或纤维异样增殖综合征的存在。腰骶部汗毛过长、过浓,多有先天性骶椎裂。腰部中线软组织肿胀,多为硬脊膜膨出。一侧腰三角区肿胀,多为流注脓肿。

(二)触诊

脊柱触诊,常需确定脊椎位置,可利用脊椎和相邻结构的解剖关系和特点,通过触摸来确定。两肩胛冈连线通过第3胸椎棘突,两肩胛骨下角连线通过第7胸椎棘突,第12肋与胸椎交角通过第12胸椎,髂嵴最高点的连线通过第4腰椎棘突,髂后上棘连线通过腰骶关节。而骶髂关节在髂后上棘下方,通过第2腰椎平面。

脊椎部触诊取站位或卧位。检查者将中指指端置于棘突上,食、无名指指端置于棘突两侧,自上而下滑行触摸,注意棘突有无隆起或凹陷,棘突间隙是否相等,棘突有无偏歪,棘突、棘上韧带及棘间韧带有无增厚、肿胀及压痛。浅压痛表示棘间或棘上韧带损伤,深压痛表示椎体、关节突关节和椎间盘病变。若压痛点在颈椎横突和椎弓板部位,表示关节突或深层肌损伤。若在下颈椎棘突旁以及肩胛骨内上角处有压痛,并向一侧上肢放射,多为颈椎病和提肩胛肌损伤。在棘间韧带或项肌有压痛,可能为扭伤、落枕和肌筋膜炎等。颈椎棘突连线上若触到硬结或条索状物,可能为项韧带钙化。颈、腰椎间盘突出症,病变椎间盘患侧常有深压痛和放射痛。如果腰部只有酸痛,压痛点不明确或没有压痛点,用拳叩击腰部反觉舒适可能为腰背筋膜炎或腰椎退行性骨关节炎。第三腰椎横突综合征在第3腰椎横突尖部有明显的深在压痛,有时沿臀上皮神经向臀部放散。还需对比两侧背肌、腰肌是否对称,有无肿胀、痉挛、包块等。如果一侧或两侧背部或腰部肌肉紧张、有压痛,说明一侧或两侧背部或腰部肌肉损伤或劳损。另外,应注意区别是否为内脏疾病在背腰部的反射性疼痛点。如心脏疾患有时可在右侧心俞处有压痛;肝、胆疾患则可表现为右侧肝、胆俞处压痛。因此,临床上必须注意详细、全面地诊察。

(三)关节活动度

正常人脊柱有一定活动度,但各部位活动范围明显不同。颈椎段和腰椎段的活动范围最大;胸椎段活动范围较小;骶尾椎各节已融合成骨块状,几乎无活动度。由于年龄、运动训练以及脊柱结构差异等因素,脊柱运动范围存在较大的个体差异。

检查脊柱的活动性时,应让患者做前屈、后伸、侧弯、旋转等动作,以观察脊柱的活动情况及有无变形。但是,若已有外伤性骨折或关节脱位时,应避免脊柱活动,以防止损伤脊髓。正常人直立、骨盆固定的条件下,颈段、胸段、腰段的活动范围参考值见表1-1。

表1-1　颈、胸、腰椎及全脊椎活动范围

	前屈	后伸	左右侧弯	旋转度(一侧)
颈椎	45°	55°	40°	70°
胸椎	30°	20°	20°	8°
腰椎	75°	30°	35°	35°
全脊柱	128°	125°	73.5°	115°

笔记栏

（四）特殊检查

1. 椎间孔挤压试验(Spurling 征)　将患者头转向患侧并略屈曲，检查者一手掌置于患者头顶，另一手轻叩击之。当出现肢体放射性疼痛或麻木感时，即为阳性，常见于神经根型颈椎病。

2. 臂丛神经牵拉试验(Eaton 试验)　检查者一手推患者的颞部，另一手握住其腕部牵向相反方向，患肢出现麻木或放射痛时为阳性。但应注意，除颈椎病根性压迫外，臂丛损伤、前斜角肌综合征者均可为阳性。

3. 血管试验(Addison 征)　患者坐位，昂首转向患侧，深吸气后屏住呼吸，检查者一手抵患侧下颌，给以阻力，另一手摸患侧桡动脉。动脉搏动减弱或消失，则为阳性。表示血管受压，常见于胸廓出口综合征、前斜角肌综合征等。

4. 屈颈试验(Linder 试验)　患者仰卧，主动或被动屈颈 1～2 分钟，引起腰腿痛为阳性，提示腰神经根受压。

5. 股神经牵拉试验　患者俯卧，检查者一手固定其骨盆，另一手握患者患肢小腿下端，膝关节伸直或屈曲，将大腿强力后伸。如出现大腿前方放射样疼痛，即为阳性。表示可能有股神经受压现象。

6. 拾物试验　患儿站立，嘱患儿从地上拾物，正常时，两膝微屈，弯腰俯地用手拾起。腰部有病变如腰椎结核时，则可见患儿双膝双髋尽量屈曲，腰部挺直用手去拾起。

7. 直腿抬高试验(Lasegue 征)　正常时，下肢抬高 80°左右无疼痛。若一侧下肢抬高幅度降低，不能继续抬高，同时又有下肢放射性疼痛，则为阳性，说明有坐骨神经根受压。由于直腿抬高时坐骨神经紧张，加剧了神经根的压迫程度。如再加上足背屈的动作，若疼痛加重，则证明是坐骨神经受到刺激。因为足背屈的动作不能卷曲腰骶和骶髂关节。

8. 直腿抬高加强试验　直腿抬高至痛时，降低 5°左右，再突然使足背伸，可引起大腿后侧剧痛，常为腰椎间盘突出症。

9. 挺腹试验　患者仰卧，将腹部挺起，腰部及骨盆离开床面，同时用力咳嗽，如引起腰腿痛为阳性，提示腰骶神经根受压。

六、骨盆部检查

（一）望诊

检查时，应脱去内裤，一般采取站立位。先观察前面，两侧髂前上棘是否在同一水平线上，有无骨盆倾斜、腰椎侧弯及双下肢不等长等情况，须仔细辨别。骨盆环骨折时可出现严重的瘀斑。

（二）触诊

取卧位检查，先触及两侧髂前上棘，用来作为触摸其他部位的骨性标志。骨盆环的许多结构都可在皮下触及，如果骨盆环有损伤，其压痛点有定位意义。耻骨部如有压痛，外伤患者多有骨折存在，否则应注意骨肿瘤等骨病存在的可能。外伤后耻骨联合分离，在耻骨联合部有压痛，且间隙增宽。若无外伤史者，见于耻骨联合软骨炎。臀筋膜炎痛者多在髂嵴外缘有压痛。骶髂关节炎、骶髂关节扭伤、结核或强直性脊柱炎者，常在骶髂关节部有压痛。在臀大肌触到纤维条索，则为臀大肌挛缩，或臀筋膜炎。坐骨结节部压痛常是坐骨结节滑囊炎或坐骨结节结核。骶尾关节部压痛，则是骶尾部挫伤、骶骨下端骨折或尾骨骨折、脱位。

（三）特殊检查

1. 骨盆分离及挤压试验　患者仰卧位，检查者两手分别置于两侧髂前上棘前面，两手同时向外下方推压，称骨盆分离试验；反之，两手分别于髂骨翼两侧同时向中线挤压骨盆，如发生疼痛，称骨盆挤压试验。能诱发疼痛者多为阳性，见于强直性脊柱炎和骨盆环骨折。

2. "4"字试验(Patrick 征)　患者仰卧，患肢屈髋膝，外展外旋，外踝置于对侧大腿上，两腿相交成"4"字，检查者一手固定骨盆，另一手于膝内侧向下压。若骶髂关节痛为阳性，提示骶髂关节病

笔记栏

变,多为强直性脊柱炎。

3. 床边试验(Gaenslen 征) 仰卧位,患侧靠床边使臀部能稍突出,大腿能垂下为宜。对侧下肢屈髋、屈膝,双手抱于膝前。检查者一手扶住髂嵴,固定骨盆;另一手将垂下床旁的大腿向地面方向加压,如能诱发骶髂关节处疼痛则为阳性,提示骶髂关节病变。

七、上肢部检查

(一) 望诊

充分暴露上肢部,观察双肩是否对称、是否在同一水平,两侧肩胛骨内缘与中线的距离是否相等,两上肢是否等粗等长。外观有无畸形、肿胀、肿块和肌萎缩等。对于急性损伤患者,如果在肩后部有明显肿胀,则提示可能有肩关节脱位或肩胛骨骨折。三角肌膨隆消失成“方肩”,多提示肩关节脱位。对比两肩,如锁骨外端高突,患肩可向下、前、内移位,说明肩锁关节脱位或锁骨骨折。若肩胛骨高耸,多为先天性肩胛骨高耸症。前锯肌麻痹可致肩胛胸壁关节松弛,肩胛骨向后凸起呈“翼状肩”。肩部神经损伤,肌肉麻痹,则肩部肌肉出现神经性萎缩。

正常肘关节伸直位时,有 10°左右的携带角,一般女性比男性度数稍大。携带角增大为肘外翻,减小或前臂尺偏则为肘内翻。肱骨内髁、外髁和尺骨鹰嘴在屈肘 90°时呈一等腰三角形,称“肘三角”。如肘关节脱位,则此三角失去正常关系。肘关节脱位或髁上骨折时,患肢常处于半屈肘位;肱骨髁上伸直型骨折或肘关节后方脱位时,鹰嘴后突明显。鹰嘴窝严重肿胀时,提示有肘部骨折的可能;梭形肿胀,多属慢性关节炎症。

桡骨远端克雷氏(Colles)骨折时,骨折远段向背侧移位,腕及手部呈“餐叉样”畸形;反之为史密斯(Smith)骨折。正中神经损伤呈“猿手”;桡神经损伤呈“腕下垂”;尺神经损伤呈“爪形手”。全腕关节肿胀多表明有关节内损伤,如腕部骨折、脱位或韧带、关节囊撕裂等。“鼻烟壶”消失常提示有舟状骨骨折。第 2～5 指指间关节梭形肿胀,多为类风湿关节炎。腱鞘囊肿多为孤立局限的包块,有明显的界限。

(二) 触诊

肩部触诊时,首先要明确肩部的解剖结构、活动幅度及其骨性标志。检查者用拇指指腹仔细按压触摸,寻找压痛点,注意在肩关节活动时有无异常状态及摩擦音等,并应注意排除骨折。对肩部压痛点,须和肩关节功能检查结合,来判断病变的部位。在肱骨结节间沟处的压痛,多为肱二头肌长头腱腱鞘炎。在喙突的压痛,提示肱二头肌短头腱损伤或局部滑囊炎。冈上肌腱炎或冈上肌腱断裂,压痛点局限于肱骨大结节的尖顶部。三角肌下滑囊炎,则压痛广泛,但主要位于三角肌区。肩峰下滑囊炎,压痛点局限在肩峰部。肩关节周围炎,其压痛点多在肱骨大、小结节间沟、喙突和冈上窝等部位。

肘部触诊时,应仔细触摸“肘三角”的解剖变化,对鉴别肘关节脱位和骨折有实际意义。要注意压痛点的位置。肱骨外上髁压痛,提示肱骨外上髁炎。肱骨内上髁有前臂屈肌群附着,也可因炎症而有明显压痛。小儿桡骨头半脱位时,压痛点在桡骨小头前方。成人桡骨小头骨折,压痛点在肘前外侧。如在肘前方触及边界不清,大小不一的硬块,可能是骨化性肌炎。尺神经位于肘后尺侧,尺神经损伤时,局部可有肥厚感,并有压痛和窜麻感。

手腕部筋肉组织较薄,寻找出压痛点,对确定病灶部位有重要意义。桡骨茎突处压痛,多见于桡骨茎突狭窄性腱鞘炎。鼻烟窝部压痛,多为腕舟骨骨折。腕掌侧正中压痛,且伴有手指放射痛和麻木感者,多为腕管综合征。下尺桡关节间和尺骨小头下方压痛,多是三角软骨复合体损伤或下尺桡关节脱位;掌指关节掌侧面压痛,多是屈指肌腱腱鞘炎。腕部背侧触摸到局限性肿块,且肿块可移动,多为腱鞘囊肿。

(三) 关节活动度

检查肩关节活动时,应固定肩胛骨下角,排除肩胛骨一起参与肩关节活动所造成的假象,如患者一只手能从前胸及背部触及对侧肩胛骨,说明这侧的肩关节活动功能正常。肘关节的活动以屈伸为主,活动主要在肱尺关节,前臂的旋转主要依赖尺桡上、下关节和骨间膜的相互作用。肘关节

笔记栏

伸直位，无侧方运动。侧副韧带损伤时，可出现侧方运动。正常腕关节可作背伸、掌屈、桡偏、尺偏及旋转活动，各掌指关节可作屈伸、收展活动；各指间关节可作屈、伸活动，拇指还可作对掌活动。肩、肘、腕关节的正常活动范围参考值如下。

肩关节：前屈 70°～90°；后伸 40°；外展 80°～90°；内收 20°～30°；内旋 70°～90°；外旋 45°～60°；臂上举 180°。

肘关节：屈肘 140°；伸肘 0°～10°；前臂旋前 80°～90°；前臂旋后 80°～90°。

腕关节：伸腕 70°；屈腕 80°；桡偏 30°；尺偏 45°。

（四）特殊检查

1. 搭肩试验(Dugas 征)　患者屈肘，如手能搭到对侧肩部的同时，肘部能贴近胸壁为正常，若患者不能完成上述动作，或仅能完成两个动作之一者为阳性，提示有肩关节脱位的可能。

2. 叶加森(Yergason)试验　又称肱二头肌抗阻力试验。患者屈肘 90°，检查者一手扶其肘部，另一手扶其腕部，嘱患者用力做屈肘及前臂旋后动作，检查者给予阻力，如出现肱二头肌腱滑出，或结节间沟处产生疼痛为阳性征，前者为肱二头肌长头腱滑脱，后者为肱二头肌长头肌腱炎。

3. 疼痛弧试验　患者肩外展或被动外展患肢，当外展到 60°～120°时，冈上肌腱在肩峰下摩擦，肩部出现疼痛为阳性征，这一特定区域的外展痛称疼痛弧。

4. 密耳试验(Mills 征)　前臂稍弯曲，手呈半握拳，腕关节尽量屈曲，然后将前臂完全旋前，再将肘伸直。如在肘伸直时，肱桡关节的外侧发生疼痛，即为阳性。

5. 前臂抗阻试验　患者握拳、屈腕，检查者以手按压患者手背，患者抗阻力伸腕，如肘外侧疼痛则为阳性，提示肱骨外上髁炎。

6. 握拳尺偏试验(Finkeisten 征)　患手握拳(拇指在里，四指在外)，腕关节尺偏，桡骨茎突处疼痛为阳性，提示桡骨茎突狭窄性腱鞘炎。

7. 屈腕试验　将患者腕关节极度屈曲，引起桡侧三个半手指麻痛者，为腕管综合征。

8. 肱二头肌反射　检查者以左手托扶患者屈曲的肘部，并将拇指置于肱二头肌肌腱上，然后以叩诊锤叩击拇指，正常反应为肱二头肌收缩，前臂快速屈曲，检查者拇指可感到肱二头肌肌腱收缩。反射中枢在第 5～6 颈节段。

9. 肱三头肌反射　检查者以左手托扶患者的肘部，患者前臂搭在检查者的左前臂上，上臂稍外展，然后用叩诊锤直接叩击尺骨鹰嘴突上方的肱三头肌肌腱附着处，正常反应为肱三头肌收缩，前臂稍伸展。反射中枢在第 7～8 颈节段。

10. 桡骨骨膜反射　检查者以左手轻托患者腕部，并使腕关节自然下垂，然后以叩诊锤轻叩桡骨茎突，正常反应为前臂旋前、屈肘。反射中枢在第 5～8 颈节段。

11. 霍夫曼征(Hoffman 征)　快速弹压被夹住的患者中指指甲，引起诸手指的掌屈反应为阳性，提示中枢神经损害。

八、下肢部检查

（一）望诊

观察下肢有无过度内收、外展或内外旋转畸形和下肢短缩或增长的改变。髋内翻畸形时，可引起患侧下肢短缩，髋外翻外旋畸形时，则患侧下肢内收，外展受限并较健侧下肢长。髋关节肿胀可见到腹股沟饱满；臀部的异常丰满，常反映髂骨本身病变。髋关节外上方突起，多由先天性髋关节脱位或半脱位引起；而外下方肿胀多属大转子病变或因腰骶部感染脓液流注引起。大腿内上方肿胀，除耻骨或小转子病变外，也应考虑流注脓肿。婴幼儿双侧臀皱襞不对称，常提示先天性髋关节脱位或髋关节病变。

正常的膝关节有 5°～8°的生理外翻角，大于这个角时，为膝外翻，又称"X"形腿，小于这个角，为膝内翻，又称"O"形腿。膝内、外翻畸形，常见于佝偻病、股骨下端或胫骨上端骨折、骨髓炎或软骨发育不良等引起。外伤是膝关节肿胀最常见的原因，膝关节病变如急性化脓性炎症、风湿热、类风湿

笔记栏

关节炎、痛风、结核和肿瘤等均可出现关节肿胀。胫骨结节处肿块多为胫骨结节骨骺炎。膝后侧的囊性肿块多为腘窝囊肿。胫骨和股骨髁部及干骺端的肿大可能是骨肿瘤。膝部菱形肿胀,多因膝关节结核或类风湿关节炎所致。任何引起下肢活动障碍的病变,如膝关节半月板损伤和下肢骨折的长期固定等,均可引起股四头肌的萎缩。

观察踝足部有无畸形。常见的畸形,如马蹄足、仰趾足、内翻足、外翻足、扁平足和高弓足等。观察有无肿胀,正常踝关节两侧可见内、外踝的轮廓,踝关节肿胀时,上述轮廓消失。内、外踝处肿胀,背屈剧痛,可能为踝骨骨折。踝下凹陷消失,跟骨增宽,跟腱止点处疼痛,可能为跟骨骨折。内、外踝下方及跟腱两侧的正常凹陷消失,兼有波动感,可能为关节内积液或者血肿。肿胀局限于一侧,多见于侧副韧带损伤。足后部肿胀多属跟腱炎或滑囊炎等。

(二)触诊

患者仰卧,检查者两拇指用同样力量触压两腹股沟韧带中点下2 cm处,观察患者的反应。或用拳叩击大转子或足跟,若引起髋关节痛,说明髋关节有病变。外侧大转子浅表压痛,往往提示大转子滑囊炎。如局部有深压痛,多提示大转子骨折、结核或肿瘤等。当髋关节屈伸时,触及髂胫束由股骨大粗隆后方向前方滑动,引起弹响,为弹响髋。如在臀部摸到突出的骨性隆起,腹股沟空虚,提示髋关节后脱位。髋关节肿胀,可触及周围皮肤张力增高。

膝关节的压痛点对诊断有很大帮助,髌骨边缘的压痛,提示髌骨软化症。髌韧带两侧的压痛,提示髌下脂肪垫损伤。膝关节间隙压痛,提示半月板损伤或侧副韧带损伤。髌骨下极压痛,提示髌韧带损伤。侧副韧带附着点压痛,提示侧副韧带损伤。胫骨结节骨骺炎,局部能摸到高凸坚硬的包块,压痛明显。骨折时局部压痛明显,并可触及断端异常活动及骨擦音。对腘窝深部进行触摸,如摸及囊性肿块,多为腘窝囊肿。

踝部软组织较薄,压痛点往往就是病灶的位置。韧带损伤,内、外踝骨折,跟骨骨折均有局限的压痛。跟腱上的压痛,提示跟腱本身或腱膜的损伤。跟腱止点处压痛,提示跟腱滑囊炎。如果青少年跟部后下方压痛,可能是跟骨骨骺炎。跟骨底部压痛往往是足底滑囊炎或跖筋膜炎。跖骨骨折时,可沿距骨轴线肿胀,并能触到骨折端及压痛。第 2 跖骨头无菌性坏死时,压痛在第 2 跖趾关节近端。跟距关节间隙压痛时,可能为跟距关节炎。第 5 跖骨基底部骨折时,压痛及肿胀在足外侧第 5 跖骨近端。除了压痛外,还应检查足背动脉的搏动,以了解足和下肢的血液循环状态。

(三)关节活动度

髋关节为多轴性关节,能作屈伸、收展、旋转及环转运动,但由于股骨头深嵌在髋臼中,髋臼又有关节盂缘加深,包绕股骨头近 2/3,所以关节头与关节窝两者的面积差甚小,故运动范围较小。膝关节不单纯是屈戌关节,而是在屈曲过程中伴有旋转活动,并向后移动。因此,膝关节的活动有着复杂的动力变化。踝关节的关节囊前后松弛,两侧较紧,踝关节的前后韧带也较薄弱,以利踝的伸屈活动,但内、外副韧带较坚硬。髋、膝、踝关节的正常活动范围参考值如下。

髋关节:屈曲 130°～140°;后伸 10°～30°;内收 20°～30°;外展 45°～60°;内旋 30°～45°;外旋 40°～50°。

膝关节:伸直正常为 0°;屈曲 120°～150°;内、外旋 10°～20°。

踝关节:背伸 35°;跖屈 45°;足内翻 45°;足外翻 20°。

(四)特殊检查

1. 单足站立试验(Trendelenburg 征) 患者直立位,背向检查者,先将患腿屈膝抬起,用健侧单腿站立,然后再患侧单腿站立,注意观察站立时骨盆的升降变化。正常时单腿站立后对侧骨盆上升,患侧单腿站立时,则对侧骨盆下降低落。常用于诊断小儿麻痹后遗症、小儿先天性髋关节脱位、成人陈旧性髋脱位、股骨颈骨折后遗症髋内翻畸形、股骨头坏死等的检查。

笔记栏

2. 托马斯征(Thomas 征) 患者取仰卧位,先将健侧下肢伸直,然后再将患侧下肢伸直。此时,如果出现腰椎代偿性前凸,此试验即为阳性。为了消除脊柱的前凸,把健侧髋关节尽量屈曲,使大腿靠近腹壁,则患腿自动离开床面,此试验也是阳性,这说明此髋关节有屈曲畸形。其原因有关节内和关节外两种：关节内的原因常见的有髋关节结核、炎症和骨性强直等；关节外的原因常见的有腰大肌流注脓肿或化脓性髂腰肌炎。

3. 望远镜试验　望远镜试验又称套叠试验。患者仰卧位，检查者一手固定骨盆，另一手握住膝部，屈髋45°，沿股骨干长轴，用手上下推动股骨，若觉察有抽动或松动感或弹响者为阳性。多见于小儿先天性髋关节脱位、股骨颈骨折不愈合。

4. 浮髌试验　检查时患腿伸直，检查者一手压在髌上囊部，向下挤压使积液局限于关节腔。然后用另一手拇、中指固定髌骨内外缘，食指按压髌骨，若感觉髌骨有漂浮感，重压时下沉，松指时浮起，此即浮髌试验阳性。表明膝关节腔内有积液(血)。

5. 抽屉试验　患者仰卧位，双膝屈曲90°，检查者用大腿压住患者的足背，双手握住小腿近端用力前后推拉。如果小腿近端向前移动，表明前交叉韧带断裂；反之，有向后过多的移动，表明后交叉韧带断裂。

6. 回旋挤压试验(McMurray征)　患者仰卧，检查者一手扶膝部，另一手握踝，将膝关节作被动屈伸活动，同时内收内旋或外展外旋，引起响声或疼痛时为阳性，为半月板损伤。

7. 研磨试验　本试验是鉴别侧副韧带损伤与半月板破裂的方法。患者俯卧，髋关节伸直，患膝屈曲至90°，检查者将其大腿固定，用双手握住患足，挤压膝关节，并旋转小腿，引起疼痛者为阳性，提示半月板损伤；反之，将小腿提起，使膝关节间隙增宽，并旋转小腿，如引起疼痛，则为侧副韧带损伤。

8. 足内、外翻试验　检查者一手固定小腿，另一手握足，将踝关节极度内翻或外翻，如同侧疼痛，提示有内或外踝骨折可能，如对侧痛则多属副韧带损伤。

9. 前足挤压试验　患者仰卧位，检查者用手握住患者前足部横向挤压，若出现剧烈疼痛为阳性征，提示有跖骨骨折。

10. 膝反射　坐位检查时，患者坐于床沿，双小腿自然悬垂。卧位时患者仰卧，检查者以左手托起其膝部，使稍屈曲20°～30°，然后轻叩髌韧带，反应为伸膝动作，其反射中枢在第2～4腰节段。

11. 跟腱反射　患者卧位，髋关节外旋，膝关节屈曲，检查者一手推足底，使踝关节略背屈，另一手用叩诊锤轻叩跟腱，其反应是足跖屈。如不易引起时，可让患者跪在床边，检查者一手推足底使其背屈，另一手用叩诊锤轻叩跟腱。其反射中枢在第5腰节段，第1～2骶节段。

12. 髌阵挛　患者仰卧，下肢伸直，检查者一手按住髌骨上缘，骤然向下推动髌骨，并将推下的髌骨继续保持在这个位置，若股四头肌有节律的阵阵收缩，而使髌骨急速阵阵上下跳动，称为膑阵挛阳性，提示有锥体束损害。

13. 踝阵挛　常与跟腱反射亢进同时存在。患者仰卧，髋、膝关节微屈，检查者用手托住患者腘窝，另一手握足，骤然背屈踝关节，并持续压于足底，阳性者可见到同侧腓肠肌及比目鱼肌出现节律性的持续收缩。提示有锥体束损害。

14. 巴宾斯基征(Babinski征)　检查时用钝尖物轻划患者足底外缘，由后向前。阳性者拇趾缓缓背屈，其他各趾轻度外展，提示有锥体束损害。

15. 股骨大转子位置的测量

(1) 髂坐连线(Nelaton线)：患者仰卧位，髋部稍屈曲(45°～60°)，由髂前上棘至坐骨结节划一连线，正常时股骨大转子顶点恰在该连线上，若大转子超过此线以上，说明有大转子上移。

(2) 布瑞安(Bryant)三角：患者取仰卧位，自髂前上棘与床面作一垂线，自大转子顶点与身体平行划一线与上线垂直，即构成一直角三角形，称为布瑞安三角，检查者对比两侧三角形的底边，如一侧底边变短，说明该侧大转子向上移位。

(3) 休梅克线(Shoemaker线)：患者取仰卧位，两下肢伸直中立位，两侧髂前上棘在同一平面，检查者从两侧髂前上棘与股骨大转子顶点分别连一直线，正常时两连线之延长线相交于脐或脐上中线，若一侧大转子上移，则延长线交于健侧脐下，且偏离中线。

笔记栏

(高玉杰)

第六节 推拿的注意事项和禁忌证

一、推拿的注意事项

(一) 医生的注意事项

(1) 医生在治疗过程中要始终保持细致耐心、认真负责的医疗作风。推拿是医患密切接触的治疗手段,所以要讲究医疗文明,注意男女有别(包括医患以及患者与患者等)。医生良好的服务态度是患者获得痊愈的重要因素之一。医生要态度和蔼,树立全心全意为患者服务的思想,设身处地为患者着想,充分理解和体谅患者的心情,与之谈心,以解除患者的忧虑,增强其治病的信心。推拿是行之有效的治疗手段之一,但不是万能的,应客观实际地采用,必要时须配合其他疗法或转其他科室治疗,不能不顾具体情况夸大推拿作用而贻误病情,更不能排斥或贬低其他疗法。医生还要具有强健的体魄,平日应坚持练功,有良好耐力和熟练的手法技巧,以适应强度较大的推拿。

(2) 对所治疗的患者,应详察病情,明确诊断,掌握好施术禁忌证,选好适应证。认真书写病历记录,记述临床表现及其他必要的辅助检查结果。根据检查,作出明确的诊断以及实施切实可行的治疗方案。做到施术有据有方,切忌盲目,以期收到良好的治疗效果。治疗前要将推拿治疗的方法、治疗中可能出现的情况以及治疗时如何协作,要注意的事项等问题,向患者及其家属详细说明,使其消除顾虑,以期取得患者的密切配合。对一些具有一定风险的推拿手法,在使用前要征得患者的同意,必要时在签字后方可进行操作。治疗过程中要操作认真,态度严肃,并随时注意患者对手法治疗的反应。若有不适,发现有其他非手法适应证,或病情有变化,已不适宜作手法治疗者,应及时进行调整,以防止发生意外事故。对某些顽疾,需较长时间治疗者,要有信心和耐心。对疗效欠佳者,应及时检查诊断是否正确,治疗措施是否恰当无误。对按医嘱进行自我推拿和练功的患者,要定期检查、指导自我推拿和练功的方法,以及询问和查看其效果,并作好记录。

(3) 推拿前要仔细观察伤处及治疗部位,决定用什么手法和体位,做到施术时心中有数。做好术前准备工作,医生的双手要保持清洁,双手要温暖,以免因手凉而引起患者肌肉紧张影响疗效。医生在进行操作前要检查自己的仪表仪容和口腔卫生。经常修剪指甲,指甲要修磨圆秃,以免划伤患者皮肤。操作时手上不戴硬物(如戒指等),不戴手表及其他装饰品。在治疗时应取掉胸卡(牌)及口袋内的利物或坚硬物品,以免擦破患者皮肤而影响治疗。术者佩戴的手套或袜子必须柔软,备好干净的推拿巾及介质。有传染性皮肤病者不能从事推拿,以防传染和危害被推拿者;手掌有胼胝或其他损伤肿痛者,不可为患者推拿。非必要时,饭前饭后不应勉强进行推拿。冬季要注意患者的保暖,以防受凉感冒。操作要卫生,推拿巾、枕巾及床垫(单)应常洗常换,医生手部要注意卫生及消毒,以免交叉感染。每治疗一个患者之后,就应洗手,并将施术过程记录下来。

(4) 施术时,手法要缓慢柔和。操作时应按治疗方案顺序认真进行,切忌马虎草率和粗暴急躁。操作顺序一般是自上到下、从前到后;手法先轻后重、由浅而深。在实施中应根据情况调整手法的强度、顺序及时间。施行各种手法和操作时,要观察和询问患者在操作中的感应。手法操作时医生应全神贯注,做到手随意动、功从手出。只有这样,才能收到预期的效果。对畸形的矫正,不宜操之过急,以免造成损伤。施术过程,嘱患者身体放松,默契配合。施术结束后,让患者休息片刻,再令其下床离开。交代患者配合治疗的方法及要求,以及预约下次诊治时间等有关事宜。如某些患者接受推拿治疗后,症状加重,一般3～5天后加重之症状便可消失,病情亦随之好转,对此应于治疗前告知患者。推拿前应让患者略作休息,患者与医生相互配合,有助于提高治疗效果。推拿时应目的明确、选位准确、手法熟练,做到心中有数,全面考虑,有中心,有重点。

(5) 推拿过程中注意适时调整强度和刺激持续时间,观察患者对手法的反应,注意检查所采用的经穴是否对症和正确,所用的手法是否无误,手法用力轻重和时间长短是否适宜等,以便及时改正。在变换治疗手法时,要使患者能够适应,而又不影响其治疗效果。力度要适宜。手法力度是否

笔记栏

得当，对治疗效果有直接影响，同时也是引起不良反应的主要原因。因此，手法用力大小应做到“三宜”，即“因人而宜，因部位而宜，因病而宜”。如对老年体弱、妇女、儿童手法要轻；对年轻体壮者，用力可重。不同部位，手法力量也应轻重有别。如扳法用于颈部和腰部，在力量选择上，颈部用力强度要小，腰部用力强度宜大。否则，会因用力不当造成不良后果。一般来说，治疗开始时手法应温和，然后慢慢加强，直至最大强度；治疗结束前再由最大强度慢慢减弱，直至最后停止，使患者有适应过程。推拿之后要注意适当休息，避免寒凉刺激和受伤。

(6) 推拿诊疗室要求环境舒适安静，须避风、避光、避免噪声及其他因素的影响。室内须卫生整洁，空气流通，光线充足。冬季注意保暖，夏季注意防暑，避免过热或过冷。不要在穿堂风之处操作，以免患者感冒着凉。场地应适当宽敞，过窄则妨碍操作，治疗床最好不要靠墙。床的两侧均留有空隙，利于操作者随时改变操作的位置和方向。治疗与候诊区应分开，必要时，也可用屏风或布帘隔开。注意推拿用具的清洁卫生。诊疗室内应配置适当的治疗床及凳椅。推拿用床、椅、凳及器械要坚固、安全整洁，高度适宜。视患者病情选择长宽、高低合适的床、椅或凳(最好可以升降，以便调节高低，方便手法操作)以及各种规格的软垫等，使患者入室心悦，坐、卧舒适，医生施术方便。

(二) 患者的注意事项

(1) 首先应相信医生，努力配合医生的一切治疗，精神不必紧张。不要隐瞒病史。

(2) 注意卫生，污染皮肤必须洗净后才能接受推拿治疗，治疗前应先排空大小便，以免治疗时有不适感；有开放性创伤或有皮肤病，如癣、疖、炎症等患者，不能接受推拿；过饥、过饱或极度疲劳、醉酒的患者不宜进行推拿治疗。饭前半小时，饭后 1 个半小时不宜作较重的手法。

(3) 接受治疗时应放松肌肉、安静、呼吸自然。被推拿者要放松、安静，受伤后进行治疗难免疼痛，但要忍耐疼痛。在接受扳动或旋转脊柱时，如果在治疗过程中出现不良反应，应随时提出，以便及时作出处理。如出现触电样感觉或剧烈的疼痛而无法忍受或是麻木感明显加重，须观察片刻或症状明显减轻后，才可出治疗室。

(4) 须遵守医嘱，不要随意中断治疗，治疗后要注意保暖，及时吃药、及时治疗，加强锻炼。

二、推拿的禁忌证

(1) 对于急性软组织损伤局部肿胀和瘀血严重的患者慎用手法治疗。

(2) 某些感染性和传染性的病症，如骨结核、丹毒、骨髓炎、化脓性关节炎、急性肝炎、肺结核的进展期等，不宜接受推拿治疗。

(3) 某些急腹症，如急性腹膜炎、急性胰腺炎、胃或十二指肠溃疡引起急性穿孔患者；腹部不明原因隆起、肝肾或膀胱等器官有结石，不可推拿，以免贻误病情。

(4) 血液病、坏血症、出血性疾病的患者，如胃及十二指肠溃疡病出血期、血友病、紫癜病、动脉瘤、血栓性静脉炎、恶性贫血等的患者禁用推拿；对于一些病证，如便血、尿血、外伤出血等也应禁止推拿，否则会导致局部组织内出血。

(5) 手法治疗部位有严重皮肤破损或皮肤病患者禁用，如冻伤、烫伤、疥疮、癌变局部、开放性创伤、烧烫伤、湿疹、癣、疱疡、皮疹、疱疹、脓肿、丹毒、溃疡性皮炎的局部、蜂窝组织炎和痈疽等，手法刺激可使皮肤损伤加重。

(6) 肌肉、肌腱或韧带断裂的初期和固定期，各种脊椎骨折、脱位等骨伤、骨折未愈合，体内有金属固定之疾患或神经及血管附近有骨断端或尖锐异物者，都不适宜使用推拿。截瘫初期、诊断不明确的急性脊柱损伤或伴有脊髓症状患者，摇法和扳法可能加剧脊髓损伤，因而禁用。寰枕、寰枢椎发育畸形(如短颈症等)、椎管骨性狭窄、椎体间有骨桥形成者也要慎用或禁忌暴力推拿。

(7) 各种恶性肿瘤或脓毒血症禁用推拿。对已确诊的骨关节肿瘤或软组织肿瘤、骨髓炎、化脓性关节炎、严重的骨质疏松等疾病推拿可使骨质破坏、感染扩散，加重原有疾病的损害；对于类风湿关节炎和强直性脊柱炎所致的颈椎关节半脱位等改变，也不应该使用扳动或旋转等刺激性强的推拿手法。

笔记栏

(8) 忌按压孕妇的腰骶部、臀部及腹部。妊娠妇女不能推拿某些刺激性强的部位或穴位，强手法刺激有可能引起流产；产后恶露未净和女性的经期慎用推拿。

(9) 年老体弱、久病体虚，经不起推拿的患者，慎用推拿；剧烈运动后、极度疲劳、过饥过饱、酒醉或神志不清的患者均不宜用或慎用推拿。

(10) 精神病发作期、不能与医生合作的精神病患者、对推拿手法恐惧不能配合医生操作的患者，亦当列为具有推拿疗法之禁忌证者，不宜手法治疗。有高热神志不清的患者慎用或禁用，待查明发热原因后再决定是否行推拿手法。

（高玉杰）

笔记栏

第二章　推 拿 功 法

导　学

本章介绍了推拿常用功法的作用及动作要领。

通过学习，掌握以“少林内功”和“易筋经”为主的推拿功法；熟悉其他推拿功法以及传统和现代的臂力、指力练习方法；了解推拿练功的作用和要领。

第一节　推拿练功的作用

推拿练功，又称“推拿功法”，是指根据推拿临床需要，用来提高推拿医务工作者身体素质和手法技能的传统练功方法，是推拿医务工作者必须掌握的专业技能之一。

推拿治病是以推拿手法操作为主，而推拿练功是学习推拿手法的基础，二者在临床应用中相互配合，融为一体。通过推拿功法的练习，可以增强推拿专业人员的腰力、腿力、臂力、腕力、指力，以及手法操作时相关肌群的肌力与协调性。良好的推拿手法必须具备“持久、有力、均匀、柔和”的特点，最终达到深透的目的。要使手法能够达到这样的要求，必须通过特定的推拿功法训练才能做到。正所谓“工欲善其事，必先利其器”，只有练好功法，方能更好地为临床服务。

临床实践中，推拿练功不仅可用于推拿医务工作者，患者在接受治疗时也可以选择适合病情的功法进行锻炼，从被动、主动两方面发挥手法的疗效，恢复肌肉、关节的功能，加速身体康复。概括起来讲，推拿练功的作用有以下几个方面。

一、预防保健，益寿延年

人类生活与自然环境和社会环境密切相关，而自然环境中的六淫邪气以及社会环境下的七情困扰，都会对人类的身心健康构成不同程度的威胁和侵害。“正气存内，邪不可干”。长期练功的人精力充沛，情绪乐观，对环境变化适应力强，较少罹患风寒暑湿等外感病证。现代研究也证明练功具有明显的消除身心疲劳，快速恢复体能，提高工作效率，增强免疫能力，有效防治疾病，益寿延年的显著作用。

二、调和气血，平衡阴阳

社会发展，工作节奏加快，竞争激烈，人们所承受的身心压力也越来越大。长期的身心紧张会降低机体的免疫能力，引起人体生理功能失调，许多人因此而出现鬓发早白、紧张自闭、疲乏嗜睡、失眠健忘、颈肩僵硬、腰背酸痛等不适。由于工作紧张，加之上述症状时隐时现，时轻时重而无法得到及时、准确的医治，普通的运动及娱乐活动也无法从根本上消除这些有损身体健康的隐患。导引行气能调阴阳、和百脉、行气血，使人心平气静、内外和顺、肢体康健而达到调和气血、平衡阴阳的目的，因此，练功是现代人舒畅身心，保持健康的重要锻炼方法。

三、扶正祛邪，疗伤祛病

对患者来说推拿练功有别于接受医生治疗，是一种主动性的康复手段，所得到的效果是明显而

笔记栏

有效的。练功治病与一般的身体锻炼不同,它主要针对疾病特点来选择练功的方法,具有明确的治疗和康复目的。对筋骨与关节的急慢性损伤和骨伤疾病手术后的康复有很好的促进作用,是中医骨伤科的重要疗法之一。临床实践证明,练功疗法可提高患者整体活动能力并使伤肢适度活动以维护和改善其生理功能,对治疗筋骨损伤有推动气血流通和祛瘀生新的作用,可改善血液与淋巴液循环,促进血肿或水肿的吸收和消散,加速骨折愈合,使关节、筋络得到濡养,防止筋肉萎缩、关节僵硬、骨质疏松,有利于功能恢复,是骨折及颈、肩、腰、腿等部位伤筋治疗的基本方法之一。

四、调理脏腑,疏通经络

练功锻炼不仅能使患者肢体及关节的损伤得到康复,而且还可通过练功过程中对呼吸及意念的调节,疏通经络,调理脏腑。《内经》说:“经脉者,所以决生死,处百病,调虚实,不可不通”。中医学认为,经络是人体周身气血运行和输布的通道,是把人体内外各部联结成统一整体的重要系统。“痛则不通,不通则痛”,经络系统保持通畅,人体气血正常循行,生命活动就得以维持。若经络系统出现异常,人体的功能活动就要发生障碍,产生疾病甚至死亡。而练功能使人气血循环旺盛,身轻体健,心情舒畅,脏腑功能改善,对于内、外、妇、儿各科病证,均有扶正祛邪,祛病延年的作用。

推拿疗法自古就与气功导引结下不解之缘,《素问・异法方宜论》指出:“中央者……其病多痿厥寒热,其治宜导引按跷,故导引按跷者,亦从中央出也”。“按跷”即按摩疗法;导引者,乃手舞足蹈,以意导气而行也,可见推拿疗法与气功导引在起源和功能作用上密切相关。时至今日,许多推拿流派及著名医师对于推拿练功一项仍然是大力提倡,身体力行。

推拿医生和患者均可运用不同的功法以加强手法治疗的临床效果,而从事推拿治疗的医生必须在肢体协调有力的基础上,施用手法为他人治疗疾病,因此,推拿医生进行功法锻炼尤为重要。推拿疗法是一种需要高度脑体结合的临床医疗技术,推拿医生不仅要通晓医理,熟知阴阳,还要具备良好的身体条件。也就是说,推拿医生不仅要有精明的头脑用以诊察疾病、确定治疗法则;还要有灵活的身手和强壮的劲力为患者祛病疗疾。当推拿临床之时,无针无药,对于损伤筋骨的患者,需要较大的力气以整骨理筋;而对于内伤病患及老弱之人,则需有较强的功力以调理阴阳,扶正祛邪。因此,推拿医生更应深谙健身之道并身体力行,以使自身精力充沛,体魄强健,利己助人。

要做到如《医宗金鉴》所言:“一旦临证,机触于外,巧生于内”“手摸心会”,就必须培养身心合一的良好素质,练功正是达至此等境界的不二选择。而推拿治疗的临床结果如何则全凭施术者的手法来决定。手法效果的优劣不仅要靠通晓医术,更与推拿医生的操作技巧和体能息息相关,推拿手法的功力大小和施术技巧是决定临床疗效的关键。“有力、持久、均匀、柔和”是良好的手法所必须具备的要素,这就要求推拿医生不仅要有一定的指力、臂力、腰腿力等身体的绝对力量和掌握施展手法时所需的身形和步法;同时还要求推拿医生在施用手法治疗时气力绵长,呼吸均匀,刚柔相济。

推拿手法的目的是依靠力的“深透”,即所谓“力至病所”以治愈疾病。推拿所治之病,非在皮肤,均在筋肉、关节、经脉及脏腑之间,要想提高疗效,并非是一味地使用蛮劲,医生必须以“透劲儿”施术,这种以指代针的治疗方法,要求医患之间的高度协调配合。医生应“手巧而心审谛”,以使患者心思集中,情绪安定,而医生本人在施术时亦应精神集中,巧妙灵活地施用手法,指力应“如以棉裹铁”“法之所施,使患者不知其苦”。治疗过程中医生还可以适当的暗示诱导,使气感更易于向病灶传递,当“力至病所”乃至“气至病所”时,治疗可取得较平时更好的效果。

综上可见,练功与推拿之间关系密切,练功可以使推拿医生身体强健,动作协调,诊断准确,手法操作得心应手。诚然,无论是推拿治疗中的施术者与受术者,均应认真练功,强身健体,但是作为施术者来说,练功的作用更加重要。推拿医生通过练功可以增强体能,协调并提高脑体结合的能力,使弱者变强,强者更强;同时可具备必要的条件以指导患者进行功法锻炼,医患配合,治病救人。

笔记栏

第二节 推拿练功的要领

中华文明源远流长,历代先贤对于修身养性、追求永年的气功探索从未停止,而练功以求健体强身、延年益寿,也是当今社会每一位追求健康生活者的美好梦想。对于初学者来说,面对几千年来先辈们殚精竭虑所创编及衍化出来的无数功法往往不知从何入手,不免望洋兴叹。然而,任何事物的发展变化都有一定的规律可循,任何功法都有其相似之处,正所谓“万变不离其宗”。要想学好功法,首先必须选定与自身状况适合的功法,明晰功理,掌握好练功要领,无论修炼哪一种功法,都会有的放矢,得心应手。功法虽然种类繁杂,但任何功法都是由松静入手,通过调节姿势、呼吸和意念三个方面来达到其修身养性的目的,这三个方面也就称为练功三要素。拳经有云:“虽变化万端而理为一贯”,由此可见,学习并掌握了练功的关键所在,就可化繁为简,梦想成真。

但是,初学者切勿以为练功就是如此简单,不同门派、不同功法对于练功要领的具体运用各不相同。传统功法与医、儒、道、佛、武等各家各行关系密切,门派与功法之多,可想而知;除了流传下来的各派功法以外,近年来由于人们生活条件的改善,养生热随之兴起,许多新创编的健身功法也不断涌现出来。由于每一种功法的追求目的不同,因此对于三要素的具体运用各不相同;再有,某些功法受到创编者自身能力的制约,虽理法简单,但标榜过高,致使功法鱼龙混杂,良莠不齐。初练者未遇明师,常常不知从何入手;或学练功法很长时间,但收效甚微;更有甚者,走火入魔,练出偏差。究其原因,往往是初学者的练功诉求与所选功法不符以及没有很好地掌握正确的练功要领所造成的。

不同功法的差异之处表现在对于功法三要素的调节侧重各不相同。推拿练功以追求健康,强健肢体,提高手法治疗效果为目的。锻炼时以运动肢体为主,呼吸及意念调节为辅,下面所述练功要领为大多修炼者所共识,初学者宜据此为入门参照;学有所成者则应结合练功体会而自行斟酌。

一、身体的调节要领

推拿练功的特点是以提高身体协调能力及增强肢体力量为主要目的,因此,在练习过程中应以身体调节为重点。一般功法对身体姿势的要求为:头容正直,舌顶上腭,下颌微收,身体直立,沉肩垂肘,手指自然伸直;含胸拔背,松腰坐胯,收腹敛臀,膝腘空松,双足平行,足尖向前,与肩同宽。在功法练习过程中的身型转换,肢体开合均可以此作为参照。然而,推拿练功中的少林内功功法,动作刚猛有力,以追求肢体力量的快速增长为目的,四肢运用霸力,身体姿势要求昂首挺胸,背腰用力,撑臂挺肘,手指用力伸直;收腹提肛,双股绷紧,膝腘挺直,脚尖内扣,五趾抓地。在少林内功练习过程中的身型转换,肢体开合均可以上述要领为参照,但须切记松紧适度,外紧内松,躯干脏腑及周身各个关节应确保功能顺畅及运转灵活。

二、呼吸的调节要领

练功调息虽然有多种呼吸方法,但由于推拿练功的特殊要求,行功时身体开合俯仰,运动幅度较大,肢体用力明显,对于初学者来说不免呼吸局促,因此推拿练功的呼吸要求在初始阶段以自然呼吸为好,可循序渐进,待练功者的肢体动作自然纯熟之时,方可开始有意识地调节呼吸。一般功法修炼的调息方法多以顺腹式呼吸为主,待功夫深厚,可转为似有似无的龟息法。少林内功的呼吸则是以自然呼吸为主,讲究以力贯气,要求“以力带气,气贯四肢”,练功过程中往往根据动作的需要而提气用力,将气力灌注于四肢及掌指(趾),力求气血通达于四肢百骸,因此少林内功的锻炼方法有别于一般功法,并不强调吐纳意守,故有“练气不见气”之说,学练者应注意体会,切忌屏气,量力而行。

笔记栏

三、意念的调节要领

练功是将肢体运动与意念高度结合的锻炼方法，是中国气功特有的在意念主导下的身心锻炼。练功过程中意念的调节有两种作用，第一是控制思维，使练功者排除杂念，专心一志进行锻炼；第二是指引锻炼的方向，使练功者始终保持清晰的目的性，以强化练功的效果。意念的调控是功法修炼中最为复杂的部分，太过或不及均会使功法锻炼失去指引，甚至出现偏差。初学者的意念锻炼应顺其自然，采取循序渐进的方法，因势利导地进行锻炼。使意念若有若无，不可松懈，亦不可执著，更不可妄想。秉持恬淡虚无的心境，久之则会水到渠成，达到意领气行的练功状态。

四、应以松静入手

松静自然，是功法锻炼过程中的最基本要求。不论何种功法，练功的哪个阶段都必须从松静入手，由“静极生动”“无极而太极”。一般来说，松与静是在功法修炼过程中同等重要并互相促进的，入静有助于放松，放松方能更好地入静。在练功过程中，松静自然看似简单，但要真正领悟和做到，必须下一番功夫。“松”指身体状态而言，身体放松，并不是松懈或松散无力，而是松而不懈、松中有紧、紧而不滞。每一种功法对身体姿势都有一定的要求，要保持特定的身姿就必须使相应的肌群处于工作状态，这和理论要求的周身放松似乎有些矛盾。然而，正如古人所言：“阳中寓阴，阴中有阳”“孤阴不生，独阳不长”，没有绝对的放松，最低限度的肌群紧张正是使全身各部达到最大程度放松的必要措施。

“入静”即是调心，指练功时应排除杂念，内心安静，使修炼者进入物我两忘的练功状态。入静程度如何，反映出修炼者的功力深浅和练功状态的好坏，直接关系到练功效果。练功而不能进入安静状态则练功如做操，有力无心，无论如何勤奋也最终难以登堂入室。入静的练习方法与放松的方法一样需要循序渐进，以意念压制意念则意念更强放；放任自流则会使心神散乱。唯有宁神静息，心存一念，似有似无，绵绵若存，坚持不懈，方能达到身心合一的上佳状态。

推拿练功的主要目的是协调身姿，增长气力，比如在少林内功的练习过程中，全程要求使用霸力，而易筋经中的倒拽九牛尾等功势也是要求用力拉拽，因此推拿练功对于松静的要求相对宽松。但是，在行功时也必须保持动作协调，呼吸自然，外紧内松，松紧适度；动中有静，动静相兼。唯有如此，练功者方能练有所得，使四肢强健，骨壮筋柔，气血顺畅，阴平阳秘。

五、练习注意事项

1. 室内宜温暖，空气要新鲜 功法练习时，最好选择安静的室内场地，温度适宜，空气新鲜。功法练习目的在于培育人体自身真气，必须依靠阳气的温煦，温暖的环境也可以使练功者避免冷风侵袭，有利于入静；练功需要吐故纳新，故空气必须清新，否则以浊换浊，不但对人体无益，还会损害身体。

2. 呼吸宜自然，全身要放松 练功时呼吸要平稳自然，切忌屏气，静功练习的还要求做到深、长、匀、细。放松包括精神和肢体两个方面，精神放松要求排除杂念，恬淡虚无，如果练功时心存杂念，喜怒不宁，思绪烦乱，就不要勉强继续练。肌体放松要求身体活动柔和自然，松而不懈，紧而不僵。

3. 着装宜宽松，练功要定时 练功时着装宜宽松，不要穿的过多或过紧，以免影响气血运行，练功鞋以穿软底布鞋、运动鞋为宜。功法练习时间最好安排在早晚，养成良好习惯，尽可能做到按时作息。

4. 功前宜排便，功后要防风 练功前要排空大小便，不能强忍溲便练功，否则会影响形体和思想的放松入静，即使在平时，也不宜久忍溲便，以防伤肾。功法练习完毕时，要先穿好衣服，不能当风而立或用冷水冲洗，因为出汗时人体腠理疏松，毛孔开放，外邪容易乘虚而入致病。古人所云：“避风如避箭”也正是此意。

笔记栏

5. 饥饱宜适中,劳逸要适度　功法锻炼宜在饭后1小时进行,过饱或空腹时不宜练功。因为饱餐或饥饿时,人体的气血集中于消化系统,若此时练功,容易影响消化功能。练功也是一种运动和消耗,虽然可以养身祛病,但要根据各人的体质强弱而运动,不宜过度劳累,否则也容易耗伤正气。

第三节　常用功法

一、少林内功

少林内功是推拿功法的主要功法,是内功推拿流派的基础功法,原为武术强身的基本功,经历代辗转相传,至清末渐渐被内功推拿流派所采纳利用,作为该流派培养医者身体专项素质的专业练功功法及临床配合手法治疗的医疗功法。

少林内功的锻炼方法有别于一般功法,它不强调吐纳意守,而是讲求以力贯气,所谓"练气不见气,以力带气,气贯四肢"。在锻炼中要求下肢用"霸力",就是用足力气,脚尖内收,五趾抓地,足跟踏实,下肢挺直,两股用力内旋外撑,躯干要挺拔,做到挺胸、收腹、含颏。上肢在进行各种锻炼时,要求凝劲于上肢各部;呼吸自然,与动作相协调,练功时力达于四肢、腰背,气随力行,注于经脉,使气血循行畅通,荣灌五脏六腑、四肢百骸,以至阴阳平复,气血充盈,因而能强身健体,扶正祛邪。

少林内功锻炼时,还必须注意的是虽然周身肌肉静止性用力,但呼吸要自然,不能屏气,即所谓"外紧内松",运动时要做到刚中有柔,刚柔相济。少林内功锻炼时身正力猛,臂沉步稳,上下协调,久练可使精神饱满,食欲增加,睡眠沉实。现代科学认识到这种功法可促进新陈代谢,增强消化功能,并可调节神经系统的功能。

(一) 基本裆势

1. 站裆势(图2-1)

裆势

(1) 立正,左足向左平跨一步,与肩等宽或略宽于肩,足尖略收成内八字,五趾抓地,足跟踏实,双股用力向内旋夹双腿,双小腿外撑,使双下肢形成一股强大的静止性拧旋力,即霸力;外静内动,呈落地生根之势。

(2) 头如顶物、端平,前胸微挺,项背腰脊正直,收腹敛臀。两肩端平,两肩胛骨用力夹紧对拢,上臂后伸,肘伸直,腕背伸,四指并拢,拇指用力外展,双掌展平,两臂内旋,使四指内扣,成"直臂撑掌"势。精神贯注,自然呼吸,或顺腹式呼吸。

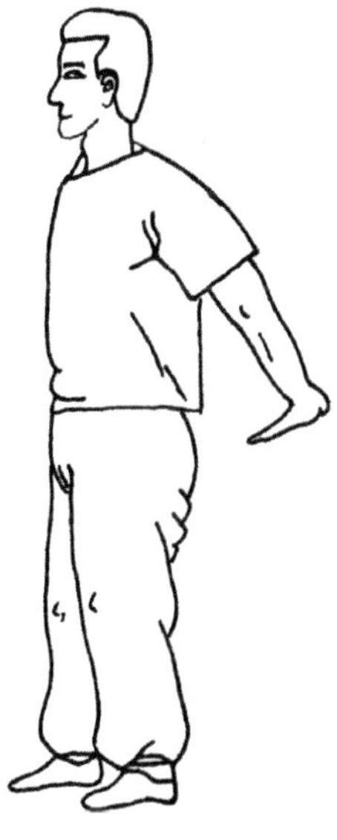
图2-1　站裆势

要领

(1) 本裆势为锻炼少林内功的主要基本站桩功,它要求运用霸力,夹肩、挺肘、伸腕、翻掌、立指;下肢足尖略收成内八字站立,两脚内扣,五趾着地。身形要求挺胸收腹,舌抵上腭,呼吸自然,两目平视。

(2) 练习本裆势要做到三直四平。三直,即用霸力使臂直、腰直、腿直;四平,即头顶平、肩端平、掌展平、脚摆平。

(3) 本裆势以大腿内侧肌群,如耻骨肌、股薄肌、长收肌、短收肌以及大收肌等为主收缩夹紧,劲力由上贯下注足;上肢以背阔肌、大圆肌、三角肌后束为主使两臂后伸,用力使两肩胛骨内缘靠拢,并通过前臂桡侧肌群如桡侧腕长伸肌等使手腕背伸,拇长伸肌和指总伸肌等使手指伸直,凝劲于四肢,气达四末。

功效

四肢末端乃经脉起止之处,练习本势可促进四肢末梢气血循行畅通,使经脉气血外荣四肢百

笔记栏

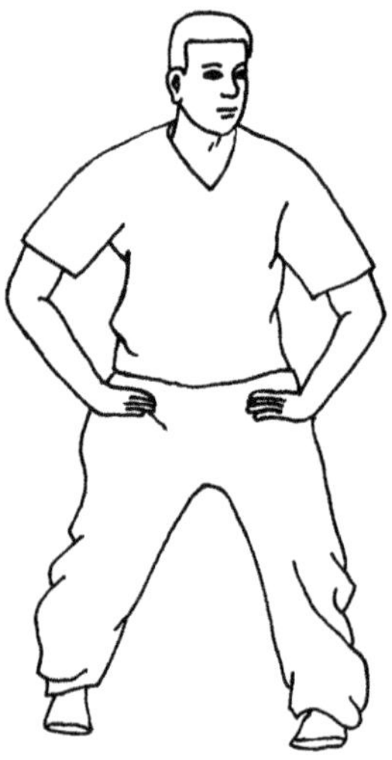

图 2-2 马裆势

骸，内灌五脏六腑，平衡阴阳，调整脏腑功能，有固本培元之效。

2. 马裆势(图 2-2)

裆势

(1) 立正，左足向左平开一步，屈膝下蹲，两足距离略宽于肩，两膝和脚尖微向内扣，两脚跟微向外蹬，呈内八字形，用霸力站稳。

(2) 两上肢成直臂撑掌势；或两手平放两髋处，虎口朝内；上身直立，挺胸收腹，重心放在两腿之间。头如顶物，目须平视，呼吸自然。

要领

(1) 沉腰坐胯，挺胸收腹，两目平视，自然呼吸或顺腹式呼吸。

(2) 本势要求以半腱肌、半膜肌、股二头肌、缝匠肌、股薄肌以及腓肠肌为主，两膝屈曲下蹲，并使膝部和脚尖微向内扣，以其拮抗肌即股四头肌收缩，保持马步姿势；通过竖棘肌和腹直肌、腹外斜肌、腹内斜肌和腹横肌等的作用，以挺胸收腹，将重心放在两腿之间。

功效

本功势是锻炼下肢的基本功，所谓练“架力”的功夫，久练可下盘稳固，有健腰补肾之功。

3. 弓箭裆势(图 2-3)

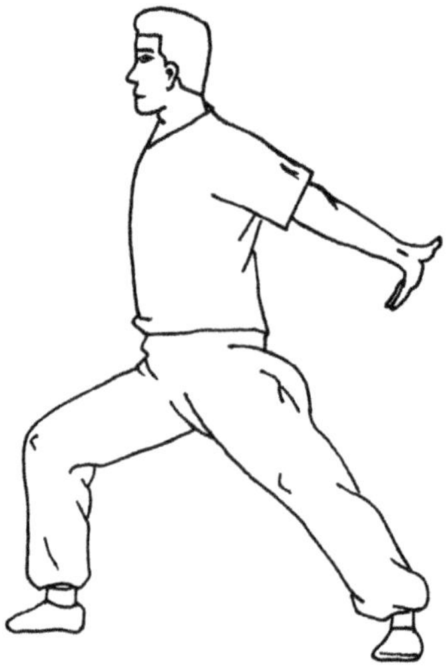

图 2-3 弓箭裆势

裆势

(1) 立正，身向右旋，右足向右前方跨出一大步，距离可根据自己身体高矮取其自然；在前之右腿屈膝支撑，膝与足垂直，足尖微内扣；左腿在后挺直，膝腘绷紧，足尖外展 30°～45°，脚跟着地，呈前弓后箭之势，用霸力站稳。

(2) 上身略向前俯，重心下坐，收臀提肛，两臂后伸成直臂撑掌势或两手叉腰，头正肩平，全神贯注，呼吸自然。

(3) 此为右弓箭裆势；左弓箭裆势时，动作要领同右势，左脚在前，右脚在后。

要领

(1) 前腿屈如弓，后腿直如箭，重心下沉，挺胸收腹，呼吸自然。

(2) 本势是锻炼裆势的重要“功势”之一。要求成前弓后箭之势，即以髂腰肌、股直肌、阔筋膜张肌、缝匠肌，以及半腱肌、半膜肌、股二头肌、股内侧肌群和腓肠肌为主，使前腿屈髋屈膝；以股四头肌用力使后腿挺直。

(3) 锻炼时要用劲后沉，有张弓蓄力之势，练至下盘稳固即可结合上肢动作。

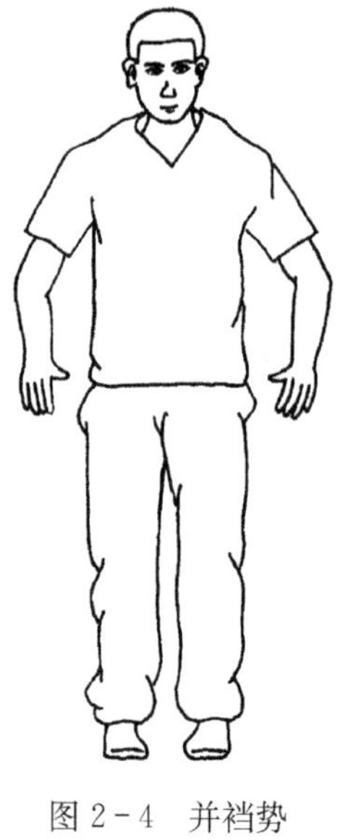

图 2-4 并裆势

4. 并裆势(图 2-4)

裆势

(1) 并足立正，两足跟微微向外蹬，足尖并拢，五趾着实，用霸力站稳。

(2) 两上肢呈直臂撑掌势。

本功势动作要领及功效同站裆势。

5. 大裆势(图 2-5)

裆势

(1) 左足向左分开一大步，双足呈内八字，双膝伸直，用霸力站稳。

(2) 两上肢成直臂撑掌势。

本功势动作要领及功效同站裆势。

笔记栏

6. 悬裆势(图 2－6)

裆势

(1) 左足向左横开一大步,屈膝半蹲,两足距离较马裆稍宽,霸力站稳。

(2) 两手动作与马裆相同,故称大马裆。

本功势动作要领及功效同马裆势。

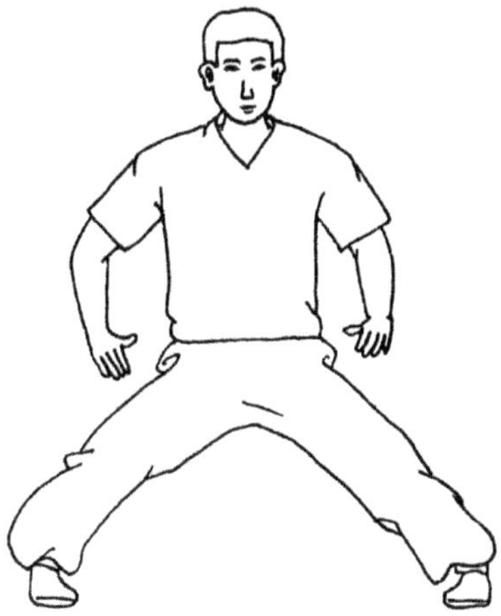

图 2－5　大裆势

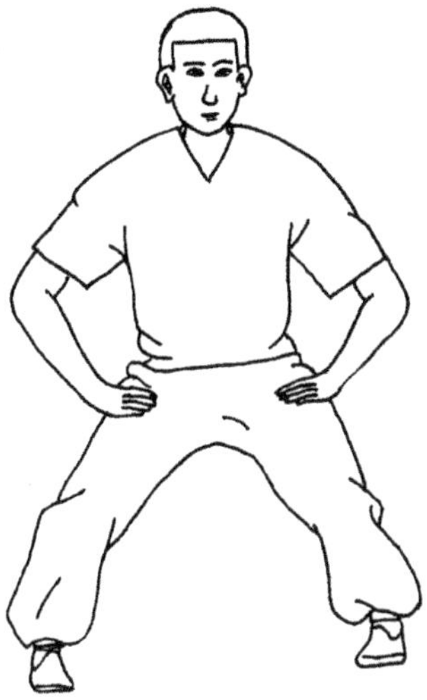

图 2－6　悬裆势

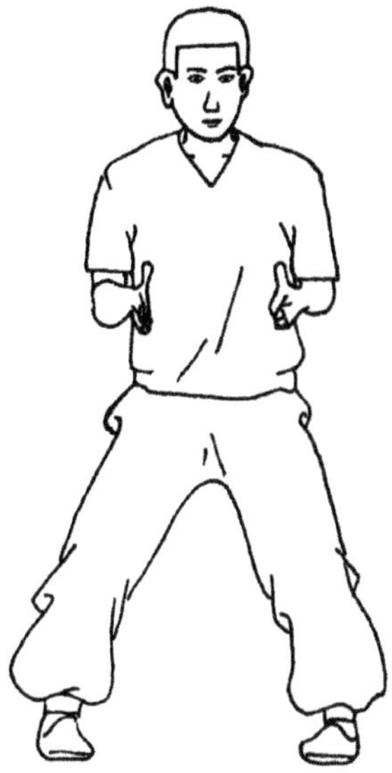

图 2－7　前推八匹马

(二) 少林内功基本功势

1. 前推八匹马(图 2－7)

功势

(1) 预备姿势,取站裆或自选裆势,屈双肘,立掌护腰,蓄势待发。

(2) 先用力将两上臂后伸,使双掌提至两胁部。

(3) 再用霸力将双掌从胁部向前推出,两掌心相对,拇指伸直,四指并拢,蓄劲于肩臂指端,使两臂徐徐运力前推,以肩与掌成直线为度。胸须微挺,臀略收,头正项直,两目平视,呼吸随意。

(4) 手臂运动,拇指上翘,四指指端力求与手臂呈直线,慢慢屈肘,收回于两腰侧稍停,再前伸臂、提肘将两掌从胁部向前推出,反复 3～5 遍。

(5) 收势时,由直掌化俯掌下按,呈直臂撑掌势,或恢复成原裆势。

要领

(1) 指臂蓄力,五指运气慢推,两目平视,呼吸自然。

(2) 本势为内功推拿的基础功法,前推时要求蓄力于肩臂指端,两臂运力,其中尤以肱三头肌为主,徐徐向前推动。

(3) 此势主要以锻炼肱三头肌为主,是练习擦法、平推法、推荡法的主要功法之一。

(4) 两手自胁肋两侧向前推出,使气机蓄行出于中焦,故能疏肝利胆,健脾和胃,促进胃肠功能。

2. 倒拉九头牛(图 2－8)

功势

(1) 预备姿势,取站裆或自选裆势。屈双肘,立掌护腰,蓄势待发。

(2) 伸臂、提肘,再将两掌沿两胁前推,边推边将前臂渐渐内旋,手臂完全伸直时,虎口正好朝下。四指并拢,拇指用力外展,腕、肘伸直,力求与肩相平。

(3) 五指由掌化拳如握物状,劲注拳心,旋臂,拳眼朝上,再用力回收,前臂渐渐外旋,由拳化为立掌于两侧腰眼。身微前倾,臀部微收。

(4) 由立掌化俯掌下按,两臂后伸,呈直臂撑掌势,或恢复成原裆势。

笔记栏

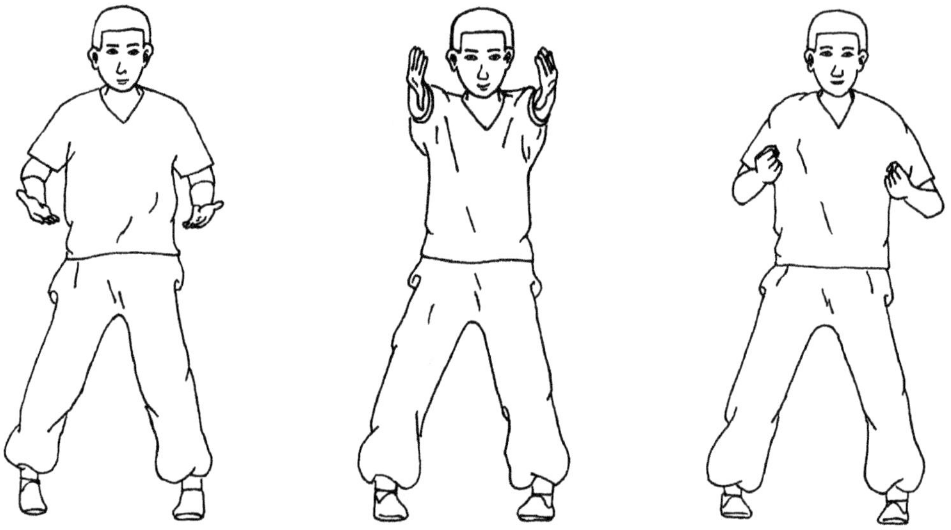

图 2-8　倒拉九头牛

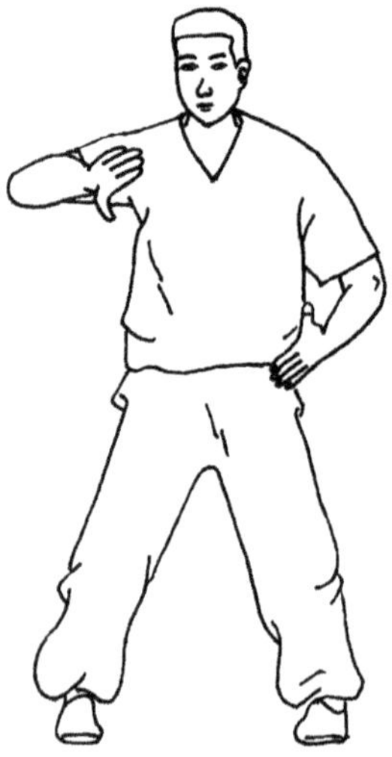

图 2-9　单掌拉金环

要领

(1) 立掌旋推,劲注掌心,肘腕伸直,力求肩平,再化拳紧紧后拉。

(2) 本势前推时,要以肩胛下肌、胸大肌、背阔肌及大圆肌的练习为主,边推边将前臂内旋,当手臂伸直时,虎口正好朝下,再翻掌握拳,拳眼朝上,以肱二头肌、肱肌、肱桡肌以及旋前圆肌收缩,劲注拳心,由前向后用力拉拽,犹如倒拉九头牛之势。

(3) 本功势疏肝利胆,久练可健脾和胃,增强脾胃消化功能。

3. 单掌拉金环(图 2-9)

功势

(1) 预备姿势,取站裆或自选裆势。屈双肘,立掌护腰,蓄势待发。

(2) 左手不动,伸右臂提肘,右手掌向前推出,边推边将前臂内旋,使虎口朝下,掌心朝外,四指并拢,拇指外展,手臂蓄劲,肘腕伸直时,右掌由立掌化成反掌。松肩,身体正直,两目平视,呼吸随意。

(3) 右手握拳,使劲注掌心,旋腕,渐由反拳化为立拳,拳眼朝上,紧紧内收,化立掌护腰。

(4) 左手动作与右手相同。

(5) 由立掌化俯掌下按,两臂后伸成直臂撑掌势,或恢复成原裆势。

本功势动作要领及作用与倒拉九头牛势相同。

4. 凤凰展翅(图 2-10)

功势

(1) 预备姿势,取站裆或自选裆势。屈双肘,仰掌护腰,蓄势待发。

(2) 举臂提肘,再两手屈肘上行,徐徐至上胸化成立掌交叉。

(3) 由立掌渐化为俯掌,缓缓用力向左右外分,两臂尽力伸直,形如展翅,四指并拢,拇指外展,指欲翘,头如顶物,两目平视,上身微倾,切勿抬肩,呼吸随意。

(4) 两手旋腕翻掌,双臂蓄劲徐徐内收,使双手于体前呈仰掌交叉;屈肘,立掌。

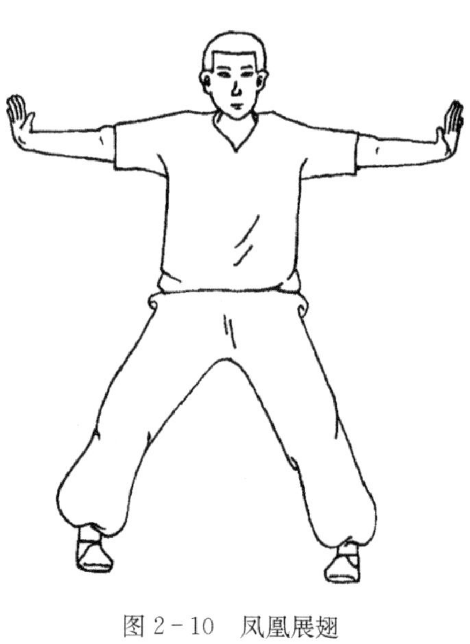

图 2-10　凤凰展翅

笔记栏

(5) 再由立掌渐渐化俯掌下按,两臂后伸,呈直臂撑掌势,或恢复成原裆势。

要领

(1) 立掌交叉,用力外展,肩肘腕平,指尖微翘,如飞鸟展翅;蓄劲内收。

(2) 本势外展时,以桡侧腕伸肌、尺侧腕屈肌、掌长肌、指浅屈肌和指深屈肌的练习为主,化立掌为俯掌,并通过三角肌、冈上肌等上臂肌群的收缩锻炼,使两臂用力缓缓向左右外分,形如凤凰展翅。

功效

此势使胸廓扩张,上焦气机得以舒展,有宽胸理气,宣肺降逆的作用。调整气机,使亢逆之肝阳下降,故能防治高血压、眩晕等疾病。

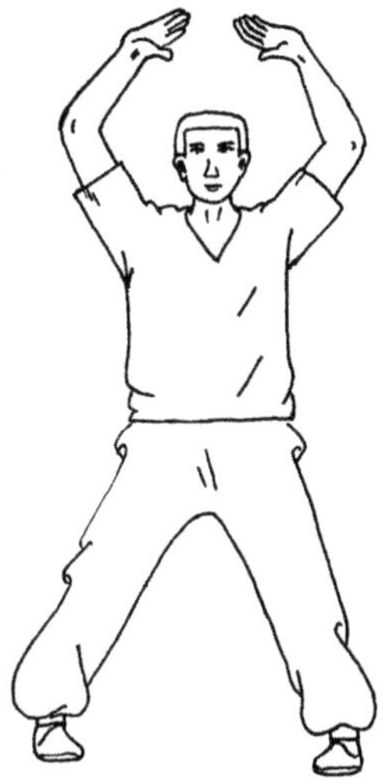

图 2-11 霸王举鼎

5. 霸王举鼎(图 2-11)

功势

(1) 预备姿势,取马裆势或自选裆势。屈双肘,仰掌护腰,蓄势待发。

(2) 双手仰掌缓缓向前上方托起,同时双前臂内旋外翻,双肘外撑。

(3) 双手托举过于肩时,伸臂挺肘,虎口相对,犹托重物;蓄力徐徐上举,四指并拢,拇指外展,两目仰视手背,呼吸自然。

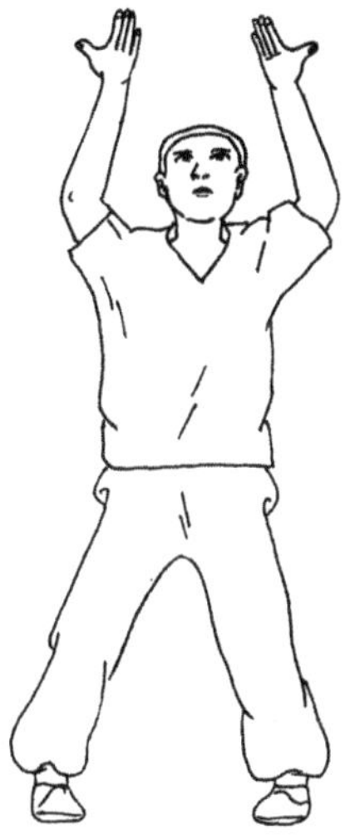

图 2-12 两手托天

(4) 旋腕翻掌至掌心相对,四指指端朝上,拇指外分,蓄力而下,渐渐收回腰部。

(5) 由仰掌化俯掌下按,两臂后伸呈直臂撑掌势,或恢复成原裆势。

要领

(1) 伸臂挺肘,仰掌上举时,应立项松肩,身姿挺拔。

(2) 本势上举时,要求过肩旋腕翻掌,以锻炼桡侧腕长伸肌、桡侧腕短伸肌及所有伸指肌为主,使腕关节尽量背伸,挺肘缓缓上举。

功效

练习此势可使大脑的血液灌注量增加,有提神醒脑的作用。

6. 两手托天(图 2-12)

功势

(1) 预备姿势,取悬裆或自选裆势。屈双肘,立掌护腰,蓄势待发。

(2) 两手仰掌上托,掌心朝天,缓缓上举。指端着力,肩松肘直,两目上视,头如顶物。

(3) 掌根外旋,四指并拢分向左右,蓄力徐徐而下,至胸部旋腕变仰掌收回护腰。

(4) 由仰掌化俯掌下按,两臂后伸呈直臂撑掌势,或恢复成原裆势。

要领

(1) 仰掌上托,掌心朝天,指端运劲,松肩挺肘,两目上视。

(2) 本势仰掌上托时,以三角肌、冈上肌、斜方肌、前锯肌等为主,蓄力上举,犹如托天。可增强肩背部的肌肉力量。

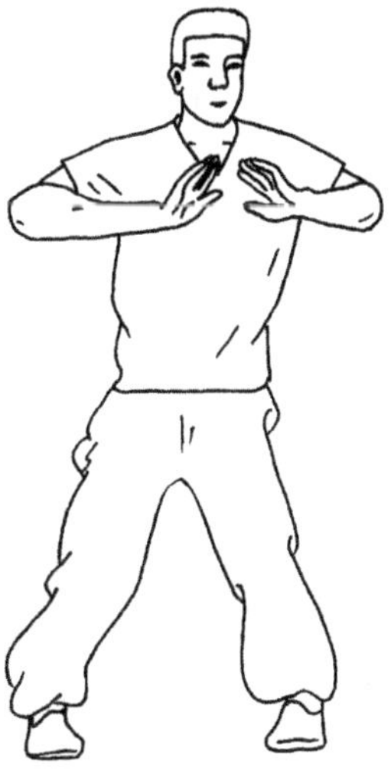

图 2-13 顺水推舟

7. 顺水推舟(图 2-13)

功势

(1) 预备姿势,取马裆或自选裆势。屈双肘,立掌护腰,蓄势待发。

(2) 伸臂,提肘,两掌徐徐从两胁向前推出,边推边掌根外展,虎口朝下,四指并拢,拇指外展,由微背伸向内旋转,指尖相对,肘渐伸直,腕似环形,头勿低,身勿倾,力求掌肘肩平。

(3) 五指慢慢向左右外旋,恢复直掌,四指并拢,拇指运劲后翘,指端着力,屈肘蓄力而收,置于两胁。

(4) 由直掌化俯掌下按,两臂后伸,呈直臂撑掌势,或恢复成原裆势。

笔记栏

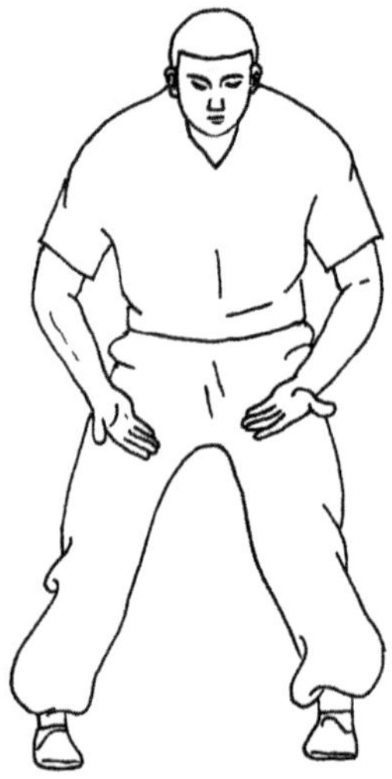
图 2-14 怀中抱月

要领

(1) 直掌运劲慢推时旋腕翻掌,指尖相对;挺肘,状似推舟。

(2) 本势直掌前推时,要求以肩胛下肌、胸大肌、背阔肌、大圆肌及上臂肌群蓄力,边推边内旋前臂,同时通过桡侧腕长伸肌、桡侧腕短伸肌、尺侧腕伸肌及所有伸指肌的收缩,背伸腕关节,待推足后其形似环。

功效

本功势可增强上肢力量及与躯干的协调能力。

8. 怀中抱月(图 2-14)

功势

(1) 预备姿势,取悬裆或自选裆势。屈双肘,仰掌护腰,蓄势待发。

(2) 两仰掌由腰部上提,化竖掌在胸前交叉,缓缓向左右外分,肘欲直,指端朝左右,掌心朝前须与肩平。

(3) 旋臂翻掌,两指端向下,掌心朝内,慢慢蓄劲,上身略前倾,两手势如抱物,由上而下,再由下而上徐徐抄起;起身,仍竖掌回收于胸前交叉。

(4) 由胸前化俯掌下按,两臂后伸,呈直臂撑掌势,或恢复成原裆势。

要领

(1) 旋臂翻掌,上身略向前倾,指端向下,双臂内收抱月时双下肢挺直,勿屈膝。

(2) 本势以锻炼胸大肌、背阔肌、大圆肌以及肱二头肌等为主,可增强肌肉的力量。

功效

本功势开合俯仰,久练可疏肝理气,强腰壮肾,通利三焦。

9. 仙人指路(图 2-15)

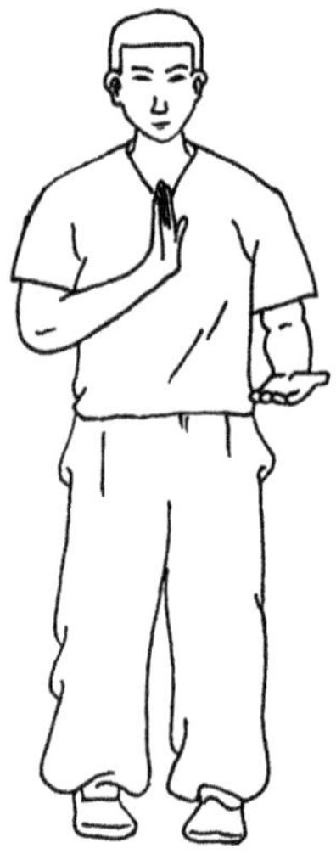
图 2-15 仙人指路

功势

(1) 预备姿势,取并裆势或自选裆势。屈双肘,仰掌护腰,蓄势待发。

(2) 右掌上提至胸前变立掌而出,四指并拢。拇指外展伸直,手心内凹成瓦楞掌,臂肘蓄力,运劲立掌向前推出。

(3) 右臂推直后屈腕握拳,蓄劲内收;边收边外旋前臂,右拳收回腰间后化仰掌于腰部。

(4) 左掌动作与右掌相同。

(5) 双掌由仰掌化俯掌下按,两臂后伸,呈直臂撑掌势,或恢复成原裆势。

要领

(1) 手心内凹,如同瓦楞,臂指蓄力,运劲于右掌尺侧用力前推。

(2) 本势前推时,要求立掌,并通过骨间掌侧肌、拇长伸肌,以及蚓状肌等,使四指并拢,拇指伸直,运力向前推出。

功效

本功势久练可增强双掌劈砍之力,是推拿中叩击类手法重要的练习功势之一。

10. 平手托塔(图 2-16)

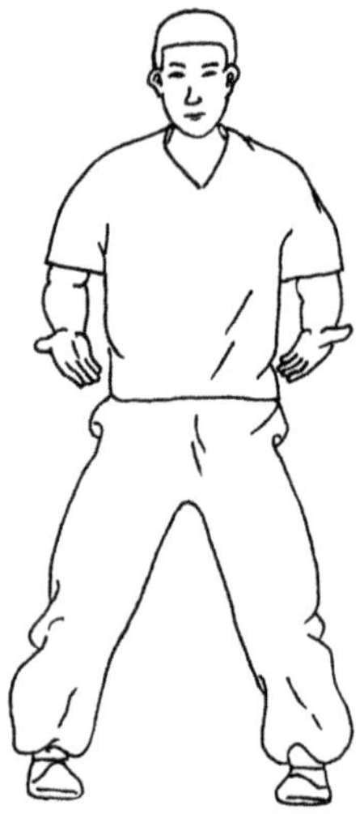
图 2-16 平手托塔

功势

(1) 预备姿势,取大裆势或自选裆势。屈双肘,仰掌护腰,蓄势待发。

(2) 两手仰掌慢慢向前运劲推出,边推边拇指向左右外旋,保持平掌运行,犹如托物在手,直至手与肩平。

(3) 拇指运劲向左右外旋使掌面端平,四指用力伸平,屈肘缓缓蓄劲收回腰间。

笔记栏

(4) 由仰掌化俯掌下按，两臂后伸，呈直臂撑掌势，或恢复成原裆势。

要领

(1) 仰掌运劲前推，大指外旋，肘直掌平如托物。

(2) 本功势前推时，要求以冈下肌、小圆肌为主，使前臂外旋，保持手掌平行，慢慢向前推出。

功效

本功势动作平实，运力稳健，久练可增强推拿手法平托、端提之力。

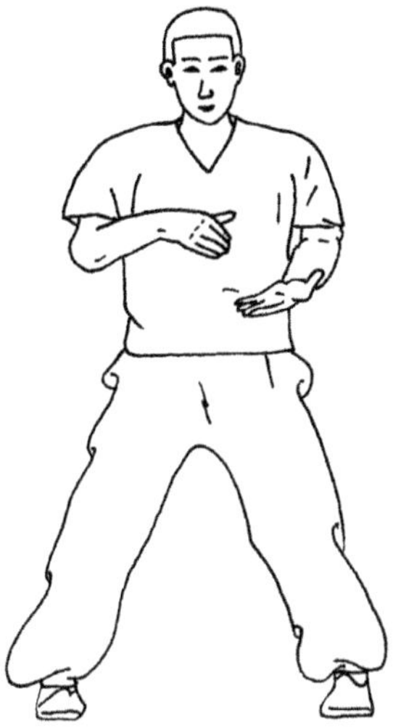

图 2－17　运掌合瓦

11. 运掌合瓦(图 2－17)

功势

(1) 预备姿势，取大裆或自选裆势。屈双肘，仰掌护腰，蓄势待发。

(2) 右手由仰掌化俯掌，运劲于臂贯指向前推足，肩欲松活，肘欲伸直，拇指外展伸直，四指指端朝前，掌心向下，手心内凹成瓦楞掌。

(3) 翻掌旋腕变仰掌徐徐收回，待近胸时左仰掌即变俯掌在右仰掌上交叉，掌心相合，慢慢向前推出，掌心向下，右仰掌收回腰部。

(4) 左手旋腕变仰掌徐徐收回，并两手化俯掌下按，两臂后伸，呈直臂撑掌势，或恢复成原裆势。

要领

(1) 本势需用瓦楞掌式发力运掌，俯仰反转。

(2) 本势前推时，通过旋前圆肌、旋前方肌和肱桡肌的收缩，使仰掌化俯掌，而后再运力向前推出。

功效

本功势双掌一推一收，可增强相关肌肉力量及协调性，有利于推扳手法的灵活运用。

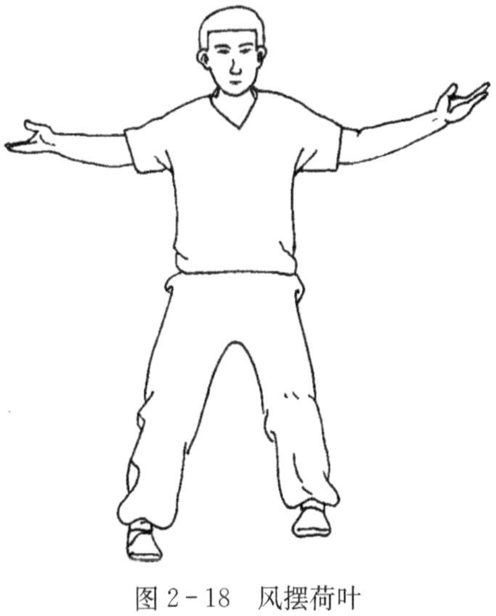

图 2－18　风摆荷叶

12. 风摆荷叶(图 2－18)

功势

(1) 预备姿势，取站裆或自选裆势。屈双肘，仰掌护腰，蓄势待发。

(2) 两臂后伸、提肘，两仰掌从胁部，向前上方推出，至胸部左掌在右掌上相叠，运劲向前推足，然后即缓缓向左右外分，肩、肘、掌须平，成直线形，拇指外侧着力，使两手平托成水平线，头如顶物，目欲平视，呼吸自然。

(3) 两仰掌慢慢合拢，右下左上，交叉相叠，再收于腰部。

(4) 由仰掌化俯掌下按，两臂后伸，呈直臂撑掌势，或恢复原裆势。

要领

(1) 仰掌交叉前推，左上右下；前臂外旋，挺肘拉开，肩肘腕掌平齐。

(2) 本势仰掌于腰部，通过肱三头肌等肌的收缩，运劲向前推足，然后以三角肌、冈上肌等上臂肌群为主，缓缓向左右外分，使两手平托成水平线，久练可增强肩部及上臂的力量。

功效

本功势双上肢开合运动，具有宽胸利膈，宣肺理气的作用。

13. 顶天抱地(图 2－19)

功势

(1) 预备姿势，取大裆或自选裆势。屈双肘，仰掌护腰，蓄势待发。

笔记栏

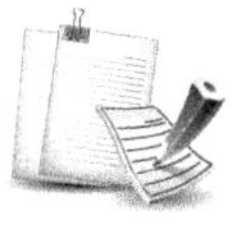

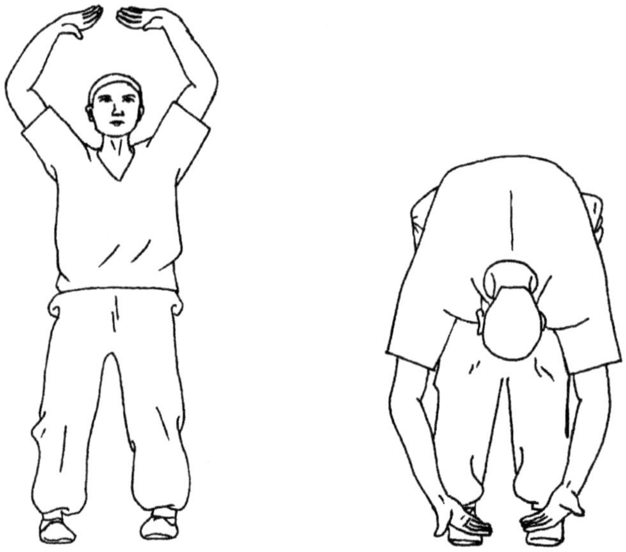

图 2-19 顶天抱地

(2) 仰掌上托过于肩部时旋腕翻掌，掌根外翻，指端内旋相对，徐徐上举，待推足后，旋腕翻掌，慢慢向左右外分下抄，同时身向前俯，两掌逐渐合拢，拇指外分，指尖相对，掌背尽量贴近地面。

(3) 两掌如抬重物缓缓提到胸部，上身随势而起，双手仰掌护于腰部，双目平视。

(4) 两仰掌化俯掌下按，两臂后伸，呈直臂撑掌势，或恢复成原裆势。

要领

(1) 仰掌上托，过肩旋腕翻掌，掌心朝上，指端相对；两手翻掌外分下抄，身向前俯，双膝挺直，两掌合拢相叠，如抱物上提。

(2) 本势仰掌上托时，要求过肩后旋腕翻掌，以桡侧腕长伸肌、桡侧腕短伸肌、尺侧腕伸肌，以及所有伸指肌的收缩，使腕关节尽量背伸，挺肘缓缓上举；推足后以桡侧腕屈肌、尺侧腕屈肌、掌长肌、指浅屈肌、指深屈肌和拇指屈肌等为主，旋腕翻掌，再徐徐向左右外分下抄，同时身向前俯，两掌合拢相叠，缓缓提起，通过骶棘肌的作用，身体随势而直。

功效

此势可强健筋骨，补肾强腰，增强腰、腹、上肢的力量，并可增强下肢柔韧性。

14. 海底捞月(图 2-20)

功势

(1) 预备姿势，取大裆或自选裆势。屈双肘，仰掌护腰，蓄势待发。

(2) 两手仰掌徐徐上提，至双掌高与肩平时向左右分开，并旋腕翻掌使掌心朝下，同时腰向前俯，两掌由上而下合抱于体前，腰背蓄劲，双腿绷直，五趾抓地。

(3) 腰背、两臂运劲，掌心指端着力，双掌慢慢提抱而起，至高与胸平时双手下落成仰掌护腰势，上身随势而直，目须平视。

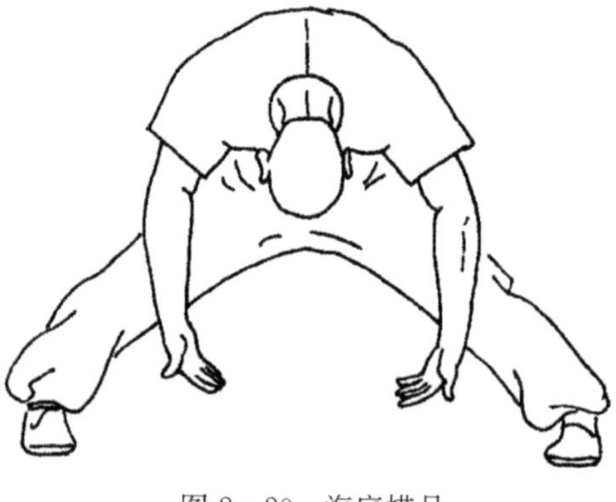

图 2-20 海底捞月

(4) 由仰掌护腰化俯掌下按，两臂后伸，成直臂撑掌势，或恢复成原裆势。

要领

(1) 翻掌分推，胸背运劲，力注掌心；身体前俯，腰向前探，双腿绷紧，膝腘挺直。

(2) 本势仰掌以冈上肌、三角肌、前锯肌、斜方肌为主，将两臂缓缓上提，并通过三角肌和冈上肌等使两臂向左右分推，旋腕翻掌后以腹肌的收缩使身体微向前俯，同时以胸大肌、背阔肌、大圆肌等

笔记栏

蓄力,将两掌由上而下,再由下而上慢慢抄起,形如水中捞月。

功效

本功势俯身探腰,运劲于上肢,如捞重物,久练可强腰壮肾,强筋健骨,增强腰、腹、上肢的力量。

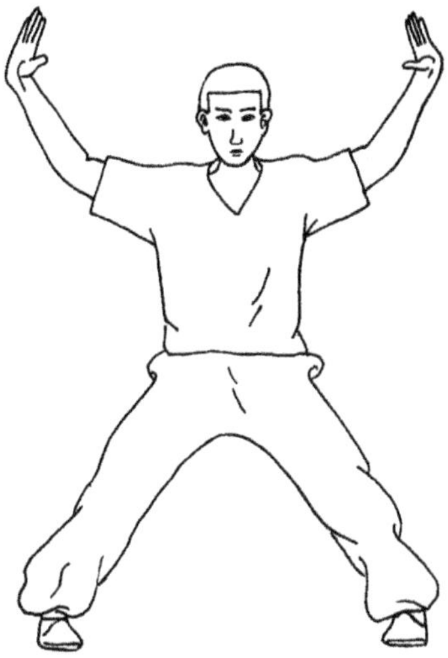

图 2－21　力劈华山

15. 力劈华山(图 2－21)

功势

(1) 预备姿势,取马裆或自选裆势。屈双肘,仰掌护腰,蓄势待发。

(2) 抬臂屈肘,两手在上胸部成立掌交叉(左在右上或右在左上)。

(3) 两立掌缓缓向左右撑开,两肩松开,肘部微曲,四指并拢,拇指后翘,掌心向前。

(4) 头正肩平,两目平视,两臂同时用力下劈,连续 3 次;双掌回收,至胸前呈立掌交叉。

(5) 双掌由胸前回收,呈仰掌护腰势;再由仰掌化俯掌下按,两臂后伸,呈直臂撑掌势,或恢复原裆势。

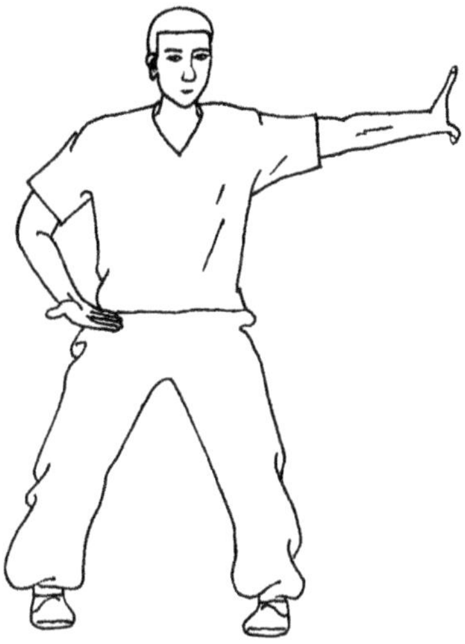

图 2－22　单凤朝阳

要领

(1) 竖掌交叉,以手掌尺侧蓄力左右分撑;用力下劈时肩部切忌僵滞,以免损伤。

(2) 本势立掌交叉,向左右撑开;当两臂成水平线向下劈时,要求使斜方肌、背阔肌、胸大肌、大圆肌、肩胛下肌以及上臂肌群等蓄力,力贯手掌小鱼际一侧,连续用力劈砍 3 次。

功效

练习本功势,使胸廓扩张,上焦气机得以舒展,可宽胸理气,疏肝利胆,调整气机。

16. 单凤朝阳(图 2－22)

功势

(1) 预备姿势,取并裆或自选裆势。屈双肘,仰掌护腰,蓄势待发。

(2) 右仰掌运力由腰间向左上方推出,边推边旋腕变俯掌;推足后再缓缓运向右前上方,随即旋腕翻掌,收回腰间,仰掌护腰。

(3) 左手动作与右手相同,唯方向相反。

(4) 由仰掌化俯掌下按,两臂后伸,呈直臂撑掌势,或恢复成原裆势。

要领

(1) 旋腕翻掌,蓄力外展,缓缓运转,形似圆环。

(2) 本势翻掌旋臂,运掌如环,一气呵成。以三角肌、冈上肌及手臂肌群运力向左上伸展,推足后再以胸大肌、背阔肌、三角肌、肱三头肌长头等为主,缓缓运向右下方。

功效

可增强上肢、肩背及腰腹肌肉的力量。

17. 三起三落(图 2－23)

功势

(1) 预备姿势,取并裆或自选裆势。屈双肘,立掌护腰,蓄势待发。

(2) 两膝屈曲下蹲,同时两手立掌前推,掌心相对,四指并拢,拇指运劲外展后伸。头正项直,立身中正,两目平视。

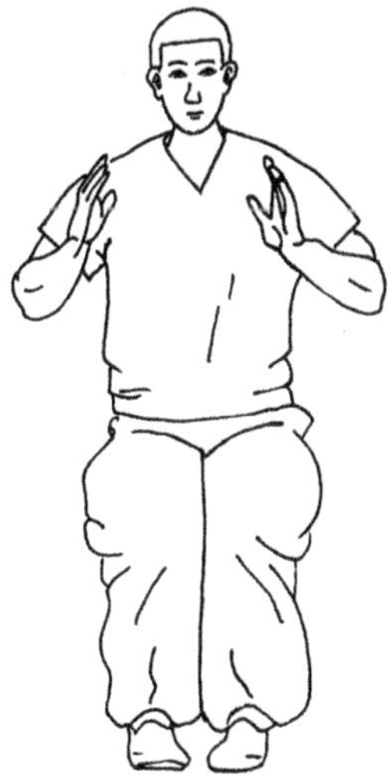

图 2－23　三起三落

笔记栏

(3) 两掌向前推足后,再用劲后收,同时慢慢起立,待立直时两掌正好收至两胁,往返3次,用劲应均匀。

(4) 由立掌化俯掌下按,两臂后伸,呈直臂撑掌势,或恢复成原裆势。

要领

(1) 指臂蓄力,前推下蹲,用劲后收,随之立起。

(2) 本势以前推八匹马为基础,在前推与回收的同时,配合身体的下蹲与站立,连续3次。当屈膝下蹲时,以髂腰肌、股直肌、阔筋膜张肌、缝匠肌(屈髋关节)以及半腱肌、半膜肌、股二头肌、缝匠肌、股薄肌和腓肠肌(屈膝关节)为主,使身体下沉,在此同时要求肩臂运力徐徐前推;当站立时,则以臀大肌、股二头肌、半腱肌、半膜肌(伸髋关节),以及股四头肌(伸膝关节)为主,使身体站立,同时,上肢蓄劲而收。

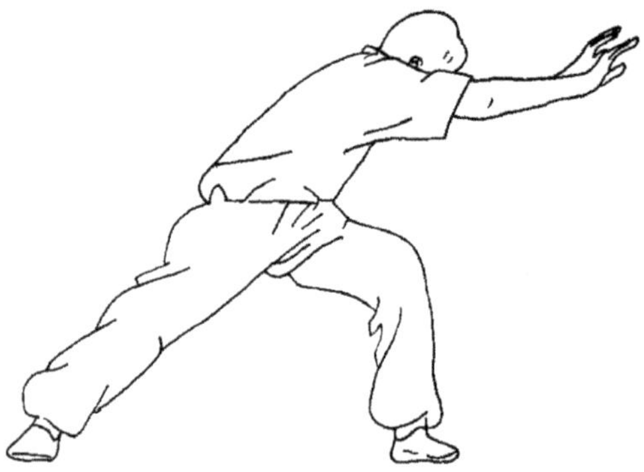

图2-24 乌龙钻洞

功效

本功势上、下肢同时练习,可强壮筋骨,增强上、下肢肌肉的力量及改善髋、膝关节功能。

18. 乌龙钻洞(图2-24)

功势

(1) 预备姿势,取弓箭裆势。屈双肘,立掌护腰,蓄势待发。

(2) 右脚向前迈出一大步成大弓箭裆;两立掌并行,掌心相对,徐徐前推,边推边掌心向下逐渐化成俯掌,指端向前,上身随势前俯。双下肢以霸力蓄劲站稳,后腿绷直,两足内扣。

(3) 推足后旋腕,蓄力而收,边收边掌心慢慢朝上;身体随势而起,右足收回,由俯掌化仰掌护腰。此为右势。

(4) 左势与右势动作相同,唯左右相反。

(5) 由仰掌护腰化俯掌下按,两臂后伸,呈直臂撑掌势,或恢复成原裆势。

要领

(1) 本势运劲前推时,要求全身平直,上身随势前俯,尽力伸展。

(2) 本功势上身随势前俯,当掌心相对前推时,要求以肩胛下肌、大圆肌、旋前圆肌和旋前方肌收缩,边推边掌心向下,由竖掌化俯掌,力贯指尖。推足后以冈下肌、小圆肌和旋后肌为主,边收边掌心朝上,化俯掌为仰掌护腰,上身随势而直。

功效

练习本功势可增强腰部、上肢、下肢力量,并使全身筋脉伸展,灵活敏捷。

19. 饿虎扑食(图2-25)

功势

(1) 预备姿势,取弓箭裆势。屈双肘,仰掌护腰,蓄势待发。

(2) 右脚向前迈出一大步成大弓箭裆势,两仰掌化竖掌前推,同时两前臂内旋,两腕背伸,掌面向前,虎口朝下,指尖相对,腰随势前俯,前腿蓄势待冲,后腿绷直勿松。

(3) 五指内收握拳,旋腕,拳眼朝天,双臂蓄力,屈肘收回;身体随势而起,右足收回,呈仰掌护腰势。此为右势。

(4) 左势与右势动作相同,唯左右相反。

(5) 由仰掌护腰化俯掌下按,两臂后伸,成直臂撑掌势,或恢复成原裆势。

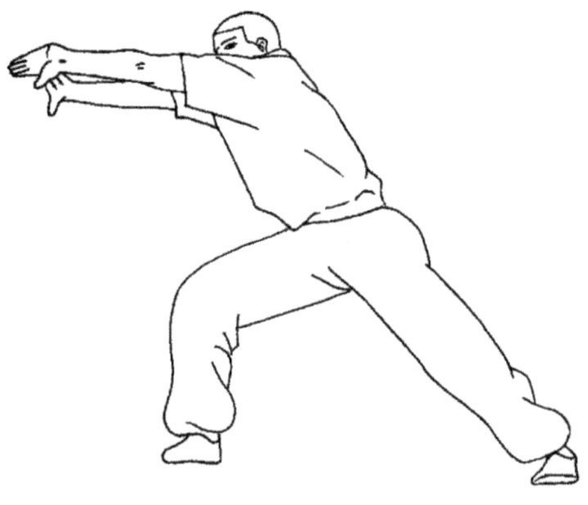

图2-25 饿虎扑食

笔记栏

要领

(1) 仰掌旋推,劲注掌心;胸向前俯,腰向前伸,后腿绷紧,周身一体。

(2) 本势前推时,以旋前圆肌和旋前方肌为主,化仰掌为竖掌,同时以肩胛下肌、胸大肌、背阔肌和大圆肌收缩使前臂内旋,桡侧腕长伸肌、桡侧腕短伸肌、尺侧腕伸肌及所有伸指肌收缩使两腕背伸,背、腿、腰也随势前俯。推足后,握拳旋腕,屈肘紧收,身体随势而直。

功效

本功势全身用力,前扑后蹬,势如猛虎;久练可增强腰背部、上肢和下肢的力量,使骨健筋强。

二、易筋经

易筋经是一门历史悠久、流传广泛的中国传统功法。“易”有改变、变化的意思;“经”为具有权威性的著作或宣扬宗教教义的传统著作,如经书、经典、道经、佛经等。作为易筋经中的主要内容,“筋”的理解至关重要。“筋”是中医对人体某些软组织的特殊认定,它不仅包括了肌肉、肌腱、韧带、筋膜、关节等西医学的解剖概念,甚至可以将皮内、骨外所有触摸得到的条索状物皆称作“筋”,足见其涵盖范围之广范,地位之重要。

易“筋”可使人肢体矫健,动作协调,肌肉有力,身体健康。《易筋经》即为可以强筋健骨,使人祛病强身,延年益寿的练功宝典。古代文献中易筋经所留的文字很少,目前所见最具权威性的当属清代咸丰八年潘霨所著的《卫生要术》和民国十九年由张瑶出版的清代光绪年间周守儒所著之《增演易筋洗髓内功图说》。

本功法遵古纳新,以《卫生要术》和《增演易筋洗髓内功图说》中所载图文为蓝本,并采纳众家之长,希望如作者所言,使习练者“内外兼备,性命双修”。

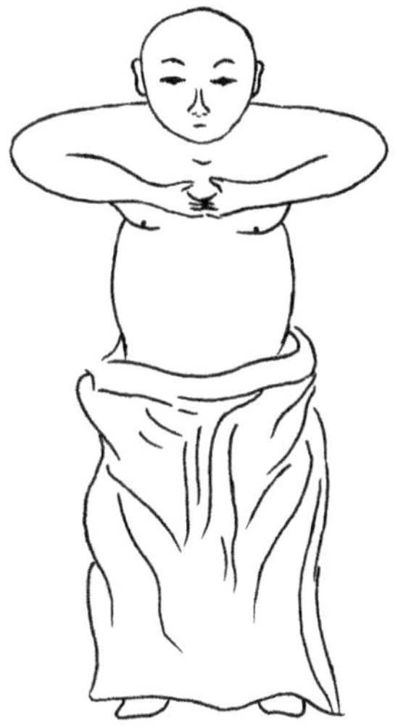
图 2-26　韦驮献杵势

第一势　韦驮献杵势(图 2-26)

(1) 原文:立身期正直,环拱手当胸;气定神皆敛,心澄貌亦恭。

(2) 语释:站立要正直,双手合拢当与胸平;平心静气,精神内守,心地清纯,面容端庄坦然。

(3) 功势:

1) 预备:并步站立。身体直立,心平气定,神态安详。头如顶物,平视前方,舌顶上腭,双唇微合,下颌微收。含胸拔背,收腹直腰,敛臀提肛。松肩垂臂,双手自然置于体侧。以下各式中预备式均与此相同。

2) 两臂展平:左脚向左横跨一步,与肩同宽,呈开立步站式。两臂外展至与肩平,掌心向下,肘、腕、指自然伸平。

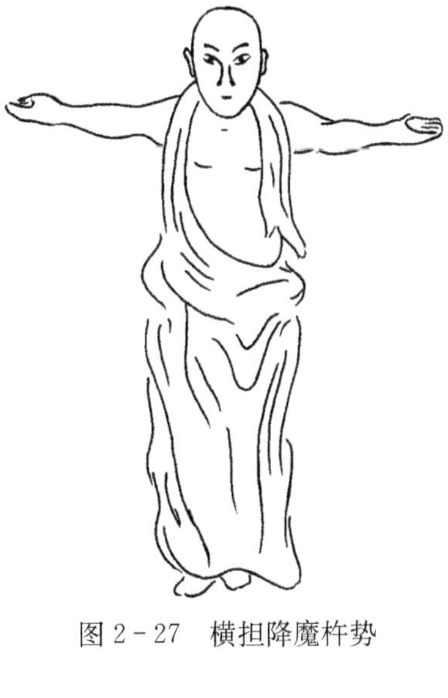
图 2-27　横担降魔杵势

3) 抱掌合拢:缓慢收拢合掌,掌心相对,屈肘坐腕,指尖向上。在此势停留行功,注意调整呼吸。

4) 收势:双手同时缓慢落于体侧,收左脚回预备姿势。

(4) 应用:本势为调身、调息、调心的基本功法,是易筋经训练的基础。锻炼三角肌、肱二头肌、桡侧腕伸肌群、前臂旋前肌群、肛门括约肌等,久练增强臂力和肩关节悬吊力,有利于手法持久力的维持,并可使气机协调、血脉畅达、镇静安神。

第二势　横担降魔杵势(图 2-27)

(1) 原文:足指挂地,两手平开;心平气静,目瞪口呆。

(2) 语释:足趾抓地,两手水平展开;心气平和,呼吸均匀,面容安详。

(3) 功势:

1) 预备:同第一势功势。

笔记栏

2）翻手提掌：左脚向左横跨一步，与肩同宽，呈开立步站式。双手翻掌，掌心朝上，指端相对，上提至胸前；身体直立，双目平视前方。

3）平掌前推：转四指指尖向前，拇指尽力外展，缓慢向前推出至肘臂伸直，高与肩平。

4）担杵提踵：双手用力，双臂平直向身体两侧展开呈一字形。双手翻掌心向下，同时上提双踵，以脚趾着地。双腿用力伸直，下颌微收，咬牙，怒目平视。在此势停留行功，注意调整呼吸。

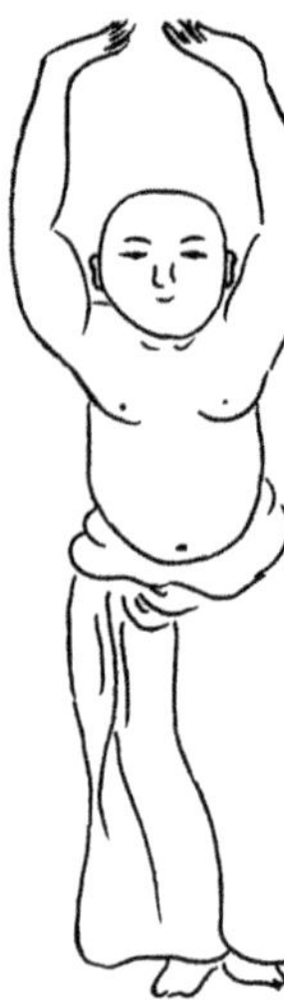

图 2-28　掌托天门势

5）收势：缓慢落下双手及足跟，收左脚回预备姿势。

(4) 应用：锻炼三角肌、肱三头肌、前臂伸肌群、股四头肌、腓肠肌、趾伸肌群、肛门括约肌、眼轮匝肌、咬肌等，久练增强臂力、腿力。协调气机，强壮身体，调节身体的平衡性；有利于一指禅推法、滚法、揉法的持久训练。

第三势　掌托天门势(图 2-28)

(1) 原文：掌托天门目上观，足尖着地立身端；力周腿胁浑如植，咬紧牙关不放宽；舌可生津将腭抵，鼻能调息觉心安；两拳缓缓收回处，用力还将夹重看。

(2) 语释：双掌上托于天门穴上方，目光向上凝视，足尖着地，身立端直；力量充满双腿，浑然如大树一样生根，牙齿咬紧；舌抵上腭可以生津，鼻息调匀则心神安定；两拳缓慢收回原位，双臂用力犹如夹持重物。

(3) 功势：

1）预备：同第一势功势。

2）提掌平胸：左脚向左横跨一步，与肩同宽，呈开立步势。双手翻掌，掌心朝上，指端相对，上提至胸前。

3）翻掌托举：双手翻掌心向上，指尖相对，托举过头，罩于天门穴上方。两臂稍屈，腕背伸，四指并拢，指尖相对，拇指外展。

4）提踵上观：上提双踵，足趾着地，双腿伸直，头略后仰，意视天门。在此势停留行功，注意调整呼吸。

5）收势：结束前，先深吸一口气，然后徐徐呼出，同时缓慢落下双手及足跟，收左脚回预备姿势。

(4) 应用：锻炼上肢屈伸肌群、斜方肌、背阔肌、腓肠肌、肛门括约肌等；锻炼腕力、臂力、腿力，提高整体的稳定协调性。本式有利于滚法、抖法、搓法的功力和持久训练。

第四势　摘星换斗势(图 2-29)

(1) 原文：只手擎天掌覆头，更从掌内注双眸；鼻端吸气频调息，用力收回左右侔。

(2) 语释：一手托天，手掌覆于头顶，双目凝视手掌；鼻中吸入清气，不断地调节呼吸，手臂收回时用力，左右动作相同。

(3) 功势：

1）预备：同第一势功势。

2）握拳护腰：左脚向左横跨一步，与肩同宽，呈开立步势。两手握拳，拳心向上，分置腰间。

3）转身旋臂：身体略向右转，双手变掌，左手自左侧腰间向右下方移动至右胯前，掌心向下；右掌随右臂向后旋移至背部。

4）举手摘星：身体左转，左手随身体向左前上方扬起，臂微弯，掌心朝上，目视手掌；右手翻掌，掌心正对第 2 腰椎下方。在此势停留行功，注意调整呼吸。

5）收势：结束前，先深吸一口气，然后徐徐呼出，同时缓慢收回双手至体侧，收左脚回预备姿势。此为左式，右式与左式动作相同，唯左右相反。

(4) 应用：本势动作难度较大，在推拿练功中有重要地位。本式可锻炼上

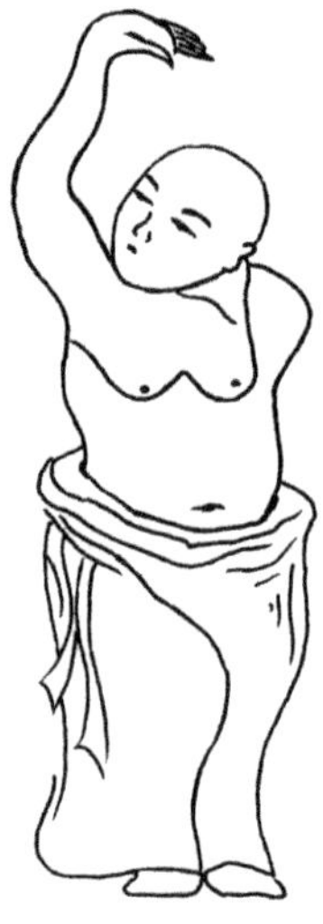

图 2-29　摘星换斗势

笔记栏

肢屈伸肌群、下肢屈伸肌群、提肛肌等；自觉掌心发热、发麻，久练增强臂力和腿力。有利于一指禅推法、按法、㨰法的腕和前臂功力的训练。

第五势　倒拽九牛尾势(图 2－30)

(1) 原文：两腿后伸前屈，小腹运气空松；用力在于两膀，观拳须注双瞳。

(2) 语释：两腿前屈后伸成弓箭步，小腹保持空松才能气沉丹田；两臂膀用力，双目凝视拳心。

(3) 功势：

1) 预备：同第一势功势。

2) 握拳护腰：左脚向左横跨一大步，足距大于肩宽，呈开立步势。两手握拳，拳心向上，分置腰间。

3) 马步栽捶：双拳变掌自体侧向上举至头顶，双手变拳，拳心相对，然后翻腕自身体前正中线向下栽拳至小腹前；同时双腿屈膝下蹲成马步。

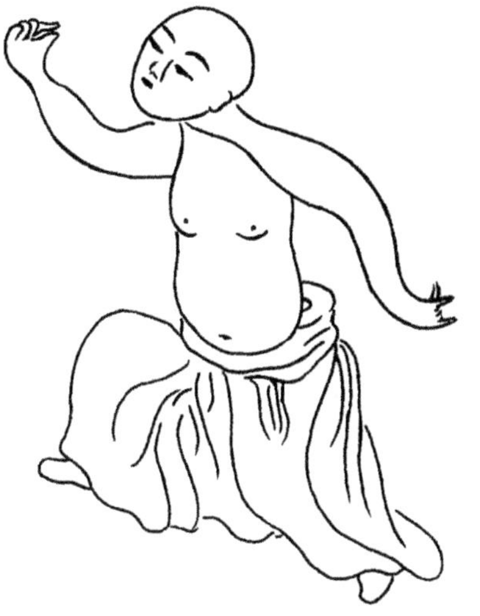

图 2－30　倒拽九牛尾势

4) 左右分推：双拳自小腹向上提起至胸前，然后变掌向左右分推至与肩平，臂肘伸直，腕背伸。

5) 弓步旋拽：身体左转成左弓箭步，双掌变拳。左臂用力外旋后拽，拳轮置于左胸前，右臂用力内收内旋，拳眼置于右肾；同时身体随前臂旋拽之力后坐成虚步。在此势停留行功，注意调整呼吸。

6) 收势：结束前，先深吸一口气，然后徐徐呼出，身体放松，双臂展开，双腿随前臂伸展成左弓步；然后身体转正，立起，同时缓慢落下双手至体侧，收左脚回预备姿势。此为左式，右式与左式动作相同，唯左右相反。

(4) 应用：本式可锻炼上肢屈肌群、两臂旋后肌及旋前圆肌、下肢各肌群；增强臂力、指力和下肢力量。有利于一指禅推法、㨰法、抖法、振法功力的训练。

第六势　出爪亮翅势(图 2－31)

(1) 原文：挺身兼怒目，推手向当前；用力收回处，功须七次全。

(2) 语释：身体挺直，两目圆睁前视，双手向前推，再用力收回原位；整个功法须反复 7 次。

(3) 功势：

1) 预备：同第一势功势。

2) 并步握拳：双手握拳，置于腰间。

3) 提掌前推：双拳自体侧上提至胸侧，由拳变掌，掌心向上，四指指端朝前，拇指用力外展，然后翻掌坐腕，指尖向上，缓缓用力向前推出至手臂伸直。身体正直，下肢挺直，目视手掌。在此势停留行功，注意调整呼吸。

4) 随息收推：吸气时双掌收回胸侧，呼气时用力前推。往返 7 次，切忌屏气。

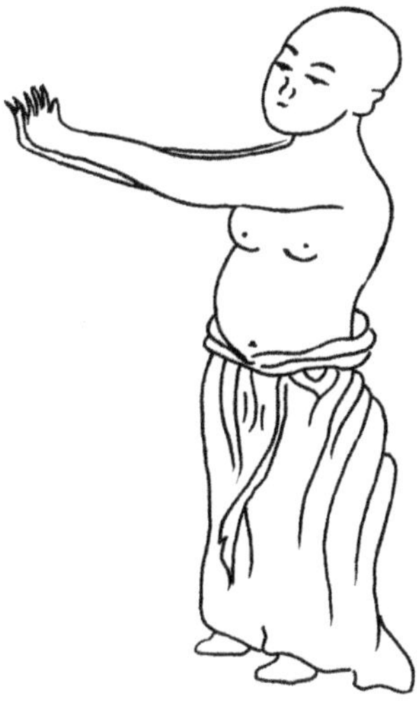

图 2－31　出爪亮翅势

5) 收势：结束前，先深吸一口气，同时双手掌收至胸侧；随即徐徐呼气，缓慢落至体侧，呈预备姿势。

(4) 应用：本式可锻炼上肢屈伸肌群和十指的指力；久练可气随意行，使劲力由肩臂、肘腕贯于指掌，提高平推法、擦法等手法的功力。

第七势　九鬼拔马刀势(图 2－32)

(1) 原文：侧首弯肱，抱顶及颈；自头收回，弗嫌力猛；左右相轮，身直气静。

笔记栏

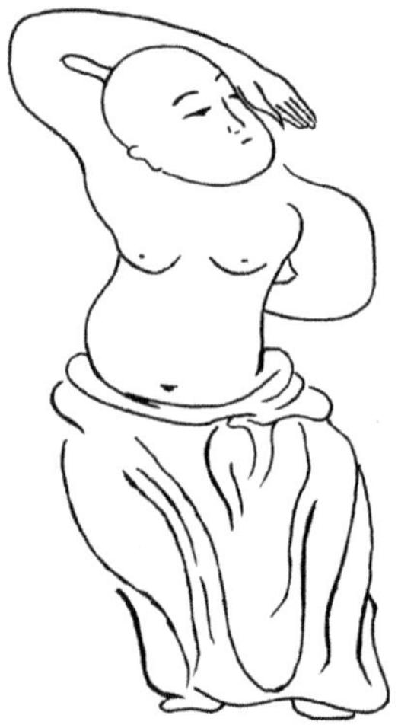

图 2-32 九鬼拔马刀势

(2) 语释：转头屈臂，抱住头顶和颈项；将头向相反的方向拉拽，不要怕力量太大；左右轮换练习；立身正直，心平气静。

(3) 功势：

1) 预备：同第一势功势。

2) 抡臂抱颈：左脚向左横跨一步，与肩同宽，呈开立步势。左手由左下向右上经体前划弧，并旋绕至脑后，手掌紧贴于右侧颈项；右臂尽力内旋内收，右手掌心贴于背部。身体直立，左、右肘外展。

3) 拔按争力：身体右转，颈部向右后旋转，目视右后方；同时左手用力向左前上方拔按头颈，颈项此时应用力挺直，对抗左手压力；双肘内收；右掌按住脊背，使身体正直。在此势停留行功，注意调整呼吸。

4) 收势：身体放松转正，双肘展开，同时缓慢落下双手至体侧，收左脚回预备姿势。此为左式，右式与左式动作相同，唯左右相反。

(4) 应用：可锻炼颈肌、肱三头肌、肱二头肌、前臂屈肌群、斜方肌、肩胛提肌；增强掌指、手臂和颈部力量，有利于揉法、点按法、抖法、振法、搓法功力的训练。久练可配合上提足跟的步势。

第八势 三盘落地势(图 2-33)

(1) 原文：上腭坚撑舌，张眸意注牙；足开蹲似踞，手按猛如拏；两掌翻齐起，千觔重有加；瞪睛兼闭口，起立足无斜。

(2) 语释：舌抵上腭，张目咬牙；两足分开深深下蹲，双手掌心向下用力如拿握重物；两手翻掌上托，似举千斤重物；两目睁圆口闭紧，起身时，身体勿斜，双足勿移。

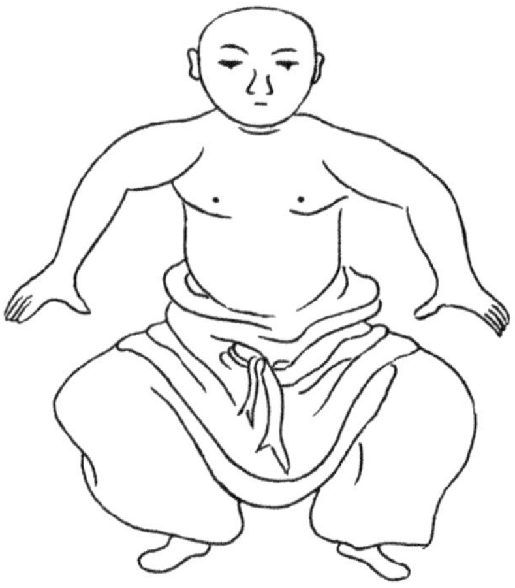

图 2-33 三盘落地势

(3) 功势：

1) 预备：同第一势功势。

2) 仰掌平托：双掌自体侧向斜前方托起，至上臂与肩平，肘微弯，手略高于肩，手指自然伸直。

3) 翻掌下按：双腿屈膝下蹲，同时双手翻掌下按至膝旁，意如拿持千斤重物。

4) 仰掌上托：双腿蹬直起身，同时双手翻掌心向上，意如托举千斤重物。

5) 上举下按：此功势上举下按重复演练 3 次，下蹲幅度由高至低。

6) 收势：结束前，先深吸一口气，然后徐徐呼出，起身后缓慢落下双手至体侧，收左脚回预备姿势。

(4) 应用：本式可锻炼股四头肌、股二头肌及上肢肌群、腰背肌群，为推拿练功的下盘架力的基础功法。可增强下肢力量和耐力，并促使全身的气血流通。开始可屈膝 120°，随功力的增长可慢慢屈膝 90°。

第九势 青龙探爪势(图 2-34)

(1) 原文：青龙探爪，左从右出，修士效之，掌平气实；力周肩背，围收过膝；两目注平，息调心谧。

(2) 语释：青龙探爪，左爪向右边伸出；修身养性者就是这样，掌指平直，气贯指端；整个肩背也充满力量，收手时要围绕膝关节收回；两目平视，呼吸调匀，心境清静。

(3) 功势：

1) 预备：同第一势功势。

2) 握拳护腰：左脚向左横跨一步，与肩同宽，呈开立步势。两手握

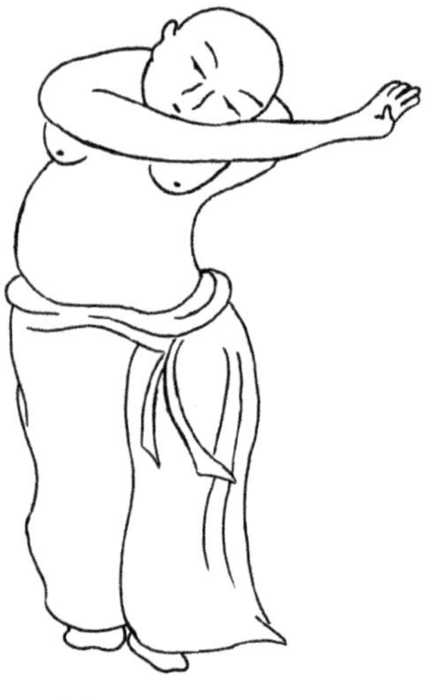

图 2-34 青龙探爪势

笔记栏

拳,拳心向上,分置腰间。

3) 伸臂探爪:左拳上抬至左肩后翻腕变掌成龙爪手形,由左向右尽力伸臂探爪,掌心向下;此时上身尽量保持直立不动。在此势停留行功,注意调整呼吸。

4) 俯身围膝:身体前俯,屈膝下蹲,左爪自右围绕双膝划弧至左膝外侧,然后转手翻掌,握拳起身。

5) 收势:结束前,先深吸一口气,然后徐徐呼出,同时缓慢落下双手至体侧,收左脚回预备姿势。此为左式,右式与左式动作相同,唯左右相反。

(4) 应用:本式可锻炼上肢各肌群、肋间肌、腹肌、背腰肌、下肢后侧肌群,增强上、下肢力量和蓄劲,并起到舒肝利胆、宣肺束带的作用,专练肺、肝、胆、带脉;为一指禅推拿练功的基础功法。

第十势　卧虎扑食势(图 2-35)

(1) 原文:两足分蹲身似倾,屈伸左右腿相更;昂头胸作探前势,偃背腰还似砥平;鼻息调元均出入,指尖着地赖支撑;降龙伏虎神仙事,学得真形也卫生。

(2) 语释:两脚前后分开,身体前倾,双腿一屈一伸,左右轮换练习;昂头挺胸使身体向前探,动作完成时背腰应尽量平直回收;以鼻呼吸,调气均匀,指尖着地以支撑身体;学习降龙伏虎势也可防卫护身。

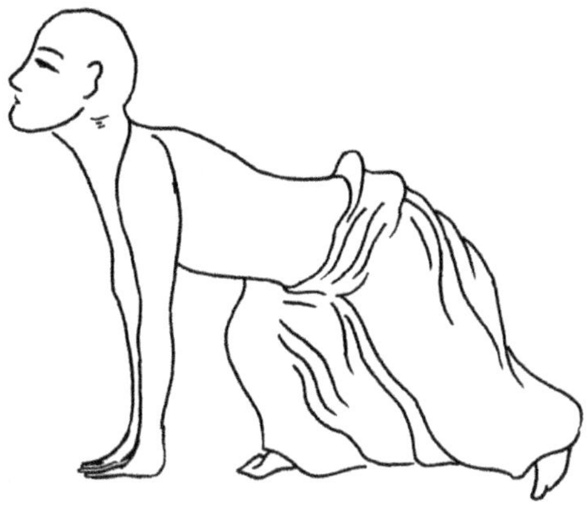

图 2-35　卧虎扑食势

(3) 功势:

1) 预备:同第一势功势。

2) 虚步探爪:身体左转,重心放于右腿,左足虚点;双手成虎爪自腰间向前上方抓扑,高与胸齐。

3) 卧虎扑食:上身略后仰,双爪自前向后抡圆扑出,左足向前迈一大步呈左弓箭步,上身前倾,十指着地。

4) 昂首扬威:挺胸昂首,背腰下塌,右腿尽量伸直似虎尾;十指用力抓地,支撑身体。在此势停留行功,注意调整呼吸。

5) 收势:结束前,先深吸一口气,低头伏身,腰背后缩,收左腿并立直身体;同时缓慢落下双手并收回左脚呈预备姿势。此为左式,右式与左式动作相同,唯左右相反。

(4) 应用:本式可锻炼全面而效果显著,能强腰壮肾,舒筋健骨。锻炼上肢各肌群、胸大肌、腹肌、背腰肌、下肢各肌群之绝对肌力与耐力,增强指力和臂力,并可强壮胸腹、背腰及下肢各部肌力。初练时以掌面和五指撑地;锻炼后,用双手五指撑地,掌心悬空;逐渐减为双手拇、食、中三指撑地;双手拇、食二指撑地或仅以双手拇指撑地。本式对一指禅推法和点法所需之专项指力的培养提高有良效。

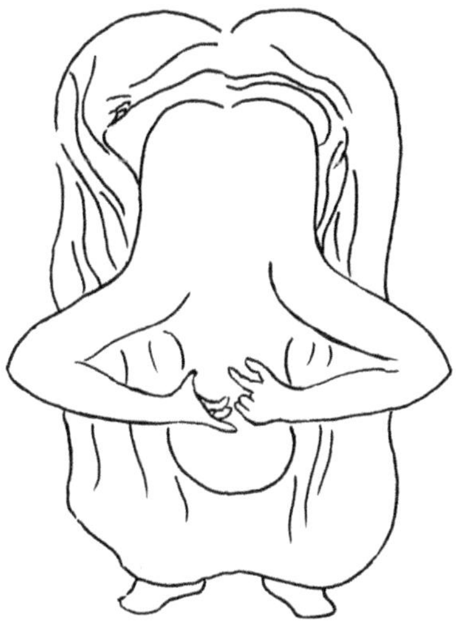

图 2-36　打躬势

第十一势　打躬势(图 2-36)

(1) 原文:两手齐持脑,垂腰至膝间;头唯探胯下,口更啮牙关;掩耳聪教塞,调元气自闲;舌尖还抵腭,力在肘双弯。

(2) 语释:两手一齐抱住脑后枕部,弯腰将头垂至两膝之间,两肘臂用力将头尽力伸向后下方;闭嘴牙咬紧,掩住双耳以闭塞听力,调匀元气使内心闲适,舌抵上腭。

(3) 功势:

1) 预备:同第一势功势。

2) 抱枕塞听:双臂自体侧外展至脑后,双手保持后枕部,双手掌根堵住耳孔。

3) 打躬调息:双腿挺直;弯腰垂首,双肘用力夹紧,双手抱头掩耳,将头向身体后方探伸。在此势停留行功,注意调整呼吸。

4) 收势:躯干缓慢抬起,立直,双手掌根轻柔、快速放开耳孔,

笔记栏

然后缓慢落下双手至体侧，收左脚回预备姿势。

(4) 应用：本式为推拿练功的基础功法，可锻炼上肢各肌群、肋间肌、背腰肌、脊柱、下肢后侧肌群，增强臂力、腰力、腿力，可醒脑明目、益聪固肾，增强头部的血液循环，并缓解和消除脊背腰部的紧张及疲劳。

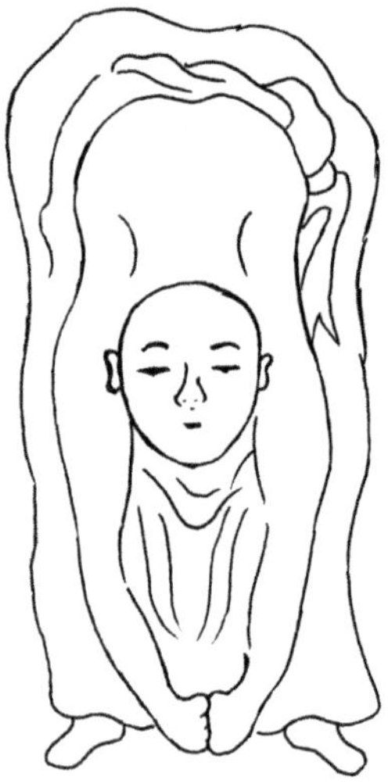
图 2-37 掉尾势

第十二势 掉尾势(图 2-37)

(1) 原文：膝直膀伸，推手至地；瞪目昂首，凝神一志；起而顿足，二十一次；左右伸肱，以七为志；更作坐功，盘膝垂眦，口注于心，息调于鼻，定静乃起，厥功维备。

(2) 语释：膝挺直，臂伸展，手掌推至地面；睁目抬头，凝聚心神，意念集中；起身后以足跺地，共 21 次；向左右伸展手臂各 7 次；再继续做盘坐式，盘膝垂帘，专注于心，鼻均匀呼吸，心境安定清静才起来，这套功法完整了。

(3) 功势：

1) 预备：同第一势功势。

2) 抬臂扣指：双臂自体侧向前抬起至与肩平，双手十指交叉并翻掌前推，掌心向前。

3) 俯掌下按：双掌回收至胸前，身体前屈，双腿绷直，俯掌向下推按至地。

4) 举头注目：昂首注目，凝神调息。在此势停留行功，注意体验身体感受，不可过于追求。

5) 左右摆尾：双臂向左右伸展，带动腰骶部左右扭动。

6) 收势：先把身体转回正前方，再将躯干缓慢抬起、立直。

7) 收功：深吸气，掌心朝上，双臂自体侧外展上举至头部前上方，此时徐徐呼气，同时双掌经体前向下按落至小腹。双手下落至体侧，收左脚结束功法演练。

(4) 应用：本势是易筋经的结束功法，作用为舒松经络，强健筋骨，增强手臂、背腰、下肢的力量和柔韧性，能通调十二经脉及奇经八脉，畅通气血，使练功者在锻炼完后，有轻松愉快的感觉。本势动作难度较大，练功者可依据自身的柔韧性而定。

第四节 其他功法

一、抓坛子

抓坛子是中国传统武术对指力练习的基本功法之一，一般选用容量为 50 kg 的陶制酒坛，坛口大小以适合练习者本人抓握为标准。初练时可使用空坛，待练习一段时间后，五指抓握力量增强，可逐渐向坛中填充物品以增加重量。

练习方法

1. 单手练习法 练习者站好马步桩，取一酒坛置于身体左侧，以左手五指抓握坛口，用力将酒坛提离地面，向右侧转身并将酒坛置于身体右侧；再以右手五指抓握坛口，用力将酒坛提离地面，向左侧转身并将酒坛置于身体左侧，照此反复练习。

2. 双手练习法 练习者站好马步桩，取两酒坛置于身体前后各一，以左手抓握前面的坛口，右手抓握后面的坛口，双手同时用力将酒坛提离地面，然后身体左转，将左手酒坛放置于身后，同时将右手酒坛放置于身前。双手五指再次用力抓握坛口将酒坛提离地面，然后身体右转，将左手酒坛放置于身前，同时将右手酒坛放置于身后。此法可左右互换，反复练习。

要领

上述两种动作练习时应注意呼吸调节，吸气时提拿酒坛，呼气时放下；反复练习至手指力尽，每

笔记栏

日可早晚两次进行或随时进行。

二、抛沙袋

抛沙袋是在我国民间流行的一种抛接布袋的传统体育活动，布袋内可装黄豆、沙子、石子等。起始重量 1 kg 左右，练习纯熟后可不断增加重量。可以一人单独练习，也可两人或多人同时锻炼，既可健体强身，又富有趣味性，安全简单，老少咸宜。

练习方法

1. 单人练习法　练习者站好马步桩或双脚自然平行站立，左手抓握沙袋并提高至肩胸水平后将沙袋松开，使其呈自由落体坠下，右手随沙袋下落之势自上而下将其抓住，勿使沙袋跌落地面。右手继续将沙袋提高至肩胸水平，然后放手使其呈自由落体坠下，左手随沙袋下落之势自上而下将其抓住，照此反复练习。

2. 双人或多人练习法　练习者分散站立，根据熟练情况将一只或数只沙袋相互抛接传递以此练习臂手力量及手眼身法的协调能力。

要领

沙袋制作时内容物不可过紧，练习者指甲应时常修剪，以免损伤。单人练习抛沙袋时，可运用多种不同的花式动作，以增加身体的协调能力及练习的趣味性。

三、拧棒子

拧棒子可以有效增强练习者的臂力和手指抓握之力，是我国传统武术及摔跤爱好者所喜爱的练功方法。

练习方法

选取一根表面光滑挺直的木棒，木棒的长度与练习者肩宽相同或略宽，直径约5 cm，练习者站好马步桩或双脚自然平行站立，双手分别抓握木棒的两端用力向不同的方向拧转，形成左右前后的争力。照此反复练习，以此锻炼臂力和两手抓握之力。

要领

拧棒子还有平推、竖推、八字等练法。

四、卷吊砖

卷吊砖可以有效增强练习者的臂力和手指抓握之力，为中国传统武术中专习鹰爪功及擒拿术的爱好者所喜爱。

练习方法

选取一根表面光滑挺直的木棒，木棒的长度与练习者肩宽相同或略宽，直径约 5 cm，木棒的中央系一根细绳，绳子下端拴牢一块红砖或其他重物，绳长约 50 cm。练习者站好马步桩或双脚自然平行站立，双臂平伸，与肩同高，双手手指分别抓握木棒两端，掌心中空。练习时双手手指捻动木棒，将绳子下端悬吊的重物卷起至紧贴木棒后，再向相反方向捻动木棒，将所悬重物慢慢放下。反复练习至手指力尽，以此锻炼臂力和两手抓握之力。

五、铁牛耕地

铁牛耕地是由俯卧撑发展而来，可有效锻炼肩胸、项背及上肢的协调能力，同时显著增强上述部位相关肌群的力量，是中国传统运动项目中常见的锻炼方法。

练习方法

(1) 预备：练习者俯卧，双手按地，双手距离与肩同宽或宽于肩，两臂伸直支撑身体；双腿向后伸直，双足并拢或略分；臀部拱起，全身呈中间高两头低的金字塔状。

(2) 双臂弯屈，双足用力蹬地，尽量使面部贴近地面向前拱并带动身体前移；当面部贴地前拱至

笔记栏

最大距离时，双臂撑直，抬头挺胸，身体绷紧，小腹及双下肢贴近地面。

(3) 双臂向后推撑使身体移向后方，臀部拱起，返回预备式。

要领

本势动作可往返重复练习，当功力深厚时可将支撑身体的双手掌改为以手指支撑来完成动作。因本势运动量较大，应注意调整呼吸，循序渐进，避免损伤。

六、揉铁球

铁球又称健身球。

练习方法

将双球置于手中，五指拨动，使之正转或逆转，发出一高一低的音响，轻柔悦耳。长期练习可使手指灵活有力，捏拿掐点，随心所欲。

要领

一般铁球直径 4～5 cm，球体明光锃亮，球内有球，并装有音板，两个为一副，声音有高有低，名曰"一公一母"。实践证明，玩健身球可以疏通经络，强筋健骨，调和气血，还可以防治肢麻手颤等症。

七、握力器

握力器是现代社会常见的简易健身器材，种类较多，有橡胶握力圈、海绵套手柄握力器、可调节握力器以及电子握力器等。使用握力器锻炼指力，简单实用，可随时随地进行。练习时将握力器用力握紧至最大限度，默数 3 下或停留 3 秒即可放开手指，然后再次将握力器握紧至最大限度。两手交替，反复进行，至手指酸软无力为止。

（吴中秋）

笔记栏

第三章　经络与腧穴

导　学

本章介绍了经络与腧穴的基本知识以及常用腧穴。

通过学习，掌握常用腧穴的定位、归经和主治；熟悉经络的概念以及经络系统的组成。

第一节　经络与腧穴

一、经络

经络，是运行全身气血，调节人体阴阳，联络脏腑肢节，沟通上下内外的通道，是经脉和络脉的总称。经，有路径的含义，经脉是经络系统的主干，多纵行而分布较深。络，有网络的含义，是经脉的分支，较经脉细小，纵横交错，遍布全身，无处不至而分布较浅。正如《灵枢·脉度》说："经脉为里，支而横者为络，络之别者为孙"，所说就是将"脉"按大小、深浅的差异分别称作"经脉""络脉"和"孙脉"(孙络)。

经络系统由经脉与络脉相互联系、彼此衔接而构成。经络系统中有经气的活动。所谓经气，即经络之气，是经络系统功能活动的物质基础。经气活动的主要特点是循环流注，如环无端，昼夜不休。人体通过经气的运行，以调节全身各部的功能活动，使整个机体保持协调和相对平衡。

经络学说是研究人体经络系统的循行分布、生理功能、病理变化以及与脏腑相互关系的一种理论学说。它是中医理论体系的重要组成部分。经络学说是古代诸多医家在长期的医疗实践中总结和发展起来的，多少年来一直指导着中医各科的诊断和治疗，对中医临床尤其是针灸临床实践具有重要的指导作用。所以《灵枢·经脉》说："经脉者，所以能决生死，处百病，调虚实，不可不通"。

二、经络系统的组成

经络系统由经脉和络脉两部分组成。其中经脉包括十二经脉、奇经八脉，以及附属于十二经脉的十二经别、十二经筋、十二皮部；络脉包括十五别络及难以计数的孙络、浮络等。

十二经脉又称为"十二正经"，即手三阴、手三阳、足三阳和足三阴的总称，是经络系统的主体。奇经八脉指"别道奇行"的八条经脉，由任脉、督脉、冲脉、带脉、阴维脉、阳维脉、阴跷脉、阳跷脉组成。

十二经别是十二正经离、入、出、合的别行部分，是正经别行深入体腔的分支。在头项部阳经的经别合于本经的经脉，阴经的经别合于其相表里的阳经经脉，手足三阴三阳共组成六对，称为"六合"。十二经筋是十二经脉之气输布于筋肉骨节的体系，是附属于十二经脉的筋肉系统。十二经筋主要具有联络百骸，维系周身，主司关节运动的功能。十二皮部是十二经脉功能活动反映于体表的部位，也是络脉之气散布的所在。十二皮部的分布区域，以十二经脉在体表的循行分布范围为依据，所以各经皮部就是该经在皮肤表面的反应区和该经濡养的皮肤区域。十二皮部位于人体最外层，具有防御外邪侵袭、保卫机体以及反映病候的功能。

十二经脉和任督二脉各自别出一支络脉，加上脾之大络，共计十五条，合称十五(别)络。十五别络的名称均以它们别出的经脉、腧穴名称而定名。十二经脉的别络分别从本经肘膝关节以下的

笔记栏

络穴别出后,均走向其相表里的经脉。阴经别络走向它相表里的阳经,阳经别络走向它相表里的阴经。四肢部的十二经别络沟通了阴阳表里二经的经气,加强了表里二经的联系和经脉之气的交接传注,并补充了十二经循行的不足而扩大了其主治范围。躯干部的任脉别络、督脉别络和脾之大络,分别沟通了腹、背和侧胸部经气,从而起到输布气血、濡养全身的作用。此外,从络脉中分出的细小分支称为"孙络",络脉中浮行于浅表部位的称为"浮络",它们分布极广,遍布全身,其作用主要是促进气血渗灌输布,濡养全身组织。

（一）十二经脉

1. 名称及分布　十二经脉的名称是根据手足、阴阳、脏腑三部分命名的。首先用手、足将十二经脉分成手六经和足六经;阴经属脏,行于四肢内侧;阳经属腑,行于四肢外侧。古人根据阴阳消长变化的规律,一阴一阳衍化为三阴三阳,三阴为太阴、少阴、厥阴,三阳为阳明、太阳、少阳。按照上述命名规律,十二经脉的名称分别为手太阴肺经、手少阴心经、手厥阴心包经、手阳明大肠经、手太阳小肠经、手少阳三焦经、足阳明胃经、足太阳膀胱经、足少阳胆经、足太阴脾经、足少阴肾经、足厥阴肝经。

十二经脉在体表左右对称地分布于头面、躯干和四肢,纵贯全身。凡属六脏的经脉称为阴经,分布于四肢内侧和胸腹,上肢内侧为手三阴经,下肢内侧为足三阴经;凡属六腑的经脉称为阳经,分布于四肢外侧和头面、躯干,上肢外侧为手三阳经,下肢外侧为足三阳经。按立正姿势,两臂自然下垂,拇指在前,小指在后的体位,将上下肢的内外侧分别分成前、中、后 3 个区线,十二经脉在四肢的排列是:手足阳经为阳明在前、少阳在中、太阳在后,手足阴经为太阴在前、厥阴在中、少阴在后,其中足三阴经在足内踝上 8 寸以下为厥阴在前、太阴在中、少阴在后,至内踝上 8 寸以上,太阴交出于厥阴之前。

2. 十二经脉表里属络关系　十二经脉内属于脏腑,脏与腑有明确的表里属络关系。阴经属脏络腑,阳经属腑络脏。脏主里为阴,腑主表为阳。一经配一脏(腑),一脏配一腑,阴阳配对,形成了十二经脉的表里属络关系。如手太阴肺经属肺络大肠,与手阳明大肠经相表里;手阳明大肠经属大肠络肺,与手太阴肺经相表里。以此类推,十二经脉形成六组表里属络关系。互为表里的经脉在生理上密切联系,在病理上相互影响,在治疗上相互为用。

3. 走向与交接规律　十二经脉的循行走向总的规律是:手三阴经从胸走手,手三阳经从手走头,足三阳经从头走足,足三阴经从足走腹(胸)。

十二经脉的交接规律包括:① 阴经与阳经交接,即阴经与阳经在四肢末端衔接。如手太阴肺经在食指末端与手阳明大肠经相交接;手少阴心经在小指末端与手太阳小肠经相交接;手厥阴心包经在无名指末端与手少阳三焦经相交接;足阳明胃经在足大趾内侧端与足太阴脾经相交接;足太阳膀胱经在足小趾端与足少阴肾经相交接;足少阳胆经在足大趾外侧端与足厥阴肝经相交接。② 阳经与阳经交接,即同名的手足三阳经在头面交接。如手足阳明经皆通于鼻,手足太阳经皆通于目内眦,手足少阳经皆通于目外眦。③ 阴经与阴经交接,即阴经在胸腹相交接。如足太阴经与手少阴经交接于心中,足少阴经与手厥阴经交接于胸中,足厥阴经与手太阴经交接于肺内等。

十二经脉的气血流注从肺经开始逐经相传,至肝经而终,再由肝经复传于肺经,流注不已,从而构成了周而复始,如环无端的循环传注系统。十二经脉将气血周流全身,使人体不断地得到营养物质而维持各脏腑组织器官的功能活动(表 3-1)。

表 3-1　十二经脉循环走向与衔接规律表

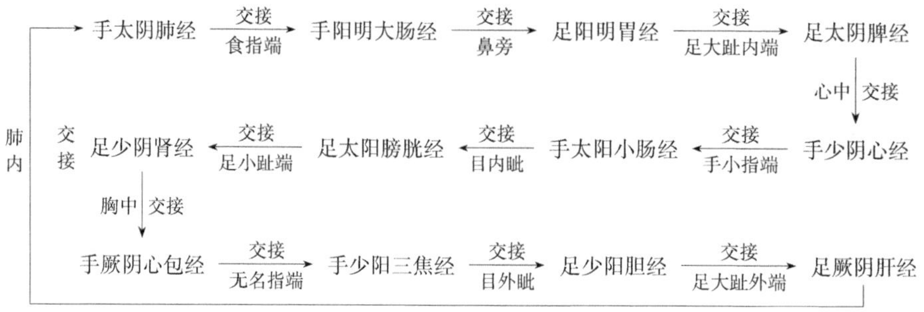

笔记栏

4. 十二经脉循行路线

(1) 手太阴肺经：肺手太阴之脉，起于中焦，下络大肠，还循胃口，上膈属肺。从肺系，横出腋下，下循臑内，行少阴心主之前，下肘中，循臂内上骨下廉，入寸口，上鱼，循鱼际，出大指之端。其支者，从腕后，直出次指内廉，出其端(《灵枢·经脉》)。

(2) 手厥阴心包经：心主手厥阴心包络之脉，起于胸中，出属心包络，下膈，历络三焦。其支者，循胸出胁，下腋三寸，上抵腋，下循臑内，行太阴少阴之间，入肘中，下臂，行两筋之间，入掌中，循中指出其端。其支者，别掌中，循小指次指出其端(《灵枢·经脉》)。

(3) 手少阴心经：心手少阴之脉，起于心中，出属心系，下膈络小肠。其支者，从心系，上挟咽，系目系。其直者，复从心系，却上肺，下出腋下，下循臑内后廉，行太阴、心主之后，下肘内，循臂内后廉，抵掌后锐骨之端，入掌内后廉，循小指之内，出其端(《灵枢·经脉》)。

(4) 手阳明大肠经：大肠手阳明之脉，起于大指次指之端，循指上廉，出合谷两骨间，上入两筋之中，循臂上廉，入肘外廉，上臑外前廉，上肩，出髃骨之前廉，上出于柱骨之会上，下入缺盆络肺，下膈，属大肠。其支者，从缺盆上颈贯颊，入下齿中；还出挟口，交人中，左之右，右之左，上挟鼻孔(《灵枢·经脉》)。

(5) 手少阳三焦经：三焦手少阳之脉，起于小指次指之端，上出两指之间，循手表腕，出臂外两骨之间，上贯肘，循臑外，上肩，而交出足少阳之后，入缺盆，布膻中，散络心包，下膈，遍属三焦。其支者，从膻中，上出缺盆，上项，系耳后，直上出耳上角，以屈下颊至䪼。其支者，从耳后入耳中，出走耳前，过客主人前，交颊，至目锐眦(《灵枢·经脉》)。

(6) 手太阳小肠经：小肠手太阳之脉，起于小指之端，循手外侧上腕，出踝中，直上循臂骨下廉，出肘内侧两骨之间，上循臑外后廉，出肩解，绕肩胛，交肩上，入缺盆，络心，循咽，下膈，抵胃，属小肠。其支者，从缺盆循颈，上颊，至目锐眦，却入耳中。其支者，别颊上䪼，抵鼻，至目内眦(斜络于颧)(《灵枢·经脉》)。

(7) 足阳明胃经：胃足阳明之脉，起于鼻，交頞中，旁纳太阳之脉，下循鼻外，入上齿中，还出挟口，环唇，下交承浆，却循颐后下廉，出大迎，循颊车，上耳前，过客主人，循发际，至额颅。其支者，从大迎前，下人迎，循喉咙，入缺盆，下膈，属胃，络脾。其直者，从缺盆下乳内廉，下挟脐，入气街中。其支者，起于胃口，下循腹里，下至气街中而合。以下髀关，抵伏兔，下膝膑中，下循胫外廉，下足跗，入中指内间。其支者，下廉三寸而别，下入中指外间。其支者，别跗上，入大指间，出其端(《灵枢·经脉》)。

(8) 足少阳胆经：胆足少阳之脉，起于目锐眦，上抵头角，下耳后，循颈，行手少阳之前，至肩上，却交出手少阳之后，入缺盆。其支者，从耳后入耳中，出走耳前，至目锐眦后。其支者，别目锐眦，下大迎，合于手少阳，抵于䪼，下加颊车，下颈，合缺盆，以下胸中，贯膈，络肝，属胆，循胁里，出气街，绕毛际，横入髀厌中。其直者，从缺盆下腋，循胸，过季胁，下合髀厌中。以下循髀阳，出膝外廉，下外辅骨之前，直下抵绝骨之端，下出外踝之前，循足跗上，入小指次指之间。其支者，别跗上，入大指之间，循大指歧骨内，出其端，还贯爪甲，出三毛(《灵枢·经脉》)。

(9) 足太阳膀胱经：膀胱足太阳之脉，起于目内眦，上额，交巅。其支者，从巅至耳上角。其直者，从巅入络脑，还出别下项，循肩膊内，挟脊抵腰中，入循膂，络肾，属膀胱。其支者，从腰中，下挟脊，贯臀，入腘中。其支者，从膊内左右别下贯胛，挟脊内，过髀枢，循髀外后廉下合腘中，以下贯腨内，出外踝之后，循京骨至小指外侧(《灵枢·经脉》)。

(10) 足太阴脾经：脾足太阴之脉，起于大指之端，循指内侧白肉际，过核骨后，上内踝前廉，上腨内，循胫骨后，交出厥阴之前，上膝股内前廉，入腹，属脾，络胃，上膈，挟咽，连舌本，散舌下。其支者，复从胃，别上膈，注心中。脾之大络，名曰大包，出渊腋下三寸，布胸胁(《灵枢·经脉》)。

(11) 足厥阴肝经：肝足厥阴之脉，起于大指丛毛之际，上循足跗上廉，去内踝一寸，上踝八寸，交出太阴之后，上腘内廉，循股阴，入毛中，环阴器，抵小腹，挟胃，属肝，络胆，上贯膈，布胁肋，循喉咙之后，上入颃颡，连目系，上出额，与督脉会于巅。其支者，从目系下颊里，环唇内。其支者，复从

笔记栏

肝别贯膈，上注肺(《灵枢·经脉》)。

(12) 足少阴肾经：肾足少阴之脉，起于小指之下，邪走足心，出于然骨之下，循内踝之后，别入跟中，以上腨内，出腘内廉，上股内后廉，贯脊，属肾，络膀胱。其直者，从肾上贯肝膈，入肺中，循喉咙，挟舌本。其支者，从肺出，络心，注胸中(《灵枢·经脉》)。

5. 十二经附属——经别、经筋、皮部

(1) 十二经别：是十二正经离、入、出、合的别行部分，是正经别行深入体腔的支脉。十二经别的分布特点是：十二经别多从四肢肘膝关节以上的正经别出(离)，经过躯干，深入体腔与相关的内脏联系(入)，再浅出于头项体表部(出)，阳经经别合于本经经脉，阴经经别合于其相表里的阳经经脉(合)。

十二经别按阴阳表里关系合成六组，上出头项再合于六阳经脉，故有“六合”之称。足太阳、足少阴经别从腘部分出，入走肾与膀胱，上出于项，合于足太阳膀胱经；足少阳、足厥阴经别从下肢分出，行至毛际，入走肝胆，上系于目，合于足少阳胆经；足阳明、足太阴经别从髀部分出，入走脾胃，上出鼻頞，合于足阳明胃经；手太阳、手少阴经别从腋部分出，入走心与小肠，上出目内眦，合于手太阳小肠经；手少阳、手厥阴经别分别从所属正经分出，进入胸中，入走三焦，上出耳后，合于手少阳三焦经；手阳明、手太阴经别从所属正经分出，入走肺与大肠，上出缺盆，合于手阳明大肠经。

由于十二经别有离、入、出、合于表里之间的特点，不仅加强了十二经脉的内外联系，更加强了十二经脉所属络的脏腑在体腔深部的联系，补充了十二经脉在体内外循行的不足。由于十二经别通过表里相合的“六合”作用，使得十二经脉中的阴经与头面部发生了联系，从而扩大了手足三阴经穴位的主治范围。如手足三阴经穴位之所以能主治头面和五官疾病，与阴经经别合于阳经而上头面的循行是分不开的。

(2) 十二经筋：是十二经脉之气结聚于筋肉骨节的体系，是附属于十二经脉的筋肉骨节部分。其循行分布均起始于四肢末端，结聚于关节、骨骼部，走向头面胸腹。十二经筋行于体表，不入内脏，具有结、聚、散、络的特点。十二经筋有刚筋、柔筋之分。刚(阳)筋分布于项背和四肢外侧，以手足阳经经筋为主；柔(阴)经分布于胸腹和四肢内侧，以手足阴经经筋为主。足三阳经筋起于足趾，循股外上行结于頄(面部)；足三阴经筋起于足趾，循股内上行结于阴器(腹部)；手三阳经筋起于手指，循臑外上行结于角(头部)；手三阴经筋起于手指，循臑内上行结于贲(胸部)。经筋具有约束骨骼，屈伸关节，维持人体正常运动功能的作用。如《素问·痿论》载：“宗筋主束骨而利机关也”。经筋的病变，多表现为转筋、筋痛、痹证等。

十二经筋的分布及其有关病证：

1) 手太阴经筋：手太阴之筋，起于大指之上，循指上行，结于鱼后；行寸口外侧，上循臂，结肘中；上臑内廉，入腋下，出缺盆，结肩前髃；上结缺盆，下结胸里，散贯贲，合贲下，抵季胁。其病：当所过者支转筋痛，其成息贲者，胁急，吐血。

2) 手厥阴心包经筋：手心主之筋，起于中指，与太阴之筋并行，结于肘内廉；上臂阴，结腋下；下散前后挟胁。其支者，入腋，散胸中，结于贲。其病：当所过者支转筋，及胸痛、息贲。

3) 手少阴经筋：手少阴之筋，起于小指之内侧，结于锐骨；上结于肘后廉；上入腋，交太阴，伏乳里，结于胸中，循贲，下系于脐。其病：内急，心承伏梁，下为肘网，其病当所过者支转筋、筋痛。

4) 手阳明经筋：手阳明之筋：起于大指次指之端，结于腕；上循臂，上结于肘外；上臑，结于肩髃；其支者，绕肩胛，挟脊；其直者从肩髃上颈。其支者上颊，结于頄；直者上出于手太阳之前，上左角，络头，下右颔。其病：当所过者支痛及转筋，肩不举，颈不可左右视。

5) 手少阳经筋：手少阳之筋：起于小指次指之端，结于腕；上循臂，结于肘；上绕臑外廉，上肩，走颈，合手太阳；其支者，当曲颊入系舌本；其支者上曲牙，循耳前，属目外眦，上乘颔，结于角。其病：当所过者支、转筋，舌卷。

6) 手太阳经筋：手太阳之筋：起于小指之上，结于腕，上循臂内廉，结于肘内锐骨之后，弹之应小指之上；入结于腋下。其支者，后走腋后廉，上绕肩胛，循颈，出足太阳之筋前，结于耳后完骨。其

笔记栏

支者，入耳中；直者出耳上，下结于颔，上属目外眦。其病：小指支，肘内锐骨后廉痛；循臂阴，入腋下，腋下痛，腋后廉痛，绕肩胛引颈而痛，应耳中鸣，痛引颔，目瞑良久乃得视。颈筋急则为筋瘘，颈肿，寒热在颈者。

7) 足阳明经筋：足阳明之筋：起于中三指，结于跗上，邪外加于辅骨，上结于膝外廉；直上结于髀枢；上循胁，属脊。其直者，上循骭，结于膝。其支者，结于外辅骨，合少阳；其直者，上循伏兔，上结于髀，聚于阴器；上腹而布，至缺盆而结。上颈，上挟口，合于頄，下结于鼻，上合于太阳。太阳为目上纲，阳明为目下纲。其支者，从颊结于耳前。其病：足中指支，胫转筋，脚跳坚，伏兔转筋，髀前肿，㿉疝，腹筋急，引缺盆及颊。卒口僻，急者目不合；热则筋纵、目不开。颊筋有寒则急，引颊移口；有热则筋弛纵，缓不胜收，故僻。

8) 足少阳经筋：足少阳之筋：起于小指次指，上结外踝；上循胫外廉，结于膝外廉。其支者，别起外辅骨，上走髀，前者结于伏兔之上，后者结于尻。其直者：上乘䏚、季胁，上走腋前廉，系于膺乳，结于缺盆。直者上出腋，贯缺盆，出太阳之前，循耳后，上额角，交巅上，下走颔，上结于頄；支者结于目外眦，为外维。其病：小指次指支转筋，引膝外转筋，膝不可屈伸，腘筋急，前引髀，后引尻，即上乘䏚季胁痛，上引缺盆、膺乳、颈维筋急，从左之右，右目不开，上过右角，并跷脉而行，左络于右，故伤左角，右足不用，命曰维筋相交。

9) 足太阳经筋：足太阳之筋：起于足小指，上结于踝，邪上结于膝；其下循足外踝，结于踵；上循跟，结于腘；其别者，结于腨外。上腘中内廉，与腘中并，上结于臀。上挟脊上项；其支者，别入结于舌本。其直者，结于枕骨；上头下颜，结于鼻。其支者，为目上纲，下结于頄。其支者，从腋后外廉，结于肩髃。其支者，入腋下，上出缺盆，上结于完骨。其支者，出缺盆，邪上出于頄。其病：小趾支，跟肿痛，腘挛，脊反折，项筋急，肩不举，腋支，缺盆中纽痛，不可左右摇。

10) 足太阴经筋：足太阴之筋：起于大指之端内侧，上结于内踝。其直者，结于膝内辅骨；上循阴股，结于髀，聚于阴器。上腹，结于脐；循腹里，结于肋，散于胸中；其内者着于脊。其病：足大指支，内踝痛，转筋痛，膝内辅骨痛，阴股引髀而痛，阴器纽痛，上引脐与两胁痛，引膺中，脊内痛。

11) 足厥阴经筋：足厥阴之筋：起于大指之上，上结于内踝之前，上循胫，结内辅骨之下，上循阴股，结于阴器，络诸筋。其病：足大指支，内踝之前痛，内辅痛，阴股痛，转筋，阴器不用，伤于内则不起，伤于寒则阴缩入，伤于热则纵挺不收。

12) 足少阴经筋：足少阴之筋：起于小指之下，入足心，并太阴之经，邪走内踝之下，结于踵；与足太阳之筋合，而上结于内辅骨之下；并太阴之经筋而上，循阴股，结于阴器，循脊内挟膂，上至项，结于枕骨，与足太阳之筋合。其病：足下转筋，及所过而结者皆痛及转筋。病在此者，主痫瘈及痉，在外者不能俯，在内者不能仰。故阳病者腰反折，不能俯；阴病者，不能仰。

(3) 十二皮部：是以十二经脉及其所属络脉在体表的分布范围为依据划分的，是十二经脉的功能活动反映于体表的部位，也是络脉之气散布之所在。《素问·皮部论》说："欲知皮部，以经脉为纪者，诸经皆然"。"凡十二经脉者，皮之部也。"由于十二皮部位居人体最外层，且与经络气血相通，故是体机的卫外屏障，起到保卫机体、抗御外邪和反映病证的作用。如消化不良、食少纳呆、脘腹痞闷等的脾脏病证在脾经的皮部会出现皮损。反之，运用推拿手法作用于足太阴脾经的皮部来治疗脾病，即是以皮部理论为指导。

6. 十五络脉 十二经脉在四肢部各分出一条络脉，加上任、督二脉各自别出一条络脉以及脾之大络，总计十五条，称为"十五络脉"。

十二正经的别络均从本经四肢肘膝关节以下的络穴分出，走向其相表里的经脉，即阴经别络于相表里的阳经，阳经别络于相表里阴经。手太阴别络从列缺分出，别走手阳明；手厥阴别络从内关分出，别走手少阳；手少阴别络从通里分出，别走手太阳；手阳明别络从偏历分出，别走手太阴；手少阳别络从外关分出，别走手厥阴；手太阳别络从支正分出，别走手少阴；足阳明别络从丰隆分出，别走足太阴；足少阳别络从光明分出，别走足厥阴；足太阳别络从飞扬分出，别走足少阴；足太阴别络从公孙分出，别走足阳明；足厥阴别络从蠡沟分出，别走足少阳；足少阴别络从大钟分出，别走足太

笔记栏

阳。任督二脉的别络以及脾之大络主要分布在头身部。任脉的别脉从鸠尾分出后，散布于腹部；督脉的别络从长强分出后，散布于头部，左右别走足太阳经；脾之大络从大包分出，散布于胸胁。此外，还有从络脉分出，浮行于浅表部位的浮络和细小的孙络，分布极广，遍布全身。

十二经脉的别络主要分布于四肢部，加强了十二经脉阴阳表里经之间的联系，沟通了表里两经的经气，补充了十二经脉循行的不足。任脉别络、督脉别络和脾之大络分别分布于躯干部的前、后、侧面，分别沟通了腹、背、侧胸部的经气，输布气血以濡养全身组织。

（二）奇经八脉

奇经八脉，是由督脉、任脉、冲脉、带脉、阴维脉、阳维脉、阴跷脉、阳跷脉八条经脉组成。奇经八脉不同于十二正经，既不直接隶属于脏腑，也无表里配合关系，但与奇恒之腑(脑、髓、骨、脉、胆、女子胞)联系密切，故称“奇经”。

奇经八脉中的督脉、任脉、冲脉皆起于胞中，同出于会阴，称为“一源三歧”。督脉调节全身阳经脉气，故称“阳脉之海”；任脉调节全身阴经脉气，故称“阴脉之海”；冲脉涵蓄、调节十二经气血，故称“十二经之海”，又称“血海”。带脉主约束纵行诸经，主司妇女带下；阴跷脉、阳跷脉，主司下肢运动，司眼睑开合；阴维脉、阳维脉，维系全身经脉。

奇经八脉除带脉横向循行外，均为纵向循行，纵横交错地循行分布于十二经脉之间。奇经八脉的主要作用体现在两方面：其一，沟通了十二经脉之间的联系，将部位相近、功能相似的经脉联系起来，起到统摄有关经脉气血、协调阴阳的作用；其二，对十二经脉气血有着蓄积和渗灌的调节作用。

1. 奇经八脉的循行分布

(1) 任脉：冲脉、任脉皆起于胞中，上循背里，为经络之海；其浮而外者，循腹(右)上行，会于咽喉，别而络唇口(《灵枢·五音五味》)。任脉者，起于中极之下，以上毛际，循腹里，上关元，至咽喉，上颐，循面入目(《素问·骨空论》)。

(2) 督脉：督脉者，起于少腹，以下骨中央，女子入系廷孔，其孔，溺孔之端也。其络循阴器，合篡间，绕篡后，别绕臀，至少阴，与巨阳中络者合。少阴上股内后廉，贯脊属肾。与太阳起于目内眦，上额交巅，上入络脑，还出别下项，循肩髆内，侠脊抵腰中，入循膂络肾；其男子循茎下至篡，与女子等。其少腹直上者，贯脐中央，上贯心，入喉，上颐环唇，上系两目之下中央(《素问·骨空论》)。足厥阴……上循喉咙，入颃颡之窍，究于畜门；其支别者，上额，循巅，下项中，循脊，入骶，是督脉也(《灵枢·营气》)。督脉者，起于下极之俞，并于脊里，上至风府，入属于脑(《难经·二十八难》)。

(3) 冲脉：夫冲脉者，五脏六腑之海也，五脏六腑皆禀焉。其上者，出于颃颡，渗诸阳，灌诸精。其下者，注少阴之大络，出于气街，循阴股内廉，入腘中，伏行骭骨内，下至内踝之后属而别。其下者，并于少阴之经，渗三阴。伏行出跗属，下循跗，入大指间，渗诸络而温肌肉(《灵枢·逆顺肥瘦》)。冲脉、任脉皆起于胞中，上循脊里，为经络之海；其浮而外者，循腹(各)上行，会于咽喉，别而络唇口(《灵枢·五音五味》)。冲脉者，十二经脉之海也，与少阴之大络起于肾下，出于气街，循阴股内廉，邪入腘中，循胫骨内廉，并少阴之经，下入内踝之后，入足下。其别者，斜入踝，出属跗上，入大指之间，注诸络以温足胫(《灵枢·动输》)。冲脉者，起于气街，并少阴之经，夹脐上行，至胸中而散也(《素问·骨空论》)。

(4) 带脉：足少阴之正，至腘中，别走太阳而合，上至肾，当十四椎，出属带脉(《灵枢·经别》)。带脉者，起于季胁，回身一周(《难经·二十八难》)。

(5) 阳维脉、阴维脉：阳维之脉，脉与太阳合腨下间，去地一尺所(《素问·刺腰痛》)。刺飞阳之脉，在内踝上五寸，少阴之前，与阴维之会(《素问·刺腰病》)。阳维阴维者，维络于身，溢蓄不能环流灌溉诸经者也。故阳维起于诸阳会也；阴维起于诸阴交也(《难经·二十八难》)。

笔记栏

(6) 阳跷脉、阴跷脉：阳跷脉者，起于跟中，循外踝上行，入风池(《难经·二十八难》)。足太阳有通项入于脑者，正属目本，名曰眼系……在项中两筋间，入脑乃别阴跷、阳跷，阴阳相交……交于目锐眦(《灵枢·寒热病》)。阴跷脉者,亦起于跟中,循内踝上行,至咽喉,交贯冲脉(《难经·二十八难》)。(阴)跷脉者,少阴之别,起于然骨之后,上内踝之上,直上循阴股,入阴,上循胸里,入缺盆上,出人迎之前,入頄,属目内眦,合于太阳,阳跷而上行(《灵枢·脉度》)。

2. 奇经八脉的功能

(1) 任脉：任,担任,妊养。① 行于人体前正中线,总任一身阴经,调节全身诸阴经经气,与精血津液有关,故称为"阴脉之海"(十二经脉中的足三阴经与任脉交会于关元、中极,而足三阴经又上接手三阴经,阴维脉至咽喉与任脉会合);② "任主胞胎",任脉能调节月经,促进女子生殖功能,与女子经、带、胎、产的关系密切,为生养之本。

(2) 督脉：督,总督,督促。行于人体后正中线,上行入脑内,向后行于脊柱内。总督人体一身之阳气,调节全身阳经经气,为"阳脉之海",反映脑、髓、肾的功能(六条阳经都与督脉交会于大椎穴,阳维脉与督脉会于风府穴)。

(3) 冲脉：冲,要冲,上冲。任脉、督脉、冲脉皆起于胞中,同出会阴;冲脉在前与任脉相并上行,在后行于脊柱之内,与督脉相通,调节十二经之气血,故称之为"十二经脉之海""血海"。

(4) 带脉：约束纵行于躯干部的诸条经脉,使经气通畅。

(5) 阴维脉、阳维脉：联系阴经与阳经,分别主管一身之表里,阴维脉维系手、足三阴经;阳维脉维系手、足三阳经。

(6) 阴跷脉、阳跷脉：主持阳动阴静,调节肢体尤其是下肢的运动,司眼睑开合。阳跷脉主一身左右之阳;阴跷脉主一身左右之阴。

奇经八脉对十二经气血有蓄积和渗灌的调节作用。当十二经脉及脏腑气血旺盛时,奇经八脉能加以蓄积,当人体功能活动需要时,奇经八脉又能渗灌供应。冲、带、跷、维六脉腧穴,都寄附于十二经与任、督脉之中,唯任、督二脉各有其所属腧穴,故与十二经相提并论,合称为"十四经"。十四经具有一定的循行路线、病候及所属腧穴,是经络系统的主要部分,在临床上是针灸治疗及药物归经的基础。

第二节　常用腧穴

腧穴是人体脏腑经络气血输注于体表的特殊部位。"腧"通"输",有转输、输注的意思,是为经气转输之处;穴,即空隙的意思,是为经气所居之所。《内经》中将腧穴称为"节""会""骨空""气穴""气府"等,后世医家将其称为"孔穴""穴道""穴位";宋代《铜人腧穴针灸图经》则通称"腧穴"。有具体的名称、固定的位置,归属于十二经脉、任脉和督脉的腧穴称为"十四经穴",简称"经穴";有一定的名称,又有明确的位置,但未列入十四经脉的腧穴,而是在临床实践中逐渐被发现的具有特殊疗效的穴位,称为经外奇穴;无具体名称,亦无固定位置,是以压痛点、敏感点作为推拿施术部位称为阿是穴,又称不定穴、天应穴。

腧穴与经络、脏腑、气血紧密联系。《灵枢·九针十二原》载:"欲以微针通其经脉,调其血气,营其逆顺出入之会。"说明针灸通过经脉、气血、腧穴三者的共同作用,达到治疗的目的。腧穴均分别归属于各经脉,经脉又隶属于一定的脏腑,故腧穴—经脉—脏腑间形成了不可分割的联系。

人体的腧穴既是疾病的反应点,又是推拿的施术部位。腧穴不仅可以治疗所在部位局部及邻近组织、器官的病证,而且还能治疗本经循行路线所过部位的脏腑和组织器官的病证。腧穴的治疗作用不仅具有近治、远治作用,还有其特殊的治疗作用。某些腧穴对于机体的不同状态有双向良性调节作用,某些腧穴具有相对的特异性治疗作用。例如：合谷穴不仅能治疗手腕部病证,还能治疗头面、五官病证等;足三里不仅能治疗下肢病证,而且可以调节消化系统的功能,提高人体免疫力;是为腧穴的近治、远治作用。泄泻时,推拿天枢穴可以止泻;便秘时,推拿天枢穴可以通便;是为腧穴的双向良性调节作用。大椎穴可以退热,至阴穴可以矫正胎位,是为腧穴的特殊治疗作用。

笔记栏

推拿治疗中,临床疗效与取穴的准确与否有着直接的联系。为了定位准确,取穴时可以运用人体体表解剖标志定位法、骨度折量定位法、指寸定位法等不同的方法。临床中除用以上方法取穴外,还可用简便取穴法,如两耳尖连线的中点是百会穴;立正两手下垂中指端取风市穴;两手虎口交叉食指末端所指处取列缺穴等。这种方法在临床中简便易行,但它是一种辅助性的取穴方法,临床上为定位准确,最好结合体表解剖标志或者是骨度折量定位等方法取穴。

推拿治疗疾病主要是运用针刺或推拿一定的腧穴来完成的,临床诊治中疗效的好坏主要取决于选穴和配穴。选穴是配穴的主要内容,配穴是选穴的具体应用。选穴是以脏腑经络学说为指导,以循经取穴为基本原则,具体方法有局部选穴、邻近选穴、远端选穴、辨证选穴及随症选穴;配穴方法是在选穴的基础上,根据不同的病证选取不同的腧穴,将主治相同或功能相近且具有协同作用的腧穴加以配伍应用。历代医家推拿治疗中非常重视配穴,因而总结出多种行之有效的配穴方法,主要包括按经配穴(包含本经配穴、表里经配穴、同名经配穴、子母经配穴、交会经配穴 5 种)和按部配穴(包含局部配穴、上下配穴、前后配穴、左右配穴、三部配穴法等)。常用腧穴见表 3-2。

表 3-2 常用腧穴表

经络	穴名	定位	主治	常用手法
手太阴肺经	中府	胸外上方,前正中线旁开 6 寸,平第 1 肋间隙处	咳喘、胸闷、肩背痛	一指禅推、按、摩、揉
	尺泽	肘横纹中,肱二头肌腱桡侧凹陷处	咳喘、胸胁胀痛、小儿惊风、肘臂挛痛	按、揉、拿
	孔最	尺泽穴与太渊穴连线上,腕横纹上 7 寸处	咯血、咳嗽、气喘、咽喉肿痛、肘臂挛痛	按、揉、拿
	列缺	桡骨茎突上方,腕横纹上 1.5 寸,当肱桡肌与拇长展肌腱之间	咳嗽、气喘、咽喉肿痛、头痛项强、齿痛、口眼㖞斜	一指禅推、按、推、揉
	少商	拇指末节桡侧指甲角旁 0.1 寸	咽喉肿痛、鼻衄、高热、昏迷、癫狂	掐
手阳明大肠经	合谷	手背,第 1、2 掌骨间,第 2 掌骨桡侧中点处	头痛、齿痛、口眼㖞斜、发热、咽喉肿痛、上肢不遂	揉、按、拿、掐
	阳溪	腕背横纹桡侧,手拇指向上翘起时,当拇短伸肌腱与拇长伸肌腱之间的凹陷中	头痛、目赤肿痛、耳鸣、耳聋、咽喉痛、手腕痛	揉、按、拿、掐
手阳明大肠经	偏历	屈肘,阳溪与曲池连线上,腕横纹上 3 寸处	耳鸣、耳聋、目赤、鼻衄、喉痛、臂腕酸痛	揉、按、拿
	手三里	阳溪与曲池连线上,肘横纹下 2 寸处	肘臂痛、上肢麻木、腹胀、吐泻、急性腰扭伤、解除针灸后的后遗感	一指禅推、按、拿、点压、弹拨
	曲池	在肘横纹外侧端,屈肘时,当尺泽与肱骨外上髁连线中点	热病、半身不遂、手臂肿痛无力、肘痛、目赤肿痛、高血压	一指禅推、按、拿
	肘髎	在臂外侧,屈肘,曲池外上方 1 寸,当肱骨边缘处	肘臂酸痛、麻木、挛急、嗜卧	一指禅推、按、揉、点
	肩髃	在肩部,三角肌上,臂外展或平举时,当肩峰前下方凹陷处	肩膀痛、肩关节活动障碍、偏瘫	一指禅推、按、揉、㨰
	迎香	鼻翼外缘中点旁,鼻唇沟中	鼻炎、鼻塞、口眼㖞斜	一指禅推、按、揉、掐
足阳明胃经	四白	双目正视,瞳孔直下,当眶下孔凹陷处	目赤痛痒、口眼㖞斜、面肌痉挛	一指禅推、按、揉
	地仓	面部口角外侧,上直瞳孔	口角㖞斜、流涎、齿痛	一指禅推、按、揉
	大迎	下颌角前下方,咬肌附着部前缘,面动脉搏动处	口角㖞斜、口噤、颊肿、齿痛	按、掐
	颊车	下颌角前上方约 1 横指(中指),当咀嚼时咬肌隆起、按之凹陷处	口眼㖞斜、齿痛、颊肿、面肌痉挛	一指禅推、按、揉
	下关	颧弓与下颌切迹所形成的凹陷中,合口有孔,张口即闭	面瘫、齿痛、耳鸣、耳聋	一指禅推、按、揉
	天枢	脐中旁开 2 寸	腹痛、腹胀、便秘、腹泻、月经不调、痛经	一指禅推、点、按、揉、摩

笔记栏

续　表

经络	穴名	定　　位	主　　治	常用手法
足阳明胃经	髀关	在大腿前面，当髂前上棘与髌底外缘连线上，屈大腿时平会阴处，居缝匠肌外侧凹陷处	髀股痿痹、下肢不遂、腰腿痛、筋急拘挛、屈伸不利	按、拿、弹拨、㨰
	伏兔	髂前上棘与髌底外缘连线上，髌底上6寸	下肢痿痹、膝关节屈伸不利	按、揉、㨰
	梁丘	屈膝，在大腿前面，当髂前上棘与髌底外缘连线上，髌底上2寸	膝肿痛、下肢不遂	按、点、拿、㨰
	犊鼻	屈膝，髌骨与髌韧带外侧凹陷中	膝关节酸痛、屈伸不利	点、按、揉
	足三里	在小腿前外侧，犊鼻下3寸，距胫骨前缘1横指	胃痛、腹胀、腹泻、便秘、下肢痿痹、高血压、虚劳诸症	按、点、一指禅推
	上巨虚	在小腿前外侧，犊鼻下6寸，距胫骨前缘1横指	夹脐痛、肠鸣、腹泻、便秘、下肢痿痹	按、揉、拿、㨰
	下巨虚	在小腿前外侧，犊鼻下9寸，距胫骨前缘1横指	小腹痛、腰脊痛引睾丸、乳痈、下肢痿痹	按、揉、拿、㨰
	丰隆	在小腿前外侧，外踝尖上8寸，条口外，胫骨前缘2横指	痰嗽、胸痛、头痛、便秘、癫狂、痫证、下肢痿痹	一指禅推、按、揉
	解溪	足背踝关节横纹中央凹陷处，拇长伸肌腱与趾长伸肌腱之间	踝关节扭伤、足趾麻木	按、点、拿、掐
足太阴脾经	太白	足大趾本节(第1趾跖关节)后下方赤白肉际凹陷处	肠鸣、腹胀、腹泻、胃痛、便秘、痔疾	按、揉、掐
	公孙	第1跖骨基底部的前下方，赤白肉际处	胃痛、呕吐、腹痛、腹泻、痢疾	按、揉、掐
	三阴交	内踝尖上3寸，胫骨内侧缘后方	腹胀纳呆、腹泻、肠鸣、失眠、遗尿、小便不利、妇科病	点、按、拿
足太阴脾经	地机	内踝尖与阴陵泉的连线上，阴陵泉下3寸	腹痛、腹泻、小便不利、水肿、痛经、月经不调、遗精	拿、按、揉
	阴陵泉	在小腿内侧，胫骨内侧髁后下方凹陷处	膝痛、小便不利	一指禅推、按、拿、点
	血海	屈膝，髌底内侧端上2寸，当股四头肌内侧头的隆起处	膝痛、月经不调	按、拿、点
	大横	在腹中部，脐中旁开4寸	小腹痛、虚寒泻痢、大便秘结	一指禅推、摩、拿、揉
手少阴心经	极泉	腋窝顶点，腋动脉搏动处	上肢不遂、肩臂痛、胁肋痛、心痛、胸闷	拿、弹拨
	少海	屈肘，肘横纹内侧端与肱骨内上髁连线的中点处	肘臂挛痛、臂麻手颤	拿、弹拨
	阴郄	腕横纹上0.5寸，尺侧腕屈肌腱的桡侧缘	心痛、惊悸、骨蒸盗汗、吐血、衄血	按、拿、揉、掐
	神门	腕掌侧横纹尺侧端，尺侧腕屈肌腱的桡侧凹陷处	惊悸、怔忡、健忘、失眠、痴呆	按、拿、揉
手太阳小肠经	少泽	小指尺侧指甲角旁约0.1寸	发热、昏迷、咽喉肿痛、乳痈、乳少	掐
	后溪	在手掌尺侧，微握拳，当第5指掌关节后的远侧掌横纹头赤白肉际	头项强痛、腰背痛、手指及肘臂挛痛、耳聋、咽痛、齿痛、目翳	掐
	养老	以掌向胸，尺骨小头近端桡侧凹陷中	目视不明、肩臂腰酸痛	按、揉、掐
	小海	屈肘，尺骨鹰嘴与肱骨内上髁之间凹陷处	齿痛、颈项痛、上肢酸痛	拿
	肩贞	在肩关节后下方，臂内收，腋后纹头上1寸	肩臂痛、上肢不遂	按、拿、揉、㨰
	天宗	肩胛骨冈下窝中央凹陷处，与第4胸椎相平	肩背酸痛、肩关节活动不利、项强	一指禅推、按、揉、㨰
	秉风	冈上窝中央，天宗直上，举臂有凹陷处	肩胛疼痛、上肢酸麻	一指禅推、按、揉、㨰

笔记栏

笔记栏

续 表

经络	穴名	定位	主治	常用手法
手太阳小肠经	肩外俞	第1胸椎棘突下旁开3寸	肩背酸痛、颈项强急	一指禅推、按、揉、㨰
	肩中俞	第7颈椎棘突下旁开2寸	咳嗽、气喘、肩背痛、视物不清	一指禅推、按、揉、㨰
	听宫	耳屏前,下颌骨髁状突的后方,张口凹陷处	耳鸣、耳聋、齿痛	点、按、揉
足太阳膀胱经	睛明	目内眦稍上方凹陷处	目疾	点、按、揉
	攒竹	眉头凹陷中	头痛、眉棱骨痛、目赤肿痛	一指禅推、按、揉
	天柱	在项部,斜方肌外缘之后发际凹陷中,约当后发际正中旁开1.3寸	头痛、项强、鼻塞、肩背痛	一指禅推、按、拿
	大杼	第1胸椎棘突下,旁开1.5寸	发热、咳嗽、项强、肩背痛	一指禅推、按、揉、㨰
	风门	第2胸椎棘突下,旁开1.5寸	感冒、咳嗽、项强、胸背痛	一指禅推、按、揉、㨰
	肺俞	第3胸椎棘突下,旁开1.5寸	咳嗽、气喘、咯血、骨蒸潮热、盗汗、腰脊痛	一指禅推、按、揉、㨰、弹拨
	心俞	第5胸椎棘突下,旁开1.5寸	心悸、失眠、健忘	一指禅推、按、揉、㨰、弹拨
	膈俞	第7胸椎棘突下,旁开1.5寸	咳嗽、气喘、呃逆、潮热盗汗	一指禅推、按、㨰、揉
	肝俞	第9胸椎棘突下,旁开1.5寸	肝疾、目疾、胁肋痛	一指禅推、按、揉、㨰、弹拨
足太阳膀胱经	胆俞	第10胸椎棘突下,旁开1.5寸	胁肋痛、口苦、黄疸	一指禅推、按、点、揉
	脾俞	第11胸椎棘突下,旁开1.5寸	胃脘胀痛、消化不良、小儿慢脾风	一指禅推、点、按、㨰、揉、弹拨
	胃俞	第12胸椎棘突下,旁开1.5寸	胃脘痛、腹胀、呕吐、完谷不化	一指禅推、点、按、揉、弹拨
	肾俞	第2腰椎棘突下,旁开1.5寸	腰膝酸痛、遗精、月经不调	一指禅推、按、㨰、揉
	气海俞	第3腰椎棘突下,旁开1.5寸	腰痛、痛经、痔疾	一指禅推、按、㨰、揉
	大肠俞	第4腰椎棘突下,旁开1.5寸	脊痛、腹痛、泄泻、便秘	一指禅推、点、按、㨰、揉、弹拨
	关元俞	第5腰椎棘突下,旁开1.5寸	腰痛、腹胀、泄泻	一指禅推、按、㨰、揉
	八髎	在骶部,当髂前上棘与后正中线之间,分别适对第1～4骶后孔处分别为上髎、次髎、中髎、下髎	腰痛、泌尿生殖系统疾病	点、按、揉
	承扶	臀下横纹中点处	腰骶臀股痛、痔疾	一指禅推、点、按、揉
	委中	腘横纹中点,当股二头肌腱与半腱肌腱之间	腰痛、膝关节屈伸不利、半身不遂	一指禅推、拿、按、㨰、揉
	秩边	平第4骶后孔,骶正中嵴旁开3寸	腰骶痛、下肢痿痹、小便不利、便秘	拿、按、㨰、揉、弹拨
	承山	在小腿后面正中,委中与昆仑之间,当伸直小腿或足上提时腓肠肌肌腹下出现尖角凹陷处	腰腿痛、腓肠肌痉挛、坐骨神经痛	点、按、㨰
	昆仑	在足部外踝后方,外踝尖与跟腱之间的凹陷处	头痛、项强、腰痛、脚跟痛、难产	点、按、拿
足少阴肾经	涌泉	足底部,卷足时足前部凹陷处,约当足底第2、3趾跖缝纹头端与足跟连线的前1/3与后2/3的交点上	头痛、小儿发热、气厥	按、揉、擦
	太溪	在足内侧内踝后方,当内踝尖与跟腱后缘连线中点凹陷处	咽喉肿痛、齿痛、耳鸣、失眠、月经不调	按、揉、拿
	照海	在足内侧,内踝尖下方凹陷处	月经不调、痫证、失眠	点、按
	复溜	在小腿内侧,太溪直上2寸,跟腱的前缘	腹胀、水肿、热病汗不出	一指禅推、点、按、揉
手厥阴心包经	曲泽	肘横纹中,肱二头肌腱尺侧缘	心痛、心悸、肘臂挛痛	拿、按、揉
	内关	腕掌横纹上2寸,掌长肌腱与桡侧腕屈肌腱之间	心痛、心悸、胃痛、呕吐、癫痫	一指禅推、按、拿、揉
	大陵	腕掌横纹中央,掌长肌腱与桡侧腕屈肌腱之间	心痛、呕吐、癫狂	按、揉、弹拨
	劳宫	在手掌心,当第2、3掌骨之间,偏于第3掌骨,握拳屈指,中指尖处	心痛、癫狂痫、口疮	按、揉

续　表

经络	穴名	定　位	主　治	常用手法
手少阳三焦经	中渚	在手背部,第4、5掌骨间凹陷中	头痛、目赤、耳鸣耳聋、咽痛、热病	一指禅推、点、按、揉
	外关	在前臂背侧,当阳池穴与肘尖的连线上,腕背横纹上2寸,尺骨与桡骨之间	头痛、目赤、胸胁痛、肘臂屈伸不利	一指禅推、按、揉、掐
	支沟	在前臂背侧,当阳池穴与肘尖的连线上,腕背横纹上3寸,尺骨与桡骨之间	暴喑、胁肋痛、便秘、热病	一指禅推、按、揉、掐
	肩髎	上臂外展时,肩髃穴后方呈凹陷处	肩臂挛痛不遂	一指禅推、按、拿、揉、㨰
足少阳胆经	风池	枕骨之下,胸锁乳突肌与斜方肌上端之间的凹陷中,平风府穴	头痛、颈项强痛、感冒	一指禅推、按、拿、揉
	肩井	在肩上,前对乳中,大椎穴与肩峰连线的中点	头项强痛、肩背痛、乳痈、滞产	一指禅推、按、拿、揉、㨰
	居髎	侧卧,髂前上棘与股骨大转子最凸点连线的中点处	腰痛、下肢痿痹、疝气	按、压、点、㨰
	环跳	在股外侧部,侧卧屈股,股骨大转子最凸点与骶管裂孔连线的外1/3与内2/3交界处	腰腿痛、下肢痿痹、半身不遂	按、压、点、㨰
	风市	大腿外侧正中线上,腘横纹水平线上7寸,或直立时,中指尖处	下肢痿痹、遍身瘙痒	按、压、点、㨰
	阳陵泉	在小腿外侧,腓骨小头前下方凹陷中	下肢痿痹、膝肿痛、黄疸、小儿惊风	按、点、拿、揉
	悬钟	在小腿外侧外踝尖上3寸,腓骨前缘	头痛、颈项强、下肢酸痛	拿、按
	丘墟	在足外踝前下方,趾长伸肌腱外侧凹陷中	外踝肿痛、下肢痿痹、胸胁胀痛	点、按、拿
足厥阴肝经	太冲	在足背侧,第1跖骨间隙后方凹陷中	头痛、眩晕、高血压、小儿惊风	拿、按、揉
	蠡沟	小腿内侧,内踝尖上5寸,胫骨内侧面的中央	月经不调、带下、小便不利、下肢痿痹	拿、按、揉、㨰
	中都	内踝尖上7寸,胫骨内侧面的中央	疝气、崩漏、腹痛	拿、按、揉、㨰
	章门	第11肋游离端下方	腹胀、胸胁痛	揉、按、摩
	期门	当乳头直下,第6肋间隙,前正中线旁开4寸	胸胁痛、呕吐	揉、按、摩
任脉	关元	在下腹部,前正中线上,脐中下3寸	腹痛、痛经、遗尿、阳痿、月经不调	一指禅推、揉、按、摩
	气海	在下腹部,前正中线上,脐中下1.5寸	腹痛、遗尿、月经不调、虚脱	一指禅推、揉、按、摩
	神阙	在腹中部,脐中央	腹痛、泄泻、虚脱	摩、揉、按
	中脘	在上腹部,前正中线上,脐中上4寸	胃痛、呕吐、腹胀、消化不良	一指禅推、揉、按、摩
	鸠尾	在上腹部,胸剑结合部下1寸	心胸痛、腹胀、癫痫	按、揉
	膻中	两乳头连线的中点	气喘、胸痛、心悸、乳少	一指禅推、揉、按、摩
	天突	胸骨上窝中央	咳嗽、气喘、暴喑、咽喉肿痛、梅核气	按、压
	承浆	颏唇沟的正中凹陷处	口眼㖞斜、齿痛	点、按、揉、掐
督脉	长强	跪伏或胸膝位,在尾骨端下,当尾骨端与肛门连线的中点处	便秘、脱肛、痔疮	点、按、揉
	腰阳关	当后正中线下,第4腰椎棘突下	腰骶痛、月经不调、遗精	一指禅推、揉、按、擦、扳
	命门	当后正中线下,第2腰椎棘突下	腰痛、阳痿、遗精、带下	一指禅推、揉、按、擦、扳
	身柱	当后正中线下,第3胸椎棘突下	咳嗽、气喘、背脊强痛	一指禅推、按、扳、㨰
	大椎	后正中线上,第7颈椎棘突下	感冒、发热、头痛、项强	一指禅推、揉、按、㨰
	风府	后发际正中直上1寸,枕外隆凸直下,两斜方肌之间凹陷中	头痛、项强、眩晕	一指禅推、点、按、揉
督脉	百会	当后发际正中之上5寸,或两耳尖连线的中点处	头痛、眩晕、中风、脱肛、癫狂	一指禅推、按、揉
	水沟	人中沟的上1/3与下2/3交界	口眼㖞斜、癫狂痫、小儿惊风、昏迷	掐

笔记栏

续 表

经络	穴名	定　　位	主　　治	常用手法
经外奇穴	四神聪	百会前后左右各1寸	头痛、眩晕、失眠、健忘、癫痫	点、按、揉
	印堂	两眉头连线的中点	头痛、鼻渊、失眠	抹、一指禅推、按、揉
	鱼腰	正坐或仰卧位。瞳孔直上，眉毛中	眉棱骨痛、目赤肿痛、口眼㖞斜、眼睑颤动	抹、一指禅推、按、揉
	太阳	眉梢与目外眦之间向后约1横指的凹陷处	头痛、目疾	按、揉、抹
	牵正	耳垂前0.5～1寸处	口㖞、口疮	点、按、揉
	安眠	翳风与风池连线的中点	失眠、头痛、眩晕、心悸	按、揉
	定喘	第7颈椎棘突下旁开0.5寸	咳嗽、哮喘	点、按
	夹脊	第1胸椎至第5腰椎，各椎棘突下两侧，后正中线旁开0.5寸，一侧17穴，共34穴	脊椎强直疼痛、脏腑疾患、诸虚劳损	一指禅推、按、压、揉、㨰
	腰眼	第4腰椎棘突下，旁开约3.5寸凹陷中	腰痛、月经不调、带下	㨰、按、拿、擦
	落枕穴	手背第2、3掌骨间，指掌关节后约0.5寸处	落枕、手臂痛	点、按
	十宣	手十指尖端，距指甲游离缘0.1寸	昏迷、高热	掐
	鹤顶	髌底的中点上方凹陷处	膝肿痛	点、按、揉
	胆囊	当腓骨小头前下方凹陷处(阳陵泉)直下2寸	急慢性胆囊炎	点、按、揉
	阑尾	犊鼻下5寸，胫骨前缘旁开1横指	急慢性阑尾炎	点、按、揉

(白振军)

笔记栏

中　篇

成人推拿学

第四章　成人推拿手法

导　学

本章介绍了成人推拿手法中的摆动类、摩擦类、振动类、挤压类、叩击类、运动关节类手法以及中国脊柱推拿。

通过学习，掌握成人常用的推拿手法；熟悉摆动类和脊柱推拿手法的操作；了解推拿的分类及命名。

用手或肢体其他部位及辅助设备，按一定的要求所做的规范化动作，称为推拿手法。不同类别的手法具有不同的特点，类别不同要求也有差异。

绝大多数情况下，手法要求持久、有力、均匀及柔和，并达到深透和渗透。“持久”是指手法能够按照要求持续操作一定时间；“有力”是指术者的手法操作必须具有一定的力量，而且，这种力量应该依据不同受术者体质、受术部位等因素和条件的不同而灵活适宜地有所区别；“均匀”是指术者所施压力、所施手法的速度快慢和节奏性以及同一手法各个周期之间的变换过程等，应该尽量相同而且要连贯，没有明显差别及“冲断”；“柔和”是指术者所施之力要轻柔缓和，应该是“轻而不浮，重而不滞”的，不可生硬粗暴或者用蛮力，手法动作变换要自然。以上所涉四点是有机联系着的，满足了此四点，就能够达到“深透”和“渗透”。

此外还有些手法，由于所要发挥的作用不同及所要达到的目的不同，其运用要求亦有差别，如扳法在达到特定体位和幅度时，要求再给一个“瞬间快速的、有控制的、小幅度的”力，这个力对受术关节所产生的运动(转)幅度，应该控制在5°～10°。在操作过程中，术者手下的感觉对扳法成功与否以及其所能够取得的效应有着重要影响，这就是所谓的“巧”。不能只注重操作模式与力度的把握，还应该用“心”于巧，即所谓的“巧劲儿”。

除了上述所言之外，在实际应用时，还应该注意依据具体实际情况，按照辨证施法的原则，以选择与运用不同手法、相应的手法组合及手法配合。兼顾各点，就能够避免“过之”或“不及”，从而取得较为满意的效果。

第一节　摆动类手法

以指、掌或腕关节做协调的连续摆动，使所产生的“波状”力沿着术手着力部位持续不断地作用于受术部位的一类操作方法，称为摆动类手法。该类手法的特点是：在受术体表承受一定垂直按压力的基础上，再承受一个与受术体表相平行的左右方向或前后方向的摆动力及滚压力，或者是再承受一个水平方向圆形及环形摆动力；此外，在相应部位操作时，术手与受术体表表面之间不存在水平摩擦力。本类手法包括一指禅推法、㨰法及揉法等。

摆动类手法

笔记栏

一、一指禅推法

一指禅推法是术者以拇指指端、指腹或桡侧偏峰着力于受术部位或穴位，术者沉肩、垂肘、悬腕，通过腕部的连续摆动和拇指关节的屈伸，使所产生的功力持续不断地作用于该部的操作法。本法为一指禅推拿流派的主治(代表)手法。

一指禅推拿相传由“天(天竺)禅宗第二十八祖”即“东土(中国)禅宗初祖”、少林拳派鼻祖菩提达摩(Bodhidharma)在我国河南洛阳和嵩山等地创立于南朝·梁大同元年(公元 527 年)。由于社会变迁，相当长的一个时期内在社会上无声无迹。现代一指禅推拿流派由清代李鉴臣传授给扬州丁凤山、丁氏纳弟子 13 人，后逐渐传授、演变至今日。流派以“易筋经”为锻炼功法；除主治(代表)手法一指禅推法外，还包括拿、按、摩、揉、搓、捻、滚、拘、抹、抄、抖、摇、振颤、插、推托(摩)梳和弹等常用手法。流派将中医理论贯穿于诊疗全过程，指导取穴和手法运用；既重取穴，又重取经；分为辨证、病机、局部和循经四种取穴方式。

1. 注意事项

(1) 操作：沉肩、垂肘、悬腕，前臂主动运动，带动腕关节有节律地内、外摆动，使所产生的功力通过拇指着力部位，持续不断地作用于受术部位或穴位上(图 4-1)。频率为每分钟 120～160 次。

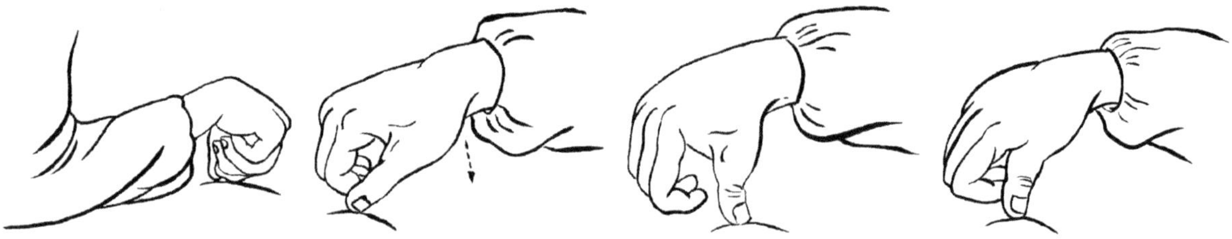

图 4-1　一指禅推法

1) 指端推法：以拇指端着力，在如上所述联合运动的同时，一般复合有拇指指间关节的屈、伸运动。

2) 螺纹面推法：以拇指螺纹面着力，由拇指掌指关节的屈、伸运动或收、展运动来代替拇指指间关节屈、伸运动，此时，拇指指间关节无屈伸运动。

3) 偏峰推法：以拇指桡侧偏峰端着力，由拇指掌指关节的屈、伸运动代替拇指指间关节屈、伸运动。

4) 缠推法：以上三法运动频率达到每分钟 200 次之上即为缠推法，亦称缠法。缠绵不断之意。

5) 跪推法：以屈曲后突起的拇指指间关节桡侧或背侧着力，又称屈指推法。

手法练习时，应结合自身实际情况和特点，在符合手法操作要求、不违背手法原则前提下，逐渐形成适合于各自的一指禅推法。在实际运用时，术者可依据自身习惯，尤其是指形特点，结合受术者证情及受术部位的需要，灵活选用上述具体操作模式。

(2) 要求及注意：

1) 姿势端正：既有助于正确把握一指禅推法，又有利于术者自身体态健康。

2) 心和神宁：既有利于一指禅推法“心意”、劲的发挥，又有利于手法操作功贯拇指。

3) 沉肩：肩关节放松，上肢自然下沉且腋下空松。

4) 垂肘：肘部自然下垂，略低于腕部。

5) 悬腕：腕关节自然悬屈。

6) 掌虚：手握成空拳，四指不着掌面。

7) 指实：着力部位吸定于受术部位。

8) 紧推：腕关节摆动及拇指关节屈伸或(和)收展频率略快，每分钟 120～260 次。

9) 慢移：着力点在受术部位上移动较慢。

10) 松：肩、肘、腕各部“松活”自然。

2. 临床应用　一指禅推法应用于不同部位和穴位，可以起到不同作用。如头面部可镇静，醒脑，开窍，明目；胸腹部可宽胸，健脾胃，调二便；调节颈项、肩背和腰骶部局部功能，调理脏腑及阴

指端推法

螺文面推法

偏峰推法(沙袋)

偏峰推法(前额)

跪推法(沙袋)

跪推法(背部)

笔记栏

阳;还可行气活血,温经通络,祛风逐湿,散瘀滞和利关节等。

以一指禅推法为主治手法的一指禅推拿治疗疾病范围甚广,既可用于成人,又可用于小儿。不仅用于筋骨疾患,而且在内科、妇科杂病等方面有独特疗效,多用于心胸胃脘疾患及头痛、面瘫、近视、月经不调等病证;缠推法还可用于外科疮疡、气闭等,具有活血祛瘀,去腐托毒,回阳救逆和苏厥醒神等功效。

二、㨰法

丁季峰创立的㨰法,是术者以手背部尺侧近小侧部为着力点,沉肩、垂肘,通过肘关节屈伸、前臂内外旋转和腕关节屈伸的联合运动,使手背部尺侧部分在受术部位上持续不断地来回滚动的操作法。㨰法为㨰法推拿流派的主治(代表)手法。

㨰法(沙袋)

㨰法(背部)

1. 注意事项

(1) 操作:沉肩、垂肘,以肘关节为支点,通过肘关节屈伸、前臂内外旋转及腕关节屈伸的、有节律的联合运动,使手背部偏尺侧一半以上部分在受术部位上进行连续不断的滚动(图 4-2)。

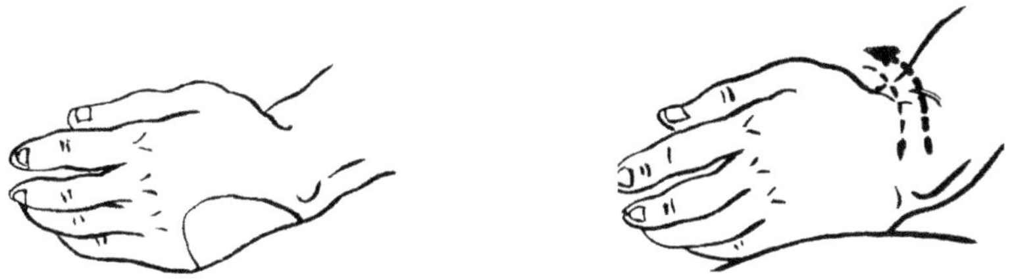

图 4-2 㨰法

1) 肩:肩关节放松下垂。
2) 肘:肘关节微屈。
3) 手:各手指自然屈曲。
4) 腕:腕关节屈伸幅度宜大。
5) 着力点:紧贴受术部位滚动。
6) 操作中:要求压力及节奏均匀,动作协调而连贯。

(2) 要求及注意:
1) 姿态:不断地调整合适的姿势体态及与受术者相对体位,有利于手法的发挥。
2) 心神:心定神静,呼吸自然。
3) 沉肩:肩关节放松,肩胛骨自然下沉。
4) 垂肘:肘部自然下垂,距身体约 15 cm,不能左右摆动。
5) 手:各手指不宜过度屈曲或伸直。
6) 腕:依据所施压力的不同而使腕关节维持相应的紧张度,屈伸幅度不强求达最大限度。
7) 臂:前臂旋转一般在 120°左右,外旋 80°,内旋 40°。
8) 着力点:与皮肤之间不宜形成推擦、拖擦及跳动,不宜冲顶受术部位。
9) 紧推:滚动频率要保持在 120~160 次。
10) 慢移:在受术部位上移动要慢。

2. 临床应用 㨰法具有舒畅气血,疏松筋肉,松解粘连和解痉止痛等作用。在治疗颈项、肩背、腰臀和四肢关节等部位疾患的应用中具有自身优势和特点,灵活选用、主辅手法配合应用于头痛和面瘫等神经系统疾患亦有自身特点。

附

㨰法及其演化手法与滚法之变化

1. 㨰法及其演化手法

(1) 㨰法:一指禅推拿流派辅助手法。手握成半球样空拳,由腕关节连续均匀地屈伸,使食指、中指、无名指及小指第 1 指间关节着力于受术部位往返滚动。

笔记栏

擦法之变化(食指的掌指关节着力)

(2) 指弹法——演化手法：名医钱福卿先生所创喉科推拿主治手法之一。中指或食指、中指、无名指远侧指间关节在受术部位快速屈伸摆动的手法。

2. 㨰法之变化　着力部位由手背部尺侧部变为小指或(和)无名指、中指、食指的掌指关节、指间关节背侧。

三、揉法

揉法是以着力部位带动受术部位皮肤、皮下组织一起，做柔和而灵活的环旋运动的操作法。揉法是众多推拿流派常用手法之一，极为实用；由于受术部位不同、治疗需要不同及术者习惯差异，可见以不同部位着力的揉法，如掌揉法、鱼际揉法、指揉法、拳揉法和肘揉法等。

1. 注意事项

(1) 操作：

掌根揉法

1) 掌根揉法：腕关节略背伸，五指呈自然状。掌根部着力，以肩关节小幅度环转或肘关节屈伸带动上肢或前臂、手腕和掌根，使受术部皮表一起进行柔和灵活的、连续不断的回旋环转。频率每分钟 120～160 次(图 4－3)。

大鱼际揉法

临床亦常用全掌揉和双掌叠加揉。

2) 大鱼际揉法：以大鱼际部着力。沉肩，屈肘，腕关节放松；通过肘关节屈伸运动，带动前臂和腕关节左右摆动，使大鱼际在受术部位进行快速灵活的回旋运动。频率为每分钟 120～180 次(图 4－4)。

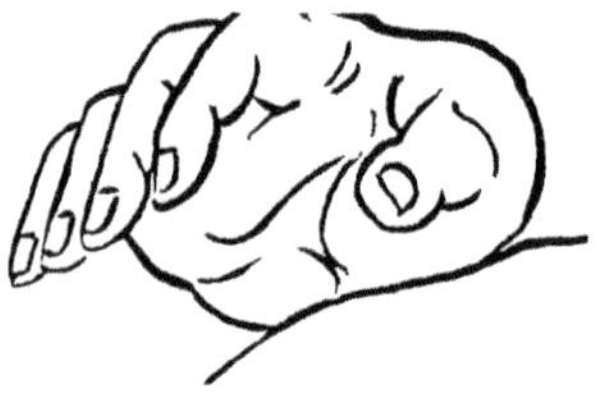

图 4－3　掌根揉法

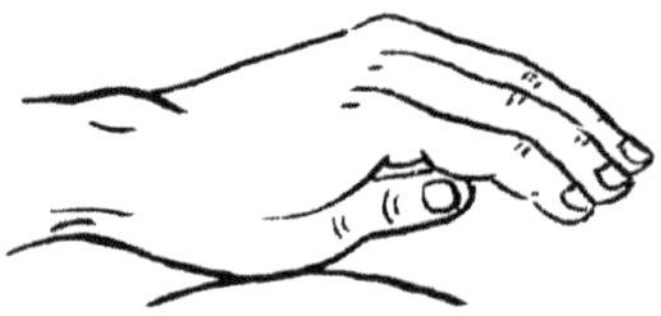

图 4－4　大鱼际揉法

拇指揉

3) 指揉法：指揉法包括拇指揉、中指揉、二指揉、三指揉等。

4) 其他揉法：临床中还可以见到小鱼际揉、拳揉、肘揉、掌指关节揉、指间关节揉等不同用法。

(2) 要求及注意：依据实际情况选择揉法种类。揉法压力及频率适中，动作灵活协调而有节律性；带动皮肤及皮下组织一起运动，不可与受术体表之间形成摩擦移动。

中指揉

2. 临床应用　揉法接触面可大可小，压力可轻可重，感受平和舒适，适用于全身各部，老幼皆宜。掌根揉法接触面积较大，多用于背、腰、臀等部位；大鱼际揉法因其腕部的旋动、摆动，而使大鱼际部产生揉压动作，适用于腹部、面部及四肢等部；指揉法接触面小，力弱，适于头面、四肢等部腧穴。依据揉法作用的部位或穴位不同，具有宽胸理气，消积导滞，活血祛瘀和消肿止痛等作用；可用于脘腹痛、背腰痛、胸闷、胁痛、腹泻、便秘和外伤所致红肿疼痛等多种内科和妇科病证。

肘揉

第二节　摩擦类手法

摩擦类手法

以术者掌、指或肘等部位贴附于受术体表作直线或弧线及环旋移动的一类操作方法，称为摩擦类手法。本类手法包括摩法、擦法、推法、搓法和抹法等。

一、摩法

摩法是术者在受术者体表做环状而有节律的轻抚摸动的操作法。有指摩法、掌摩法等。

1. 注意事项

(1) 操作：

1) 指摩法：食指、中指、无名指与小指并拢，指、掌自然伸开。以上肢带动四指面，于受术部位做

笔记栏

指摩法

掌摩法

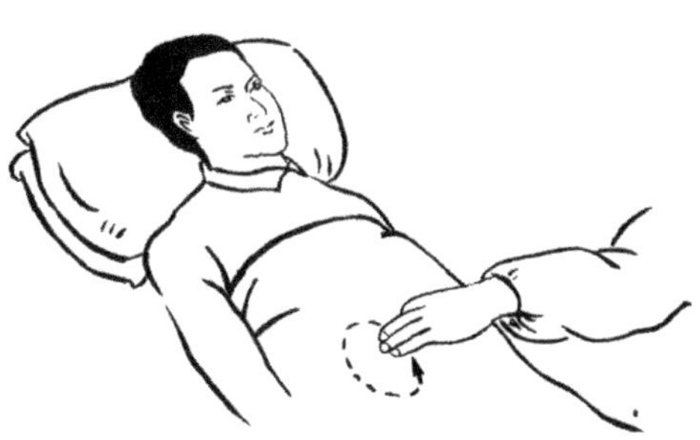

图 4－5　指摩法

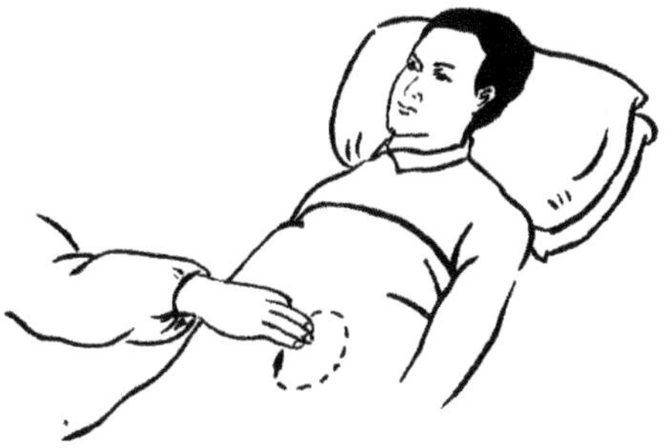

图 4－6　掌摩法

环形摩动(图 4－5)。

2）掌摩法：手掌自然伸开平置于受术部位。操作过程同指摩法(图 4－6)。

(2) 要求及注意：

1）指摩法操作时腕关节应保持一定的紧张度，掌摩法则腕部放松。

2）摩动的速度、压力宜均匀。

3）有“顺摩为补、逆摩为泻”和“缓摩为补、急摩为泻”的说法。《圣济总录》：“摩法不宜急，不宜缓，不宜轻，不宜重，以中和之意施之”。

2. 临床应用　摩法是最古老的推拿手法之一，用力轻于揉法，消郁散结的作用较好。《圣济总录》：“摩其壅塞，以散郁结。”指摩法适于颈项、面部和四肢等部位，掌摩法多适用于胸腹和背腰等部位。可用于失眠、咳喘、胸胁胀痛、呃逆、腹胀、腹痛、泄泻、便秘、月经不调、痛经、遗精、阳痿、早泄和外伤肿痛等病证，也常用于保健推拿。

二、擦法

擦法是术者用手掌的大鱼际、掌面或小鱼际等部位着力于受术部位进行直线来回推拉的操作法。擦法效应特点为使受术部位发热，改善局部气血运行。有掌擦法、大鱼际擦法、小鱼际擦法、指擦法等。

1. 注意事项

(1) 操作：术者沉肩、垂肘，以肩关节屈伸带动肘关节来回伸屈及腕、指关节复合运动。

1）掌擦法：全掌或掌根着力。产热度次于小鱼际擦法(图 4－7)。

掌擦法

大鱼际擦法

小鱼际擦法

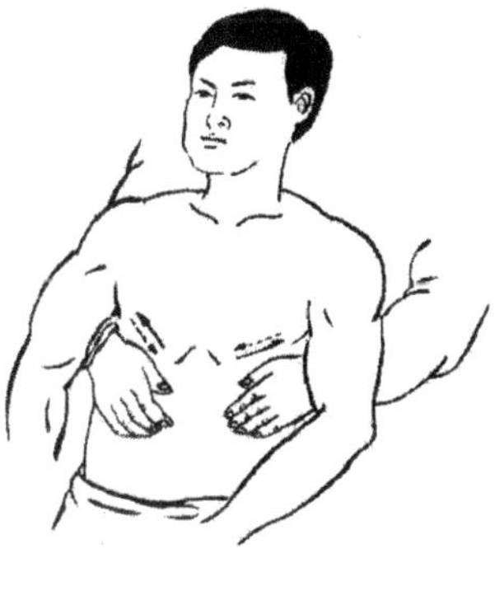

图 4－7　掌擦法

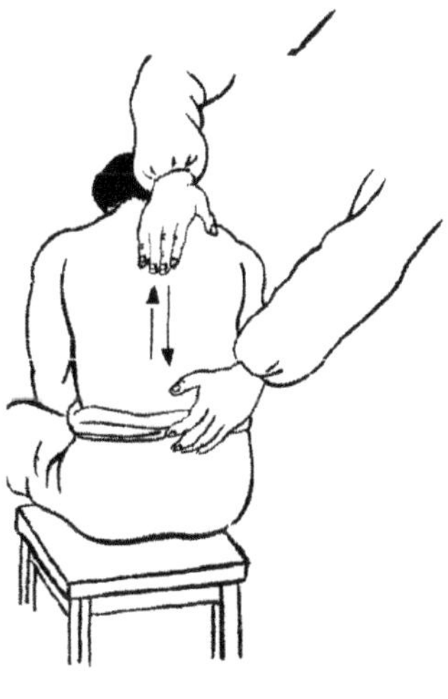

图 4－8　小鱼际擦法

笔记栏

2）大鱼际擦法：拇、食指相并，以大鱼际隆起部着力。

3）小鱼际擦法：小鱼际或偏尺侧着力，掌、指、腕可根据具体情况，酌情给予不同的绷紧、伸屈强度与幅度。本法产热度最高(图 4－8)。

指擦法

4）指擦法：可单指或多指指腹、手指掌面着力。

（2）要求及注意：

1）紧贴受术皮肤，垂直于体表的压力适度。

2）以肩关节运动带动上肢肘、腕、掌和指关节一起运动。

3）用力稳、距离长，快速、均匀且连续。

4）自然呼吸，勿屏气。

2. 临床应用 本法以温热效应为主，亦可兼有挤压推荡效果，具有温经通络，消肿止痛，健脾和胃及推荡作用。擦法用于内科虚损、气血功能失常病证的治疗为佳，活血祛瘀作用明显；亦可配合他法用于筋骨等疾患的治疗；美容保健亦佳。

三、推法

推法是术者用指、掌或肘等部位着力于受术体表进行单方向直线移动的操作法。拇指推法、掌推法和肘推法，亦有以屈曲的指关节凸起等部为着力部位者（图 4－9，图 4－10）。

拇指推法

掌推法

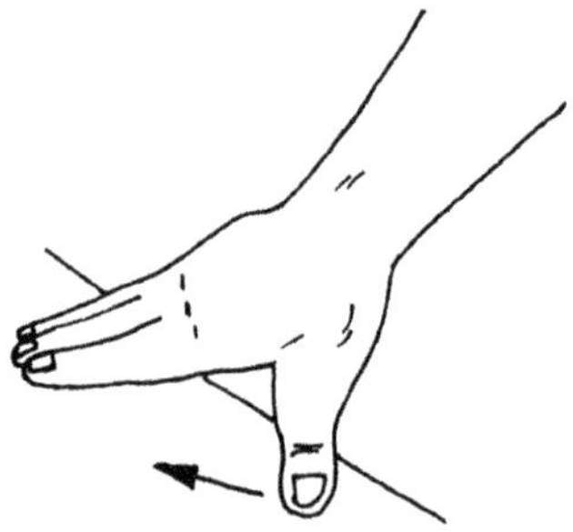

图 4－9 拇指推法

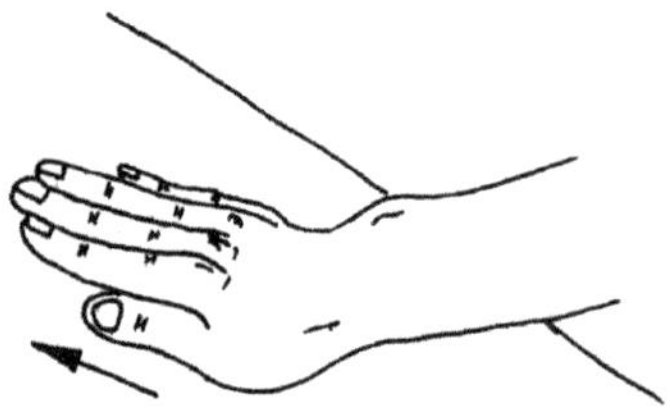

图 4－10 掌推法

1. 注意事项 术者沉肩、垂肘，着力部位紧贴受术体表，用力稳，速度缓慢而均匀。

2. 临床应用 本法可用于人体各部，能够促进气血循行，具有舒筋活络等作用。

四、搓法

搓法（双手着力于受术部位）

搓法（挟持受术部位）

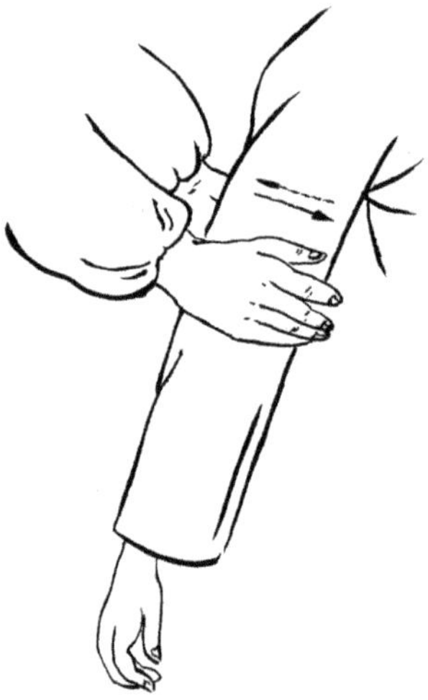

图 4－11 搓法

搓法是术者用双手夹持受术肢体或以单手、双手着力于受术部位，做快速交替运动或往返运动的操作法。一般与抖法、拍法配合，作为治疗或保健手法，在结束前使用。临床常见上肢搓法和下肢搓法，亦可见到胁肋及胸背等部位的应用（图 4－11）。

1. 注意事项

（1）操作：双手夹持住术者放松的受术部位，以肘关节和肩关节的屈伸运动带动双手做相反方向的快速搓动，同时沿受术部位缓慢地上、下移动；常用于上肢、下肢及胸胁两侧等部位。

（2）要求及注意：双手用力对称，搓动快、移动慢。

2. 临床应用 搓法具有明显的疏松筋肉及调和气血的作用。常作为推拿治疗的结束手法，用于肢体酸痛、筋脉不利及胸胁胀痛满闷等病证。

五、抹法

笔记栏

抹法是术者用单手或双手的手指螺纹面紧贴受术皮肤做上下或左右往返移动的操作法。作为辅助手法，临床常用于头面和颈项部，亦常用于美容和保健（图 4－12）。

1. 注意事项

(1) 操作：术者手指螺纹面着力于受术者头面或颈项等部位，沿着上下或左右方向往返移动。

(2) 要求及注意：轻而不浮，重而不滞；垂直于体表的压力，轻于推法而重于擦法。

2. 临床应用　本法用于头面颈项，具有开窍镇静，醒脑明目等作用；可与他法配合，治疗头晕、头疼和颈项强痛等病证。

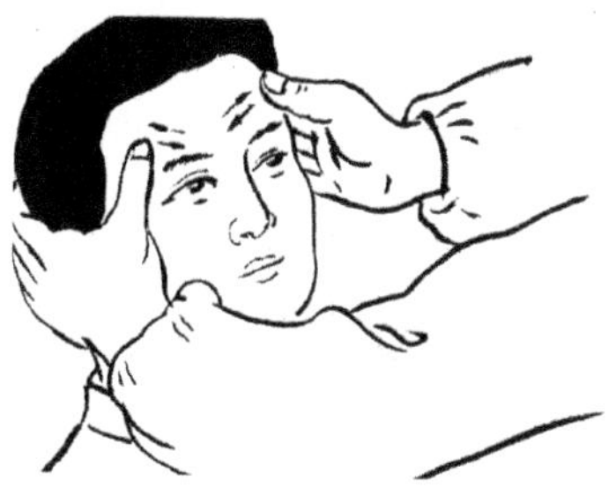

图 4－12　抹法

抹法

第三节　振动类手法

振动手法

以较高频率的节律性轻重交替刺激，持续作用于人体，使治疗部位产生振动效应的一类手法动作，称振动类手法。其特点是小幅度的振动和颤动，本类手法包括振法和抖法等。

一、振法

指振法

振法是用手指或手掌着力于体表一定部位或穴位，做小幅度的连续性快速振颤样动作的操作法。用手指着力称为指振法，用手掌着力称为掌振法(图 4－13)。

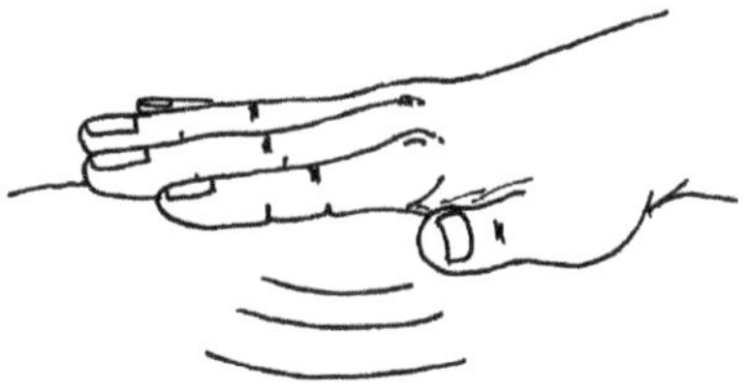

图 4－13　掌振法

1. 注意事项　操作时紧贴皮肤，力量集中于指端或手掌。振动频率高，着力可大可小。

2. 临床应用　本法一般常用单手操作，也可双手同时操作。可用于全身各部位和穴位，适用于疼痛类疾病。具有镇静安神，疏通脉络，祛瘀消积，和中理气，消食导滞，调节肠胃功能等作用。振法刺激柔和舒适，指振法常用于胸腹部及头面部，掌振法则主要用于胸腹部和肩背部。

附

下 腹 振 法

用手指或手掌着力于下腹部，前臂带动手部做小幅度的连续性快速振颤，称为下腹振法。主要具有温中理气，消食导滞，调节胃肠功能的功效。

二、抖法

抖法(上肢)

抖法是用双手握住患者的上肢或下肢远端，作连续的小幅度的上下抖动的操作法(图 4－14)。

抖法(下肢，仰卧位)

抖法(下肢，俯卧位)

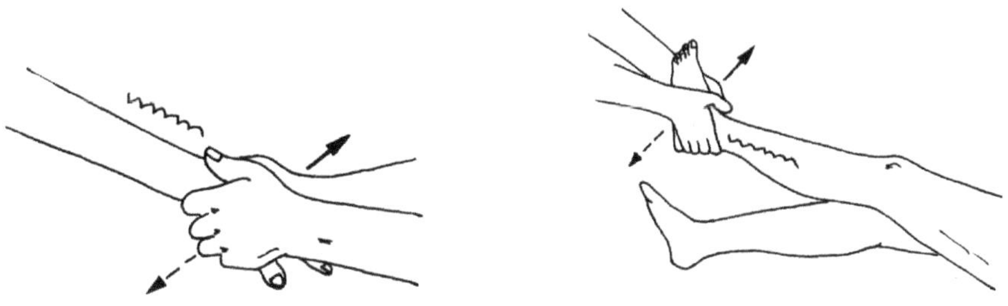

图 4－14　抖法

1. 注意事项　操作时抖动幅度由小到大，频率由慢至快。术者呼吸自然，不要屏气。

2. 临床应用　本法可用于四肢部的治疗，以上肢为最常用。适用于运动障碍、疼痛、肿胀。临床上常与搓法配合，作为治疗的结束手法。治疗作用与搓法相同，具有疏通经络、调节气血和放松肌肉的作用。

笔记栏

第四节 挤压类手法

挤压类手法

用指、掌或肢体其他部分按压或对称性挤压体表，称挤压类手法。本类手法包括按、点、掐、拨、捏、拿、捻或踩跷等法。特点是紧贴皮肤，用力要稳、柔和，由轻到重、逐渐用力，适用的面积广泛。

一、按法

指按法

掌按法

用手指或手掌面着力于体表一部位或穴位上，逐渐用力下压，称为按法。分为指按法、掌按法和肘按法三种。用拇指指面按压体表，称为指按法(图 4－15)。用单掌或双掌，也可用双掌重叠按压体表，称掌按法(图 4－16)。用肘尖按压体表，称为肘按法。

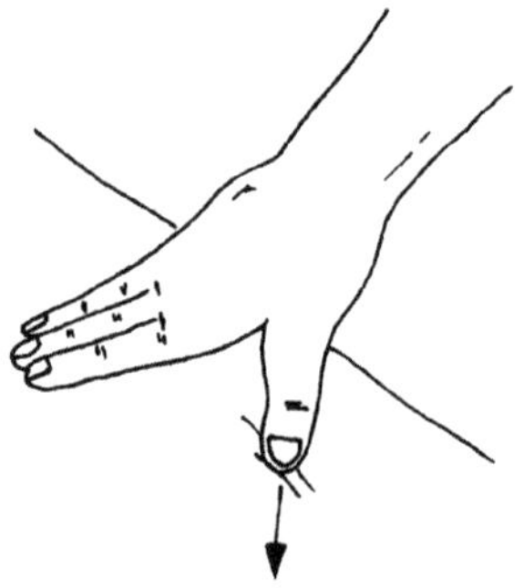

图 4－15 指按法

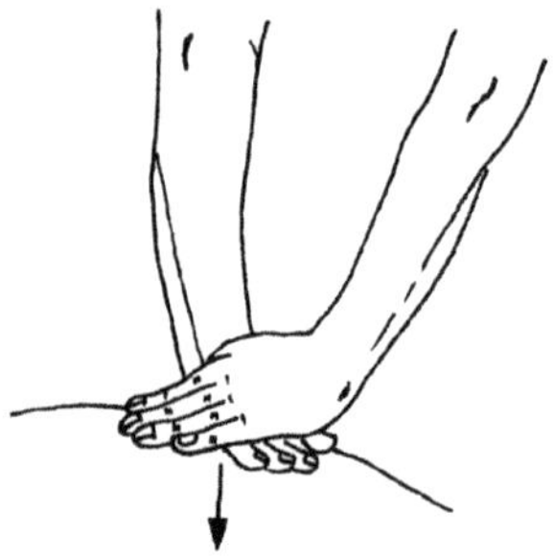

图 4－16 掌按法

1. 注意事项 按法操作时要紧贴体表着力于一定的部位或穴位，不可移动，用力要由轻到重，不可用暴力猛然按压。按压力的方向要垂直向下。用力要由轻到重，稳而持续，使刺激感觉充分达到机体深部组织。按法结束时，不宜突然放松，应逐渐递减按压的力量。

2. 临床应用 按法在临床上常与揉法结合应用，组成“按揉”复合手法。指按法可用于全身各部位穴位；掌按法、肘按法常用于腰背、腹部、四肢、肩背。本法具有放松肌肉，开通闭塞，通经活络，活血止痛的作用。适用于胃脘痛、头痛、肢体酸痛和麻木等病证。

二、点法

指点法

肘压法

屈食指点法

用指端或中指近端指间关节背侧突起部着力，用重力按压人体深部组织的手法，称为点法(图 4－17，图 4－18)。根据着力部位不同可分为拇指端点法、屈拇指点法和屈食指点法三种。它由按法演化而成，可属于按法的范畴。本法具有力点集中和刺激性强等特点。

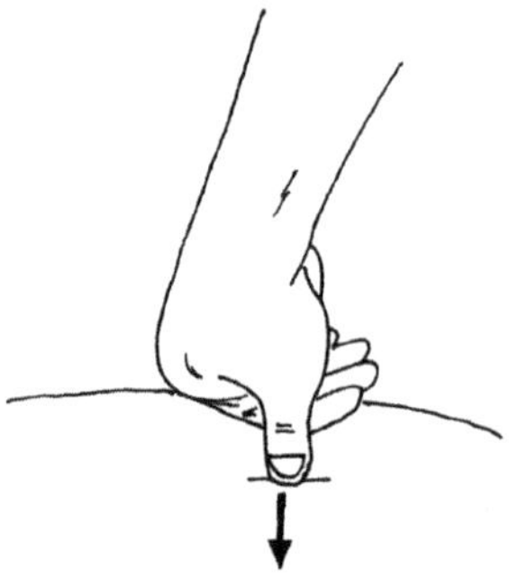

图 4－17 指点法

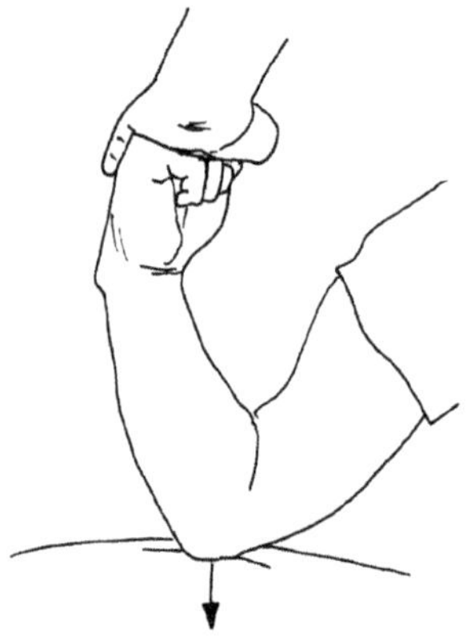

图 4－18 肘压法

笔记栏

1. 注意事项　点法操作时要点按一定部位或穴位，持续性用力。本法与按法的区别是：点法作用面积小，刺激量更大。

2. 临床应用　本法刺激很强，使用时要根据患者的具体情况和操作部位酌情用力。常用在肌肉较薄的腰背部和四肢的骨缝处。对脘腹挛痛和腰腿痛等病证常用本法治疗。具有开通闭塞，活血止痛和调整脏腑功能的作用。

三、掐法

掐法，又称爪法，是指甲着力于人体一定的部位或穴位上向下按压的一种手法(图 4－19)。

1. 注意事项　用力要稳，逐渐用力。掐按方向与治疗面垂直。

2. 临床应用　本法具有开窍醒神，镇惊止痛和解除痉挛的功效，用力较重而刺激面积较小，为开窍解痉的强刺激手法。临床上用于肢体痉挛、抽搐和昏厥等病证。

掐法

拨法(双拇指并列)

拨法(双拇指叠加)

拨法(单拇指)

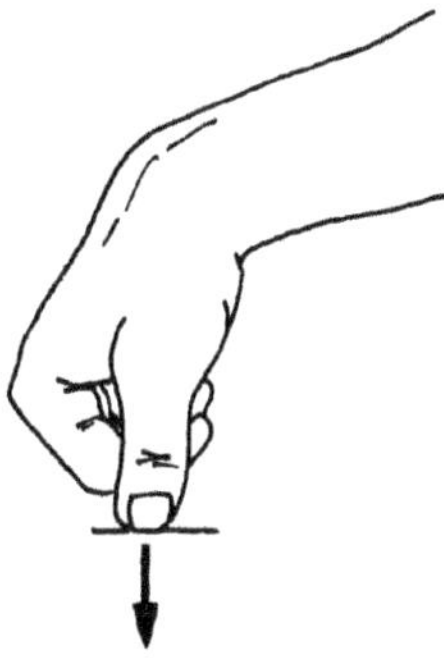

图 4－19　掐法

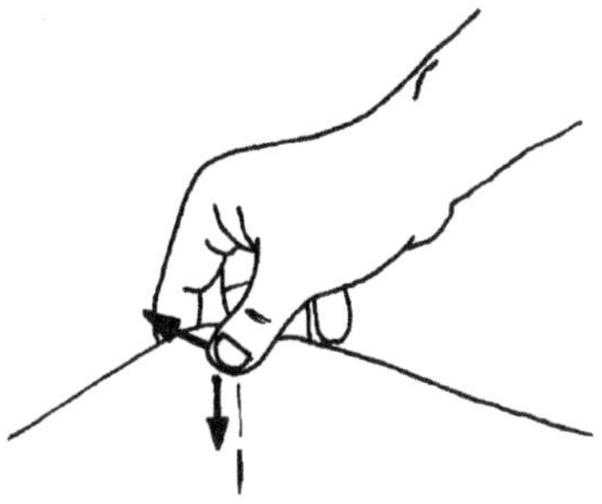

图 4－20　拨法

四、拨法

拨法，又称弹拨法、拨络法，是用手指端面或指面沿与筋腱等条索状组织相垂直的方向，做来回揉拨，状如弹拨琴弦的手法(图 4－20)。

1. 注意事项　拨动时不能在皮肤上摩擦移动，应带着皮下组织一起运动。用力轻重适当，过轻太浮，只能揉动皮肤，太重则滞涩，产生不适感。

2. 临床应用　本法具有剥离粘连，消散结聚，解痉镇痛，理筋整复的功效。主要适用于颈、肩、背、腰、臀、四肢部肌肉、肌腱、筋膜等部位。本法刺激量较强，多与其他手法配合治疗伤筋和软组织损伤等症。

五、捏法

用拇指和食、中两指相对，夹提皮肤，双手交替捻动，向前推进或手握空拳状，用食指中节和拇指指腹相对，夹提皮肤，双手交替捻动，向前推进的操作法称为捏法。分为三指捏和五指捏两种。三指捏是用大拇指与食、中两指夹住肢体，相对用力做一紧一松挤压。五指捏是用大拇指与其余四指夹住肢体，相对用力做一紧一松挤压。在做相对用力挤压动作时要循序而下，均匀而有节律性(图4－21)。

1. 注意事项　用指面着力，避免用指端着力抠掐。夹持力量要松紧适宜。动作有连续性。

2. 临床应用　本法适用于头部、颈项部、四肢及背脊。具有舒筋通络和行气活血的作用。临床上常配合拿法、揉法等治疗颈椎病、肩周炎和四肢酸疼等病证。

捏法(三指捏)

捏法(五指捏)

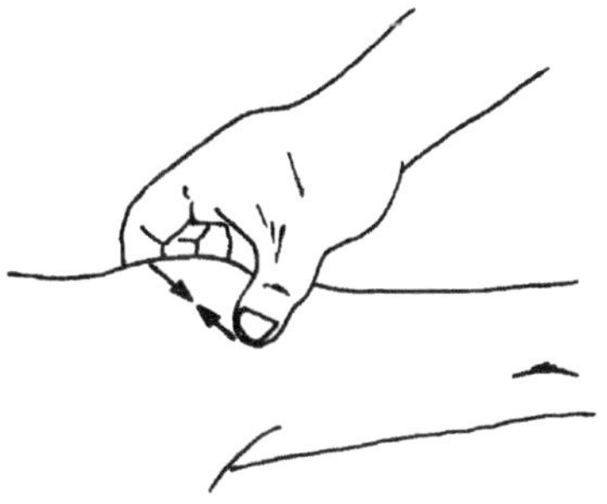

图 4－21　捏法

笔记栏

六、拿法

拿法
(单手)

拿法
(双手)

拿法是用大拇指和食、中两指，或用大拇指和其余四指相对用力，在一定的部位和穴位上进行节律性的提捏的操作法。捏而提起谓之拿(图 4-22)。

1. 注意事项　操作时，用劲要由轻而重，不可突然用力，动作要缓和而有连贯性。

2. 临床应用　临床常配合其他手法使用于颈项、肩部和四肢等部位。适用于关节酸痛、颈项部疼痛。具有祛风散寒，开窍止痛和舒筋通络等作用。

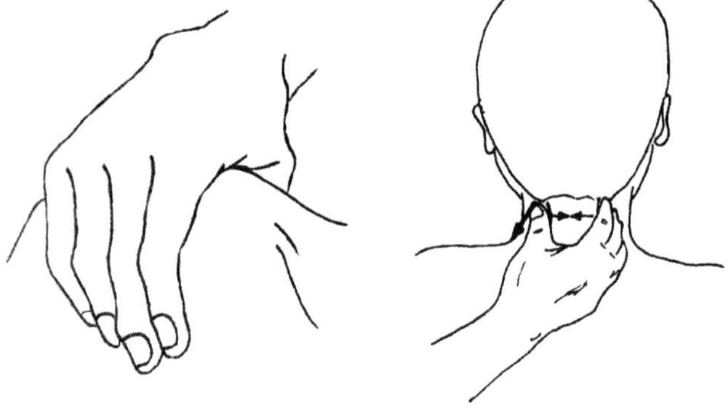

图 4-22　拿法

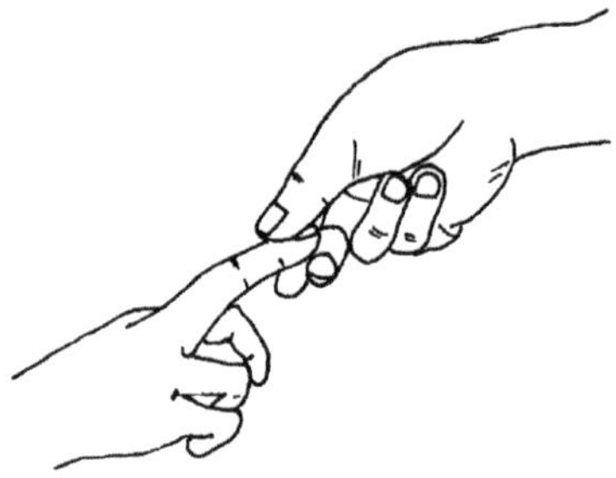

图 4-23　捻法

七、捻法

捻法
(足指)

捻法
(手指)

用拇、食指螺纹面捏住一定部位，两指相对做搓揉动作的手法，称为捻法(图 4-23)。

1. 注意事项　操作时动作要灵活、快速，用劲不可呆滞。

2. 临床应用　本法为辅助性手法，一般适用于四肢小关节。具有理筋通络和滑利关节的作用。常配合其他手法治疗指(趾)间关节的酸痛、肿胀或屈伸不利等症。

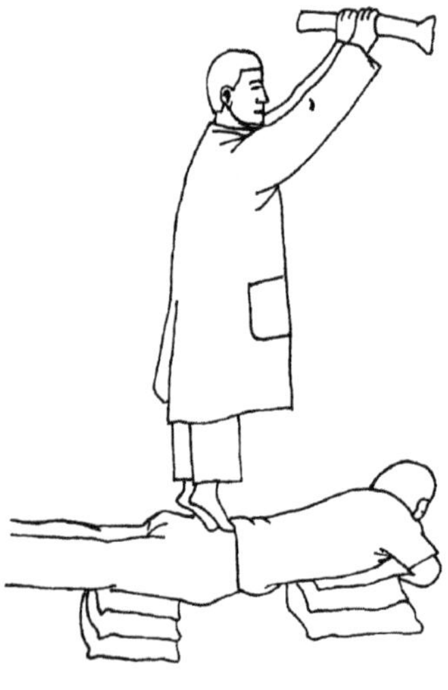

图 4-24　踩跷法

八、踩跷法

踩跷法是用单足或双足踩踏一定部位，多用于腰骶部。患者俯卧，在胸部和大腿部各垫 3～4 个枕头，使腰部腾空。医者双手扶住预先设置好的横木上，以控制自身体重和踩踏时的力量，同时用脚踩踏患者腰骶部并做适当的弹跳动作，弹跳时足尖不要离开腰部。根据患者体质，可逐渐加重踩踏力量和弹跳幅度，同时嘱患者随着弹跳的起落，配合呼吸，跳起时患者吸气；踩踏时患者呼气，切忌屏气。踩踏速度要均匀而有节奏(图 4-24)。

1. 注意事项　本法刺激量大，应用时必须谨慎，对体质虚弱者或脊椎骨质有病变者均不可使用本法。

2. 临床应用　常用于腰椎间盘突出症的治疗。

叩击类
手法

第五节　叩击类手法

笔记栏

用手掌、拳背、掌侧面、手指、桑枝棒等叩打体表，称叩击类手法。

一、拍法

用虚掌拍打体表的一种手法，称拍法。有单掌拍法和双掌拍法。术者五指自然并拢，掌指关节微屈，呈虚掌。腕关节放松，前臂主动运动，平稳而有节奏地拍打治疗部位(图4－25)。可单掌操作，也可双手同时交替拍打。

拍法(单手)

拍法(双手)

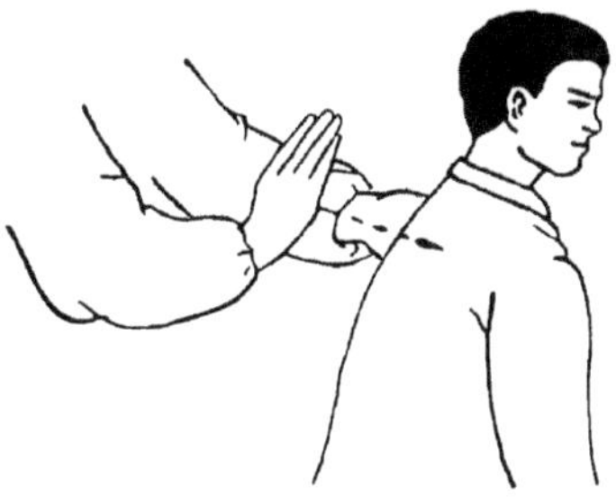

图4－25　拍法

1. 注意事项

(1) 操作时动作要平稳，用整个手掌边缘同时接触体表。一旦拍及体表，则立即“弹起”。

(2) 腕部放松，上下挥臂时，腕关节随之掌屈和背伸，将力量化刚为柔。

(3) 轻拍以皮肤轻度充血发红为度；重拍用力要稳，以数次为宜。

(4) 严重的骨质疏松、骨肿瘤、骨结核、冠心病等患者禁用拍法。

2. 临床应用　本法主要适用于肩背、腰臀及下肢部。具有解痉止痛，宣散气血的作用。双掌交替拍打力量较弱，主要作用于肌表浅层组织，常用于脊柱两侧及双下肢后侧；单掌拍法力量集中而较强，适用于脊柱正中，自上而下重拍。本法适用于风湿痹痛、陈伤劳损、局部感觉麻木、新伤瘀血、肌肉痉挛等病证。拍法常作为推拿结束手法和保健手法应用。

二、击法

用拳背、掌根、掌侧小鱼际、指尖及桑枝棒等击打体表，称为击法。击法有拳击法、掌击法、侧击法、指击法和棒击法等。

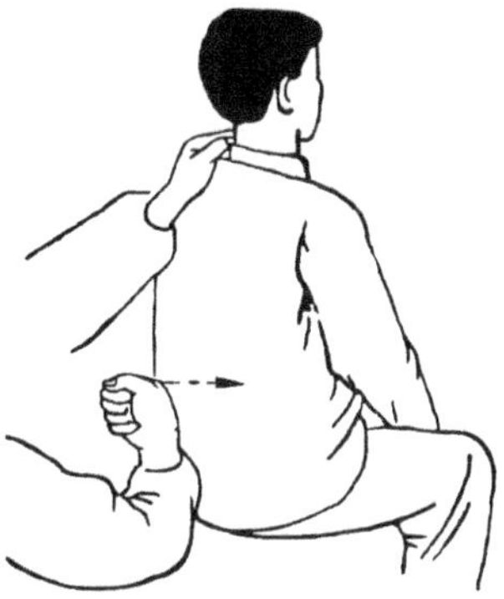

图4－26　拳背击

1. 分类

(1) 拳击法：握拳，用拳背或拳底、拳盖部为着力面，以肘关节为支点，前臂主动运动，有节律地击打施术部位。拳背击(图4－26)，手握空拳，操作时腕关节微屈，以减缓刚力，拳背平击至体表时，腕关节伸直。拳底击(有称锤法者)，操作时以拳的底部为着力面，腕部放松并略背伸。拳盖击(有称俯锤者)，即以拳的腹侧面为着力面，腕部宜放松。用拳底或用拳盖操作时，两手一般同时交替击打。

拳背击

拳底击

拳盖击

(2) 掌击法：手指并拢，腕关节背伸，以掌根部为着力面，击打体表(图4－27)。

(3) 侧击法：即小鱼际击法。掌指部自然伸直，腕关节略背伸，以单手或双手小鱼际部为着力面，有节律地击打体表。一般多用两手同时交替操作(图4－28)。

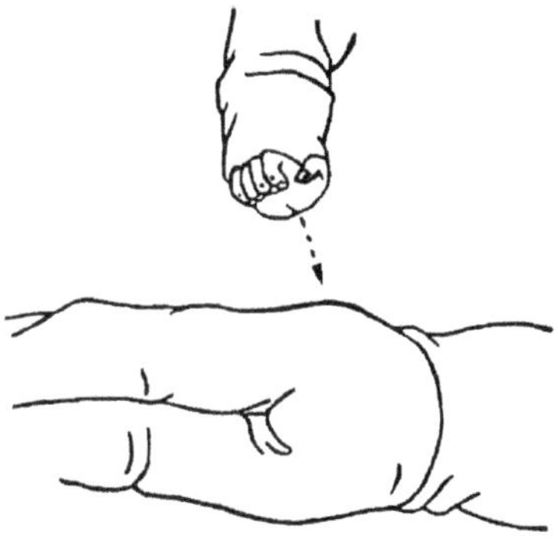

图4－27　掌击法

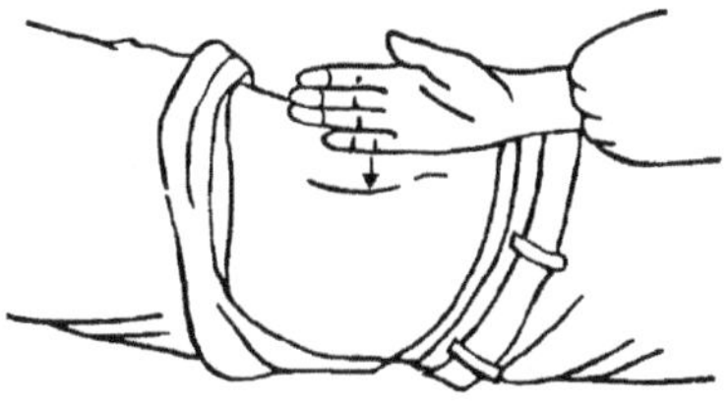

图4－28　侧击法

侧击法

笔记栏

指击法

棒击法

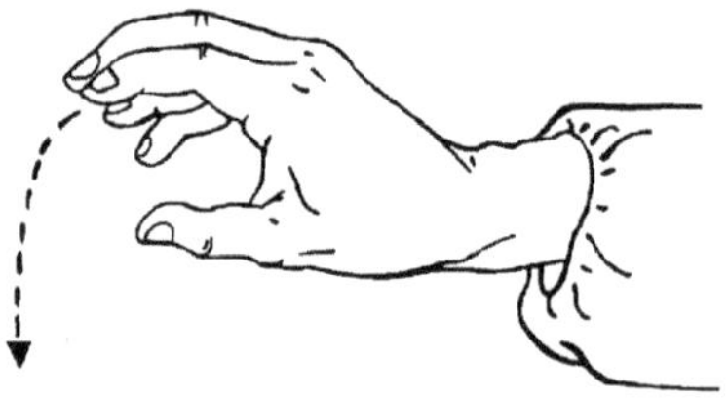

图 4－29　指击法

(4) 指击法：双手五指微屈成爪形，以指端或螺纹面为着力面，腕关节充分放松，轻快而有节律地交替叩击治疗部位(图 4－29)。

(5) 棒击法：手握住桑枝棒下端的 1/3，以棒体的前 1/3 为击打力面，前臂主动用力，平击施术部位。

2. 注意事项

(1) 击法操作时用力要稳，力量要快速而短暂。拳背击法和掌击法的力量较大而深透，侧击法力量舒缓而深透，指击法轻快柔和，操作时应因根据不同的部位进行选择。

(2) 击法应垂直叩击体表，动作要连续而有节奏，快慢要适中。

(3) 须严格掌握各种击法的适应证和禁忌证。禁忌证同拍法。

(4) 避免暴力击打。

3. 临床应用　击法因种类较多，而适应证及适应部位各异。拳击法力沉而深透，适用于背腰、肩及四肢部；掌击法力量较大而深透，适于肩胛骨内侧缘等；侧击法力量舒缓而深透，适用于肩、脊柱两侧及下肢后侧部；指击法轻快柔和用力浅，主要适用于头部；棒击法刚劲有力，适用于背腰部、下肢后侧部。本法具有舒筋通络，宣通气血，解痉止痛之功效。适用于风湿痹痛、头痛、肩背疼痛、肢体疼痛、疲劳酸痛等各种疼痛病证。

三、弹法

用食指、中指背侧指甲部弹击体表的手法，称弹法。用拇指指腹紧压食指指甲或中指指甲，对准治疗部位迅速弹出，动作要灵活自如(图 4－30)。

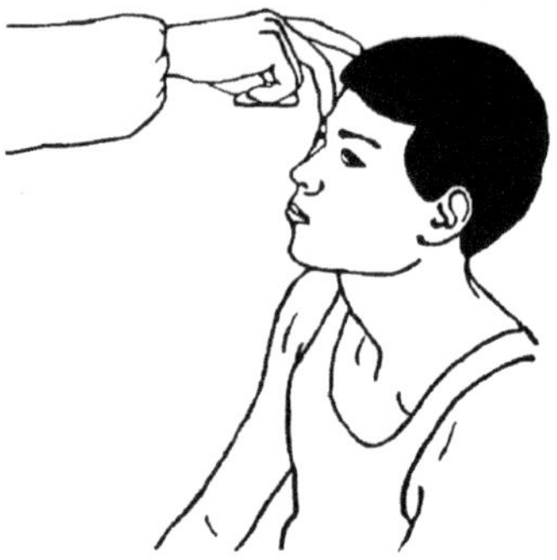

图 4－30　弹法

1. 注意事项

(1) 持续弹击时，力量要突发而均匀。

(2) 弹击的强度以不引起疼痛为度。

2. 临床应用　本法适用于全身各部，以头面、颈项部等最为常用，具有舒筋通络，祛风散寒之功效。弹法为推拿的一种辅助治疗手法，常配合其他手法治疗头痛、颈项强痛等病证。

四、啄法

啄法

用双手五指尖，以轻快而有节奏的动作交替叩击治疗部位的操作法称为啄法，又称攴(音 pū)法。两手五指微屈分开成爪形，或聚拢成梅花形，各指间关节自然屈曲。以腕关节为中心，运用腕部的屈伸运动，双手交替以轻快而有节律的动作叩击治疗部位(图 4－31)。

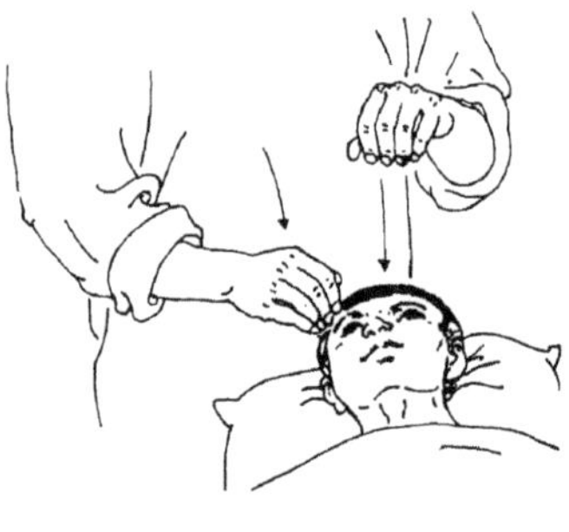

图 4－31　啄法

1. 注意事项

(1) 运用腕力叩击。

(2) 发力的方向与治疗面垂直。

2. 临床应用　本法适用于全身各部，以头部、背部、大腿外侧等最为常用，具有安神醒脑，振奋阳气，疏通气血之功效。啄法作用力着实刚劲而轻快柔和，为推拿的一种辅助治疗手法，常配合其他手法治疗头痛、失眠、精神不振、背部疼痛等病证。

笔记栏

五、合掌指击法

用相合两掌之小指尺侧面击打体表，称合掌指击法(图 4－32)。两手掌心相合，两手五指自然分开,腕关节放松,以两手小指尺侧面为着力面。以肘关节为支点,前臂主动用力,带动腕关节做桡偏、尺偏的活动,使两手小指尺侧面有节律地击打体表。

1. 注意事项

(1) 频率较快而有节律性。

(2) 用力要均匀。

2. 临床应用　本法适用于头、项、肩、背、四肢部。具有舒筋活络,行气活血,缓解疲劳之功效。常配合其他手法,用于治疗头痛、头昏及颈、肩、背、腰、四肢酸痛、疲乏等病证。合掌指击法力量缓和舒适,常作为推拿的结束手法和保健手法应用。

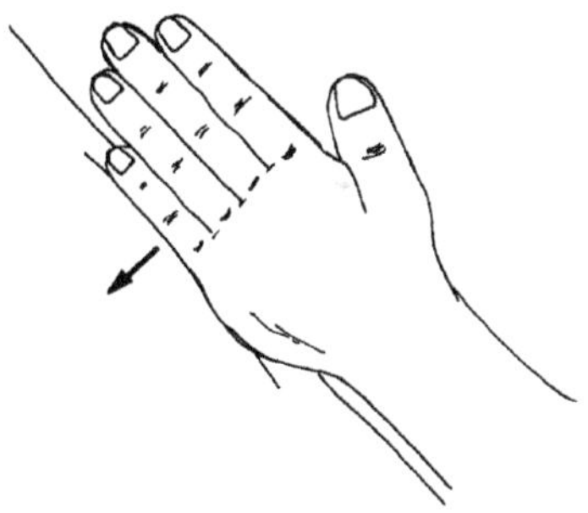

图 4-32　合掌指击法

合掌指击法

第六节　运动关节类手法

运动关节类手法

对关节进行被动性的拉伸、旋转或屈伸活动的一类推拿手法,称为运动关节类手法。主要有摇法、拔伸法、扳法、背法和旋转手法等。而扳法、背法、旋转手法多用于脊柱推拿,加之脊柱解剖结构和生理特点以及脊柱推拿的特殊性,脊柱推拿单独加以介绍。本节主要介绍四肢的运动关节类手法。

一、摇法

以患肢关节为轴心或仰卧位,轴向引导关节远端肢体做被动性环转运动的一类推拿手法,称为摇法。摇法主要用于颈椎、腰椎和四肢关节。操作时可做顺时针或逆时针方向的被动摇动。摇动的幅度要由小到大,不可超过关节的生理活动范围。摇动要和缓,不可过快,用力要稳。

(一) 摇肩法

主要有两种。临床选用时要根据患者肩关节活动受限程度而定。

1. 分类

(1) 托肘摇肩法:患者取坐位,肩部放松。术者面对患肩侧立,一手扶住患肩,另一手托住患肢肘部,使患者的前臂搭在术者的前臂上。在外展体位下,按顺时针或逆时针方向使患肩关节做适度的缓慢摇动 8～10 次(图 4-33)。

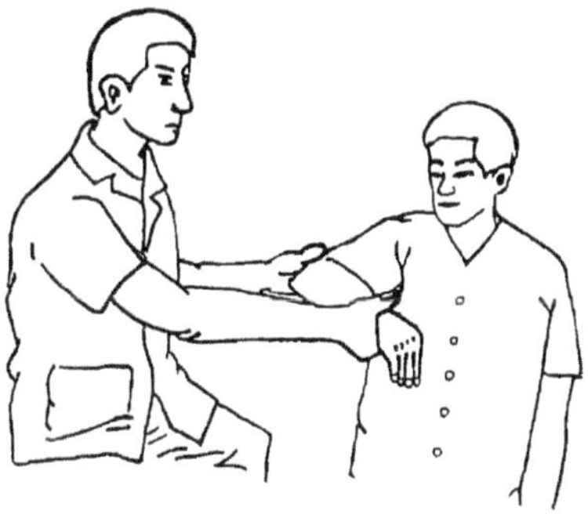

图 4-33　托肘摇肩法

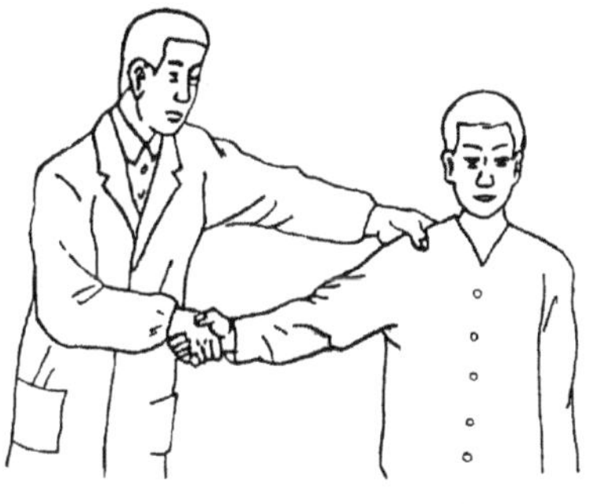

图 4-34　握手摇肩法

托肘摇肩法

握手摇肩法

(2) 握手摇肩法:患者取坐位,肩部自然放松下垂。术者立于患者的侧后方,一手扶住稳定患肩,另一手以虎口交互握住患者的手部。在适度外展体位下,按顺时针或逆时针方向使患肩关节做一定幅度的缓慢摇动 8～10 次(图 4-34)。

2. 注意事项　摇动幅度要由小到大,摇动要和缓,不可过快,用力要稳。

3. 临床应用　摇肩法可缓解或解除肩关节的痉挛和粘连,增加肩关节的活动度。常用于肩关

笔记栏

摇髋法

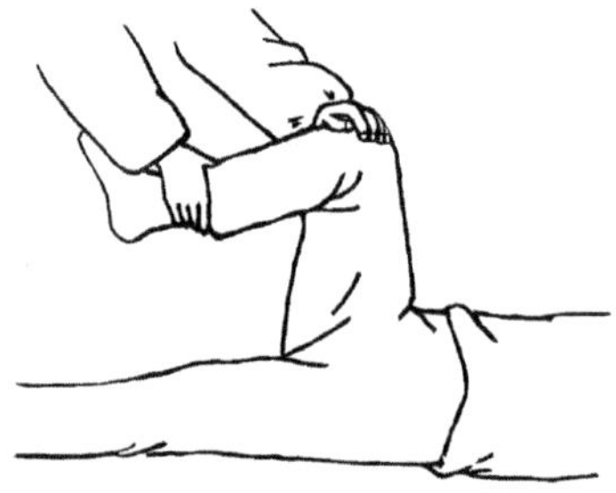

图 4-35　摇髋法

节的粘连性病变和功能受限性疾病。

（二）摇髋法

患者仰卧位，患肢屈膝屈髋各 90°左右。术者立于患侧，一手置于膝前部扶住膝关节，另一手托住患肢的足跟部或握住踝部。以患髋关节为中心，术者两手协调用力按顺时针或逆时针转动患髋，使髋关节在最大生理活动范围内环转摇动(图 4-35)。

1. 注意事项　在强直性脊柱炎患者的推拿治疗中，可使患肢股部尽可能地靠近胸部，以利于保持和恢复髋关节的屈曲功能。

2. 临床应用　本法具有滑利关节和舒筋活络等作用，常用于髋关节扭挫伤、髋关节滑膜炎、髋关节活动障碍性疾病和髋部软组织损伤以及强直性脊柱炎累及髋关节等病证。

摇踝法

（三）摇踝法

患者仰卧位，患肢伸直，小腿及足踝部放松。术者面对患肢站立或坐位，一手托住患者足跟，另一手握住其足趾部。先沿患肢的纵轴向下适度拔伸以牵引踝关节，而后在拔伸牵引的基础上，做踝关节的顺时针或逆时针的环转摇动 8～10 次(图 4-36)。

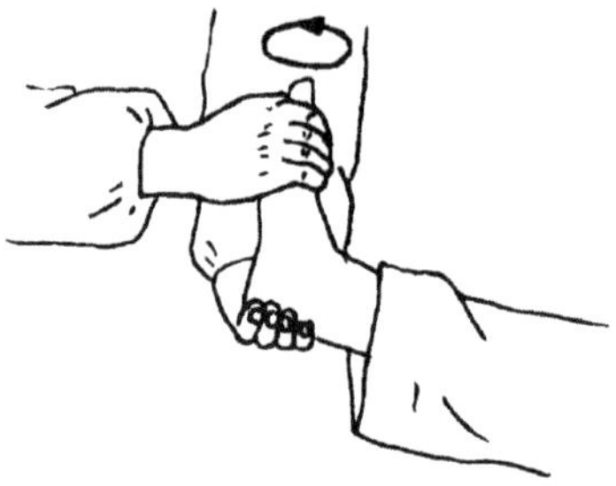

图 4-36　摇踝法

1. 注意事项　摇动要和缓，用力要稳，幅度由小到大。

2. 临床应用　本法具有滑利关节，活血化瘀，消肿止痛和松解粘连的作用。用于踝关节扭伤和踝关节活动障碍性疾病的治疗。

摇腕法

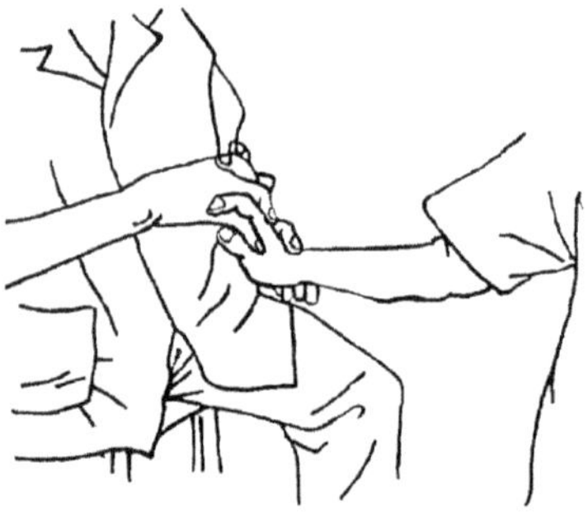

图 4-37　摇腕法

（四）摇腕法

患者取坐位或仰卧位，术者立于或坐在患者侧方。术者一手握住患肢前臂下端靠近腕关节部，另一手握住患腕的掌指关节部；术者两手先做相反方向的适度拔伸以牵拉腕关节，然后在拔伸牵引下做顺时针或逆时针方向的环转摇动(图 4-37)。左右各摇转 8～10 次。

1. 注意事项　摇动幅度要由小到大，摇动要和缓，不可过快，用力要稳。

2. 临床应用　可用于腕关节扭挫伤和腕关节活动障碍性疾病。

肩关节拔伸法(仰卧位)

肩关节拔伸法(坐位)

二、拔伸法

术者将患者肢体或关节的近端固定，同时在关节的远端做持续纵向牵拉，以使病患关节得以拔伸牵拉的一类推拿手法，称为拔伸法。作为辅助手法，拔伸法经常被用于关节部的治疗。拔伸可使被牵拉的关节间隙增大，降低关节内压力，整复关节紊乱，使关节周围的软组织，如肌腱、韧带、肌肉和筋膜等组织结构得以放松，有利于解除或缓解软组织粘连或痉挛，恢复肌肉弹性。本法常用于颈椎、肩关节、腕关节、踝关节和指(趾)关节等处。

（一）肩关节拔伸法

本法依患者取仰卧位和坐位常分为两种操作方式。取坐位时，术者立于患者的后外侧，面对患者；术者以双手握住患者的腕部缓慢向上牵拉患肢(图 4-38)；当向外上方拔伸至术者感受到具有一定阻力感时，持续一定时间后，再缓慢放松；一般重复拔伸牵拉 8～10 次。取仰卧位时，术者立于患者侧方，面对患者；术者以双手握住患者的腕部，缓慢外展患肢，当外展至 40°～60°时，缓慢拔伸牵拉(图 4-39)。

笔记栏

肩上举
拔伸法

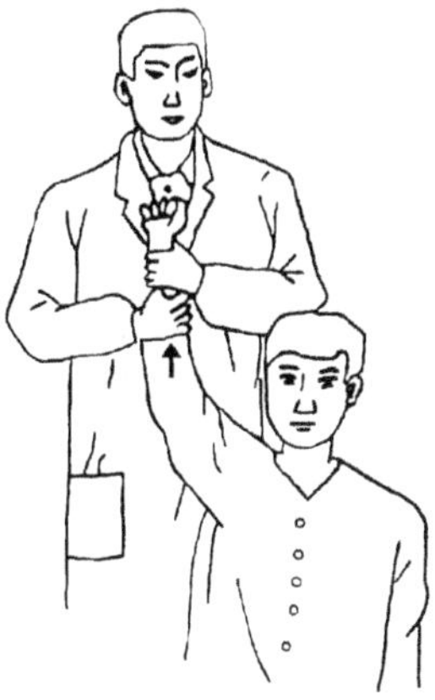

图 4－38　肩上举拔伸法

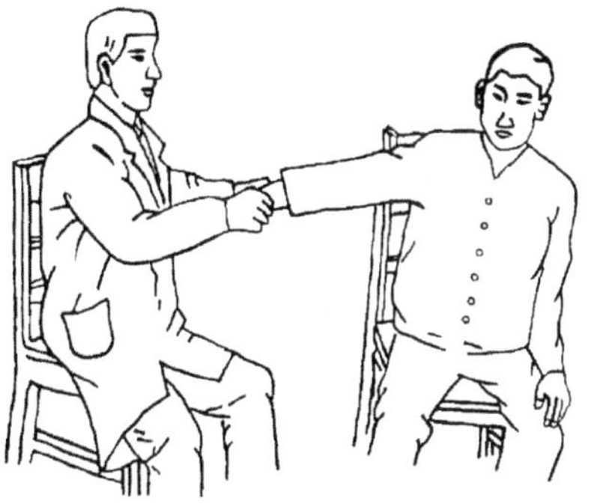

图 4－39　肩外展对抗拔伸法

1. 注意事项　做肩关节拔伸牵拉时，术者动作要稳，不可暴力或猛力拔伸，也不可快速外展，以免引起患者的剧烈疼痛。

2. 临床应用　本法常配合摇肩法使用，具有松解关节粘连、改善关节活动、消除或缓解肩关节周围肌紧张及痉挛的作用。

（二）腕关节拔伸法

患者取坐位或仰卧位，术者一手握住患腕关节的近端(前臂下端)，另一手握住患者腕关节的远端(掌指关节部)，两手同时用力，缓慢向相反方向牵拉腕关节(图 4－40)。持续拔伸牵拉一会儿后，缓慢放松，再行拔伸，如此反复 8～10 次。做腕关节拔伸牵拉时可配合腕关节的环转运动。注意事项及功效同肩关节拔伸法。

腕关节
拔伸法

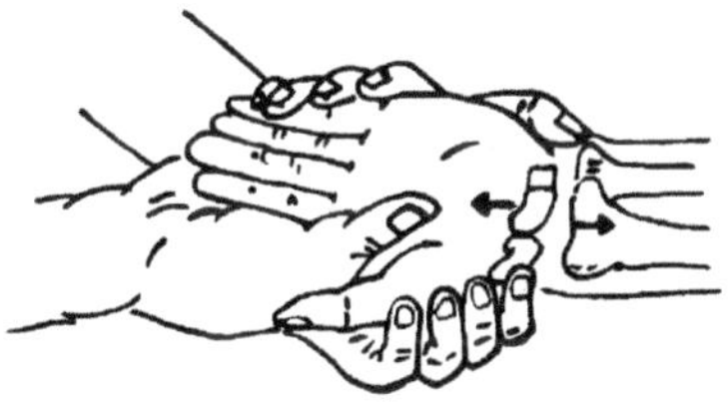

图 4－40　腕关节拔伸法

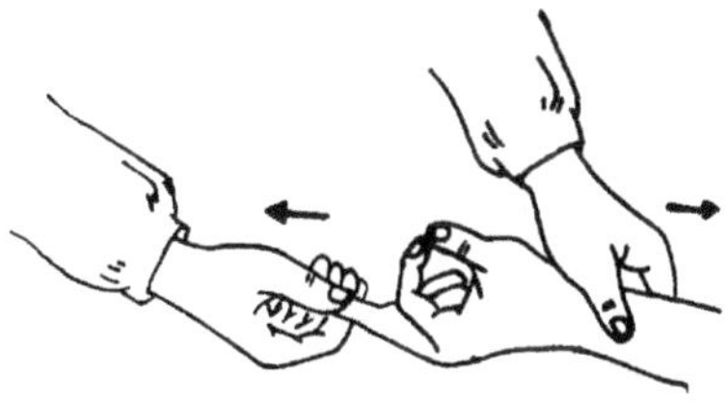

图 4－41　指间关节拔伸法

（三）指间关节拔伸法

患者取坐位或仰卧位，手腕和手指自然放松。术者一手握住患者腕部，另一手捏握住病患指间关节远端，两手同时做相反方向的拔伸牵拉(图 4－41)。持续拔伸牵拉一会儿后再缓慢放松，再行拔伸，如此反复操作8～10 次。

1. 注意事项　拔伸时可配合指间关节的按揉或捏揉以及环转运动，以滑利指间关节，减轻关节的粘连，增加关节的活动度。

2. 临床应用　多用于类风湿关节炎和指间关节扭挫伤等病证。

（四）踝关节拔伸法

患者取仰卧位，下肢自然放松，术者面对患者立其足侧。术者一手握托患者的足跟部及跟腱处，另一手握住其足跖部，两手同时沿患肢的纵轴做相反方向的拔伸牵拉(图 4－42)。术者也可一手握住患者的足跖部，另一手握托患者的小腿下端，进行对抗牵拉。一般可拔伸牵拉 8～10 次。

1. 注意事项　本法也可配合摇踝法以及屈伸踝关节等方法，使踝关节被动运动，有利于滑利踝关节、增加关节的活动度。

踝关节
拔伸法

笔记栏

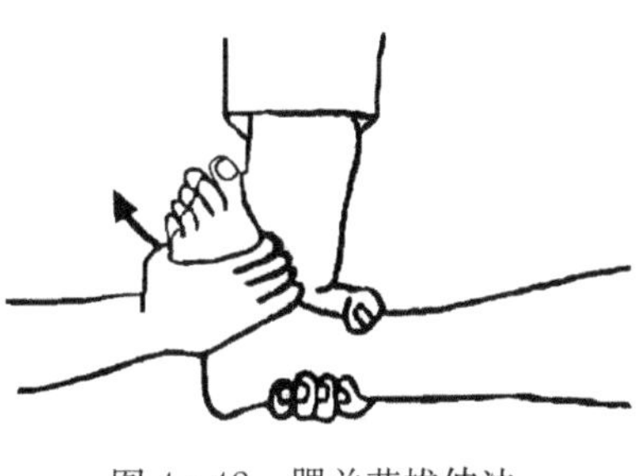

图 4－42　踝关节拔伸法

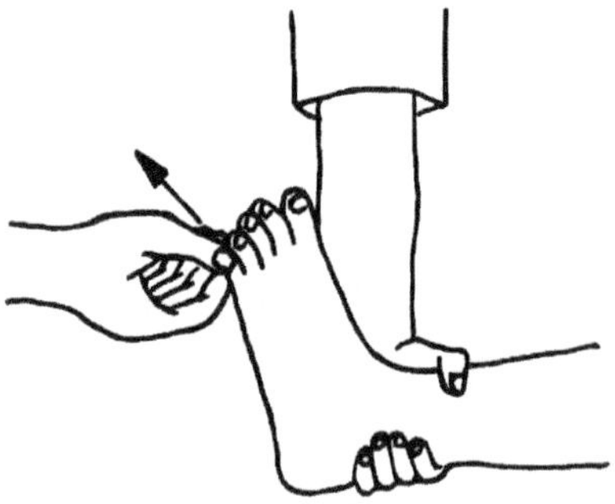

图 4-43 趾间关节拔伸法

2. 临床应用 多用于踝关节扭挫伤、骨折脱位及踝部术后的恢复期治疗。

(五) 趾间关节拔伸法

患者取坐位或仰卧位,术者侧立或侧坐其足侧部。术者一手握患足跖部,另一手握其趾端,两手同时沿关节纵轴做相反方向的用力拔伸 8~10 次(图 4-43)。注意事项及功效同指间关节拔伸法。

屈膝屈髋扳法

髋关节扳法(4字)

三、扳法

术者用双手向相反方向或同一方向短促发力扳动脊椎或四肢关节,使之被动旋转的手法,称为扳法。

1. 分类

(1) 髋关节扳法:患者取卧位,双下肢自然伸直。术者立于患侧,一手抵住患髋部固定,另一手搂着膝关节,由内向外扳动。在使患髋外展至极限时,术者两手协调用力使患肢做一个小幅度的快速外展扳动(图 4-44)。还可以做屈膝屈髋扳法,患者仰卧位,健肢伸直。术者立于患侧,一手固定患膝,另一手握住踝关节,在使患者屈膝屈髋体位下,尽可能使其股部靠近胸壁,并在极限时做一个增大幅度的下压动作,如此反复操作 3~5 次。

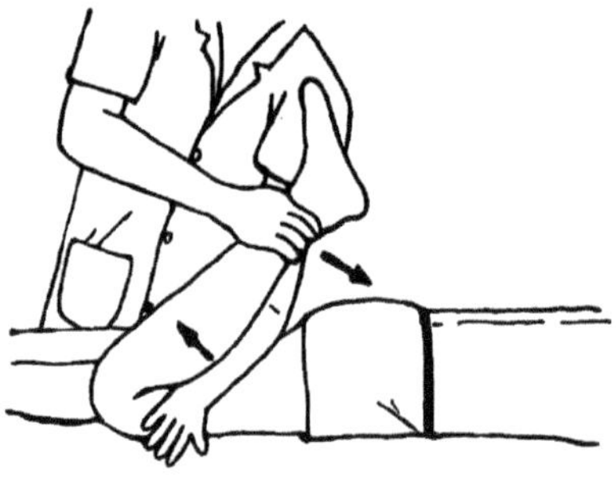

图 4-44 髋关节扳法

肩关节拔法(外展)

肩关节拔法(后伸)

肩关节拔法(前屈)

肘关节扳法

膝关节扳法

(2) 肩关节扳法:患者坐位,术者立于患侧稍后方,将患肢搭在术者肩上,使患肢向外上方外展接近活动受限的极限。术者两手合抱住患肩向下压,同时缓慢起立,使患肢逐渐向上抬起。一抬一放,反复 3~5 次(图 4-45)。注意抬举幅度以患者能够耐受为度。

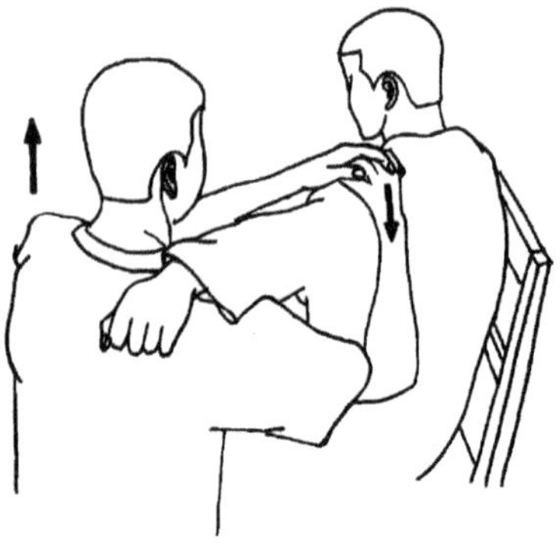

图 4-45 肩关节扳法

(3) 肘关节扳法:患者坐位,患肘立于治疗床上。术者面对患者,一手前臂横置于患肢肘窝,另一手握住其腕背部。使肘关节屈曲至极限时用力向下按压;同时置于肘窝的前臂向外做对抗牵引牵拉,使肘关节拉伸松动,反复操作 3~5 次。

(4) 膝关节扳法:患者俯卧或仰卧位,半屈膝屈髋。术者立于患侧后方,一手之前臂横置于患肢腘窝处;另一手握住踝关节用力屈曲膝关节,同时置于腘窝的前臂用力做对抗牵拉。使膝关节拉伸松动,反复操作 3~5 次。

2. 注意事项 扳法的作用力直接作用于所要扳动的关节,因而操作有一定的难度,需要较高的技巧。要较长时间的培训才能掌握扳法的操作要领,切忌粗暴或蛮力。

3. 临床应用 常用于脊椎关节突关节或四肢关节功能障碍等。

(马惠昇)

第七节 中国脊柱推拿

笔记栏

一、概述

中国脊柱推拿有着悠久的历史,从新石器时代就有了用按摩、外敷药物和药熨治疗腰部疾病的记载。经过历代医家们的不断实践、创新、充实和完善,这种由按摩法演变而来的脊柱推拿手法,与按摩手法有着密切的关联。按、摩法是文献所载的最早的脊柱推拿手法,后代脊柱推拿手法的多样化发展则都是源于按摩法。据研究,目前临床上常用的一些脊柱整骨手法有腰椎斜扳法、腰椎后伸扳法、腰椎后伸旋转扳法、颈椎端提法和颈椎侧屈扳法等。由于地域及文化等方面的差异,中国脊柱推拿在手法术式与治疗风格上,带有明显的地域和人文特色。

20 世纪 50～60 年代的中国脊柱推拿手法特点是采用脊柱于后伸位下操作的手法为主。以第一本推拿教材的出现及天津医院骨科开始进行推拿手法治疗腰椎间盘突出症的临床研究为标志,这期间是脊柱推拿的探索阶段;20 世纪 70 年代以冯天有为代表的脊柱旋转手法的提出以及治疗腰椎间盘突出症的"三步八法"的建立为标志,使中国脊柱推拿进入一个新时期。冯氏手法操作是在脊柱前屈状态下进行侧屈、旋转的脊柱被动运动,并在长杠杆力的基础上增加了拇指顶推偏凸的棘突的短杠杆力。与传统的后伸下旋转操作相比较,手法的动力结构较为合理,这也使得推拿治疗颈椎病和腰椎间盘突出症在临床上得以快速推广。在此阶段,有关手法作用机制的理论探讨和实验研究也逐渐开展起来。20 世纪 80 年代后中国的脊柱推拿在医、教、研及专著出版方面都取得了令人瞩目的成就,脊柱推拿已经成为人们所熟悉的医学术语。进入 21 世纪,脊柱推拿更是呈现快速发展的态势。

此外,脊柱推拿在世界其他地方也广泛使用。早在 Hippocrates 以前,古希腊人就已广泛采用手法来治疗许多疾病。Hippocrates 在其著作中描述了当时所用的脊柱手法和脊柱牵引设备。西方现代脊柱推拿的代表有 Osteopathy(按骨疗法)和 Chiropractic(按脊疗法)。

二、中国脊柱推拿的概念及临床应用

中国脊柱推拿是推拿者(一人或数人)徒手为主或借用器械,将术者发出的推拿力直接作用于患者脊柱或通过骨性杠杆(如肢体)的间接作用,扳动患者的脊柱关节,以治疗脊椎骨关节病变或内脏病变的一种中医外治疗法。脊柱推拿是一种动作,要将推拿所产生的作用力施加于被推拿者的脊柱解剖结构上。因此,在进行脊柱推拿治疗时更多考虑的是患者的局部解剖结构,再加上脊柱推拿治疗的对象是脊柱,脊柱推拿手法的设计必须符合人体的解剖生理学结构特点和规律。

传统上中国脊柱推拿手法可分为松解类和整复(扳动)类两部分。前者包括按摩法和捏脊法等。整复类手法是调节矫正脊椎骨关节的位置紊乱,主要通过提拉、旋转、按压等手法来治疗伤科疾病。脊柱推拿治疗的适应证比较广,除脊柱疾患外,还包括与脊柱相关的内科、妇科、五官科等多种疾病。

脊柱推拿的次数及治疗时间长短不一,需因病审定。重手法或刺激强烈的手法可间隔几天后再进行。急性脱位者只要复位完全,不必反复进行复位。慢性损伤者,经 1～2 次手法多未能完全治愈,需反复多次者,就应拟订疗程,可 5～10 次为 1 个疗程。在各个疗程之间,根据病情变化情况,可作短期休息。由于脊柱推拿手法多使用扳动、拔伸或旋转手法,作用力较一般的推拿按摩手法强。手法后局部多有水肿、胀痛等反应,一般需 3～4 天才能消除,因此治疗可每周 1～2 次。故如需要在同一部位作第 2 次手法时,相隔 1 周左右较妥,以利于局部恢复和稳定。

中国脊柱推拿手法简便实用、疗效好,但是使用不当也可造成伤害,特别是在具有重要解剖结构的颈部进行扳动或旋转推拿时,要更加注意。

三、颈部脊柱推拿手法

(一) 头颈部拔伸法

患者正坐。术者立于患者背后,用双手拇指顶在枕骨下方,掌根托住两侧下颌角的下方,并用两前臂压住患者两肩,两手用力向上,两前臂下压,同时作相反方向用力将患者的头颈部向上拔伸,也可在拔伸时左右缓慢旋转头颈部(图 4-46)。

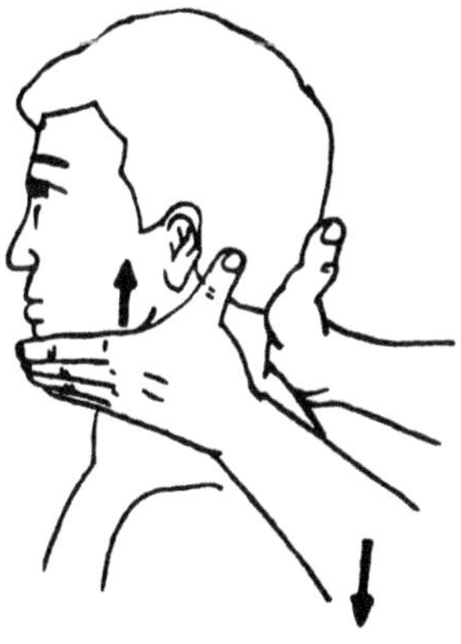
图 4-46 头颈部拔伸法

1. 注意事项 操作时用力要均匀持久,动作要缓和。拔伸时要垂直向上,注意不要将使患者的头颈部过伸。

2. 临床应用 本法具有放松颈项部肌肉、降低椎间盘内压力、整复

笔记栏

颈椎关节等作用。常用于颈椎椎间盘突出症、关节错位和颈部伤筋等,对扭错的颈项部肌腱和移位的颈椎关节有整复作用。

（二）摇颈法

患者端坐。术者立于侧后,一手扶住患者枕后部,另一手托住患者下颌,做左右环转摇动,可配合头颈部的拔伸(图 4-47)。

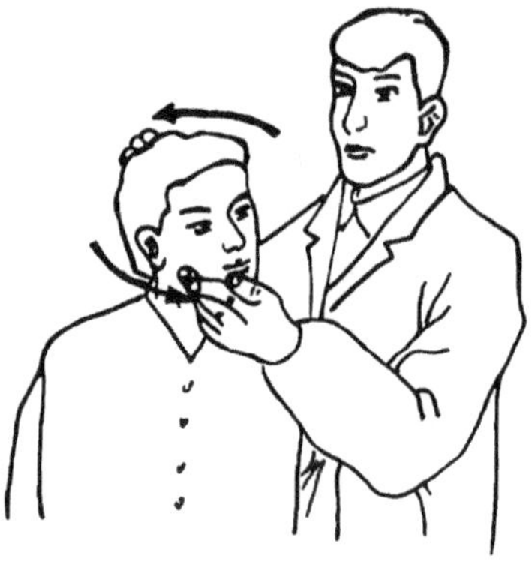

左右环转摇动

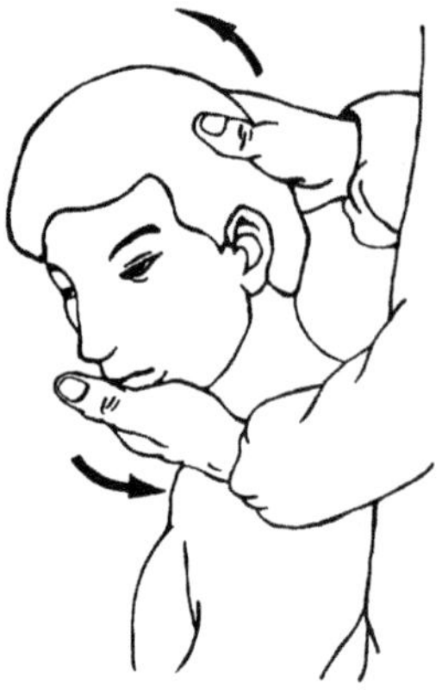

左右环转摇动配合头颈部拔伸

图 4-47　摇颈法

1. 注意事项　摇动时动作要缓和,幅度由小到大,速度不可过快,用力要稳,摇动的方向和幅度要控制在颈部生理范围内。

2. 临床应用　本法具有滑利关节,增强颈椎关节活动功能的作用。用于治疗颈部关节僵硬和伸屈不利等病证。

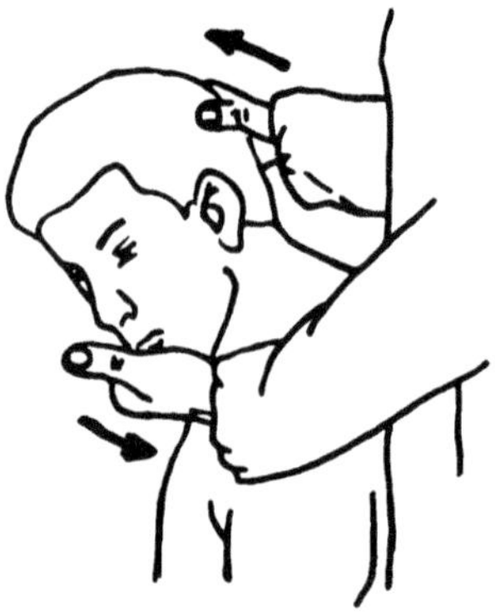

图 4-48　颈椎斜扳法

（三）颈椎斜扳法

患者取坐位,颈椎前屈 10°～15°。术者立其身后,一手扶住后枕部,另一手托住下颌部,使患者头部旋向一侧至一定幅度,此时术者双手同时用力做相反方向的短促、小幅度快速扳动后迅速松手,施术时可闻及关节的咔哒弹响(图 4-48)。

1. 注意事项　操作时双手发力要协调一致,不可暴力。在患者颈部旋转至一侧极限或接近极限时果断发力。

2. 临床应用　本法具有舒筋通络和纠正颈椎关节解剖位置失常的作用。常用于颈椎关节扭错伤及颈椎关节功能受限等病证。

（四）颈椎旋转复位手法

患者端坐位,颈部自然放松。术者立于患者背后,嘱患者头颈部向旋转受限侧主动旋至极限。术者一手拇指置于旋转侧棘突旁,余四指扶持颈项部;另一手掌心对准下颏,五指握拿住下颌骨(或医生前臂掌面紧贴下颌体,手掌心抱住后枕部)(图 4-49)。施术时抱头之手向直上牵提和向受限侧旋转头颈,与此同时另一手拇指可向对侧水平方向顶推棘突,多可听到一个清脆的响声,指下棘突轻度位移。操作结束后,辅助患者头颈部缓慢返回中立位,观察片刻。

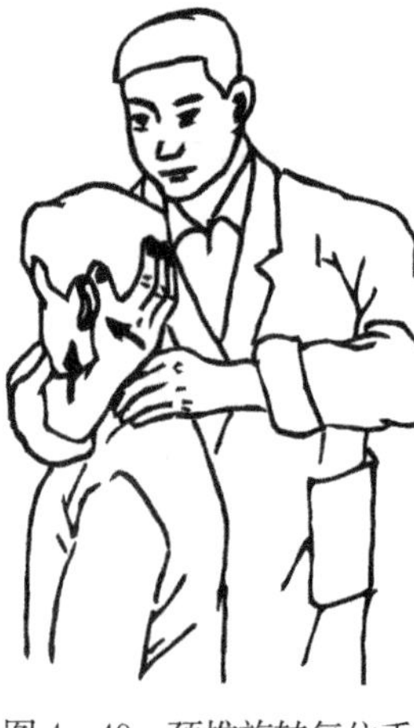

图 4-49　颈椎旋转复位手法

1. 注意事项　手法时应轻柔,酌情用力,切忌粗暴,应求稳、准、轻。旋转幅度控制在颈部生理旋转范围之内,不可强求咔哒声响。

2. 临床应用　本法具有改变突出椎间盘对神经根的压迫或刺激以及整复失常颈椎关节的功效。常用于轻度的颈椎间盘突出症、颈椎病,特别是神经根型颈椎病以及颈部扭挫伤等。

笔记栏

四、胸部脊柱推拿手法

(一)胸椎对抗复位法

患者坐位,双手交叉置于枕后。术者立其身后正中,双手托住其双肘部,并用一侧膝部顶住病变胸椎棘突或棘旁,双手用力向后扳动患者的双肘至一定幅度时,再快速用力向后做小幅度的短促扳动,然后迅速松手,施术时可有关节弹响感(图 4-50)。

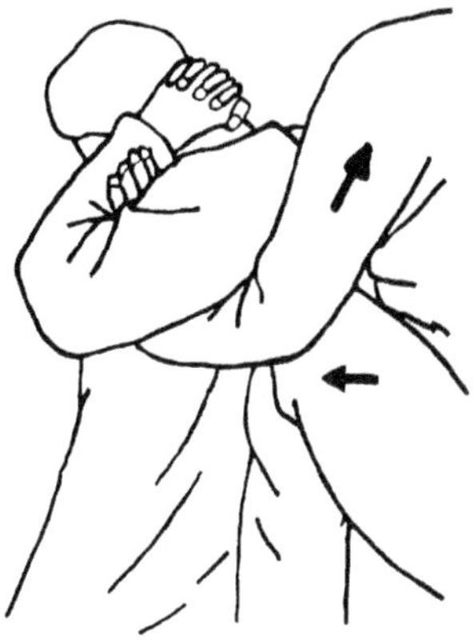

图 4-50 胸椎对抗复位法

1. 注意事项 操作时要在术者的膝部紧贴在患者的棘突上时才可扳动,否则易使患者的棘突冲撞术者的膝部,造成患者的疼痛。必要时可在患者棘突之上置一小软枕。

2. 临床应用 此法适用于中上胸段小关节扭挫伤和关节功能障碍等病痛。

(二)胸椎俯卧推按法

患者俯卧,两上肢置于身旁,自然放松。术者站立于患者一侧,一手掌根按压患椎棘突,另一手置其手背上重叠。嘱患者深呼吸。也可双手交叉,掌根置于棘突旁。在患者呼气末时,术者双手掌根同时用力往前下方短促发力按压,此时可闻及关节的弹响声,手法毕(图 4-51)。

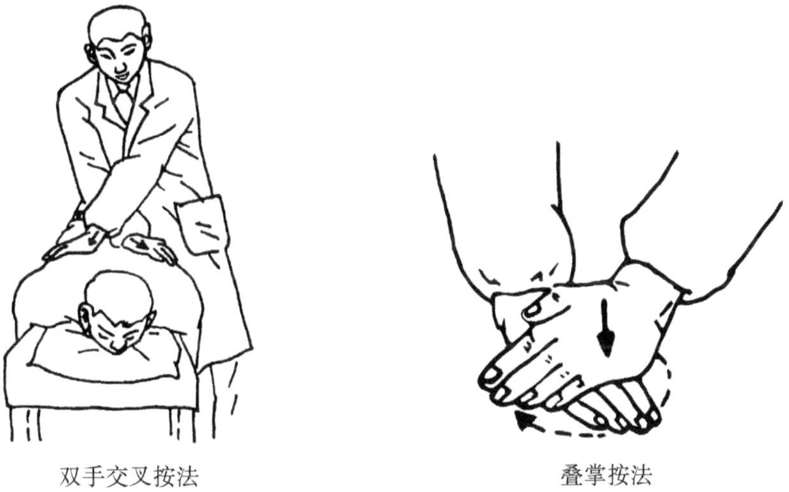

双手交叉按法　　叠掌按法

图 4-51 胸椎俯卧推按法

1. 注意事项 操作时要使术者的双手掌紧按在患者的棘突上,并嘱患者呼吸配合。要注意按压时治疗床不可过软,否则软床可减缓按压力,使手法无法成功。

2. 临床应用 此法适用于中上胸段小关节扭挫伤和关节功能障碍等病痛。

(三)胸椎旋转复位法

患者坐位,身体略前屈。术者坐在患者背后。操作时术者一手拇指从旋转侧向旋转的对侧抵住病变胸椎棘旁,另一手从腋下绕过勾扶住患者项背部,使其胸椎在前屈位时向患侧旋转、侧屈至极限。此时术者勾持患者颈项部的手用力将其躯干向旋转侧做小幅度快速扳动,推顶棘突的拇指用力向对侧发力(图 4-52)。

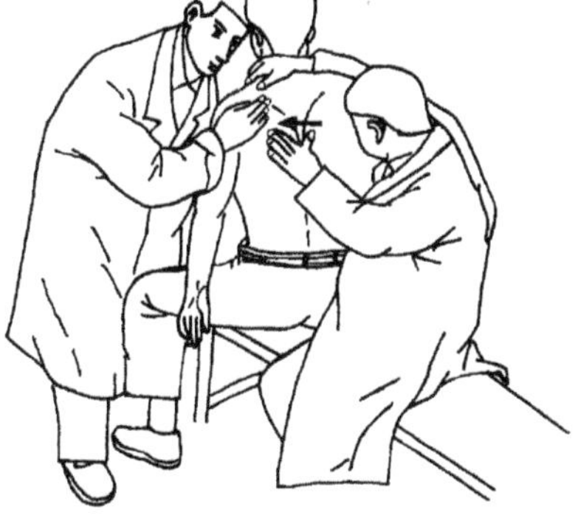

图 4-52 胸椎旋转复位法

1. 注意事项 施术时可有关节弹响感或立即可感到指下椎体轻微错动后迅速松手,示手法成功。术中嘱患者积极配合,屈曲角度要适宜,术者手法应轻柔、稳、准、巧。

笔记栏

2. 临床应用　此法适用于中下胸段小关节扭挫伤和关节功能障碍等病证。

上述三法具有整复胸椎小关节(关节突关节、肋椎关节和肋横突关节)、增加关节活动度、松解关节周围软组织和减轻脊神经受刺激或受压的作用,从而缓解临床症状。

五、腰部脊柱推拿手法

(一)摇腰法

患者取坐位,自然放松。术者半蹲位立于其后,一手按住患者腰部椎旁,另一手扶住对侧肩部。术者两手协调一致引导患者做腰椎的前屈、侧弯和后伸的环转摇动,幅度由小到大。一般左右各摇动 8～10 次(图 4-53)。

1. 注意事项　摇动时动作要缓和,幅度由小到大,用力要稳。

2. 临床应用　本法具有舒筋通络,缓解腰背部软组织痉挛,滑利腰椎各关节和改善腰椎活动度的功效,并可改善椎间盘内压力。

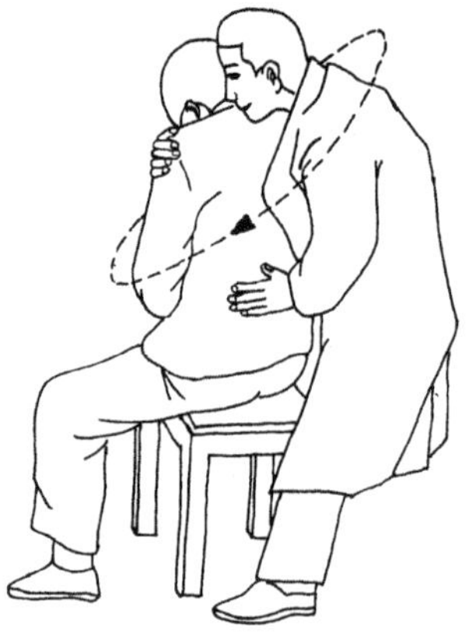

图 4-53　摇腰法

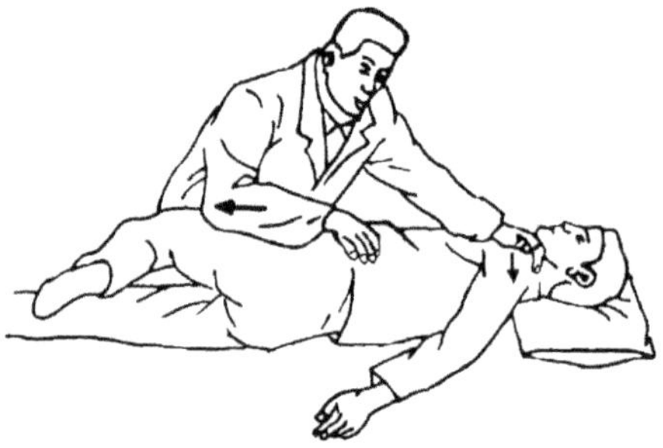

图 4-54　腰椎斜扳法

(二)腰椎斜扳法

患者侧卧位,患侧在上,上腿屈曲,下腿伸直。术者用一手(或肘)抵住患者肩前部,另一手(或肘)抵住臀部,或一手抵住患者肩后部,另一手抵住髂前上棘部。把腰被动旋转至最大限度后,两手同时用力做相反方向扳动(图4-54)。一般可听到响声,然后以同样手法在对侧操作。

1. 注意事项　临床应用时可根据腰椎屈曲的角度以及控制推扳肩部或臀部的力量来达到扳动所要治疗的腰椎节段。

2. 临床应用　本法具有改变突出的椎间盘与神经根的位置、改善椎间盘内压力、调整椎间关节紊乱和舒筋通络等功效,多用于椎间盘突出症和急性腰扭伤等腰骶部疼痛或功能障碍性疾病。此为脊柱推拿最为经典的推拿手法之一,使用得当,效果甚好。

(三)腰椎后扳拔伸法

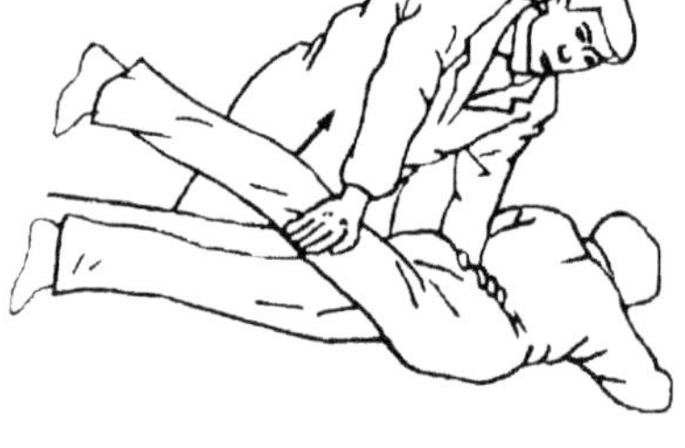

图 4-55　腰椎后扳拔伸法

患者俯卧位。术者立患者患侧,以一手拇指指腹或掌根部为着力点按压病变椎旁,并用力向健侧顶推,另一手前臂环抱健侧下肢,使其膝部依托于术者肘内侧,用力向后上方徐徐拔伸,缓缓扳动,至极限或接近极限时再用力向后上方做小幅度快速扳动,然后迅速松手,施术时可有关节弹响感(图 4-55)。本法的功效和临床应用同腰椎斜扳手法。

1. 注意事项　操作时需要术者双手同步协调一致,按压椎旁的拇指或掌根要相对压力。注意扳动下肢时不可暴力或超过生理活动范围。

2. 临床应用　本法具有改变突出的椎间盘与神经根的位置、改善椎间盘内压力、调整椎间关节紊乱和舒筋通络等功效,多用于椎间盘突出症和急性腰扭伤等病证。

笔记栏

（四）腰椎坐位旋转复位法

患者端坐，两脚分开与肩等宽。术者正坐患者之后，一手自患者腋下伸向前，掌部压于颈后，拇指向下，余四指扶持颈部，同时嘱患者双脚踏地，臀部正坐不准移动(助手面对患者站立，两腿夹住患者一侧大腿，双手压住大腿根部，维持患者正坐姿势)。另一手手拇指扣住所要推扳的棘突，然后术者一手拉患者颈部使身体前屈60°～70°(或略小)，继续侧弯(尽量大于45°)，在最大侧弯位术者一侧上肢使患者躯干向后内侧旋转，同时推扳棘突的拇指顺向向左上顶推棘突，立即可觉察指下椎体轻微错动，往往伴随“咔哒”一声(图4－56)，本法也可双人操作(图4－57)。随后术者双手拇指从上至下将棘上韧带理顺，同时松动腰部肌肉和筋膜。与其他腰椎的脊柱推扳或旋转手法不同的是此法是在腰椎前屈状态下进行的。

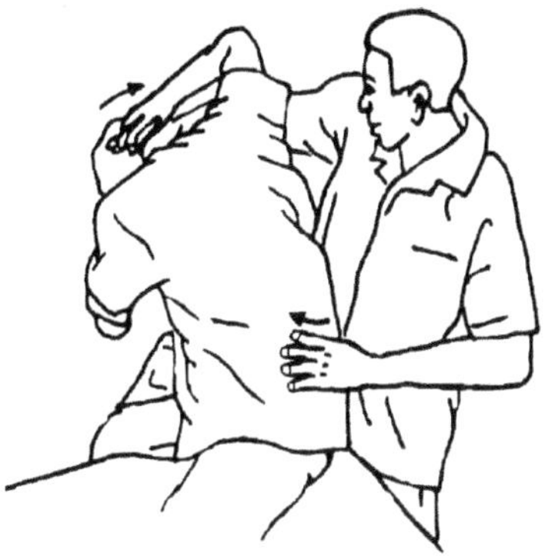

图4－56　腰椎坐位旋转复位法(单人)

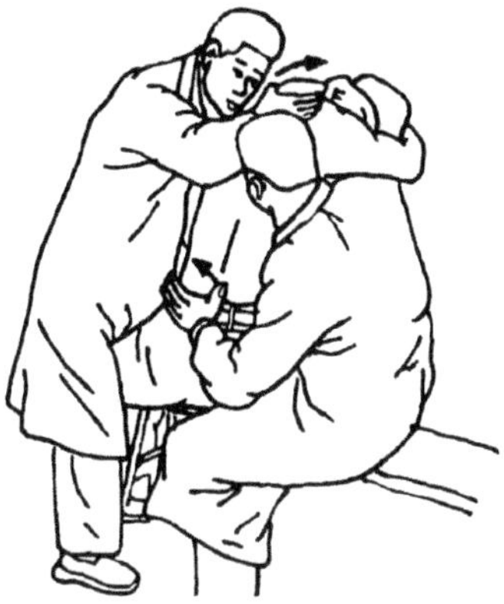

图4－57　腰椎坐位旋转复位法(双人)

1. 注意事项　恰当掌握患者腰部前屈、侧弯、旋转的角度。在复位瞬间是协同动作(切忌做分解动作)。患者在复位时臀部不要随术者向同侧旋转或移动。旋转时要注意两手旋转力的协调一致。

2. 临床应用　同腰椎斜扳手法。

（五）背法

术者与患者背靠背站立。术者用两肘由内向外紧紧地套勾住患者的肘弯部。嘱患者向后紧靠术者的背部，随术者弯腰时患者腰背后伸。然后术者做弯腰屈膝挺臀，将患者反背起，并使其双脚离地，以牵引其胸腰椎，再做快速伸膝挺臀动作；同时以臀部着力颤动或左右摇动患者的腰臀部(图4－58)。选用本法时要注意患者和术者的身高体重相匹配。

1. 注意事项　操作时，术者要屈膝，臀部的颤动和摇动要与双膝的屈伸动作协调。

2. 临床应用　同腰椎斜扳手法。

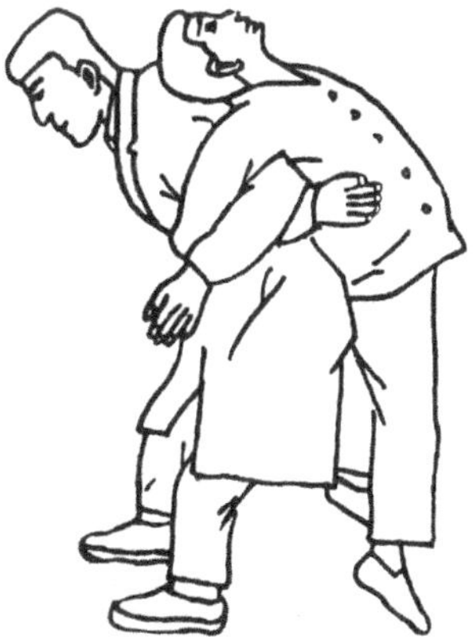

图4－58　背法

(李义凯)

笔记栏

第五章　手法操作练习

导　学

本章介绍了仰卧位、俯卧位和坐位三种体位的推拿手法操作练习。

通过学习，掌握人体各部位手法操作的程序；熟悉推拿手法操作的步骤；了解各种手法在人体各部位的操作特点。

第一节　仰 卧 位

一、头面部操作程序

1. 一指禅推法(或一指禅偏峰推法)

(1) 印堂↔神庭：患者自然放松，术者坐于其头后部，一手扶住其侧头部，另一手用一指禅推法或偏锋推法从印堂到神庭往返推动4～5遍。

(2) 印堂→阳白→太阳→头维：患者自然放松，术者坐于其头后部，一手扶住其侧头部，另一手用一指禅推法或偏锋推法自印堂经阳白、太阳推至头维4～5遍。

(3) 推眼眶：患者双眼微闭，自然放松。术者坐于其头后部，一手扶住其侧头部，另一手用一指禅偏锋推法先推一侧睛明穴，然后沿上眼眶向外推至目外眦，再沿下眼眶内经目内眦推至对侧睛明，再按刚才的顺序呈“∞”形移动，往返4～5次。操作时，指腹要沿眼眶内侧移动，手腕摆动幅度要小，移动要慢，以避免拇指滑脱而戳碰眼球。

(4) 睛明→迎香→地仓→下关→颊车→水沟：患者自然放松，术者坐于其头后部，一手扶住其侧头部，另一手用一指禅偏锋推法推睛明、迎香、地仓、下关、颊车、水沟4～5遍。

2. 抹法

(1) 前额部：

横向

1) 印堂→鱼腰→丝竹空：患者自然放松，术者以双手拇指螺纹面置两眉间印堂穴，分别向左右两侧经鱼腰、丝竹空抹至太阳穴止，反复抹20遍。抹动时用力应均匀一致，缓和有力。

2) 印堂→阳白→太阳：患者仰卧，术者以双手拇指螺纹面置两眉间印堂穴，分别向左右两侧经阳白到太阳穴止，反复抹20遍。

3) 印堂→头维：患者自然放松，术者以双手拇指螺纹面置两眉间印堂穴，分别向左右两侧抹至头维穴，反复抹20遍。

纵向

1) 印堂→神庭：患者自然放松，术者以拇指螺纹面置两眉间印堂穴，自印堂向上直抹到神庭穴，可双手交替进行，反复推抹20遍。

2) 鱼腰→阳白→头临泣：患者自然放松，术者以拇指螺纹面置眉中鱼腰穴向上经阳白穴直抹到头临泣穴，可双手交替进行，反复推抹20遍。

3) 太阳→头维：术者以拇指螺纹面从太阳穴向上至头维穴，可双手同时进行，反复推抹20遍。

笔记栏

(2) 眼周:

1) 抹眼部:患者双眼微闭,术者以拇指或中指螺纹面由内向外分抹上眼眶和眼睑,反复30遍。

2) 抹鱼尾纹:患者双眼微闭,术者以拇指或中指螺纹面由内向外分抹鱼尾纹,反复20遍。

(3) 抹下半面部:

横向

1) 睛明→承泣→太阳:患者双眼微闭,术者以拇指或中指螺纹面由睛明经承泣抹至太阳,反复20遍。

2) 睛明→四白→颧髎→下关→耳门:患者双眼微闭,术者以拇指或中指螺纹面由睛明经四白、颧髎、下关抹至耳门穴,反复20遍。

3) 地仓→下关:患者双眼微闭,术者以拇指或中指螺纹面由地仓抹至下关穴,反复20遍。

4) 承浆→颊车:患者双眼微闭,术者以拇指或中指螺纹面由承浆穴抹至颊车穴,反复20遍。

纵向

1) 印堂→素髎:患者双眼微闭,术者以拇指或中指螺纹面由印堂穴抹至素髎穴,反复20遍。

2) 睛明→迎香:患者双眼微闭,术者以拇指或中指螺纹面由睛明穴抹至迎香穴,反复20遍。

3) 承泣→四白→地仓:患者双眼微闭,术者以拇指或中指螺纹面由承泣经四白抹至地仓穴,反复20遍。

4) 瞳子髎→颧髎→人迎:患者双眼微闭,术者以拇指或中指螺纹面由瞳子髎经颧髎抹至人迎穴,反复20遍。

5) 耳前三穴→颊车:患者双眼微闭,术者以拇指螺纹面由耳门、听宫、听会至颊车穴,反复20遍。

3. 揉法 患者双眼微闭,术者以掌或大鱼际揉患者前额及面部,操作2~3分钟。

4. 按揉穴位 患者双眼微闭,术者用拇指指面或指端分别揉按印堂、太阳、头维、阳白、神庭、丝竹空、鱼腰、四白、颧髎、下关、承浆、颊车、地仓、承浆等穴,每穴0.5~1分钟。

5. 提捏法 患者双眼微闭,术者用拇指、食指二指捏法提捏面颊10次,左右可同时进行。

6. 面部推摩法 患者双眼微闭,术者将双手搓热,用四指指腹贴在脸颊,从鼻翼处开始,将皮肤横向拉开,由内向外推摩,直至耳前,持续2~3秒;然后再从下巴开始,往上推摩至耳部,指腹朝内侧,缓慢、轻柔地摩擦皮肤,反复10余次,可双手同时进行。

7. 轮指法 患者双眼微闭,术者食中无名指小指掌指关节依次屈曲后伸,以各指桡侧缘斜收提患者两侧面颊肌肤腹,可重复10余次。

8. 按揉印堂→百会、攒竹→百会 者双眼微闭,术者以拇指螺纹面分别从印堂按揉到百会、攒竹按揉到百会各3~5次。

9. 勾点法 术者中指屈曲,指端着力于风池穴上,并以指尖着力向内按压,再逐渐减轻力量,反复操作,每分约10次。

10. 梳理头皮 术者双手五指微屈,自然分开,如爪状,用双手十指指腹着力于头皮,由头部正中向两侧颞枕部,或由前额向枕后梳理。

11. 捻揉耳朵 术者用双手拇指和食指指腹从上到下捻揉耳朵,然后向下揪耳垂4~5次,重复3遍。

二、胸部操作程序

1. 掌按双肩 术者用双手掌根同时按压患者双肩5~8次。

2. 拇指分推法 术者用双手拇指指腹由俞府穴沿肋间隙向两侧分推,一直分推至第7肋间隙,反复6~9次。

3. 推摩法 术者用双手大鱼际由锁骨下推摩至第10肋。

笔记栏

4. 揉按胸肌法 术者用四指指腹或掌附着于胸肌上，稍用力按揉胸肌，1～2分钟。

5. 按胸骨法 术者以拇指或其余四指端自璇玑穴点按至中庭穴，反复4～5次。

6. 按中府、云门法 以两手四指指端并置于两侧侧胸大肌外缘处，将手指微微分开，自内向外沿肋间隙向中府、云门穴呈梳状摩动，反复操作1分钟；再以两手四指并置中府、云门穴处，着力长按，反复操作3～4次。

7. 点按穴位 取膻中、中府、云门等穴，每穴1分钟。

8. 擦法 运用胸部擦法。

三、腹部操作程序

1. 推法

(1) 掌推法：术者用一手手掌着力，以掌根部为重点接触部位，沿任脉和脾胃经各推9次。

(2) 指推法：术者用拇指螺纹面着力，沿着以下路径推动。

推任脉(巨阙→神阙→关元)7～8次，配合呼吸。

推胃经(不容→天枢→气冲)7～8次，配合呼吸。

推肝经(章门→急脉)7～8次，配合呼吸。

2. 揉法

(1) 单掌揉上腹部：术者先将双手搓热，用一手手掌以中脘为中心按顺或逆时针方向，按揉上腹部。

(2) 团揉腹部：术者双掌相并，拇指自然伸直，余四指并拢略屈曲，可稍有重叠，其掌缘呈圆形，以尺侧小鱼际及掌根部着力于患者腹部正中央，进行顺时针或逆时针旋转揉动，逐渐扩大范围，连续操作3～5分。

3. 腹部侧掌㨰法 术者用一手手掌背部近小指侧部分在患者腹部滚动4～5遍。

4. 拿揉法 术者一手用拇指和其余四指的指腹捏拿住患者腹肌(含深层脂肪)，顺时针依次拿揉。

5. 掌摩法 术者用掌摩法，以脐为中心做顺时针或逆时针方向摩法5分钟。

6. 擦法 术者将手掌放于上腹部，逐渐向下腹部做横向的反复摩擦，以局部发热为度。手掌紧贴腹壁，作上下直擦和左右横擦，以温热为度。

四、上肢部操作程序

1. 掌推法 术者用掌根部着力于上肢内侧、外侧，做由近端向远端的推法，各9次。

2. 拿法 术者用一手拇指和其余四指指腹，由近端向远端分别拿患者的上肢内侧、外侧、后侧各9次。

3. 㨰法 术者一手用㨰法在上肢内侧、外侧由上到下滚动各9次。

4. 揉捏法 术者用单手或双手拇指与其他四指指腹捏起肌肉，由上到下的捏揉上肢外侧，反复9次。

5. 握拳揉或抱揉法 术者双手握空拳，以掌指关节的背侧自上而下按揉上肢内外侧；或术者用双手掌、手指相对合抱上肢，并以双侧掌心发力交替做均匀、柔和的揉动，由上到下操作1分钟。

6. 点穴 术者用拇指指端点按肩髃、肩髎、曲池、手三里、外关、合谷各1分钟。

7. 拨筋 术者用拇指端外侧偏峰，深按于肩内陵、肩髃、肩髎、臑俞等肌肉粘连部位，适当用力按而拨动。

8. 摇三关 术者与患者两手五指交叉，拉直上肢，针对腕、肘、肩关节，通过医生腰部的摇动带动患者上肢的摇动。

9. 虎口对击法 术者用两手虎口相对由上到下击打患者上肢。

10. 指推三阴三阳 术者用拇指指腹依次平推手三阴、手三阳经。

笔记栏

11. 搓抖法　术者双手夹住肩关节做揉球状,使肩关节充分运动,然后再向手指方向搓动。然后术者左手掌按住肩部以作固定,右手握住患侧尺桡关节远端,在两手协同用力对抗牵拉患上肢的情况下,作连续不断的小幅抖动。

12. 分推法　术者双手抓住患者手背,用拇指指腹或大鱼际放于手背正中,然后向两侧分推。

13. 指推法　术者用拇指指腹旋推内劳宫。

14. 摇法　术者用腕关节、指关节摇法 。

15. 揪抖法　术者用一手拇指与食指指面或食、中二指屈曲后的相对面对合呈钳形着力,逐一夹住患者的每个手指,抖动并向上扯动,使之自指间滑脱而出。

五、下肢前侧操作程序

1. 掌推法　术者用全掌或掌分别按压于下肢前侧、外侧,由上到下推动,各 9 次。

2. 拿法　术者虎口张开,用拇指和其余四指指面,由大腿近端向远端捏拿,可双手重叠用力,反复 9 次。

3. 㨰法　术者用㨰法在患者大腿内侧、前侧、外侧各滚动 4～5 次,小腿外侧 4～5 次。

4. 拿揉法　术者虎口张开,用拇指和其余四指指面,由大腿近端向远端拿揉,可双手重叠用力,反复 9 次。

5. 握拳揉法　术者四指屈曲成半握拳形,用四指中节着力患者的下肢内侧、前侧、外侧进行旋转按揉 1 分钟。

6. 点穴　术者用拇指指端点按髀关、梁丘、血海、内外膝眼、足三里、阳陵泉、悬钟、丘墟、阴陵泉、三阴交等穴,每穴 1 分钟。

7. 拨筋　术者用拇指端外侧偏峰,深按于患者大腿内侧、膝关节周围肌肉粘连部位,适当用力按而拨动。

8. 抖法　术者站于其足端,两手握住患者踝部,将其下肢拉直抬高约 30 cm,做左右方向的旋转抖动。

9. 抱揉法　术者用双手掌、手指相对合抱膝关节,并以双侧掌心发力交替做均匀、柔和的揉动,由上到下操作 1 分钟。

10. 拍法、拳击法　术者用两手掌交替拍打患者大腿腿前外侧;或手握空拳用拳背交替击打患者大腿前外侧。

11. 推摩法　术者一手托扶患者足底,以另一手拇指螺纹面、大鱼际或掌根着力,推摩其足背 10～20 次。

12. 摇法　术者摇踝关节、趾关节。

13. 揪抖法　术者一手托扶患者足底,另一手用拇指与食指指面或食、中二指屈曲后的相对面对合呈钳形着力,逐一夹住患者的每个足趾,抖动并向上扯动,使之自指间滑脱而出。

(张永鹏)

第二节　俯 卧 位

一、颈肩部手法程序

1. 拿揉颈项部　术者立于患者头端,左手五指张开扶住患者头部,右手以五指拿揉法自下而上拿揉颈项部肌肉数遍,再交换左手操作,反复操作 2～3 分钟。

2. 指压棘突两侧　术者立于患者头端或体侧,以双手拇指对称自上而下点压棘突两侧,反复操作 5～8 遍。

笔记栏

3. 拿揉肩部 术者立于患者体侧，双手拇指指腹对称置于患者颈椎或上段胸椎两侧，自内向外拿揉肩部5～8遍。

4. 双㨰肩背 术者立于患者头端，用双手对称㨰患者肩背部，反复操作约1分钟。

5. 揉按法 术者立于患者体侧，用叠掌按揉法施术于患者肩背部肌肉，反复操作5～8遍。

6. 按压穴位 术者立于患者头端，用双手拇指指腹对称按压患者肩井、秉风、天宗等穴，每穴按压3～5遍。

7. 按压肩胛骨 术者立于患者头端，用双手拇指指腹沿患者肩胛骨内侧缘自上而下对称按压，反复操作5～8遍。

8. 推肩胛骨 术者立于患者头端，用双手拇指指腹或大鱼际沿患者肩胛骨内侧缘自上而下对称施推法，反复操作5～8遍，以皮肤透热发红为度。

9. 分推肩背部 术者立于患者头端，用双手拇指指腹自大椎起自上而下分推肩背部，反复操作5～8遍，以皮肤透热发红为度。

10. 掌推肩背部 术者立于患者右肩外侧，用右手掌根自大椎起由上而下直推至胸椎中段脊柱，再自右肩井穴直推至第12肋骨下缘；术者再转移至患者左肩体侧，换左手掌根自左肩井穴直推至第12肋骨下缘，反复操作5～8遍，以皮肤透热发红为度。

11. 叩击肩背部 术者立于患者头端或体侧，先用拳击或侧掌击法施术于其肩背部，再用拍法快速交替叩击脊柱两侧肩背部，每个手法反复操作约1分钟。

二、腰背部手法程序

1. 直推腰背部 术者立于患者右肩外侧，用右手掌根自大椎起自上而下直推督脉至骶部，再自右肩井穴直推右侧膀胱经至臀部最高点；术者再转移至患者左肩外侧，换左手掌根自左肩井穴直推左侧膀胱经至臀部最高点，反复操作5～8遍，以皮肤透热发红为度。

2. 分推背腰部 术者立于患者头端，用双手拇指指腹、大鱼际或掌根自大椎起沿棘突两侧由上到下均匀向两肋分推5～8遍。

3. 㨰背腰肌 术者立于患者右髋体侧，面向患者头部，用右手自腰骶部向头部方向施㨰法，再转移至其左髋体侧，换左手自腰骶部向头部方向施㨰法。若选用肘部施滚法，则选择滚对侧腰背肌，即右肘滚其左侧、左肘滚其右侧。滚法能有效松解腰背肌，需操作较长时间，一般反复操作3～5分钟。

4. 按揉腰背部 术者立于患者体侧，用双手叠掌自上而下按揉患者对侧腰背肌，反复操作5～8遍后，再转移至患者另一侧按揉对侧腰背肌。

5. 按压穴位 术者立于患者体侧，先用双手叠掌自上而下按压患者脊柱，再用双手拇指指腹自上而下按压背俞穴，每穴按压3～5遍。

6. 弹拨腰背肌 术者立于患者体侧，用双手拇指重叠或掌根自上而下弹拨患者近侧腰背肌，反复操作3～5遍后，再转移至患者另一侧弹拨近侧腰背肌。

7. 捏脊法 术者立于患者体侧，用双手拇指自下而上施捏脊法，反复操作3～5遍，以皮肤发红为度。

8. 横擦腰骶部 术者立于患者体侧，一手置于其臀部固定肢体，另一手全掌置于其腰骶部，行快速横擦法，反复操作约1分钟遍，以皮肤透热发红为度。

9. 腰椎斜扳法 术者立于患者体侧，先放松腰部肌肉5分钟，再行斜扳法，扳动前要充分了解患者的病史，排除禁忌证，扳法结束后需继续放松腰肌1～2分钟。

笔记栏

10. 晃腰骶部 术者立于患者体侧，用双手叠掌吸定其腰椎后，用较大的力量和幅度左右揉动腰椎，使其腰骶部随手法而左右晃动，操作约1分钟。本法有摇动或松动腰椎之功效，对操作者体力消耗较大，需多加练习。

11. 叩击腰背部 术者立于患者体侧，先以一手空掌自上而下拍脊柱，再以双手空掌或空拳自上而下叩击患者腰背部，反复操作1～2分钟。

三、下肢后侧部手法程序

以右侧下肢后侧部操作为例。

1. 直推下肢后侧　术者立于患者右侧，左手置于患者右膝外侧固定下肢部，以另一手掌掌根着力，自臀最高点向下直推至脚踝，反复操作5～8遍。

2. 按揉下肢后侧　术者立于患者右侧，双掌重叠，自患者臀部由上而下缓慢按揉至踝部，力度均匀，反复操作5～8遍。

3. 㨰下肢后侧　术者立于患者右膝外侧，左手置于其小腿后侧或膝部固定肢体，右手先在臀部施行㨰法后，再自臀行㨰至踝关节，反复操作5～8遍。

4. 拿揉下肢后侧　术者立于患者右侧，双手自患者臀部由上而下缓慢拿揉至踝部，要求力度均匀舒适，反复操作5～8遍。

5. 拨下肢后外侧　术者立于患者右侧，双手拇指重叠，以指腹自上而下缓慢拨下肢后外侧至踝部，力度轻柔，反复操作5～8遍。

6. 按压穴位　术者立于患者右侧，以右手或双手拇指重叠由上而下依次按压其环跳、承扶、殷门、委中、承山等穴，每穴按压约1分钟。

7. 搓揉臀部　术者立于患者右侧，双掌相对，指尖向前吸定患者臀部两侧，向中间挤压并施较大的力进行搓揉，反复操作3～5遍。

8. 抱揉下肢后侧　术者立于患者右侧，双手掌心相对置于患者右下肢大腿内外两侧，稍用力抱紧，自上而下进行抱揉，反复操作3～5遍。

9. 点揉昆仑、太溪　术者立于患者右侧，令患者屈膝成直角，左手固定踝关节，右手拇指置于昆仑、食指或中指置于太溪，两指相对用力点揉两穴，反复操作5～8遍。

10. 抖下肢法　术者立于患者足端，双手挟持右踝关节，将下肢用力牵引抬离床面后，令患者放松并上下小幅度抖动其下肢，反复操作3～5遍。

11. 叩击下肢后侧　术者立于患者右侧，双手空掌或空拳以拳面或小鱼际部有节奏地叩击患者臀部及下肢后侧部，力量稍重，上下往返操作3～5遍。

12. 搓推足底　术者立于患者右侧，右手固定其踝关节，以左手掌面快速搓推患者足底，反复操作3～5遍。

13. 叩击足跟　术者立于患者右侧，令患者屈膝成直角，左手固定其足前端，右手握拳，以小鱼际部叩击足跟，反复操作5～8遍。

14. 揪抖足趾　术者立于患者足端，令患者屈膝成直角，左手固定其踝关节，右手拇指和食指相对用力，依次从足小趾捻揉揪抖至足大趾，反复操作3～5遍。

第三节　坐　　位

一、头部手法程序

1. 推抹印堂至神庭　术者站立或坐于患者对面，双手拇指指腹用力交替推抹患者印堂至神庭，反复操作8～10遍。

2. 推五经　术者立于患者体侧，一手扶住患者枕后固定头部，另一手五指叉开，中指置于神庭，拇指食指、环指小指分置于两侧，分别沿督脉、膀胱经、胆经五条线自前发际着力推至后发际，以患者轻松舒适为度，反复操作5～8遍。

3. 掌揉头部　术者立于患者体侧，一手拇指、食指中指分置于其枕后固定头部，另一手五指自然张开，以全掌压顶揉动头部，反复操作约1分钟。

笔记栏

4. 一指禅推头顶 术者立于患者体侧，一手拇指、食指中指分置于其枕后固定头部，另一手以一指禅推法施术于头顶百会穴处。为防止刺激过强，可在患者头顶覆盖毛巾后施术，反复操作约 1 分钟。

5. 掐四神聪法 术者立于患者体侧，双手拇指对称分前后、左右两个角度掐四神聪，反复操作 5～8 遍。

6. 点压穴位 术者立于患者体侧，单手或双手拇指点压神庭、头维、太阳、百会、四神聪、风池、风府等穴，每穴按压 3～5 遍。

7. 旱地拔葱 术者立于患者体侧，一手拇指、食指中指分置于其枕后固定头部，另一手五指叉开以指缝夹住头发，轻轻上提，反复操作 5～8 遍。

8. 鸣天鼓 术者站立或坐于患者对面，双手掌心相对按住耳郭，食指、中指弹击后枕部，患者听觉声如鼓鸣，反复操作 5～8 遍。

9. 扫散少阳法 术者立于患者头端，双手自然伸开，以拇指桡侧由太阳穴扫散至率谷，再用食、中、环、小指指腹由率谷扫至风池，力度均匀柔和，反复操作 5～8 遍。

二、颈项部手法程序

1. 拇指分推法 术者立于患者后侧，以督脉为中心，双手拇指由后发际分推项部肌肉至大椎平面，要求用力均匀柔和，避免用力过大伤及颈椎，反复操作 5～8 遍，以皮肤透热发红为度。

2. 一指禅推颈项部 术者立于患者体侧或后侧，用双手或单手拇指指腹螺纹面沿三条线施一指禅推法：后发际↔大椎、颈夹脊后发际↔大椎平面、风池↔大椎平面，反复操作 5～8 遍。

3. 揉颈项部 术者立于患者体侧或后侧，用双手或单手拇指指腹螺纹面沿三条线施揉法：后发际↔大椎、颈夹脊后发际↔大椎平面、风池↔大椎平面，反复操作 5～8 遍。

4. 拿揉颈项部 术者立于患者左侧，以左手拇指、食指中指或小鱼际置固定其额部，右手以五指拿揉法自上而下施术于颈项部两侧肌肉，反复操作 5～8 遍后再转移至患者右侧换左手操作。

5. 拨颈项 术者立于患者左侧，以左手拇指、食指中指或小鱼际置固定其额部，右手以拇指自上而下拨动颈项部左侧肌肉，反复操作 5～8 遍后再转移至患者右侧换左手拨其右侧肌肉。

6. 点压穴位 术者立于患者后侧，以单手或双手拇指叠掌自上而下点压天柱、哑门、风府、风池等穴，每穴点压 3～5 遍。

7. 颈椎摇法 术者立于患者体侧，一手托其下颌，另一手拇指、食指中指或小鱼际置于其枕后固定头部施行旋转、环转摇法。要求速度缓慢，用力适中，并做关节全范围活动，顺时针、逆时针各摇动 5～8 遍。

8. 颈椎拔伸法 术者立于患者体侧，一手托其下颌，另一手拇指、食指中指或小鱼际置于其枕后固定头部施行拔伸法(或施屈肘托颈拔伸法)。要求拔伸速度缓慢、用力适中，拔伸保持竖直方向，做关节全范围活动，反复操作 5～8 遍，拔伸后注意观察患者是否有不适感。

9. 颈椎扳法 术者立于患者体侧，先放松颈项部肌肉 5 分钟，再行各类扳法。扳动前要充分了解患者的病史，排除禁忌证，扳法结束后注意观察患者是否有不适感并继续放松颈肌 1～2 分钟。

10. 推桥弓 术者立于患者体侧，以拇指(或食、中、环指并拢替代拇指)自上而下推胸锁乳突肌，反复操作 5～8 遍，如患者皮肤较干燥，可适当涂抹介质后再施术。

11. 鱼际轮推法 术者立于患者前侧，患者额部抵住术者腹部或胸部，术者双手自然屈曲或握空拳，先以小鱼际置于耳后乳突，吸定皮肤后内旋前臂，即由小鱼际吸定转至大鱼际吸定后，以大鱼际再向下推至锁骨上窝，反复操作 5～8 遍，以皮肤透热发红为度。如患者皮肤较干燥，可适当涂抹介质后再施术。

笔记栏

三、肩背部手法程序

1. 分推肩背部 术者立于患者后侧，双手拇指以“八”字形状沿大椎两侧自上而下分推肩背部至第 10 肋平面，反复操作 5～8 遍，以皮肤透热发红为度。

2. 按揉肩背部　术者立于患者后侧，左手固定患者左肩，右手掌根按揉其右侧肩背部，反复操作5～8遍后，换手施术于患者左侧肩背部，要求用力柔和深透，以皮肤透热发红为度。

3. 㨰肩背部　术者立于患者后侧，左手固定患者左肩，以右手握拳㨰其右侧肩背部，反复操作5～8遍后，换手施术于患者左侧肩背部(或直接选用双手对称㨰法)。要求用力均匀柔和、深透有力，以皮肤透热发红为度。

4. 提拿肩井　术者立于患者后侧，以双手食指、中指、环指着力于肩井穴，与掌根相对用力提拿肩井穴及其两侧斜方肌、菱形肌等肩背部肌肉，反复操作5～8遍，以皮肤透热发红为度。

5. 拨肩背部肌肉　术者立于患者后侧，双手拇指对称拨动其脊柱两侧斜方肌、菱形肌等肌肉，反复操作5～8遍，以皮肤透热发红为度。

6. 按压穴位　术者立于患者后侧，以双手拇指对称按压脊柱两侧肩井、秉风、天宗、曲垣、肩中俞、肩外俞等穴，每穴按压约1分钟。

7. 直推肩背部　术者立于患者右侧，用右手掌根或全掌自大椎起由上而下直推脊柱至胸椎中段，再自右肩井穴直推至第12肋骨下缘；术者再转移至患者左侧，换左手掌根或全掌自左肩井穴直推至第12肋骨下缘。反复操作5～8遍，以皮肤透热发红为度，如患者皮肤较干燥，可适当涂抹介质后再施术。

8. 叩击肩背部　术者立于患者后侧，先用拳击或侧掌击法施术于其肩背部，再用拍法快速交替叩击脊柱两侧肩背部，每个手法反复操作约1分钟。

(牛　坤)

笔记栏

第六章　常见疾病治疗

导　学

本章介绍了骨伤科疾病的概念、病因病机、诊断和推拿治疗，内、外、妇、五官科疾病的概念、病因病机、辨证分型和治疗。

骨伤科
疾病

通过学习，掌握以颈椎病、肩关节周围炎和腰椎间盘突出症这三种具有代表性的骨伤科疾病的推拿治疗，头痛、不寐、眩晕、胃痛和腹泻等常见病证的病因病机、辨证分型和推拿治疗手法；熟悉其他骨伤科及内、外、妇、五官科疾病的治疗规律和治疗手法；了解骨伤科疾病的解剖和病理特点及内、外、妇、五官科疾病的病理特点。

第一节　骨伤科疾病

一、落枕

落枕是指因劳累、扭挫、牵拉或受寒等原因而引起的急性颈部肌肉痉挛、强直、酸胀、疼痛，以致颈部僵硬、转动不灵为主要临床表现的一种疾患。本病多发于青壮年，与职业有关，男多于女，冬春季多发。此病虽可治愈，但轻者需3～5天，重者可延续数周。成年人若反复发作者，常是颈椎病的前驱症状，应当引起警惕。

【病因病机】

1. 卧姿不当　多由于平素体质虚劳，加之睡眠姿势不良，或因睡眠时枕头高低不适，使头颈部肌肉处于过伸或过屈状态，以致颈项部的肌肉（尤其是胸锁乳突肌、斜方肌或肩胛提肌）发生痉挛。

2. 急性损伤　颈部突然向某一方向转动或屈伸可引起颈部软组织撕裂损伤，致使部分肌肉扭伤牵拉，而发生肌肉痉挛或使颈椎关节突关节滑膜嵌顿等。

3. 外感风寒　风寒之邪侵袭颈部，使局部肌肉收缩，血液循环受阻，酸性代谢产物堆积，产生肌肉痉挛。

【诊断】

1. 症状体征

（1）颈项强痛常发生在起床后。

（2）颈部活动困难，头部常呈强迫体位，当转动颈部时，通常借助身体代偿转动。

（3）颈项部肌肉紧张，常可触及胸锁乳突肌或斜方肌的痉挛。

（4）颈项部受累肌肉有明显压痛点。

（5）被动活动颈部可诱发疼痛或使疼痛加剧。

（6）可触及棘突偏移，或有棘突间隙的改变。

笔记栏

2. 检查　X线检查或可见颈椎生理弯曲减弱或消失，一般无异常发现。

【鉴别诊断】

本病需与颈背肌筋膜炎、寰枢关节半脱位和颈椎病等疾病相鉴别。

【治疗】

1. 治则　舒筋活血,温经通络。

2. 部位与取穴　颈项、肩背和上肢部,取风池、肩井、天宗等穴。

3. 主要手法　㨰法、一指禅推法、点法、按法、拿法、摇法、扳法、擦法。

4. 操作方法

(1) 患者取坐位。术者立于患者后侧或患侧,用轻柔的㨰法、一指禅推法于患侧颈项及肩部治疗,配合颈项屈伸和侧屈被动运动,约5分钟。

(2) 用拇指点法或按法点按风池、天柱、肩井、天宗、落枕等穴,每穴约1分钟。然后术者用拇指和食指提拿颈项部患处。提拿时手指与肌腹垂直,一提一松,双手或单手交替进行。手法强度以患者感到患处酸胀,微痛为宜,重复操作5～10次。再嘱患者自然放松颈项部肌肉,术者做颈部摇法,使颈项做轻缓的旋转,摇动数次后,在颈部微向前屈位时,迅速向患侧加大旋转幅度做扳法,手法要稳而快速,旋转幅度要在患者能忍受的限度内。

(3) 用擦法擦患部,以透热为度。

【注意事项】

(1) 本病所用手法必须柔和,切忌粗暴蛮力,被动运动要在生理范围内和患者能忍受的程度下进行。

(2) 颈椎旋转扳法操作时要求患者放松配合,千万不要强求有弹响声。

(3) 严重落枕或半脱位者禁用扳法。

(4) 早期可用冷敷减轻局部反应,后期局部可配合热敷以促进炎症消退。

(5) 避免长时间单一姿势伏案工作。卧枕以舒适为宜,并保持良好睡姿。

二、颈椎病

颈椎病是由于颈椎间盘退行性改变、颈椎骨赘形成及颈部损伤等原因引起的脊柱内外平衡失调,刺激或压迫颈神经根、椎动脉、脊髓或交感神经而引起的一组综合征,又称颈椎综合征,为中老年人的常见病、多发病。本病属中医学“项筋急”“项肩痛”“眩晕”等范畴。罹患者常影响工作、学习和生活。

【病因病机】

1. 慢性损伤及退变　颈部慢性损伤,如长期伏案工作者,可以导致颈椎退变。颈椎间盘退变是发生颈椎病的基础。颈椎间盘的退变使得椎间隙变窄,关节囊和前、后韧带松弛,脊椎的稳定性下降,钩椎关节、椎间关节和椎体可发生代偿性增生。骨赘可直接压迫颈部神经或血管,也可刺激周围组织,使周围组织发生充血、肿胀而产生症状。

2. 急性损伤　各种急性损伤,如扭伤、撞击伤、挥鞭伤等,都可造成椎间盘、韧带或关节囊等组织结构不同程度的损伤,从而使脊椎稳定性下降,促使颈椎发生代偿性增生,增生物直接或间接刺激、压迫神经或血管而产生临床症状。

3. 畸形　某些颈椎先天性畸形,也可导致颈椎病,如颈椎先天性椎管狭窄、椎体融合、齿状突发育不良等。这些畸形或严重的解剖学变异由于改变了颈椎受力状态,可造成相邻椎骨产生应力集中或活动度加大,从而加速了退变过程。

此外,颈项部受寒冷刺激,可使肌肉、血管痉挛收缩,造成局部循环障碍,加剧刺激或压迫,而产生一系列临床症状。

【诊断】

根据受累组织和结构的不同,颈椎病分为:神经根型、脊髓型、椎动脉型、交感型等。如果两种以上类型同时存在,称为“混合型”。对颈椎病的诊断,必须根据病史、体征、影像学的改变综合判断。本节主要介绍临床中常见的神经根型、脊髓型和椎动脉型。

笔记栏

1. 症状体征

(1) 神经根型：

1) 颈后、肩背或枕后疼痛，可呈持续性隐痛或酸痛，也可出现阵发性剧痛。

2) 可沿脊神经节段走行方向烧灼样或刀割样疼痛，伴有针刺样或过电样窜麻感。

3) 颈部活动受限、僵硬，可呈强迫体位。

4) 上肢可有发沉、无力、握力减退、持物落地等现象；受累神经支配的肌力减弱，重者肌肉萎缩。

5) 受累脊神经在相应棘突旁有压痛，并可向上肢放射。

6) 受累神经根参与的腱反射异常，早期活跃，中后期减退或消失。

7) 臂丛神经牵拉试验阳性，颈椎间孔挤压试验阳性。

(2) 脊髓型：

1) 颈部症状轻微或无。

2) 以慢性进行性四肢瘫痪为特征，早期双侧或单侧下肢麻木、疼痛、僵硬、无力，步态笨拙、走路不稳或有踏棉花感。

3) 后期出现一侧或双侧上肢麻木、酸胀、烧灼、疼痛、发抖或无力感，精细活动失调，握力减退。

4) 严重者可见四肢瘫痪，小便潴留或失禁。

5) 查体可见肌张力增高，腱反射亢进，浅反射减弱或消失。

6) 早期霍夫曼(Hoffmann)征出现阳性率较高，后期可见踝阵挛、髌阵挛及巴宾斯基(Babinski)征阳性。

(3) 椎动脉型：

1) 眩晕：大多数患者出现眩晕，可伴有复视、眼震、耳鸣、耳聋、恶心、呕吐等症状，头部活动到某一位置时而诱发或加重。

2) 猝倒：肢体突然失去支撑而猝倒，猝倒时尚能保持头脑清醒。

3) 头痛：头痛多位于枕部、枕顶部或颞部，多呈跳痛。

4) 可有肢体麻木，感觉异常，还可出现失音、声嘶、吞咽困难及霍纳综合征。

5) 颈部肌肉发僵、活动受限及枕部、项韧带部位有压痛，触之常有局部增厚及摩擦感。

6) 椎动脉扭曲试验阳性。

2. 检查

(1) 神经根型：X线侧位片可见颈椎曲度改变，生理前凸减小、消失或呈反弓，病变椎间隙变窄、骨赘，轻度滑脱或项韧带钙化。斜位片可见椎间孔变小，正位片可见钩突变尖增生。

(2) 脊髓型：X线片可有颈椎退行性改变，CT或MRI可见颈段硬脊膜或脊髓受压变形。

(3) 椎动脉型：① 颈椎X线正位片可见到钩椎关节骨赘形成，椎间隙变窄；侧位片可见椎间隙变窄，椎体不稳，椎间孔变小；斜位片可见椎间孔变小及钩椎关节退变；② 椎动脉造影可见椎动脉扭曲、狭窄；③ TCD(经颅彩色多普勒超声)检查示椎-基底动脉供血不足。

【鉴别诊断】

1. 神经根型　本型应与颈肩部筋膜炎、落枕、肩周炎、腕管综合征、颈椎结核、颈椎肿瘤等疾病相鉴别。

2. 脊髓型　本型应与脊髓肿瘤、肌萎缩性侧索硬化症、横贯性脊髓炎、颈椎后纵韧带骨化症及脊髓空洞症等疾病相鉴别。

3. 椎动脉型　本型应与梅尼埃病、眼源性眩晕、位置性低血压、神经官能症等疾病相鉴别。

笔记栏

【治疗】

1. 治则　舒筋活血，解痉止痛，整复错位。

2. 部位与取穴　颈肩背及患肢，取风池、缺盆、天宗、曲池、小海、合谷等穴。

3. 主要手法　拿捏、点揉、弹拨、屈伸旋转、搓法和拍打法等。

4. 操作方法

(1) 患者取坐位。术者站患者后方,先用㨰法放松患者颈、肩背部的肌肉 3 分钟左右;再用拇指、食指及中指三指拿捏颈项两旁的软组织由上而下操作 10 遍。

(2) 用拇指指腹点揉风池穴 1 分钟,以酸胀感向头顶放散为佳,再点揉太阳、百会、风府、天宗、曲池、合谷等穴,约 3 分钟,以局部酸胀为度;弹拨缺盆、极泉、小海等穴,以手指有触电样感为宜;术者两前臂尺侧放于患者两肩部并向下用力,双手拇指顶按在风池穴上方,其余四指及手掌托住下颌部,嘱患者身体下沉,术者双手向上用力,前臂与手同时向相反方向用力,把颈牵开,持续 20 秒;接上势,边牵引边使头颈部前屈、后伸及左右旋转,其动度由小逐渐加大,当达到最大限度结束,反复 5 次。

(3) 拍打肩背部和上肢,约 2 分钟;搓揉患肢肌肉,往返 4 次;牵抖上肢 20 次。

以上操作适应于各型颈椎病,根据各型特点,进行有针对性的操作,酌加以下治疗。

对神经根型颈椎病,应加强放松颈部肌肉,重点点按病变椎旁痛点,时间应长些。

对椎动脉型颈椎病,应充分放松颈部肌肉,同时做头部的手法推拿。

对脊髓型颈椎病,出现下肢症状,应在腰骶部及患肢的前侧和后侧做充分㨰法和按揉法治疗,对下肢功能的恢复,有很好的治疗作用。对有尿潴留或大小便失禁的,应一指禅推法或按揉法于关元、气海、三阴交、肾俞、阴陵泉等穴,酌加摩腹。

【注意事项】

(1) 颈椎病的推拿治疗,手法要轻柔,尤其在做被动运动时,更应谨慎而行,以免发生意外。

(2) 患者应保持正确姿势,伏案工作时间不宜过久,防止颈部外伤、着凉,避免头顶、手持重物。

(3) 脊髓型疗效较差,有手术适应证者当及早手术治疗,避免贻误治疗时机。

(4) 积极进行颈部恰当功能锻炼,加强颈部肌肉力量,增加颈椎稳定性,缩短治疗时间,防止病情复发。

(5) 对颈椎病带来的焦虑抑郁情绪及时进行心理疏导,鼓励患者保持积极乐观的态度面对疾病。

三、胸椎小关节紊乱症

胸椎小关节紊乱症,是指胸椎小关节在旋转外力作用下发生解剖位置的改变,表现为关节囊滑膜嵌顿而形成的不全脱位,且不能自行复位而导致的疼痛和功能受限等症状的一种病证。临床又称为胸椎小关节错缝、胸椎小关节滑膜嵌顿、胸椎小关节机能紊乱等。多发生在第 3～7 胸椎节段,女性发生率高于男性,以青壮年较常见,老人则很少发生。

【病因病机】

胸椎小关节由关节突关节、肋椎关节和肋横突关节组成。其中肋横突关节是肋骨结节与胸椎横突的肋凹相关节,肋椎关节的运动和肋横突关节在功能是联合的,运动轴为由肋头中点至肋结节的连线。随着胸廓运动,肋颈绕运动轴旋转;胸椎的关节突关节由相邻椎体的上下关节突构成,其关节面呈冠状,侧方运动比较灵活。

胸段脊柱因有胸廓的其他组织加固,比颈、腰段脊柱稳定,故损伤错位的机会较少。但胸椎间盘及其椎间韧带等组织的退变,可减弱胸段脊柱的稳定性,而增加损伤的机会。如受到强大外力的挤压,用力过猛的扭转,或睡眠姿势不当等,均可造成胸椎关节突关节的移位、肋椎关节的错缝或半脱位,而刺激肋间神经或胸神经后支,出现急性背、胸部疼痛。久之,这些错位的关节及其周围筋肉组织发生无菌性炎症改变,引起慢性背部疼痛。

本病属中医学"骨错缝"范畴。常因姿势不当,或不慎闪挫,以致骨缝错开,局部气血瘀滞,经脉受阻,发为肿痛。

【诊断】

1. 症状体征

(1) 一般有牵拉、过度扭转外伤史。

笔记栏

(2) 局部疼痛剧烈,甚则牵掣肩背作痛,俯仰转侧困难,常固定于某一体位,不能随意转动,疼痛随脊柱运动增强而加重,且感胸闷不舒,呼吸不畅,入夜翻身困难。重者可有心烦不安,食欲减退。

(3) 部分患者可出现脊柱水平面有关脏腑反射性疼痛,如胆囊、胃区等疼痛。

(4) 脊柱病变节段可触及偏歪的棘突。表现为一侧偏突,而对侧空虚感。

(5) 脊柱病变节段小关节处有明显压痛,多数为一侧,少数为两侧。

(6) 根据病变节段的不同,菱形肌、斜方肌可呈条索状痉挛,亦有明显压痛。

(7) 多数无明显障碍,少数可因疼痛导致前屈或转侧时活动幅度减小,牵拉疼痛。

2. 检查　X线检查常无骨质改变,受累椎间隙可变窄。严重者可见脊柱侧弯,棘突偏歪等改变。

【鉴别诊断】

与肋间神经痛、急性胆囊炎、急性胸膜炎和急性心肌梗死等疾病进行鉴别。

【治疗】

1. 治则　舒筋通络,理筋整复。

2. 部位与取穴　局部压痛点、胸段华佗夹脊穴及膀胱经等部位。

3. 主要手法　㨰法、按法、揉法、弹拨法、擦法、扳法等。

4. 操作方法

(1) 患者取俯卧位。术者立于患者一侧,以㨰法、按法、揉法在胸背部交替操作,时间5～8分钟。

(2) 继上势,沿脊柱两侧竖脊肌用按揉法、弹拨法操作,以松解肌痉挛,时间3～5分钟。暴露背部皮肤,涂上介质,沿两侧膀胱经行侧擦法,以透热为度。

(3) 俯卧扳压法:患者俯卧,术者站立在患侧,一手向上扳动一侧肩部,另一手掌抵压患处棘突,两手同时相对用力扳压。

(4) 患者取坐位。术者立于患者身后,采用胸推对抗复位扳法,以整复关节错缝。

【注意事项】

(1) 整复关节错缝手法宜轻、快、稳、准,勿以关节有无声响为标准。

(2) 治疗期间应卧硬板床,减少活动。

(3) 平常注意动作协调,注意保暖,避免伏案过于劳累。

(4) 经常作扩胸锻炼,对于本病的预防有益。

四、斜方肌筋膜炎

斜方肌筋膜炎是指发生于斜方肌肌肉和筋膜组织的一种无菌性炎症,以引起颈、肩、背部疼痛为主症的一种疾病。本病多罹患于上斜方肌,它是所有头颈部肌源性疼痛中最常见的一种。其发生与寒冷、潮湿、慢性损伤及不良体位等因素有关,常见于各类长期野外作业人员、伏案工作者、职业司机等,属中医学"痹证"范畴。

【病因病机】

斜方肌位于项部和背上部的浅层,在项区有浅、深两层筋膜包绕,在胸背区由浅层筋膜覆盖,枕大神经于枕区穿斜方肌筋膜而过,副神经自颈静脉孔出颅后,向下外行于胸锁乳突肌的深面,从该肌后缘中上1/3斜越颈外侧区,入斜方肌深面,支配斜方肌和肩胛提肌。多种因素均可使斜方肌受损,产生无菌性炎症。

当感受风寒时,局部筋膜血运迟滞,血管收缩、缺血、瘀血及水肿,以致局部纤维组织渗出;或久居湿地,皮肤代谢功能失调,皮下及筋膜血液循环减缓,微血管充血、渗出,代谢产物堆积,形成纤维织炎。

日常生活和劳动中不良姿势和体位,或长时间肩负重物,用力过久,均可引起局部肌肉及筋膜组织的高张力状态,逐渐出现微小的撕裂样损伤。日久纤维样组织增多,局部毛细血管及末梢神经受挤压,导致颈、肩、背部疼痛和功能活动受限。

【诊断】

1. 症状与体征

(1) 多见于颈部长期单一姿势伏案工作者。

(2) 初起觉颈后一侧或两侧轻度疼痛,以后迅速漫延至一侧或两侧颈肩部,多为挛痛或灼痛。

(3) 颈部活动受限,主动后伸颈部时疼痛剧烈,休息或适当活动可使症状减轻。抗阻力提肩疼痛可加重。

(4) 斜方肌体表投影上半区处广泛压痛,肌肉板样僵硬,痛点深处可触及条索状结节,拒按。

2. 检查　X线检查除可见颈椎生理曲度变直,无其他特异性改变。

【鉴别诊断】

本病需与项韧带炎、退行性脊柱炎、强直性脊柱炎、肺结核和胸部肿瘤等疾病相鉴别。

【治疗】

1. 治则　舒筋通络,行气活血,解痉止痛。

2. 部位与取穴　项背部、督脉经、膀胱经及痛点,取风府、风池、肩井、风门、肺俞、心俞等穴。

3. 主要手法　一指禅推法、按揉法、点法、拿法、推法、弹拨法、掌根击法、擦法等。

4. 操作方法

(1) 患者俯卧位或坐位。术者站于患者背后,先用一指禅推法推颈项督脉及膀胱经,从上至下3～5遍,然后再拿揉项部肌筋2～3分钟,并配合颈项屈伸及旋转运动。

(2) 接上势,先用拇指点压、按揉风府、风池、肩井、风门、肺俞、心俞等穴及痛点,以酸胀感为度;然后施拇指弹拨手法于肌痉挛处或痛点,每处弹拨3～5次,以松解粘连,缓解肌痉挛。

(3) 滚揉项背部,重点在斜方肌,反复3～5遍,然后拿揉斜方肌,提拿肩井1～2分钟。

(4) 用小鱼际或空掌掌根轻叩击项背部2分钟,用擦法直擦督脉和膀胱经,以透热为度。

【注意事项】

(1) 注意局部保暖,防止受风着凉。

(2) 避免长期伏案和颈肩单一姿势工作。

(3) 衣着和随身背包要轻便,不要造成肩背过度的压力。

(4) 加强颈肩部的功能锻炼,可减少或避免复发。

(5) 手法以轻柔为主,手法过重可引起炎症渗出使局部疼痛加重。

(6) 局部扳机点注射效果较佳。

五、冈下肌筋膜炎

冈下肌筋膜炎是指因外伤、慢性劳损或寒冷潮湿刺激使冈下肌筋膜炎性改变而出现的一系列临床症状。主要表现为肩胛部弥漫性钝痛、发凉、皮肤麻木、肌肉痉挛和运动障碍。本病病程长,且因劳累及气候变化而发作。

【病因病机】

(1) 急性外伤史者极为少见,绝大多数由慢性劳损所致。

(2) 肩部剧烈运动或用力过度,引起冈下肌损伤,导致局部损伤性炎症。

(3) 肩部感受风寒,引起冈下肌肌张力增高,肌肉痉挛而发病。

【诊断】

笔记栏

1. 症状体征

(1) 损伤初期疼痛重。在冈下窝或肩胛背部有针刺样疼痛或胀痛,连及肩峰前方,可伴有局部皮肤麻木感。损伤日久,冈下窝有紧束感,甚者可见冈下肌萎缩。

(2) 冈下窝内有明显压痛。部分患者肱骨大结节冈下肌腱附着点处有压痛,冈下窝内可触及条索状物。

(3) 肩关节活动一般不受限。

(4) 扩胸试验(肘伸直、肩外展后伸)引起疼痛。

2. 检查 X线检查无异常表现。

【鉴别诊断】

本病应与颈椎病、肩周炎、肱二头肌长头肌腱腱鞘炎、冈上肌肌腱炎、肩峰下滑囊炎等肩部疾病相鉴别。

【治疗】

1. 治则 舒筋通络,活血止痛。

2. 部位与取穴 肩后部,取阿是穴、天宗、秉风、肩井、肩髃、肩贞、臂臑。

3. 主要手法 㨰法、指推法、按揉法、弹拨法、摇法、擦法、搓法、抖法。

4. 操作方法

(1) 患者取坐位,㨰、指推冈下窝、肩后侧及上肢各约3分钟。

(2) 拇指按揉阿是穴、天宗、秉风、肩井、肩髃、肩贞、臂臑。

(3) 弹拨冈下肌痛点约3分钟。

(4) 顺、逆时针方向摇肩关节各10遍。

(5) 小鱼际擦冈下窝,以局部透热为度。

(6) 搓患侧肩部、上肢3～5遍。抖患侧上肢约1分钟。

【注意事项】

(1) 适寒温,避免感受风寒湿。适时添减衣服,不要睡在潮湿的地方,出汗及雨淋后要及时更换湿衣。

(2) 纠正不良的工作姿势,避免伏案过低过久等。单一姿势过久时注意休息,改变姿势。

(3) 必要时可行肌筋膜扳机点注射。

六、小圆肌筋膜炎

小圆肌筋膜炎是指因外伤、慢性劳损或寒冷潮湿等刺激使小圆肌组织结构发生非特异性变化而出现的一系列临床症状。主要表现为肩胛部酸痛、僵硬、有沉重感,肩关节功能一般不受限。本病病程长,劳累及天气变化症状加重。

【病因病机】

(1) 打高尔夫球、网球及保龄球等强力外旋肩关节或用力投掷等动作过猛,或外力直接撞击,均可使小圆肌出血、水肿、渗出。

(2) 小圆肌损伤后失治误治,迁延日久;或肩部长期过度运动后引起小圆肌筋膜炎。

(3) 肩关节后方长期受风寒湿刺激,导致小圆肌肌紧张、痉挛,久之肌纤维粘连成条索。

【诊断】

1. 症状体征

(1) 常有投掷、抛物或风寒湿刺激引起小圆肌肌损伤病史。

(2) 肩背部疼痛或酸痛,严重者伤侧不能卧位,偶有手指麻凉感。

(3) 沿小圆肌体表投影(重点在肩胛骨外侧缘外上1/3至肱骨大结节后下部)可触及该肌纤维隆起、痉挛,压痛明显,并可向上肢放射。

笔记栏

2. 检查 X线片可排除骨病。

【鉴别诊断】

本病应与肩周炎、冈上肌肌腱炎、肩峰下滑囊炎和肩袖损伤等肩部疾病相鉴别。

【治疗】

1. 治则 舒筋通络,活血止痛。

2. 部位与取穴 取肩背部的阿是穴、风池、肩井、秉风、天宗、肩贞、肩髎、臂臑、臑俞。

3. 主要手法 按揉法、㨰法、推法、点按法、弹拨法、摇法、擦法、搓法、抖法。

4. 操作方法

(1) 患者取俯卧位。术者行弓步立于患者患侧,按揉和㨰肩胛部肌肉各约 3 分钟。

(2) 点按阿是穴、风池、肩井、秉风、天宗、肩贞、肩髎、臂臑、臑俞各穴约 30 秒。

(3) 弹拨阿是穴约 3 分钟,顺小圆肌肌纤维走向指推约 3 分钟。

(4) 患者取侧卧位。术者一手拇指点按阿是穴,另一手将患肩行托肘摇肩顺、逆时针方向各摇约 10 次。

(5) 擦肩后部,以透热为度。

(6) 搓患侧肩部约 30 秒,抖患侧上肢约 1 分钟。

【注意事项】

(1) 急性期宜制动,减少肩关节活动。后期积极进行肩关节功能锻炼。

(2) 急性患者手法宜轻柔;慢性患者手法可稍重。

(3) 避免坐位、低头姿势时间过长。

(4) 患肩注意保暖,避免感受风寒。

(5) 疼痛严重者,可行局部扳机点注射。

七、肩关节周围炎

肩关节周围炎又称“五十肩”“漏肩风”“冻结肩”和“肩凝症”,为临床上常见和多发病,以肩部疼痛和肩关节运动功能障碍为其主要临床表现。目前传统意义上的肩关节周围炎已被细分为肩峰下滑囊炎、冈上肌腱炎、冈上肌腱钙化、肩袖损伤、肱二头肌长头腱鞘炎、喙突炎、冻结肩、肩部撞击综合征等多种疾病。本病好发年龄在 50 岁左右,单侧发病多见,偶见双侧同病。肩痛范围广泛,常涉及三角肌、肱二头肌、冈上肌、冈下肌、肩胛下肌、大圆肌、小圆肌、胸小肌和胸大肌等肩部肌肉。

【病因病机】

1. 肩关节活动量少 患肩筋伤、脱位和骨折后,由于疼痛和固定,肩部活动逐渐受限。

2. 肩关节周围软组织慢性劳损 肩关节为人体活动度最大的关节,且关节的稳定主要靠周围的软组织维系,在发生急性损伤后失治误治;或肩部长期反复进行上举、外展和内外旋等动作,关节周围软组织经常受到来自各方面的摩擦挤压,发生慢性劳损而发病。

3. 风寒侵袭肩部 寒冷天气睡眠时肩部常易露在被子外面,或夏天空调冷风长时间对着肩关节吹送。

4. 其他因素 本病发生与颈椎病、糖尿病、偏瘫和冠心病等疾病有关。

肩关节周围炎病理变化累及肩关节周围肌肉、肌腱、滑囊和关节囊。表现为肩肱关节囊的严重收缩,关节囊纤维化、增厚,关节周围受累的组织都呈进行性的纤维化。肩周软组织失去弹性、短缩和硬化。最后关节囊和周围的肌腱、韧带均发生粘连,关节腔缩小,腔内滑膜增厚并粘连。

【诊断】

1. 症状体征

(1) 起病缓慢,多数无明显外伤史,少数仅有轻微外伤史。病程较长,一般在 1 年以内,甚者可达到 2 年。

(2) 肩部疼痛为早期主要症状,开始为阵发性疼痛,以后疼痛逐渐加剧,为针刺或刀割样痛;或为冷痛,有如一股冷风透入骨内,尤以夜间为甚。多数患者常诉后半夜痛醒,不能向患侧侧卧,翻身困难。后期疼痛逐渐减轻。

笔记栏

(3) 早期由于疼痛肩关节向各方向活动均受限,尤以外展、上举和后伸更为明显。后期由于关节囊及肩周软组织的粘连,肩关节各方向的主动和被动活动均受限,肩关节外展时出现典型的“扛肩”现象,导致梳头、穿衣、洗脸、搔痒等动作均难以完成,严重影响日常生活。

(4) 肩部出现广泛性压痛,多数在肩峰下滑囊,喙突,冈上、冈下肌腱,大、小圆肌腱,肱二头肌长、短头肌腱及三角肌前、后缘等处可触到明显的压痛点。

(5) 肩关节周围肌肉早期可出现痉挛,后期三角肌等出现萎缩,肩峰突起。

2. 检查　X线检查多无异常表现,病程久者可见骨质疏松;或可见冈上肌腱、肩峰下滑囊钙化征。

【鉴别诊断】

本病应与颈椎病、肩部骨肿瘤、肱二头肌长头腱鞘炎、喙突炎、冈上肌肌腱炎和肩峰下滑囊炎等相鉴别。

【治疗】

1. 治则　舒通经络,活血止痛,松解粘连,滑利关节。早期以舒筋止痛为主,手法宜轻;后期以松解粘连为主,手法可适当加重,并加强肩关节的被动运动。

2. 部位与取穴　肩臂部,取阿是穴、肩井、秉风、天宗、肩髃、肩贞、肩内陵、极泉、曲池、手三里、合谷。

3. 主要手法　㨰法、一指禅推法、按揉法、擦法、拿法、弹拨法、摇法、扳法、搓法、抖法。

4. 操作方法

(1) 患者取坐位或健侧卧位。术者一手㨰肩前部,重点治疗部位在结节间沟及三角肌前束,另一手托患肘,配合肩关节上举、外展、内旋、外旋等被动运动;一手㨰肩外侧,重点在肱骨大结节,三角肌粗隆处,另一手握住患肢上臂,配合肩关节上举、外展、内收;患者俯卧位,一手㨰肩后部,重点治疗肩袖肌群,如冈上肌、冈下肌、小圆肌,另一手托肘部,配合肩关节后伸、外展的被动运动,按压天宗,拿腋后壁。时间10分钟。

(2) 一指禅推或按揉阿是穴、肩井、天宗、秉风、肩髃、肩贞、肩内陵、曲池、手三里、合谷。

(3) 拿肩井、极泉穴、肩及上肢肌肉。

(4) 弹拨阿是穴,每处2分钟。

(5) 摇肩关节,顺、逆时针各摇5遍,幅度由小到大。

(6) 扳肩关节,前屈、外展、后伸各方向均扳5～10次,幅度由小到大,以患者忍受为度。

(7) 擦肩部,以局部透热为度。

(8) 搓肩部及上肢,上下往返3遍;抖上肢1分钟。

【注意事项】

(1) 手法操作中用力要由轻到重,再由重到轻。

(2) 使用摇法、扳法当循序渐进,逐渐加大活动范围,以患者忍受为度,切不可用暴力、蛮力。并在扳法前尽量松解肩关节周围的软组织。

(3) 后期嘱患者加强肩关节主动功能锻炼。主要是患者弯腰,自然下垂患肩,做前后摆动及回旋画圈等运动。也可做体后拉肩、手拉滑轮或吊单杠等动作。

(4) 注意休息和肩部保暖,防止复感风寒使症状加重。

八、肱二头肌长头腱鞘炎

笔记栏

肱二头肌长头腱鞘炎主要是指因各种原因导致肱骨结节间沟和肱二头肌长头肌腱发生外伤或退行性改变,从而使肌腱、腱鞘和结节间沟在肩关节活动时长期摩擦而引发本病,主要临床表现为肩前部疼痛,活动受限。多见于40岁以上中年人,以慢性劳损多见,是肩痛的常见病之一,也是冻结肩的诱发因素。

【病因病机】

1. 急性外伤 肩关节前部遭受外伤打击致局部筋伤、骨折或脱位;肩关节做外展外旋活动用力过猛,造成肱二头肌长头肌腱撕裂、出血、水肿,肱二头肌长头肌腱和鞘膜增厚而诱发。

2. 慢性劳损 肱骨结节间沟先天性变异、骨质增生、变浅,骨折后局部骨痂形成导致结节间沟表面粗糙不平;肩关节过度后伸或外展活动时肱二头肌长头肌腱遭受肩峰撞击等,使肱二头肌长头肌腱在结节间沟的骨质上反复磨损、撞击而发生退行性改变,使肌腱和腱鞘充血、水肿、细胞浸润,甚至纤维化、腱鞘增厚、粘连形成而发病。

【诊断】

1. 症状体征

(1) 急性损伤者常有肩部明确外伤史,症状重。慢性发病者病程较长,症状较轻。

(2) 肩前部或整个肩部疼痛。肩部活动时症状加重,休息后减轻。

(3) 急性损伤者肩关节活动明显受限,尤以外展、外旋受限更甚。慢性发病者肩部活动受限较轻。

(4) 病程较久或合并肩周炎者,可见肩部肌肉僵硬和萎缩。

(5) 结节间沟处局限性深压痛。

(6) 肱二头肌抗阻力试验阳性。即抗阻力屈肘及前臂旋后时,在肱二头肌长头腱处出现剧烈疼痛。

2. 检查 肩部后前位X线检查常无明显异常,少数患者可有肱骨头骨质疏松或肌腱钙化影像。疑为本病时应常规摄肱骨结节间沟切线位X线片,部分患者可见结节间沟变窄、变浅、沟底或沟边有骨刺形成。

【鉴别诊断】

本病应与肩周炎、肩袖损伤、肱二头肌长头肌腱滑脱、肱二头肌短头肌腱损伤、冈上肌肌腱炎和肩峰下滑囊炎相鉴别。

【治疗】

1. 治则 通络止痛,松解粘连。

2. 部位与取穴 肩前部、上臂前外侧部、肘部,取阿是穴、肩髃、肩内陵、肩贞、肩井、肩髎、巨骨、天府、尺泽、曲池。

3. 主要手法 㨰法、拿法、推法、按揉法、弹拨法、摇法、擦法、搓法、抖法。

4. 操作方法

(1) 患者取坐位。术者㨰肩前部、拿三角肌约3分钟。

(2) 指推肱二头肌肌腱及肌腹,时间约3分钟。

(3) 按揉阿是穴、肩髃、肩内陵、肩贞、肩井、肩髎、巨骨、天府、尺泽、曲池,每穴治疗约30秒。

(4) 弹拨结节间沟痛点约3分钟。

(5) 摇肩关节,顺、逆时针各摇10遍。

(6) 擦肩前侧,以局部透热为度。

(7) 搓肩部、上肢约1分钟,抖上肢约30秒结束治疗。

【注意事项】

(1) 施弹拨手法时切忌暴力,以免损伤肌腱和腱鞘。

(2) 急性期患肩应适当进行固定休息,以利于局部炎症消退;慢性期应加强肩关节各方向功能锻炼,避免冻结肩形成。

(3) 局部注意保暖,避免感受风寒加重症状。

(4) 可配合非甾体类口服药物或局部封闭治疗。

九、喙突炎

喙突炎是指附着在喙突部的肌腱、韧带和滑液囊由于急性损伤或慢性劳损致局部的炎性反应,

笔记栏

并由此产生喙突部的疼痛和压痛。一般多见于青壮年。

【病因病机】

(1) 喙突是肩部肌肉和韧带的重要附着点，有肱二头肌短头、喙肱肌、胸小肌以及喙锁韧带、喙肩韧带、喙肱韧带等附着于喙突，喙突与肌腱之间有滑液囊。肩部受各种外力作用可伤及上述各组织。

(2) 肩部过度活动造成喙突、肌腱和滑液囊之间长期摩擦。

(3) 肩部感受风寒。

由于上述各种原因引起喙突周围组织充血、水肿、纤维化、粘连而诱发本病。

【诊断】

1. 症状体征

(1) 有喙突部急性损伤或慢性劳损史。

(2) 喙突痛，外展后伸时加重，内收内旋位时减轻。急性损伤者局部疼痛明显，呈针刺样或撕裂样疼痛。慢性发病者局部酸痛、钝痛、隐痛，夜间、劳累或受凉疼痛可加重。

(3) 喙突有明显压痛。

(4) 患侧肩关节上举、外展、外旋、后伸均有不同程度受限，急性期尤为明显。

2. 检查 X线检查无异常表现。少数病程长、病情重者可见肱二头肌短头肌腱密度增高，并有点状钙化影。

【鉴别诊断】

本病应与肩周炎、肱二头肌长头肌腱鞘炎、冈上肌肌腱炎、肩峰下滑囊炎、肩袖损伤等肩部疾病相鉴别。

【治疗】

1. 治则 通络止痛，松解粘连。

2. 部位与取穴 取肩前部、上臂前部、肘部的阿是穴、中府、云门、肩髃、肩髎、臂臑、天府、尺泽、曲池、外关、合谷。

3. 主要手法 按揉法、推法、点按法、弹拨法、擦法、搓法、抖法。

4. 操作方法

(1) 按揉肩前部约3分钟。

(2) 指推肩前喙突周围约3分钟。

(3) 点按阿是穴、中府、云门、肩髃、肩髎、臂臑、天府、尺泽、曲池、外关、合谷等穴各约30秒。

(4) 弹拨肩前喙突部痛点约3分钟。

(5) 摇患侧肩关节5～10次。幅度由小渐大，以患者能忍受为度。

(6) 擦肩前部，以透热为度。

(7) 搓患侧肩部、上肢约1分钟。抖患侧上肢约1分钟。

【注意事项】

(1) 急性期宜制动，减少肩关节活动。后期积极进行肩关节功能锻炼。

(2) 急性患者手法宜轻柔；慢性患者手法可稍重。

(3) 患肩注意保暖，避免感受风寒。

(4) 喙突部痛点封闭疗效较好。

十、肱骨外上髁炎

笔记栏

肱骨外上髁炎是指因急、慢性损伤而导致肱骨外上髁周围软组织无菌性炎症，引起的肘关节外侧疼痛及旋前功能障碍的一种病证。本病名称较多，尚用肱桡关节滑囊炎、前臂伸肌总腱炎、桡侧伸腕肌与环状韧带纤维组织炎等，因好发于网球运动员，故又名网球肘。本病属于“肘劳”范畴。

【病因病机】

本病可因急性扭伤或拉伤引起，但多数患者起病缓慢，一般无明显外伤史。本病与职业有密切关系，从事网球、木工、钳工、泥瓦工的成年人发病率较高，好发于右侧。肱骨外上髁为肱桡肌及前臂伸肌总腱的附着部，当某种职业需要经常用力屈伸腕关节，尤其需要使前臂反复旋前、旋后动作，使前臂伸肌群联合总腱在肱骨外上髁附着部受到损伤而引起本病。

【诊断】

1. 症状与体征

(1) 肘后外侧疼痛，以肱骨外上髁局限性酸痛为主，多起病缓慢，在上肢旋转、背伸、提拉、端、推等动作时加重，如拧衣、扫地、端茶壶、倒水等，同时沿伸腕肌向下放射。轻者，疼痛时隐时现，经一段时间自然痊愈。重者，可反复发作，疼痛可为持续性，前臂旋转及握物无力，甚至不能写字、端碗，局部可微呈肿胀。

(2) 肱骨外上髁处及肱桡关节处明显压痛，以及沿伸腕肌行走方向广泛压痛。

(3) 前臂伸肌紧张试验、密耳试验(Mills 征)阳性。

2. 检查 X 线检查多无异常表现，有的可见外上髁处钙化阴影或外上髁粗糙。

【鉴别诊断】

本病应与肱骨内上髁炎及肘关节外伤性骨化性肌炎相鉴别。

【治疗】

1. 治则 舒筋活血，通络止痛。

2. 部位与取穴 前臂桡背侧，取曲池、小海、尺泽、少海、手三里、合谷等穴。

3. 主要手法 𢶏、按、揉、拿、弹拨、擦拔伸、扳等手法。

4. 操作方法

(1) 𢶏揉前臂：患者坐位或仰卧位。术者站于或坐于患者患侧，用轻柔的𢶏法从肘部沿前臂伸肌群治疗，往返 10 次左右，以舒筋通络。将患侧前臂旋前位放置于治疗台上，肘下垫物，术者用拇指按揉肱骨外上髁、环状韧带、肱桡关节及前臂伸肌群，时间 3～5 分钟。

(2) 点穴拿筋：用拇指按揉曲池、手三里、尺泽，用中指按揉小海、少海，手法宜柔和，以局部酸胀为度。同时配合拿法沿伸腕肌反复提拿。

(3) 弹拨止痛：术者一手持腕，使患者前臂旋后位，另一手用屈曲的拇指端压于肱骨外上髁前方，其他四指放于肘关节内侧，持腕手逐渐屈曲肘关节至最大限度，另一手拇指用力按压肱骨外上髁的前方，然后再伸直肘关节，同时术者拇指推至患肢桡骨头的前上面，再沿桡骨头前外缘弹拨伸腕肌起点。施术后患者有桡侧三指麻木感及疼痛减轻的现象。

(4) 拔伸理筋：术者一手握肱骨下端，另一手握前臂远端对抗用力，拔伸肘关节。握腕手同时作轻度的前臂旋转，左右扳动活动，握肱骨下端的手的拇指同时按揉桡骨小头，在拔伸过程中同时作肘关节屈伸活动，最后作弹拨按揉等手法。此手法可以解除肱桡关节滑膜被肱骨与桡骨小头嵌挤引起的疼痛。

(5) 擦法：最后用擦法沿伸腕肌治疗，以透热为度，亦可以搓上肢结束。

【注意事项】

(1) 本病可因附着于肱骨外上髁的肌腱纤维部分断裂导致，因此推拿治疗中不宜手法太重，以免产生医源性损伤。

(2) 因从事劳动而引起本病的患者，应减轻工作强度，疼痛较重者需要制动休息。

(3) 局部应注意保暖，防止寒冷刺激。

十一、旋后肌综合征

旋后肌综合征是由于桡神经深支在穿过旋后肌深浅层之间时，被旋后肌浅层腱弓或桡侧腕短

笔记栏

伸肌腱弓卡压产生的前臂伸肌功能障碍为主的一组症候群。桡神经深支也叫前臂背侧骨间神经，故该病也有人称之为“前臂背侧骨间神经麻痹”“桡管综合征”“桡弓综合征”。

【病因病机】

旋后肌是肘后一块小肌肉，起始于尺骨上端后方桡侧，止于桡骨上段桡侧，分为深、浅两层，桡神经深支(骨间背神经)经旋后肌两层之间通过，除支配旋后肌外，还支配尺侧腕伸肌、指总伸肌、食指和小指固有伸肌，拇长、短伸肌及拇长展肌，是一种单纯运动神经。在旋后肌浅层的近侧缘是较坚韧的腱性结构，称为旋后肌腱弓，神经常在此处受压。本病可由于肘关节急性外伤后局部软组织纤维化、粘连；或肘关节长期重复性劳动，使局部组织受到摩擦和慢性损伤，以及类风湿关节炎致使旋后肌腱弓肥厚，最终导致骨间背神经受压而引起本病。脂肪瘤、血管瘤、腱鞘囊肿等占位性病变也可导致本病发生。

【诊断】

1. 症状与体征

(1) 本病发病缓慢，可逐渐发生伸掌指关节及伸、外展拇指无力，主要是不能将掌指关节向后45°伸直(垂指畸形)；伸腕偏向桡侧(因尺侧伸腕肌受累而无力)。

(2) 无虎口区感觉异常，无疼痛。肘关节前外侧桡骨头有压痛点，重压可引起远端疼痛加剧，压痛点为前臂背侧桡侧腕长、短伸肌和指总伸肌之间的间隙。

(3) 抗阻力试验阳性，中指试验阳性。

(4) 因脂肪瘤、血管瘤、腱鞘囊肿等占位性病变所致者，可于肘窝桡侧处触及肿物。

2. 检查 X线检查多无异常表现。

【鉴别诊断】

本病应与腕管综合征、臂丛神经炎、胸廓出口综合征、神经根型颈椎病相鉴别。

【治疗】

1. 治则 舒筋通络。

2. 部位与取穴 肘及前臂部，取尺泽、手三里、列缺、曲池穴。

3. 主要手法 㨰、一指禅推、按、揉、捻、捋、搓等手法。

4. 操作方法

(1) 患者坐位。术者站或坐于患者对面，一手握住患侧腕部，另一手先用㨰法，按揉法施术于患者肘窝处，重点按揉尺泽与曲泽穴。

(2) 再用㨰法、一指禅推法，从肘窝缓慢向腕部方向治疗，施用手法的同时配合患侧前臂的被动旋前、旋后动作，然后按揉手三里、列缺等穴。如此反复操作10分钟。

(3) 在患侧大鱼际、小鱼际及骨间肌施指揉法；各手指施捻、捋法治疗，约5分钟。

【注意事项】

(1) 因脂肪瘤、血管瘤、腱鞘囊肿等占位性病变所致者，应先针对占位病变进行治疗，不愈者再行推拿治疗。

(2) 患者应注意保暖，适当配合练功活动。

十二、三角纤维软骨复合体损伤

腕关节三角软骨复合体由关节盘、背侧和掌侧尺桡关节韧带、半月板样物质、尺侧副韧带、尺侧腕伸肌腱腱鞘等结构组成，是对腕部具有解剖学和生物力学意义的多种坚韧组织的复合体，具有传递、承受和缓冲压力的作用，是桡尺远端关节主要稳定结构，维持腕关节尺侧稳定。三角软骨盘复合体损伤后可引起腕关节疼痛和功能障碍。

笔记栏

【病因病机】

三角纤维软骨复合体损伤分急性损伤和慢性劳损两种，急性损伤多是因发生跌倒时，手掌撑地腕关节过度背伸，前臂旋前，或向尺侧偏斜时，软骨盘被挤压于尺骨、三角骨和月骨之间而发生破裂或撕脱而损伤。慢性劳损多是因工作原因，腕关节反复背伸、旋转挤压，而引起三角软骨盘复合体退行性撕脱，一般发病年龄稍大。

【诊断】

1. 症状与体征

(1) 外伤性三角纤维软骨复合体损伤的患者多有明确的腕部外伤史，腕部多有肿胀。慢性三角软骨复合体损伤多和患者从事的工作有关，是一个慢性渐进性的病变。

(2) 主要症状是腕部尺侧疼痛，活动时加重，伴有腕部酸胀感，手握力下降，腕关节旋前、旋后、尺偏、屈伸活动受限，运动弧欠圆滑，偶有弹响。尺骨小骨头突出。

(3) 尺腕应力试验阳性：腕关节最大限度尺偏，在轴向应力下，做腕关节被动旋前、旋后活动，引起腕尺侧痛。

2. 检查　X 线检查不能直接发现三角软骨复合体损伤，但可发现尺骨的异常，特别是有撕脱性骨折和软骨下骨质破坏。关节造影和关节镜检查可明确诊断。

【鉴别诊断】

本病应与单纯腕部尺侧副韧带损伤、月骨无菌性坏死、腕背伸肌腱炎、腕关节损伤性滑囊炎相鉴别。

【治疗】

1. 治则　活血化瘀，舒筋通络。

2. 部位与取穴　腕及前臂部，取列缺、神门、内关、外关等穴。

3. 主要手法　按、揉、一指禅推等手法。

4. 操作方法

(1) 急性三角软骨盘复合体损伤，如有错位者，应先复位。复位方法：患者坐位，患肢旋前位、伸直，术者站于患者面前，双手掌及四指分握住患者手掌的大、小鱼际，一手拇指放于腕关节背侧尺骨头上，另一手拇指放于尺、桡骨之间，用力拔伸，助手握住患肢前臂以对抗牵引。在拔伸的同时，双拇指分别揉按尺骨头和桡骨尺侧缘，以使尺骨平复。然后制动休息，以待损伤自我修复。

(2) 慢性三角软骨盘损伤可直接用推拿手法患者坐位，先用点按法，指揉法、一指禅推法在阳谷、外关、阴郄等穴上进行治疗。然后患肢旋前位、伸直，术者站于患者对面，双手掌及四指分握住患者手掌的大、小鱼际，一手拇指放于腕关节背侧尺骨头上，另一手拇指放于尺、桡骨之间，且用力拔伸，助手握住患肢前臂以对抗牵引(或患者身体主动向后以对抗牵引)，同时做腕关节被动旋转运动，幅度从小到大，且双拇指分别揉按尺骨头和桡骨尺侧缘，以恢复腕关节功能，此手可重复进行。

【注意事项】

(1) 进行复位手法轻巧，以防加重损伤。

(2) 治疗期间可采用活血化瘀，舒筋通络中药进行熏洗。

(3) 急性期注意要固定制动。

十三、腕管综合征

腕管综合征是指因腕管内组织增生或移位，腕管狭窄，压力增高，使正中神经在腕管内受压所引起的桡侧三个半手指(拇指、食指、中指、1/2 环指)麻木、疼痛的病证。本病好发于女性，一般为单侧发病，偶可双侧发病。

【病因病机】

腕关节掌侧有腕横韧带，该韧带与腕骨构成一个骨纤维管道，称之为腕管，有一定的容积，管内有正中神经和 9 条指屈肌腱通过。正常情况下，正中神经不会受影响。如果腕部外伤(骨折、脱位)，改变了腕管的形状，减少了腕管原有的容积；或者腕管内各种炎症、渗出、增生、肿物使腕管内容物

笔记栏

增加，造成腕管内压力增高，正中神经受压而产生神经功能障碍。

【诊断】

1. 症状与体征

(1) 初期主要是正中神经受压症状，患手桡侧三个半手指(拇指、食指、中指、1/2 环指)有感觉异样，如麻木、刺痛。一般夜间较重，当手部温度增高时或劳累后症状也加重。甩动手指，症状可缓解。有时可放射到臂、肩部。患肢可有发冷、发绀、活动不利。

(2) 后期患者多出现鱼际肌(拇展肌、拇对掌肌)萎缩、麻痹及肌力减弱，拇指外展对掌无力，握力减弱；拇指、食指、中指及环指桡侧一半的感觉消失；拇指处于手掌的一侧，不能掌侧外展。肌萎缩程度与病程长短有关，一般在病程 4 个月以后逐渐出现。

(3) 手掌叩击和屈腕试验阳性。

2. 检查　本病 X 线检查多未见异常。

【鉴别诊断】

本病应与神经根型颈椎病、多发性神经炎等疾病相鉴别。

【治疗】

1. 治则　舒筋通络，活血化瘀。

2. 部位与取穴　手及腕部，取曲泽、劳宫、内关、大陵、鱼际等穴。

3. 主要手法　一指禅推、点、按、揉、摇、擦等手法。

4. 操作方法

(1) 指揉前臂手腕：患者坐位，掌心朝上，术者用拇指按揉前臂手厥阴心包经往返治疗，在腕管及大鱼际处应重点治疗，手法应先轻后重。

(2) 点揉穴位：用一指禅推法、点、按、揉法在曲泽、内关、大陵、鱼际等穴施术，以酸胀为度。

(3) 捏腕法：患者坐位，前臂处于旋前位，手背朝上，术者双手握患者掌部，拇指平放于腕关节的背侧，以拇指端按压在腕关节间隙内。在拔伸的情况下摇动腕关节，然后在拇指按压下将手腕背伸到最大限度，随即屈曲，并左右各旋转其手腕 3～4 次。

(4) 摇腕捻指：用摇法摇腕关节及指关节，捻指关节 10 次。

(5) 擦腕法：用擦法擦腕掌部，以透热为度。

【注意事项】

(1) 因外伤导致骨折、脱位而引起本病者，应在骨折愈合及关节复位后，再考虑推拿治疗。

(2) 术后可用活血化瘀，舒筋通络类中药熏洗腕部。

(3) 操作中，切忌暴力，以免发生新的损伤。治疗期间，腕部避免用力和受寒。

十四、桡骨茎突狭窄性腱鞘炎

桡骨茎突狭窄性腱鞘炎是由于拇指或腕部活动频繁，使拇短伸肌腱和拇长展肌腱在桡骨茎突部腱鞘内长期摩擦而劳损，导致该处肌腱与腱鞘产生无菌性炎症反应，造成肌腱在腱鞘内的滑动受阻而引起的以局部疼痛和功能障碍为特征的病证。本病多发生于频繁用腕和掌指操作的劳动者，如瓦工、木工、家庭妇女等。女性发病率高于男性。

【病因病机】

腱鞘是保护肌腱的滑囊，有内外两层，内层与肌腱紧密黏附，外层通过滑液腔与内层分开。在两端内外两层相互移行而构成封闭性的腔隙，内外层之间有滑液，可减少肌腱活动时的摩擦。在腕部、掌部、足部和肩部等处均有腱鞘，具有保护肌腱免受骨骼和其他组织的摩擦和压迫的作用，保证肌腱润滑，使之有充分的活动度。桡骨茎突腱鞘长 7～8 cm。腱鞘表面覆有腕背侧韧带，其下方为桡骨茎突部之纵沟，形成一个具有一定容积的骨纤维性管道。管道的沟浅而窄，表面粗糙不平。拇长展肌和拇短伸肌的肌腱在桡骨茎突部共同进入这一腱鞘。拇长展肌起自尺骨和桡骨中部的背

笔记栏

面，止于第1掌骨底的外侧，有拇指外展活动的功能。拇短伸肌在拇长展肌的下方，起自桡骨背面，止于拇指第1指骨底的背侧，具有背伸拇指及外展拇指的功能。拇指背伸或外展时，两肌腱在鞘内滑动摩擦。人们在日常生产劳动中受到急性外伤、慢性劳损以及慢性寒冷的刺激等引起肌腱、腱鞘的损伤性炎症。其主要病理变化是肌腱与腱鞘发生炎症，水肿、渗出、腱鞘内外层逐渐增厚，而使腔道狭窄，以致肌腱与腱鞘之间轻度粘连，而产生疼痛及拇长展肌和拇短伸肌的功能障碍。其病理切片检查显示慢性炎症改变；腕背韧带失泽，有充血及细胞浸润反应；腱鞘呈浆液性滑囊炎，偶有钙化沉着；肌腱水肿，甚则可有部分纤维断裂。

【诊断】

1. 症状与体征

(1) 起病一般较缓慢，多无明显外伤史。

(2) 患者桡骨茎突部疼痛，可放射至手腕或肩、臂部，腕部、拇指活动时疼痛加剧。

(3) 拇指无力，拇指背伸和(或)外展活动受限。日久可见大鱼际萎缩。

(4) 桡骨茎突处有明显压痛，有时可触及硬结节，拇指运动时有摩擦感，或可听见摩擦音。

(5) 握拳尺偏试验阳性。

2. 检查　X线检查一般无异常表现。

【鉴别诊断】

本病应与下尺桡关节损伤、腕舟骨骨折相鉴别。

【治疗】

1. 治则　舒筋活血，松解粘连。

2. 部位与取穴　桡骨茎突部，取手三里、偏历、列缺、阳溪、合谷等穴。

3. 主要手法　㨰、点、按、拨伸、擦等手法。

4. 操作方法

(1) 㨰揉前臂：患者坐位或仰卧位，术者于前臂伸肌群桡侧施㨰法，上下往返治疗2～3分钟。然后术者用拇指重点按揉桡骨茎突部及其上下方，达到舒筋活血之目的。

(2) 点穴止痛：点按手三里、偏历、列缺、阳溪、合谷等穴。

(3) 弹拨舒筋：沿前臂拇短伸肌和拇长展肌分布区往返弹拨治疗，重点在桡骨茎突部，治疗2～3分钟。

(4) 推按阳溪穴：患者取坐位，术者一手夹持患者拇指近侧端，另一手握住患腕，相对用力作拇指拔伸，握腕手拇指在拔伸的同时按揉阳溪穴，夹持拇指的手在拔伸时，同时作拇指的外展、内收等被动运动。

(5) 牵拉理筋：患者取坐位，上肢旋前，患腕拇指在上，术者以双手分别握持腕关节两侧，两拇指在上，向相反方向用力牵拉，并交错拧动，重复操作数次。操作时可听到“吱吱”响声，以解除粘连，疏通狭窄。

(6) 擦法：以桡骨茎突为中心用擦法，以透热为度。

【注意事项】

(1) 手法的刺激量不宜过大。

(2) 应尽量避免腕关节过度运动并注意保暖。

(3) 术后可行热敷，或用活血化瘀，舒筋通络类中药熏洗腕部。

(4) 必要时可封闭、针刀或手术治疗。

十五、屈指肌腱鞘炎

笔记栏

屈指肌腱鞘炎是指由于屈指肌腱与掌指关节处的屈指肌腱鞘骨纤维鞘管反复摩擦，产生慢性无菌性炎症反应，阻碍了肌腱在该处的滑动而引起的手掌部疼痛、压痛和患指伸屈活动受限。当肿大的肌腱通过狭窄鞘管隧道时，可发生一个弹拨动作和响声，故又称为扳机指或弹响指。本病多见于妇女及手工操作者，好发于拇指、中指。

【病因病机】

本病大多由于手指长期快速活动或手指长期用力活动，如织毛衣、打字等。肌腱与腱鞘间反复摩擦，使肌腱与腱鞘损伤，产生慢性无菌性炎症反应，局部出现渗出、水肿、增生。局部腱鞘逐渐增厚，形成环状狭窄，肌腱局部变粗，渐成葫芦状肿大，阻碍肌腱的通过。当肿大的肌腱通过鞘管的狭窄部时，则产生扳机样动作及弹响。当肿大的肌腱不能通过时，则手指不能伸屈，而发生闭锁状现象。

【诊断】

1. 症状与体征

(1) 患者手掌部疼痛，患指伸屈受限，有弹响及“扳机状”现象，晨起时表现较重，稍活动反而好转。严重时手指常交锁在屈曲或伸直位。

(2) 手掌面患指掌指关节处可触及皮下有局限硬结节，手指屈伸时可感到结节状物滑动，并有弹动感。局部压痛明显。

2. 检查　X射线检查多无异常表现。

【治疗】

1. 治则　舒筋通络，活血化瘀。

2. 部位与取穴　手掌及手指部，取劳宫、合谷。

3. 主要手法　捻、摇、拔伸等手法。

4. 操作方法

(1) 捻捋手指：用捻法和捋法在患指的掌指关节周围施术，以舒筋活血。

(2) 拔伸掌指关节：患者坐位，术者站或坐于患者前，患者前臂旋后，掌面向上，术者一手捏住患指的掌骨进行固定。另一手的拇指和屈曲的食指捏住患指近节指骨远端，拇指端抵住患指掌骨远端掌侧的腱鞘的狭窄部，两手做对抗牵引，牵引时屈曲其患指的掌指关节，并同时用拇指指端用力向尺侧推挤腱鞘的狭窄部，常有撕裂感。

(3) 推挤分筋：术者用一手紧握其患指，先作屈伸活动，再以另一手拇指尖端与患者拇指腱鞘狭窄部呈垂直位，用力向桡侧推按挤压其狭窄部。

【注意事项】

(1) 制动休息，避免过劳。

(2) 以上手法每日或隔日一次，通过手法起到减少和预防粘连、消肿、扩张狭窄部及撕裂狭部病变组织的作用。

(3) 封闭和针刀对本病有一定疗效，必要时手术。

十六、髋关节滑膜炎

髋关节滑膜炎是由关节退变、机械应力刺激、病毒或细菌感染以及内分泌或代谢紊乱等多种原因导致的髋关节滑膜非特异性炎症改变，以髋关节肿胀、疼痛、功能受限和关节积液为主要特征的一种疾病。该病以儿童和老年人多见，男性多于女性。

【病因病机】

本病病因尚未清楚，可能与病毒感染、细菌感染、创伤及变态反应有关。

儿童髋关节滑膜炎多因小儿股骨头发育尚不成熟、关节囊松弛、剧烈跳跃等过度外展、外旋运动时，关节囊受到牵拉或挤压，再感受风邪或病毒感染，导致关节滑膜充血、水肿、渗出、滑膜增生及关节积液，使微循环不畅造成无菌性炎症。

成人则因髋关节的扭伤、磨损或软骨退变与骨质增生产生的机械性及生物化学刺激，继发髋关

笔记栏

节滑膜水肿、渗出和积液等，髋关节内积液不断增多，稀释了原有的关节滑膜液，大大降低了骨的润滑，使人体在剧烈活动后骨骼出现摩擦而损伤，最终形成滑膜炎。

【诊断】

1. 症状体征

(1) 单侧髋关节或腹股沟疼痛，伴痛性跛行或伴大腿、膝前内侧疼痛。

(2) 患肢假性变长在 2 cm 以下，髋关节前方压痛，腹股沟轻度肿胀，髋关节屈曲、内收旋转等有抵抗。

(3) 患髋关节轻度屈曲，无肌挛缩表现。

(4) 托马斯征(Thomas 征)及"4"字试验可为阳性。

2. 检查 X 线检查一般骨质无异常表现。MRI 检查可显示患侧髋关节间隙增宽和关节腔积液。实验室检查多正常，偶见血白细胞总数及血沉增高。

【鉴别诊断】

本病应与 Perthes 病(股骨头骨骺炎)、化脓性关节炎、髋关节结核、小儿先天性髋关节脱位、痛风、股骨头无菌性坏死等相鉴别。

【治疗】

1. 治则 活血化瘀，通络止痛，滑利关节。

2. 部位与取穴 髋关节周围，取环跳、风市、秩边、阿是穴等穴。

3. 主要手法 点、按、揉、㨰、摇、擦等手法。

4. 操作方法

(1) 患者俯卧位，术者立于其一侧，㨰法、掌根揉法在臀部施按揉法，力量应深沉有力，约 5 分钟。

(2) 患者侧卧位，用两拇指点按环跳、风市、秩边、阿是穴等约 3 分钟，以有酸胀感为度；然后做髋关节后伸和外展的被动运动 10 次。

(3) 患者仰卧位，术者用手掌根从腹股沟至膝部施以揉法，反复操作 4～5 次；再让患者屈膝屈髋，术者一手扶膝部，一手扶踝部做髋关节摇法，配合髋关节外展和内旋、外旋的被动运动 10 次。

(4) 患者侧卧位，患侧在上，在髋关节部位用掌擦法，以透热为度。

【注意事项】

(1) 嘱患者进行适当的体育锻炼，并长期坚持。

(2) 局部保暖，避免频繁下蹲。

(3) 如急性期或关节积液较多，应予制动休息。

(4) 髋关节被动运动时，应在髋关节生理活动范围内操作。

十七、梨状肌综合征

梨状肌综合征又称梨状肌损伤，是引起急、慢性坐骨神经痛的常见病因。本症系因梨状肌损伤，发生充血、水肿、粘连和挛缩等变化，使得走行于梨状肌其内或相邻的坐骨神经及臀部血管遭受刺激、牵拉或压迫，并产生相应的临床症状，故又称之为梨状肌损伤综合征。本病多见于中老年人，属中医学"痹证""筋痹"等范畴。

【病因病机】

1. 损伤 多由间接外力所致，如闪扭、跨越或下蹲等，尤其在负重时，髋关节过度外展、外旋或下蹲猛然直立用力；或腰前屈伸直时，骨盆发生旋转，使梨状肌受到过度牵拉而致伤。梨状肌损伤后，局部充血水肿或痉挛，反复损伤导致梨状肌肥厚，可刺激或压迫坐骨神经而出现疼痛。

2. 变异 梨状肌与坐骨神经的关系有两种类型，一为坐骨神经从梨状肌肌腹中穿出；另一类是指坐骨神经高位分支，即坐骨神经在梨状肌处就分为腓总神经和胫神经，胫神经在梨状肌下穿出，

笔记栏

而腓总神经从梨状肌肌腹中穿出。当感受风寒湿邪，或骶髂关节发生炎症，或妇科疾患如盆腔卵巢或附件炎症的刺激等，可造成局部血液循环障碍，使梨状肌痉挛、肥厚而压迫血管或神经产生症状。

【诊断】

1. 症状体征

(1) 多有臀部急、慢性损伤史或受凉史，少数病例与邻近组织器官的损伤或炎症有关。

(2) 典型症状是臀部疼痛伴同侧坐骨神经痛。轻者臀部有深在性的疼痛、不适或酸胀感。重者出现刀割样剧痛，生活不能自理，自觉患侧下肢短缩，步履跛行。

(3) 一般腰部无压痛与畸形，活动不受限。沿梨状肌体表投影区深层有明显压痛，有时压痛点扩散到坐骨神经分布区域。在梨状肌处可触及条索样改变或弥漫性肿胀的肌束隆起，日久可出现臀肌萎缩。

(4) 患侧下肢直腿抬高试验，在60°以前疼痛明显，超过60°时，疼痛反而减轻。梨状肌紧张试验阳性。

2. 检查

(1) 超声检查：正常梨状肌位置、大小、回声双侧对称，厚度差小于2 mm。梨状肌综合征患者，患侧梨状肌因充血、水肿、肿胀，超声表现为梨状肌明显增厚，与对侧相比厚度大于2 mm，回声减低，内呈不均匀低回声，梨状肌下孔间隙变窄。

(2) X线检查：无异常改变。

【鉴别诊断】

本病应与腰椎间盘突出症、强直性脊柱炎、臀上皮神经损伤、腰椎关节突关节紊乱症和坐骨神经炎等疾病相鉴别。

【治疗】

1. 治则 舒筋活血，通络止痛。

2. 部位与取穴 臀部和下肢等，取环跳、承扶、阳陵泉、委中、承山等穴。

3. 主要手法 㨰、按、揉、点、按、弹拨、擦及被动运动等手法。

4. 操作方法

(1) 患者俯卧位，术者站于患侧，先用柔和而深沉的㨰法沿梨状肌体表投影反复施术3～5分钟，然后施掌按揉法于患处2～3分钟，再在患侧大腿后外侧施㨰法和拿揉法，充分使臀部及大腿后外侧肌肉放松。

(2) 用拇指弹拨法于梨状肌肌腹呈垂直方向弹拨10次，并点按环跳、承扶、阳陵泉、委中、承山等穴，以酸胀为度，以达通络止痛之目的。

(3) 施掌推法或深按压法，顺肌纤维方向反复推压5～8次，力达深层，再以肘尖深压梨状肌2～3分钟，以达理筋整复之目的。

(4) 术者一手扶按髋臀部，一手托扶患侧下肢，做患髋后伸、外展及外旋等被动运动，反复数次，使之滑利关节，松解粘连，最后施擦法擦热局部。

【注意事项】

(1) 梨状肌位置过深，治疗时不可因位置深而用暴力，避免造成新的损伤。

(2) 急性损伤期，应卧床休息1～2周，以利损伤组织的修复。

(3) 注意局部保暖，免受风寒刺激。

(4) 避免重体力劳动，尤其是搬重物或弯腰捡东西的动作应避免。

笔记栏

十八、臀中肌筋膜炎

臀中肌筋膜炎又称臀中肌综合征，是以臀部疼痛并向下肢放散为临床特征的一种疾病。本病在慢性腰腿痛的发病率中占有相当大的比例，好发于25～50岁的体力劳动者。本病属中医学“伤筋”“痹证”范畴。

【病因病机】

臀中肌位于臀大肌的深面，起于髂嵴外侧，止于股骨大转子，是主要的髋关节外展肌。在单足站立时，此肌能保证骨盆在水平位的稳定。日常生活中的躯干活动如弯腰、直立、行走、下蹲等，依靠骨盆、髋关节及腰臀部肌群与筋膜联合完成，当髋关节长期处于屈曲位或扭转位时，臀中肌及其筋膜过伸，使局部组织血供不良，代谢障碍，造成组织挛缩和粘连，产生无菌性炎症，而引发一系列症状。

【诊断】

1. 症状体征

(1) 一般有牵拉、过度扭转外伤史。

(2) 腰腿痛的部位在臀部，以酸痛为主，劳累或活动后疼痛加重。

(3) 压痛点可为 1 个或多个，臀中肌的前、中、后部均可有压痛点。

(4) 直腿抬高可有臀部疼痛及大腿痛。

(5) 在臀肌筋沟处能摸到条索状病理反应物。

2. 检查　X 线片及实验室检查无特异性表现。

【鉴别诊断】

本病应与梨状肌综合征、强直性脊柱炎和腰椎间盘突出症等疾病相鉴别。

【治疗】

1. 治则　温经通络，解痉止痛，松解粘连。

2. 部位与取穴　腰臀部和下肢部，取大肠俞、环跳、承扶、委中穴。

3. 主要手法　㨰法、点按法、拿法、揉法、弹拨法、理筋法等。

4. 操作方法

(1) 患者俯卧位，术者先以轻柔的㨰法在患处以及同侧腰腿处治疗 5 分钟，以缓解痉挛。

(2) 继上势，用弹拨法在患处以垂直于臀中肌肌纤维方向及肌肉条索处用力来回弹拨，每处弹拨 20 下，以顺筋理筋。

(3) 点按患侧大肠俞、环跳、承扶、委中等穴，每穴 1 分钟。再次以㨰法、揉法、拿法沿患侧腰臀腿部行放松手法。

(4) 患者仰卧位，助手固定健侧膝，术者一手按患侧膝，另一手握踝，使患者屈膝屈髋，再使髋内收内旋，小腿外展内旋，然后迅速顿拉下肢，结束手法。

【注意事项】

(1) 手法要力度适中，忌用蛮力暴力，以免造成新的损伤。

(2) 注意局部保暖，免受风寒刺激。

(3) 避免弯腰、久坐、久蹲及跳跃活动。

十九、阔筋膜张肌筋膜炎

阔筋膜张肌筋膜炎是指因外伤、慢性劳损、寒冷潮湿刺激使阔筋膜张肌筋膜及其肌肉组织发生水肿、渗出及纤维性变，而出现的一系列临床症状。其特点是臀部疼痛并沿大腿外前方向下放射至膝关节稍下方，同时在臀大肌外上方阔筋膜张肌腹部后缘有明显的僵硬感和压痛，多数病例在检查时外展下肢后疼痛可加重。病后多不能做大幅度的跑、跳、转体、伸展以及摆腿等动作。

【病因病机】

(1) 奔跑、跳跃、搬抬重物时，膝关节伸直、大腿猛烈屈曲或过度伸展可造成阔筋膜张肌损伤。

(2) 大腿外侧暴露感受风寒，如寒冷天气女性穿短裙，夏天贪凉一侧席地而卧等，阔筋膜张肌受风寒湿刺激而发病。

笔记栏

(3) 阔筋膜张肌由臀上神经支配,与该神经通路中任何有关的物理或病理性刺激均可诱发本病。

【诊断】

1. 症状体征

(1) 患者感觉自臀肌外上方沿大腿及膝关节外侧呈放射痛。

(2) 患肢可有寒冷不适以及麻木沉重感。

(3) 在臀大肌外上方,阔筋膜张肌肌腹部后缘,有非常敏感的压痛点,并可摸到僵硬的肌肉或索条状硬块。

(4) 外展抗阻试验:患者侧卧,患肢用力外展,检查者给予阻力对抗,若出现上述症状即为阳性。

2. 检查 X线片无异常表现,可排除髋关节疾病。

【鉴别诊断】

本病应与腰椎间盘突出症、腰椎管狭窄症、臀上皮神经炎、强直性脊柱炎、梨状肌损伤综合征和股骨大转子滑囊炎等疾病相鉴别。

【治疗】

1. 治则 舒筋解痉,滑利关节。

2. 部位与取穴 腰部、臀部、大腿外侧部,取居髎、环跳、风市、阳陵泉、委中等穴。

3. 主要手法 㨰法、掌根按揉法、推法、弹拨法、摇法、牵抖法、擦法。

4. 操作方法

(1) 患者俯卧,术者立于患侧,㨰腰骶和臀大腿外侧约3分钟。

(2) 自臀外侧部向大腿外侧用掌根按揉至膝关节往返约5分钟。

(3) 掌根沿患侧阔筋膜张肌始起部沿髂胫束向下推约3分钟。

(4) 点按阿是穴、居髎、环跳、风市、委中、阳陵泉、绝骨等穴各约30秒。

(5) 弹拨阔筋膜张肌痛点约3分钟。

(6) 大幅度摇患侧髋、膝关节5~10次,牵抖髋关节5~10次。

(7) 沿患侧阔筋膜张肌起始部与髂胫束之间来回搓擦,以透热为度。

【注意事项】

(1) 在治疗上要动静结合,嘱患者进行功能锻炼,经常做髋前屈、后伸、外展、外旋等运动,以巩固疗效。

(2) 避免受风寒湿侵袭,以防复发。

(3) 可配合局部扳机点注射疗法。

二十、臀上皮神经损伤

臀上皮神经损伤是指臀上皮神经在其解剖行程中遭受各种外力或局部肌肉长期牵拉、压迫和摩擦,导致腰臀痛为主要临床特征的疾病,又称臀上皮神经嵌压综合征,是临床常见的腰腿痛的病症之一。属中医学"筋伤""筋出槽"范畴。

【病因病机】

(1) 各种急性外力因素如碰撞、挤压、扭转、牵拉作用于臀上皮神经,使其在出入肌肉、筋膜、皮下等组织结构处的解剖位置发生细微异常,即偏离原位;或周围的肌肉、筋膜、皮下组织等细微撕裂出血、水肿、炎性改变,最终瘢痕组织形成,从而对臀上皮神经形成嵌压。

(2) 各种原因致腰骶部肌肉长期处于僵硬状态,腰骶及髂嵴经常受扭转、牵拉和摩擦等外力的刺激,久之则对臀上皮神经形成慢性损害。

(3) 若患者髂嵴发育异常,较正常人高且外翻,使臀上皮神经在越过髂嵴时经常受到牵张刺激。

笔记栏

肥胖的中老年女性易发生骶髂脂肪疝嵌顿,压迫臀上皮神经。

【诊断】

1. 症状体征

(1) 有腰臀部外伤史或慢性劳损史。

(2) 急性损伤者患侧腰臀部疼痛较为剧烈,呈刺痛、刀割样痛、撕裂样疼痛,大腿后侧可有牵扯痛,但一般不超过膝。腰部各方向活动明显受限。

(3) 慢性损伤的患者表现为腰臀腿酸软无力、胀痛、钝痛等,个别患者有臀上皮神经分布区域感觉麻木、迟钝等。

(4) 检查时可在髂嵴最高点内侧下 2 横指处可触及"条索样"组织,推之可移动,压之疼痛,有麻胀感。

(5) 直腿抬高试验:急性期少数患者可出现阳性,但不出现神经根性症状;慢性期多阴性。

(6) 并膝下蹲试验阳性征,即下蹲时,患者双膝下蹲不能合并拢。

2. 检查　X 线片无异常改变。

【鉴别诊断】

本病应与腰椎间盘突出症、第三腰椎横突综合征、梨状肌综合征、股外侧皮神经炎等病相鉴别。

【治疗】

1. 治则　舒筋散结,活血通络。

2. 部位与取穴　臀部,取阿是穴、八髎、秩边、肾俞、环跳、风市、委中。

3. 常用手法　㨰法、推法、按揉法、点按法、弹拨法、擦法、拍法。

4. 操作方法

(1) 患者取俯卧位,术者立于患侧,㨰、按揉、四指推腰骶、臀部直至大腿后侧,时间 10 分钟。

(2) 擦患侧臀部(压痛点为中心),以透热为度。

(3) 拇指点按阿是穴、八髎、秩边、肾俞、环跳、风市、委中,每穴约 30 秒。

(4) 拇指弹拨髂嵴处条索样痛点 5 分钟。

(5) 患者侧卧于床边,患臀在上,屈髋屈膝,术者行弓步立于床边,身体做主动前后摆动,用一手及大腿带动患侧大腿使髋关节做被动屈伸运动,另一手㨰阿是穴处。

(6) 轻用㨰法、按揉放松肌肉,拍打腰臀部以透热。

【注意事项】

(1) 手法忌粗暴,以防造成新的损伤。

(2) 治疗期间,患者宜卧硬板床休息,局部保暖,避免寒湿侵袭。

(3) 可配合局部封闭治疗。

二十一、股外侧皮神经炎

股外侧皮神经炎又称感觉异常性股痛,也被称为 Roth 综合征,是指由于各种原因导致股外侧皮神经炎受累,临床主要表现为股外侧皮神经分布区域皮肤感觉异常和疼痛的一种疾病。

【病因病机】

(1) 股外侧皮神经系由第 1~3 腰神经发出,通过腰大肌外侧缘,斜过髂肌,沿骨盆经腹股沟韧带之深面,在髂前上棘下穿出阔筋膜至股部皮肤。在股外侧皮神经走行过程中任何一处由于急慢性外伤作用、先天解剖变异、骨盆骨折、妊娠、炎症、疝气、肿块、异物、衣裤过紧、受凉等原因导致股外侧皮神经受到压迫,都可引起股外侧皮神经炎。

(2) 脊椎退行性骨关节炎、强直性脊柱炎、腰椎间盘突出症等也可压迫刺激第 1~3 腰神经引发本病。

(3) 全身性疾病如痛风、糖尿病、肥胖、动脉硬化、风湿热、梅毒、乙醇中毒,甚至流感都可导致股

笔记栏

外侧皮神经发生炎症。

(4) 局部病理变化：除真皮小血管周围可有轻度炎症细胞浸润外，无特殊变化。神经检查可见到神经肿胀，神经周围炎症细胞浸润及神经退行性变。

【诊断】

1. 症状体征

(1) 常为单侧发生，少数双侧发病；病程缓慢渐进，迁延难愈。

(2) 患者自觉大腿前外侧感觉异样，如蚁行、烧灼、麻木、寒凉和刺痛感等。症状以夜间更为明显，常影响睡眠。

(3) 发病初时疼痛呈间断性，后逐渐变为持续性，急性发作时疼痛较为剧烈。

(4) 站立或行走时间过长、下肢活动时衣服摩擦患部可使感觉异常加重。

(5) 有些患者可有患部色素沉着，皮肤轻度菲薄和干燥，毫毛减少。

(6) 无明显肌肉萎缩和活动受限。

2. 检查 局部X线片无异常表现。

【鉴别诊断】

本病应当与腰椎间盘突出症、腰椎管狭窄症以及其他原因引起的坐骨神经痛等疾病相鉴别。

【治疗】

1. 治则 行气活血，疏经通络。

2. 部位与取穴 股外侧患部和下肢、足少阳胆经，取阿是穴、肾俞、大肠俞、环跳、髀关、承扶、殷门、风市、伏兔、血海、阳陵泉、绝骨、昆仑、足临泣。

3. 主要手法 按揉法、点按法、弹拨法、擦法、拍击法、摇法、牵抖法。

4. 操作方法

(1) 按揉大腿外侧感觉异常区约5分钟。

(2) 点按阿是穴(多位于髂前上棘下)、肾俞、大肠俞、伏兔、血海、阳陵泉、绝骨、昆仑、足临泣等穴各约30秒。肘按环跳、髀关、承扶、殷门、风市穴各约1分钟。

(3) 拇指弹拨阿是穴约3分钟。

(4) 擦大腿外侧感觉异常区约2分钟。

(5) 拍击法大腿外侧感觉异常区，以皮肤发红、发热为度。

(6) 大幅度顺、逆时针方向摇髋、膝关节5次，牵抖下肢5次。

【注意事项】

(1) 继发性股外侧皮神经炎患者应积极治疗原发性疾病。

(2) 女性在寒冷天气不要穿短裙，以避免大腿部感受风寒侵袭而诱发本病。

(3) 可配合非甾体类药物或髂前上棘下局部痛点封闭；必要时可行神经切断术或松解术。

二十二、膝关节内、外侧副韧带扭伤

膝关节侧副韧带位于膝关节的内、外侧，分为内侧副韧带和外侧副韧带。由于膝关节的生理外翻和膝部外侧易受暴力打击，内侧副韧带的损伤机会较多，严重者可合并内侧半月板或交叉韧带的损伤，从而破坏了膝内侧的稳定性，必须及时正确地进行治疗。

【病因病机】

内侧副韧带由深、浅两层组成，深层又称为关节囊韧带，呈三角形，扁宽而坚韧。此韧带可随膝关节的屈伸而前后滑动，当膝关节完全伸直或屈曲时韧带紧张，关节固定，而半屈曲位时韧带松弛，关节不稳，易受损伤。

外侧副韧带为条束状坚韧的纤维束，起于股骨外上髁，止于腓骨小头，与关节囊之间有疏松结缔组织相隔，腘肌腱通过外侧副韧带与外侧半月板之间。膝屈曲时该韧带松弛，伸直时则紧张，和

笔记栏

髂胫束一起限制膝关节的过度内翻活动。

当膝关节微屈时，膝关节的稳定性相对较差，此时如突然受到外翻或内翻应力即可引起内侧或外侧副韧带损伤。由于膝关节呈轻度生理性外翻，且膝外侧容易受到外力的冲击，使膝过度外翻，故临床上内侧副韧带损伤占绝大多数。临床上根据其损伤的程度，一般将本病分为部分断裂、完全断裂、合并半月软骨损伤或膝十字韧带损伤三种类型。推拿适用于韧带的扭伤及部分撕裂，完全断裂等须行手术缝合或修补。

【诊断】

1. 症状体征　侧副韧带拉伤或部分撕裂的患者，一般有明确的外伤史，患者膝关节侧方疼痛、压痛，小腿被动外展或内收时疼痛加剧，跛行，膝侧方有局限性肿胀，2～3 天可出现皮下瘀斑、膝关节伸屈活动受限。如合并有半月板损伤，则可见到关节内积血。韧带完全断裂者，局部可触及凹陷缺损。

2. 检查

(1) 膝关节不稳，有过度内、外翻活动。

(2) 膝内、外翻试验阳性：患者仰卧位，下肢伸直。术者一手置膝外侧向内推，另一手握踝上使之外展。如膝内侧出现疼痛为阳性。关节明显松动者为内侧副韧带完全断裂。相反，则为外侧副韧带损伤。

(3) 如合并半月板或交叉韧带损伤者，可出现关节内积血，膝关节旋转试验、抽屉试验阳性等。关节镜检查可明确诊断。

(4) X 线检查：在膝内、外翻应力下拍摄正位片，若韧带完全断裂者则膝关节内、外侧间隙明显增宽，如存在撕脱骨折，可见条状或小片状游离骨块。

【鉴别诊断】

1. 内侧半月板损伤　早期由于关节内出血肿胀明显，但后期膝关节有交锁现象和弹响声，股四头肌多有萎缩，膝关节旋转试验阳性。MRI 检查及关节镜可确定诊断。

2. 交叉韧带损伤　多表现为膝关节前后方向不稳，检查可发现抽屉试验阳性，多合并有胫骨棘的撕脱骨折。MRI 及关节镜可确定诊断。

【治疗】

1. 治则　活血化瘀，消肿止痛。

2. 部位与取穴　膝部，取血海、阴陵泉、阳陵泉、足三里穴。

3. 主要手法　㨰法、点按法、摇法、擦法、捋顺法、揉捻法等。

损伤初期，可用轻手法在膝关节内、外侧副韧带走行方向理顺断裂的肌纤维，用捋顺法促进消肿；韧带损伤基本愈合后可用手法来解除粘连，帮助关节功能的恢复。

4. 操作方法

(1) 内侧副韧带损伤治疗手法：

1) 准备手法：患者正坐床边，两腿屈膝下垂。助手坐在患者伤侧，双手固定住大腿下端。术者半蹲于患者正前方，一手由股外侧用拇指、食指扣住髌骨，拇指按住内侧副韧带受伤处，余三指在腘窝部拿住伤膝，另一手则由内侧握住伤肢踝部，轻轻环转摇晃 6～7 次。

2) 治疗手法：术者将伤肢屈曲盘膝，大腿外展、外旋，足跟尽量靠近腱侧腹股沟部，用拿膝之手的拇指推捻伤处 2 分钟；接着，术者站在伤肢外侧，用拿膝之手按住伤处，握踝之手与助手相对用力拔伸约 1 分钟。

3) 结束手法：将伤肢拔直，用拇指在伤处捋顺 2 分钟；接着，擦患处 1 分钟，结束治疗；戴护膝固定。

(2) 外侧副韧带损伤治疗手法：

1) 准备手法：患者侧卧，患肢在上，术者㨰膝外侧 2 分钟。

2) 治疗手法：助手固定大腿下端。术者用一手拿膝，拇指按在伤处，另一手拿踝，做小腿的摇

笔记栏

法后与助手用力相对牵引 1 分钟；然后将膝关节屈曲，同时撤去助手，术者尽力使其髋、膝关节屈曲，拿膝之手的拇指用力向股内侧推挤按压，将伤肢拔直。反复 10 次。

3）结束手法：术者用拇指在伤处进行捋顺 2 分钟，结束治疗；戴护膝固定。

【其他方法】

封闭、针灸、外敷中药、理疗等。

【注意事项】

（1）患膝须戴护膝固定保护至少 1 个月。

（2）伤后早期应练习股四头肌收缩活动，逐渐增加锻炼次数，然后练习直腿抬举，后期作膝关节屈伸活动。

（3）应注意防止膝部的重复扭伤，并注意局部保暖。

二十三、膝关节创伤性滑膜炎

膝关节滑膜是组成膝关节的主要结构。由于膝部经常在负重下活动，因此易遭受扭挫等外伤，导致关节囊滑膜层损伤，发生充血、渗出，关节腔内大量积液、积血而引起滑膜炎。本病可发生于任何年龄。

【病因病机】

滑膜富有血管，血运丰富，滑膜细胞分泌滑液，可保持关节软骨面滑润，增加关节活动范围。膝关节是全身关节中滑膜最丰富的关节，并在关节前上方形成一个很大的滑膜囊——髌上滑囊。髌上滑囊位于股四头肌下部和股骨之间。其又叫做股四头肌滑液囊，与膝关节相通。

膝关节囊宽大而松弛，其纤维层的内面由滑膜层覆盖，是人体关节中滑膜面积最大的关节。膝关节的关节腔除股骨下端，胫骨平台和髌骨的软骨面外，其余的大部分为关节滑膜所遮盖。在膝关节的前方及两侧，滑膜膨出构成髌上囊，可达到髌骨上缘 7～8 cm 处。滑膜富有血管，其血运丰富。滑膜细胞分泌滑液，可润滑关节，以增加关节的活动范围，并能营养无血管的关节软骨，散发关节活动时所产生的热量。

膝关节囊受突然剧烈的扭挫伤或其他损伤，使关节囊滑膜层受损，出现充血、渗出等改变。关节腔内逐渐积聚大量的液体，关节内压力的增高，影响了淋巴系统的循环。积液如不能及时吸收，则转为慢性滑膜炎。

【诊断】

1. 症状体征　患者多有明显的外伤史，伤后膝关节肿胀、疼痛、活动困难。膝关节是弥漫性肿胀，且逐渐加重。一般伤后 5～6 小时出现髌上囊处饱满膨隆。

2. 检查

（1）局部皮温增高，压痛广泛，但膝关节屈伸受限不严重。

（2）浮髌试验阳性。患者仰卧位，患膝伸直。检查时，检查者一手虎口张开压在髌上囊，将囊内液体挤压到髌骨下方，另一手食指垂直向下按压髌骨，如髌骨有浮动感为阳性，提示关节内有大量积液或积血。

（3）做膝关节穿刺可抽出淡黄色或淡红色液体。

（4）膝关节过伸、过屈活动不能完成，抗阻力伸膝时疼痛尤甚。

（5）X 线检查，骨质无异常发现。

【鉴别诊断】

1. 膝关节血肿　多为较严重的急性损伤如骨折，韧带、半月板等的损伤。一般于伤后立即出现肿胀、疼痛剧烈、关节活动明显受限。早期关节穿刺抽出的液体为血性，进一步拍 X 线片或 CT 检查即可诊断。

2. 慢性滑膜炎　多为急性创伤性滑膜炎失治转化而成，或由其他慢性劳损导致滑膜的炎症渗

笔记栏

出，造成关节积液，老年人多见。患者主诉两膝沉重不适，膝部伸屈困难，但被动运动均无明显障碍，疼痛不剧烈，局部不红不肿，膝关节功能检查一般无明显的阳性体征，两侧膝眼处隆起，以手触之有松软感甚至有囊性感，关节积液如超过 50 mL，则浮髌试验呈阳性。

【治疗】

1. 治则　活血化瘀，消肿止痛。

2. 部位与取穴　膝部，髀关、伏兔、委中、双膝眼、足三里、阴陵泉、三阴交等穴。

3. 主要手法　揉、点按、拿、拔伸、摇、擦法等。

4. 操作方法

(1) 准备手法：患者仰卧位，略屈膝，在膝部周围施以掌揉法 2 分钟。

(2) 治疗手法：点按髀关、伏兔、委中、双膝眼、足三里、阳陵泉、三阴交等穴约 4 分钟，以局部酸胀为度；然后，将患肢髋、膝关节尽量屈曲。术者一手扶腘部，另一手握踝上，在牵引下摇晃膝关节 6～7 次，将膝关节充分屈曲，再将其伸直，反复 5 次；患者俯卧，术者拿小腿三头肌，往返 10 次。

(3) 结束手法：在膝部周围施以擦法 2 分钟，结束治疗。

【其他方法】

封闭、针灸、理疗、外敷中药等。

【注意事项】

(1) 创伤早期，嘱患者做股四头肌自主收缩，防止肌肉萎缩；晚期则做膝关节屈伸活动，防止或解除粘连。

(2) 治疗时手法宜轻柔，忌用暴力按压髌上囊。

(3) 患肢不宜过度活动，局部应保暖。

二十四、膝关节退行性骨关节炎

膝关节退行性骨关节炎是由于膝关节的退行性改变和慢性积累性关节磨损而造成的，以膝部关节软骨变性，关节软骨面反应性增生，骨刺形成为主要病理表现。临床上以中老年人发病多见，女性多于男性。

【病因病机】

本病的病因目前尚不十分明确，一般认为与年龄、性别、职业、机体代谢及损伤有关，尤其与膝关节的机械运动关系密切。膝关节的疼痛多发生于肥胖的中老年妇女，是由于超负荷等因素反复持久地刺激，引起膝关节的关节软骨面和相邻软组织的慢性积累性损伤。又因中老年人的内分泌系统功能减弱，骨性关节系统随之逐渐衰退，营养关节软骨的滑液分泌减少。另外，由于衰老或女性雌激素水平下降，开始出现骨质疏松，关节软骨下骨的支撑能力下降，更容易形成关节软骨的损伤。

本病的病理变化，早期因关节软骨积累性损伤导致关节软骨变薄或消失，引起关节活动时疼痛与受限；在后期，关节囊增厚，滑膜充血肿胀肥厚。同时，膝关节周围肌肉因废用而萎缩。总之，其病理改变是一种关节软骨退行变化引起的以骨质增生为主的关节病变，滑膜的炎症是继发的。

【诊断】

1. 症状体征　本病患者主要表现为发病缓慢，多见于中老年肥胖女性，往往有劳损史；膝关节活动时疼痛，其特点是初起疼痛为发作性，后为持续性，劳累后加重，上下楼梯时疼痛明显；膝关节活动受限，跑跳跪蹲时尤为明显，甚则跛行，但无强直；关节活动时可有弹响摩擦音，部分患者可出现关节肿胀，股四头肌萎缩，膝关节周围有压痛，活动髌骨时关节有疼痛感；个别患者可出现膝内翻或膝外翻；关节内有游离体时可在行走时突然出现交锁现象，稍活动后又可消失。

2. 检查

(1) X 线检查：正位片显示关节间隙变窄，关节边缘硬化，有不同程度的骨赘形成。侧位片可

笔记栏

见股骨内侧髁和外侧髁粗糙，胫骨髁间棘变尖，呈象牙状，胫股关节面模糊，髌股关节间隙变窄，髌骨边缘骨质增生及髌韧带钙化。

(2) 实验室检查：血、尿常规化验均正常。血沉正常，抗“O”及类风湿因子阴性，关节液为非炎性。

【鉴别诊断】

应排除风湿热、类风湿关节炎、化脓性关节炎、关节结核以及关节畸形等。

【治疗】

1. 治则　舒筋通络，活血止痛，滑利关节。

2. 部位与取穴　髌周部，取梁丘、血海、双膝眼、阴陵泉、阳陵泉、足三里、委中、承山、太溪等。

3. 主要手法　𢶍法、按揉、点按、拿捏、摇、擦法等。

4. 操作方法

(1) 准备手法：患者仰卧位，术者以按揉法、拿捏法作用于大腿股四头肌及膝髌周围 2 分钟，直至局部发热为度。

(2) 治疗手法：患者俯卧位，术者施𢶍法于大腿后侧、腘窝及小腿后侧约 3 分钟，重点应在腘窝部；患者仰卧位，再点按以上诸穴 4 分钟，以局部酸胀为度；并用单手掌根部按揉髌骨下缘，反复 10 次；术者站在患膝外侧，用双拇指将髌骨向内推挤，同时垂直按在髌骨边缘压痛点，力量由轻逐渐加重，约 2 分钟；然后做膝关节摇法，同时配合膝关节屈伸、内旋、外旋的被动活动，反复 5 次。

(3) 结束手法：在膝关节周围行擦法 2 分钟，以透热为度。

【其他方法】

理疗、针灸等。

【注意事项】

(1) 膝关节肿痛严重者应卧床休息，避免超负荷的活动与劳动，以减轻膝关节的负担。

(2) 患者应主动进行膝关节功能锻炼，如膝关节伸屈活动。

(3) 肥胖患者应注意节食减重，以减轻膝关节受累。

二十五、踝关节扭伤

踝关节扭伤是临床上常见的损伤之一，多由于行走时不慎，踏在不平物上或腾空后足跖屈落地，足部受力不均，而致踝关节突然内翻或外翻而造成踝部软组织损伤。中医称为“踝缝伤筋”。最多发生的是内翻性损伤，从而损伤踝外侧的韧带结构，包括胫腓前韧带、跟腓韧带、胫腓后韧带，甚至造成邻近肌腱损伤。任何年龄均可发生本病，尤以青壮年更多见。损伤后常表现为踝外侧的肿胀、疼痛，首次损伤后治疗不佳者常出现反复扭伤，患者很容易在行走运动中扭伤踝部。内翻扭伤时，由于内踝与距骨内侧的撞击，可以同时合并踝内侧的疼痛。反复扭伤者多合并关节软骨、下胫腓联合韧带的损伤，病情迁延者可能发展为踝关节退行性关节炎。

【病因病机】

踝关节是由胫腓骨下端和距骨滑车组成。胫骨下端内侧向下的骨突称为内踝，后缘稍向下突出称后踝，腓骨下端向下突出称外踝。外踝细长，较内踝长约 1 cm，且位于内踝后约 1 cm。三踝构成踝穴，可容纳距骨。距骨分头、颈、体三部，共有 6 个关节面。距骨体前宽后窄，其上面的鞍状关节面与胫骨下端的凹形关节面相接，其两侧关节面与内、外踝关节面相嵌合。

胫腓骨下端被坚韧有弹性的骨间韧带，下胫腓前、后韧带及横韧带连接在一起，以保证踝关节的稳定。踝关节囊前后松弛而两侧较紧，其前、后韧带薄弱而内、外侧韧带较坚强。内侧副韧带又称三角韧带，起自内踝，向下呈扇形附着于舟状骨、距骨前内侧、跟骨载距突和距骨后内侧，且十分坚强，故不易损伤。外侧副韧带呈束状，分前、中、后三束。前束为距腓前韧带，起自外踝前缘，向前下方止于距骨颈；中束为跟腓韧带，起自外踝尖端，向下止于跟骨外侧面的隆起处；后束则为距腓后

笔记栏

韧带，起自外踝内后缘，水平向后止于距骨后突，外侧副韧带不如内踝韧带坚强，故极易损伤。踝关节周围有许多肌腱包绕，却缺乏肌肉和其他软组织。前面有胫前肌腱和伸䠀、伸趾长肌腱，后面主要为跟腱，内侧有胫后肌腱、屈䠀和屈趾长肌腱，外侧有腓骨长、短肌腱。

踝关节的功能主要是屈伸活动和持重。一般背伸可达 20°～30°，跖屈达 40°～50°。当踝关节背伸时，腓骨外旋上升并向后移动，踝穴相应增宽 1.5～2 mm，以容纳较宽的距骨体前部，同时下胫腓韧带相应紧张，距骨关节面与内、外踝关节面紧密相贴，踝关节较稳定。当足跖屈时，距骨体较窄部分进入到踝穴，腓骨内旋下降并向前移动，踝穴变窄，距骨与两踝关节面虽然相接触，但此时下胫腓韧带松弛，踝关节相对不稳定，则易发生踝部韧带扭伤，尤其是外侧副韧带的损伤。

踝关节扭伤多是由于行走时不慎而致踝关节突然过度内翻或外翻而造成踝关节扭伤。根据踝部扭伤时足所处位置的不同，可以分为内翻损伤和外翻损伤两种，其中尤以跖屈内翻位损伤最多见。内翻位扭伤时，多造成踝部外侧的距腓前韧带和跟腓韧带损伤，距腓后韧带损伤则少见。外翻位扭伤多损伤踝部内侧的三角韧带，但由于三角韧带较坚韧，一般不易造成韧带的损伤而常常发生内踝的撕脱骨折。当踝关节的内、外翻及旋转活动超过了踝关节的正常活动范围及韧带的维系能力时，则首先造成韧带的撕裂伤或韧带附着部位的撕脱骨折。如果将关节附近的脂肪组织及断裂的韧带嵌入关节间隙中，则使关节腔内及皮下发生瘀血，韧带全部断裂时可合并踝关节的脱位。

【诊断】

1. 症状体征

(1) 疼痛：是踝关节扭伤通常会引起的症状。发生的位置一般是在受伤组织局部，如内翻损伤，则疼痛多在腓骨下方，踝关节的外侧。

(2) 肿胀及瘀斑：轻者可见局部肿胀，重者则整个踝关节均肿胀。踝部的软组织较少，损伤后常可引起局部血管破裂，见皮下瘀血明显，尤其是在伤后 2～3 天，皮下瘀血青紫更为明显，尤其是严重的踝关节扭伤。

(3) 运动受限及不稳定：主要表现为跛行，走路时患足不敢用力着地，踝关节活动时损伤部位疼痛而致关节运动受限。不稳定是由韧带断裂造成的。尤其是试图在不平坦的表面上行走时，可能会出现这种感觉。如果是在需要踝关节负重、扭转的运动中，则可能会更加明显。

2. 检查

(1) 踝关节被动内、外翻并跖屈时，局部疼痛剧烈。如足内翻跖屈时，外踝前下方发生疼痛，且有明显局部压痛。

(2) X 线检查可排除踝部的撕脱骨折、脱位等。被动强力使足内翻或外翻位，在此应力下拍摄 X 线片，可见踝关节间隙明显不等宽或距骨脱位的征象，则提示韧带完全断裂。

【鉴别诊断】

踝部骨折时局部肿胀和疼痛较踝部扭伤时更明显和更剧烈，踝关节功能活动丧失，不能行走。骨折处压痛，有时可触及异常活动或骨擦音。X 线片或 CT 检查可确诊。

【治疗】

1. 治则　急性期宜活血化瘀，消肿止痛；慢性期宜理筋通络，滑利关节。

2. 部位与取穴　下肢足踝部，取承山、昆仑、足三里、太溪、绝骨、解溪、太冲等穴。

3. 主要手法　新鲜踝关节扭伤宜采用点、踝关节摇、拔伸、捋顺及戳按法等。陈旧性踝关节扭伤宜采用按揉、捋、拔伸、擦及踝关节摇法等。

4. 操作方法

(1) 新鲜踝关节外侧韧带扭伤治疗手法：患者侧卧，伤肢在上，助手用双手握住患者伤侧小腿下端，固定肢体，术者用双手相对拿住患足，两手拇指按住外侧伤处，环转摇晃踝关节 8 次；用力将足跖屈并内翻位拔伸，然后将足外翻，拇指在伤处进行戳按，反复 5 次。

患者正坐，术者坐在其对面，用一手由外侧握住患足足踝部，拇指按压于伤处，另一手握住患足跖部，行踝关节环转摇法 10 次；在拔伸状态下将足跖屈后背伸，按压伤处的拇指则用力向下戳按，反复 4 次。

笔记栏

点上述各穴约 3 分钟，以有酸胀感为佳，结束治疗。将足外翻位固定 1 周，可配合外敷消肿止痛中药。

(2) 新鲜踝关节内侧韧带损伤治疗手法：患者侧卧，伤肢在下，助手用双手握住患者伤侧小腿下端，固定肢体，术者用双手相对拿住患足，两手拇指按住内侧伤处，环转摇晃踝关节 8 次；用力将足外翻位拔伸，然后将足内翻，拇指在伤处戳按，反复 5 次。

患者正坐，术者坐在其对面，用一手由内侧握住患足足跟部，拇指按压于伤处，另一手握住患足跖部，行踝关节环转摇法 10 次；在拔伸状态下将足内翻后背伸，按压伤处的拇指则用力向下戳按，反复 4 次。

点上述各穴约 3 分钟，以有酸胀感为佳，结束治疗。将足内翻位固定 1 周，可配合外敷消肿止痛中药。

(3) 踝关节扭伤恢复期(或慢性期)治疗手法：

1) 准备手法：患者仰卧，术者用一手由内侧握住患足足跟部，另一手握住患足跖部，行踝关节环转摇法数次。

2) 治疗手法：接上，用拇指按揉踝周痛点约 2 分钟，接着双拇指顺肌腱韧带的走向推捋 10 次；然后，患侧膝关节伸直，一助手用双手握住患者伤侧小腿下端，固定肢体，术者用双手相对拿住患足，用力持续拔伸踝关节，并在患踝有松动感时，顿拉一下，如有弹响声则更佳。

3) 结束手法：最后，擦热踝部。

【其他疗法】

非甾体消炎药、外固定、封闭、外敷中药、针灸、理疗等。

【注意事项】

(1) 踝关节韧带损伤轻者可用绷带或胶布将踝关节固定于韧带松弛位，即外侧副韧带损伤将足外翻位固定，内侧副韧带损伤将足内翻位固定。韧带撕裂严重者，也可采用石膏托按上述方法固定之，3 周左右拆除外固定即可。

(2) 外固定期间，应练习足趾的屈伸活动和小腿肌肉收缩活动。拆除外固定后，要逐渐练习踝关节的内、外翻及跖屈、背伸活动，以预防粘连，恢复踝关节的功能。

(3) 注意踝部保暖，避免重复扭伤。

二十六、跟痛症

跟痛症是以足跟部疼痛而命名的疾病，是指跟骨结节周围由慢性劳损所引起的以疼痛及行走困难为主的病证，常伴有跟骨结节部骨赘形成。本病多见于中老年及肥胖之人。

【病因病机】

跟骨近似长方形，是人体负重的主要部分，在人体站立时至少有 50%的体重需要跟骨与距骨来负担。为了行走和吸收震荡，足部形成了内、外两个纵弓和一个横弓，内纵弓较高，由跟骨、距骨、舟骨、楔骨和第 1～3 跖骨组成，外纵弓较低，由跟骨、骰骨和第 4、5 跖骨组成。在足的前部，三个楔骨和五个跖骨基底部背宽跖窄呈拱桥式排列，组成所谓横弓。足弓能起弹簧作用，以缓冲人在行走、跳跃及跑步时所产生的震荡。足底是三点负重，足跟部负重约 50%，踇趾和小趾球部联合负重约 50%。

跟骨体的后面呈卵圆形隆起，分上、中、下三部分。上部光滑；中部为跟腱起止部，跟腱止点上方的前方与后方均有小的滑囊；下部移行于跟骨结节，有踇展肌、趾短屈肌及跖腱膜附着，起维持足弓的作用。跟骨结节的下方亦有滑囊存在。足跟部皮肤是人体中最厚的部位，其皮下组织由弹力纤维和致密而发达的脂肪构成，又称脂肪垫。

笔记栏

跖筋膜呈三角形，后端狭窄，厚约 2 mm。起自跟骨结节内侧突的前方，其深面与趾短屈肌密切结合，向前逐渐增宽、变薄，于跖骨头处分成五束，分别伸向 1～5 趾，止于足底前端皮肤和移行于各趾腱鞘。跖腱膜在负重时会被拉紧，有保护足底肌肉、肌腱、支持足弓等作用。

足跟部的疼痛主要由以下两种疾病造成。

1. 跟腱止点滑囊炎 主要因穿鞋摩擦所致,尤其是女性经常穿高跟鞋,鞋的后面与跟骨结节之间反复摩擦,导致跟骨结节处滑囊发生慢性无菌性炎症,使滑囊增大,囊壁增厚,发生本病。

2. 跖筋膜炎 本病因职业关系长期站立在硬地面工作,或因扁平足,使跖腱膜长期处于紧张状态,在其起点处因反复牵拉发生充血、渗出,日久则骨质增生,形成骨刺。

【诊断】

1. 跟腱止点滑囊炎 在跟腱附着处肿胀、压痛。走路多时可因鞋的摩擦而产生疼痛。冬天比夏天严重,疼痛与天气变化有关。在跟骨后上方有软骨样隆起。表面皮肤增厚,皮色略红,肿块触之有囊性感及压痛。

2. 跖筋膜炎 站立或走路时,跟骨下面疼痛,疼痛可沿跟骨内侧向前扩展到足底,尤其在早晨起床以后或休息后刚开始走路时疼痛明显,行走一段时间后疼痛反而减轻。

【鉴别诊断】

1. 跟骨骨髓炎 跟骨骨髓炎虽有跟痛症状,但局部可有明显的红肿热痛等急性感染征象,严重者伴有高烧等全身症状。实验室检查和X线检查可确立诊断。

2. 跟骨结核 本病多发于青少年,局部症状明显,肿痛范围较大,全身情况差,并有低热盗汗、疲乏无力、食欲不振等,实验室检查及X线检查可资鉴别。

【治疗】

1. 治则 舒筋通络,活血止痛。

2. 部位与取穴 患部周围,取三阴交、阴陵泉、太溪、照海、然谷、昆仑。

3. 主要手法 点按、揉捻、捋顺、侧击、擦法等。

4. 操作方法

(1) 跟骨下止点滑囊炎:患者仰卧,下肢伸直。术者先用点按法点按上述诸穴约3分钟;患者俯卧,患肢膝关节屈曲60°左右,术者一手拿住患足做背伸固定,使跟腱紧张,另一手用小鱼际处对准滑囊用力侧击10次。

(2) 跖筋膜炎:患者仰卧,下肢伸直。术者先用点按法点按上述诸穴约3分钟;然后以拇指点按、揉捻痛点1分钟,以患者能忍受为度;再以擦法及捋顺法沿跖筋膜走行方向进行推擦及捋顺约2分钟,并使足底发热。

【其他疗法】

非甾体消炎药、封闭、针灸、小针刀、理疗等。

【注意事项】

(1) 跖筋膜炎患者在急性期应注意适当休息,减少负重,控制剧烈运动。症状缓解后,逐渐进行足底部肌肉的收缩锻炼,以增强足底肌的肌力。

(2) 注意局部保暖,避免寒冷刺激。

(3) 跖筋膜炎患者可采用矫形鞋垫,以垫高跖骨头近端,使跖骨头少持重,并做跖趾关节的跖屈及背伸运动。

二十七、急性腰扭伤

急性腰扭伤是指因劳动或运动时,腰部肌肉、韧带等承受超负荷活动引起不同程度的纤维断裂,出现一系列临床症状的急性损伤性疾病。男性多见,重者可因腰背疼痛而不能活动。也有当时症状不明显,而于次晨疼痛加剧,不能起床或活动。腰部可有压痛点,肌肉痉挛,脊柱可出现肌痉挛性侧凸,双下肢无神经阳性体征。

【病因病机】

急性腰扭伤多发于腰骶部、骼腰部和两侧竖脊肌(骶棘肌)。腰椎位于活动度较小的胸椎和骶

笔记栏

骨之间，是躯干活动的枢纽。腰椎关节突关节是由相邻的椎骨上、下关节突构成的关节，属滑膜关节，依赖腰部肌肉和韧带保护。当劳动或活动姿势不良，或双人协同用力不协调，造成肌肉和韧带及腰椎关节急性损伤，导致腰部急性活动困难。

本病属中医学“筋伤”范畴。常因突然用力，不慎闪挫，损伤经筋，局部气血瘀滞，经脉受阻，发为经筋僵直疼痛。

【诊断】

1. 症状体征

(1) 一般有搬运重物外伤史。

(2) 局部疼痛剧烈，常有活动困难。

(3) 绝大多数患者有明显的局限性压痛，一般压痛点与损伤部位一致。

(4) 竖脊肌、棘间韧带、棘上韧带为常见部位，可呈条索状痉挛。

(5) 损伤关节突关节者，可能出现床上翻身活动困难。

2. 检查 急性腰扭伤多为软组织损伤，故而X线片常不易显示。严重者可见脊柱侧弯或腰椎生理曲度改变，多为肌肉保护性痉挛所致。

【鉴别诊断】

与腰椎间盘突出症、急性肾结石绞痛等疾病进行鉴别。

【治疗】

1. 治则 舒筋通络，理筋整复。

2. 部位与取穴 局部压痛点、腰段督脉经穴、华佗夹脊穴及膀胱经等部位。

3. 主要手法 㨰法、按法、揉法、擦法、拔伸牵引等。

4. 操作方法

(1) 患者取俯卧位，术者立于其一侧，以㨰法、按法、揉法在腰骶患部交替操作，时间5～8分钟。

(2) 继上势，沿损伤相应节段的督脉经穴、两侧华佗夹脊穴及膀胱经按揉穴位，产生良性刺激，时间3～5分钟。

(3) 暴露背部皮肤，涂上介质，轻擦患部，以疏通血脉，有利于修复损伤。

(4) 拔伸牵引法：如果局部无明显压痛，但患者疼痛明显，可加用此步骤。患者俯卧，双手扶住床头；术者站于患者足侧，双手握足踝部，与患者相向用力，使关节突关节微微牵动复位。也可采用腰椎斜扳法。

【其他疗法】

理疗、针灸、外敷膏药、局部封闭等。

【注意事项】

(1) 治疗后腰围保护。

(2) 治疗期间应卧硬板床。

(3) 适当卧床休息，避免劳累。

二十八、腰背筋膜炎

腰背筋膜炎，又称腰背肌纤维组织炎，是指因寒冷、潮湿、慢性劳损而使腰背部肌筋膜及肌组织发生水肿、渗出及纤维性变，出现腰背痛的一种疾病。

【病因病机】

笔记栏

本病属中医学“筋伤”范畴，其病因较多，但确切原因尚不清楚，一般认为与以下几种因素有关：腰部慢性劳损或损伤、寒冷与潮湿、感染、精神紧张、风湿病等。

腰背筋膜是覆盖于躯干背侧肌肉上的一层致密结缔组织，在骨盆和第12肋间分为前、中、后三层。腰背筋膜对腰、骨盆的功能起重要作用，背阔肌、腰大肌、腹横肌和内斜肌可收紧腰背筋膜，稳定腰区的脊柱和骨盆。寒冷、潮湿等环境因素及慢性劳损可使腰背部肌筋膜发生水肿、渗出及纤维性变而发病。

【诊断】

1. 症状体征

(1) 一般无外伤史。

(2) 常表现为腰骶部酸痛,劳累后加重;晨起时重,经常改变体位时轻。阴雨天气潮湿环境或感受风寒,疼痛常常加重。不能坚持弯腰工作,久站后出现腰部下坠,症状重时可波及臀部及大腿后。

(3) 下肢无神经受累的表现,直腿抬高试验阴性。

(4) 压痛点常不局限,揉按痛点常感到舒适和症状减轻。

(5) 患处肌肉发僵或触及索状物。

(6) 腰部活动无障碍。

2. 检查　X线平片示大部分正常。

【鉴别诊断】

与腰椎退行性骨关节炎、第三腰椎横突综合征、腰椎间盘突出症、强直性脊柱炎和慢性肾炎等疾病进行鉴别。

【治疗】

1. 治则　舒筋活血,温经通络。

2. 部位与取穴　腰背及臀部,局部压痛点、肾俞、大肠俞、八髎、秩边等。

3. 主要手法　㨰法、按法、揉法、弹拨法、擦法、拍法等。

4. 操作方法

(1) 患者取俯卧位,术者立于其一侧,以㨰法、按法、揉法在腰背部交替操作,时间5～8分钟。

(2) 继上势,沿患腰两侧膀胱经穴依次用揉法、肘按法、弹拨法操作,产生穴位良性刺激,时间3～5分钟。较重刺激按揉大肠俞、八髎、秩边等穴。

(3) 暴露腰背部皮肤,涂上介质,在患部行侧擦法,以透热为度。

(4) 由中央至两侧拍打腰背部,以患者能耐受为度。

【其他疗法】

理疗、针灸、热敷、外敷膏药等。

【注意事项】

(1) 日常生活及劳动中尽量多变换姿势,纠正习惯性不良姿势。

(2) 外出旅行久坐时宜以腰围保护。

(3) 常做腰背部功能锻炼。

二十九、腰椎间盘突出症

腰椎间盘突出症主要是指腰椎间盘纤维环破裂和髓核突出压迫或(和)刺激相应水平的脊神经根,引起腰腿痛症状和体征的一种疾病,尤以腰4～5和5－骶1椎间突出多见。本病易发生于20～40岁人群。

【病因病机】

椎间盘由纤维环和髓核以及软骨终板组成。纤维环由坚韧的纤维组织环绕而成;髓核呈半透明的凝胶状,主要由软骨基质和胶原纤维组成。腰椎间盘的生理性退变一般自20～30岁开始,最早始于软骨终板,表现为软骨终板变薄且不完整,纤维环失去附着点而变薄,促进了纤维环和髓核的变性和退变。

笔记栏

腰椎间盘突出的外因主要有外伤和慢性劳损等。长期的不良姿势或单一姿势,使腰椎间盘过度载荷,可引起邻层纤维环交叉处相互摩擦,导致纤维环变性和松弛,由内向外发生环状和放射状裂隙，弹性降低。当腰椎受外力冲击时，变性的纤维环可部分地呈环形或放射形断裂，髓核内容物从裂缝突出。腰椎间盘突出或退行性变可继发周围组织的病理变化，挤压或刺激脊神经或硬脊膜，导致腰痛和坐骨神经痛。

有些患者并无外伤和劳损史，仅有受寒着凉的主诉。已有大量证据表明，腰椎间盘退变、突出，但尚未影响邻近神经根时常无任何症状；受寒后腰背部肌肉痉挛，可能使邻近神经根更易于受到突出的椎间盘挤压、刺激，发生充血、炎症、水肿，日久可有周围组织的增生肥厚，甚至与突出的椎间盘发生粘连。

【诊断】

1. 症状体征

(1) 常有外伤、劳损史。

(2) 常表现为腰痛、下肢放射性痛或下肢麻木感、腰椎活动受限。咳嗽、打喷嚏或腹部用力时症状加重，卧床休息症状减轻，站立或坐位症状加重。

(3) 部分患者有下肢发凉的症状。整个病程可反复发作，间歇期可无任何症状。

(4) 直腿抬高试验及加强试验阳性。

(5) 病变部位棘旁压痛显著，叩击可向下肢放射。

(6) 急性发作期可出现一侧竖脊肌保护性肌痉挛，可致侧凸畸形。多组腰背肌痉挛可致腰椎前凸减小，腰部平坦。

(7) 多数无明显障碍，部分患者可因疼痛导致前屈或转侧时活动幅度减小，牵拉疼痛。腰椎间盘突出较重者，可伴有患侧下肢的肌萎缩，足踇趾背伸、跖屈肌力减弱。中央型巨大椎间盘突出时可发生大小便异常或失禁、鞍区麻木、足下垂。

2. 检查

X 线正位片可有腰椎侧弯，椎间隙变窄。侧位片腰椎生理前凸减小或消失，椎间隙变窄。

CT 征象：① 突出物征象，突出的椎间盘超出椎体边缘，与椎间盘密度相同或稍低于椎间盘的密度；② 压迫征象，硬膜囊和神经根受压变形、移位、消失；③ 伴发征象，黄韧带或椎弓板肥厚，椎体后缘骨赘增生，椎管及侧隐窝狭窄。

MRI 征象：① 椎间盘变性；② 能显示髓核后移突出，突出物超过椎体后缘，重者呈游离状；③ 突出物的顶端缺乏纤维环形成的线条状信号区，与硬膜及其外方脂肪的界限不清；④ 突出物脱垂，如有钙化，其信号强度明显减低。

【鉴别诊断】

与急性腰扭伤、强直性脊柱炎、第三腰椎横突综合征、腰椎管狭窄症、肿瘤及结核等进行鉴别。

【治疗】

1. 治则　松解粘连，理筋整复，温经活血，舒筋活络。

2. 部位与取穴　腰臀部及患肢，患椎华佗夹脊穴及膀胱经、环跳、殷门、风市、阳陵泉等。

3. 主要手法　㨰法、按法、揉法、擦法、拔伸牵引、扳法、弹拨法等。

4. 操作方法

(1) 患者取俯卧位，术者立于其一侧，以轻柔的㨰法、按法、揉法在患侧腰臀部及下肢交替操作，以改善局部血供，促进神经修复，时间 10～15 分钟。

(2) 继上势，沿脊柱两侧竖脊肌用按揉法、弹拨法操作，以松解肌痉挛，时间 3～5 分钟。较重刺激按揉华佗夹脊穴及膀胱经、环跳、殷门、风市、阳陵泉等穴。暴露背部皮肤，涂上介质，沿两侧膀胱经行侧擦法，以透热为度。

笔记栏

(3) 俯卧拔伸法：患者俯卧，双手紧扶床头，术者双手握患者双踝部，对抗牵拉拔伸，以拉宽椎间隙，降低盘内压力。

(4) 侧卧斜板或坐位定点旋转扳法：以纠正小关节紊乱，扩大神经根管和椎间孔。

(5) 压振腰椎法：患者俯卧，术者双手叠加，有节奏地按压振动腰部，以增加椎间盘外压力，促进轻证患者突出物回缩。

【其他疗法】

腰椎牵引、理疗、针灸、骶管注射、外敷膏药、康复体操等。必要时手术治疗。

【注意事项】

(1) 治疗期间应卧硬板床休息。

(2) 注意腰部保暖。

(3) 后期坚持腰背肌锻炼。

三十、腰椎退行性骨关节炎

腰椎退行性骨关节炎,亦称腰椎退行性骨关节病、退行性脊柱炎、肥大性脊柱炎,是由于关节遭受慢性超负荷压力或损伤,关节软骨退行性变化;或腰椎间盘退变狭窄,椎体边缘退变增生,形成骨赘,为骨关节病变。老年人较常见。

【病因病机】

脊柱关节为三点承重负荷关节,即前方的椎体及上、下两个椎体间的椎间盘,与后方椎体两侧的上、下关节突组成的小关节,构成三点承重。腰椎承受人体上身重力,负荷较大。腰椎间盘的生理性退变尤其是软骨终板,一般自20～30岁开始,如遭受外力损伤,可加剧退变,致使椎体边缘骨赘形成。关节间有一定的活动度。当长期承受超负荷压力或慢性损伤,关节软骨退行性变,导致关节突关节增生肥大。椎体后缘骨赘或关节突关节增生肥大时,可影响周围组织,引起腰背痛,或使椎间孔相对变小而刺激或压迫脊神经引起腰腿痛。

中医认为,本病为人过中年,肾气渐为亏虚,复感风寒外邪,致使邪气留滞经络;或受外伤劳损,气滞血瘀,血脉凝涩不得宣通所致。

【诊断】

1. 症状体征

(1) 多见于50岁以上的重体力劳动者,男性多于女性。

(2) 常表现为间歇性腰背部酸痛、沉重、僵硬感。疼痛有时可放射到臀部、大腿,偶尔到小腿,活动过多而加重,休息后减轻。发作的间歇期可完全没有症状。

(3) 腰椎局部有压痛,严重者可有深压痛及叩击痛。

(4) 退变重者可出现脊柱侧凸,棘旁肌紧张。

(5) 有神经根嵌压者直腿抬高试验可为阳性。

(6) 多数无明显障碍,腰部活动可受限。

2. 检查　X线检查可见椎间隙变窄,小关节间隙狭窄或消失,关节突变尖。椎体边缘增生,骨赘形成。严重者相邻骨赘可连接成骨桥。斜位片上可见关节面边缘呈唇样骨质增生。

【鉴别诊断】

与腰背筋膜炎、第三腰椎横突综合征、腰椎间盘突出症和腰椎管狭窄症等疾病进行鉴别。

【治疗】

1. 治则　温经活血,舒筋活络。

2. 部位与取穴　命门、腰阳关、腰段华佗夹脊穴及膀胱经穴、委中、承山、阳陵泉等。

3. 主要手法　㨰法、按法、擦法、扳法和叩击法等。

4. 操作方法

(1) 患者取俯卧位,术者立于其一侧,以㨰法在腰部病变处及腰椎两旁交替操作,时间5～8分钟。

(2) 继上势,按揉命门、腰阳关、腰段膀胱经穴、委中、承山、阳陵泉等,掌根按腰段华佗夹脊穴,时间6～10分钟。暴露背部皮肤,涂上介质,沿两侧膀胱经行侧擦法,以透热为度。也可配合叩击法。

笔记栏

(3) 侧卧斜板法：患者侧卧，术者站立在患者前方，行斜板法活动腰椎，两侧交替操作各1次，要求快、稳、准、轻巧。

(4) 下肢推拿法：下肢牵痛者，以滚法在大腿前外侧或后侧、小腿后外侧上下往返操作；然后点按委中、承山、阳陵泉等穴。

(5) 患者取坐位，上身略前倾，两肘支撑于大腿上。术者立于其身后，以擦法在腰椎及两侧上下往返操作，配合热敷治疗。

【其他疗法】

理疗、针灸、热敷和非甾体消炎药等。

【注意事项】

(1) 卧软床出现腰部疼痛者，应改卧硬板床。

(2) 注意腰部保暖。

(3) 坚持腰背肌功能锻炼。

三十一、第三腰椎横突综合征

第三腰椎横突综合征是指以第3腰椎横突部位明显疼痛和压痛为特点的慢性腰痛疾患。因附着于第3腰椎横突上的韧带、肌肉、筋膜等受到外力损伤或长期不良姿势所致的慢性劳损。多见于青壮年。

【病因病机】

腰椎横突是腰背筋膜的附着点，也是腰方肌和横突间肌的起止点，腹内斜肌和腹横肌腱膜的起点，而且各横突间还有横突间韧带。第3腰椎位于腰椎生理前凸的顶点，是腰椎活动的中心；且第3腰椎横突在解剖学上最长，是腰部受力中心。因此附着于第3腰椎横突的韧带、肌肉、筋膜等较易受到损伤。长期的慢性劳损或突然的弯腰损伤，使附着于横突周围的软组织受到牵拉损伤，致肌肉痉挛或发生水肿、渗出、纤维增生等炎性改变，引起局部疼痛。又因臀上皮神经来自第1～3腰神经根，走行于各个横突的背面，可因局部肌肉的痉挛或横突的直接刺激，出现臀上皮神经痛。

本病属中医学"腰痛"范畴，虽无相应病名，但现代对其有独特认识。主要病因病机有肾精亏损，筋骨失养以及急性扭挫，气血瘀阻等。

【诊断】

1. 症状体征

(1) 好发于从事体力劳动的青、壮年，常诉有轻重不等的腰部外伤史。

(2) 腰部一侧或两侧疼痛，疼痛多呈持续性。症状重者疼痛可沿大腿向下放射，一般在膝关节以上。咳嗽、喷嚏等腹压增高时，对腰痛无影响。

(3) 腰椎活动基本正常。

(4) 第3腰椎横突尖端显著压痛，定位固定。行局部封闭后疼痛立即消失。

(5) 多数无明显障碍，少数弯腰或转侧时牵拉局部疼痛。

2. 检查　X线检查无异常。

【鉴别诊断】

与腰背筋膜炎、急性腰扭伤、腰椎间盘突出症和强直性脊柱炎等疾病进行鉴别。

【治疗】

1. 治则　舒筋通络，活血祛瘀，消肿止痛。

2. 部位与取穴　局部压痛点及膀胱经等部位。

3. 主要手法　滚法、按法、揉法、弹拨法、擦法、搓法、推法等。

4. 操作方法

(1) 患者取俯卧位，术者立于其一侧，以滚法、按法、揉法在第3腰椎横突周围部交替操作，时间

笔记栏

10～15 分钟。

(2) 继上势,用弹拨法在第 3 腰椎横突尖部操作,由浅到深,由轻到重,同时配合揉、搓等手法。时间 3～5 分钟。随后在暴露局部皮肤,涂上介质,行侧擦法,以透热为度。

(3) 沿腰方肌和横突间肌走向,进行推法操作,用力深沉而缓慢。

【其他疗法】

理疗、针灸、热敷、封闭或小针刀等。

【注意事项】

(1) 在第 3 腰椎横突尖部行弹拨法时,患者可能疼痛较重,应循序渐进,以患者耐受为度;同时配合揉、搓等手法缓解疼痛。

(2) 治疗期间应卧硬板床,可尝试侧卧屈膝睡眠。

(3) 适当休息,避免劳累,慎防风寒侵袭。

三十二、退行性腰椎滑脱症

退行性腰椎滑脱症,又称假性腰椎滑脱症,是指腰椎退变引起椎体移位。所谓假性腰椎滑脱症,是指并无椎弓根崩裂,而以腰椎的退行性变、韧带松弛关节突关节退变为主要原因的腰椎滑脱症。滑脱可以向前、后及侧方移位,以前滑脱最为常见。女性发生率多于男性。以 60 岁左右发病为常见。

【病因病机】

一般认为退行性腰椎滑脱症的病因病理过程为腰椎退变、肌肉劳损、韧带松弛、腰椎不稳等。腰椎位于活动度较小的胸椎和骶骨之间,是躯干活动的枢纽。相邻腰椎之间的连接结构有椎间盘、前纵韧带、后纵韧带、黄韧带、棘上韧带、棘间韧带和关节突关节。腰椎及其韧带、椎间盘、肌肉组织共同协调维持腰椎的稳定,保护脊髓。腰椎诸韧带承担腰椎部分张力载荷。棘上韧带和棘间韧带既起稳定脊柱活动的作用,又能加强脊柱的外在稳定。黄韧带呈节段性,有丰富的弹性纤维。腰椎前屈时,黄韧带受到拉伸,弹力纤维被拉长,处于贮能状态;同时黄韧带中少量胶原纤维的抗拉性能又可防止弹力纤维受到过度的牵拉。肌肉也是维持脊柱稳定所必需的,神经和肌肉的共同作用产生脊柱的活动。

关节突关节退变后,关节软骨剥离,关节突增生使关节倾斜角变水平,加上肌肉、韧带劳损松弛,容易引起腰椎不稳;滑脱后使椎骨扭曲变小及黄韧带增生,形成椎管狭窄,压迫硬膜囊及马尾神经;椎间孔狭小可压迫神经根。

本病属中医学"腰痛"范畴。主要病因病机是肾气亏损,筋骨失养。

【诊断】

1. 症状体征

(1) 年龄多 45 岁以上。

(2) 失稳期患者有急性、亚急性或慢性腰痛,疼痛可向臀部、大腿后放散。当神经根受压时可出现根性刺激症状,行走无力。

(3) 疼痛与气候变化无关。休息后腰痛减轻。

(4) 坐位或下蹲时腰椎前突减小,可缓解症状;腰部后伸时腰椎矢状径减小,症状加重。

(5) 椎旁有压痛,可及脊旁肌痉挛。

(6) 如发生椎管狭窄患者,可以间歇性跛行,骑车多无困难;少数可有会阴麻木及小便功能失常;重者可出现肌力下降和肌肉萎缩。

2. 检查

X 线检查:腰椎失稳多发生于下位两个椎骨间隙,椎体边缘呈磨角样,椎间隙变窄。相邻棘突或椎体边缘失去连续性,有偏歪。动力摄片可见椎体失稳,一般Ⅱ度以内。

笔记栏

CT检查：显示两侧小关节面间隙不对称，必须结合临床分析判断，排除其他病变（如椎弓崩裂、椎间盘突出等）。

【鉴别诊断】

与真性腰椎滑脱症（峡部裂）、腰椎退行性骨关节炎、腰椎间盘突出症等疾病进行鉴别。

【治疗】

1. 治则　舒筋通络，理筋整复。

2. 部位与取穴　腰段华佗夹脊穴及膀胱经等部位。

3. 主要手法　按法、揉法、㨰法、推法、擦法、拔伸牵引等。

4. 操作方法

（1）患者取俯卧位，术者立于其一侧，以按法、㨰法、揉法在腰骶部交替操作，时间5～8分钟；拿法在患侧下肢操作。

（2）继上势，沿腰段脊柱两侧竖脊肌用按揉法、推法操作，以松解肌痉挛，时间3～5分钟。较重刺激按揉华佗夹脊穴及膀胱经穴等。暴露背部皮肤，涂上介质，沿两侧膀胱经行侧擦法，以透热为度。

（3）俯卧拔伸法：患者俯卧，双手紧扶床头，术者双手握患者双踝部，对抗牵拉拔伸，以轻度分离关节突关节，促进复位。

（4）根据滑脱方向，采取相应的正骨手法。

【其他疗法】

理疗、腰椎牵引、腰部支具、非甾体消炎药、小针刀、针灸、热敷等。

【注意事项】

（1）急性期宜卧床休息。

（2）治疗期间应卧硬板床。

（3）坚持腰背肌功能锻炼，以外源平衡系统加强腰椎稳定性。

（4）要配合抗骨质疏松治疗；病情进行性加重可考虑手术治疗。

三十三、强直性脊椎炎

强直性脊柱炎是一种慢性炎症性疾病，主要侵犯骶髂关节、脊柱骨突、脊柱旁软组织及外周关节，并可伴发关节外表现，严重者可发生脊柱畸形和强直。强直性脊柱炎的患病率在各国报道不一，日本本土人为0.05%～0.2%，我国患病率初步调查为0.3%左右。本病男女之比为(2～3)∶1，女性发病较缓慢且病情较轻。发病年龄通常在13～31岁，高峰为20～30岁，40岁以后及8岁以前发病者少见。推拿疗法主要缓解强直性脊柱炎发病过程中的肌肉相关症状及改善关节功能，对该病起到辅助治疗作用。

【病因病机】

强直性脊柱炎的病因未明。从流行病学调查发现，遗传和环境因素在本病的发病中发挥作用。强直性脊柱炎的发病和人类白细胞抗原（HLA）- B27密切相关，并有明显家族聚集倾向。健康人群的HLA - B27阳性率因种族和地区不同差别很大，如欧洲的白种人为4%～13%，中国为2%～7%，可是强直性脊柱炎患者HLA - B27的阳性率在我国患者中高达90%左右。强直性脊柱炎的病理性标志和早期表现之一为骶髂关节炎。脊柱受累晚期出现骨性融合，其典型表现为“竹节样”改变。外周关节的滑膜炎在组织学上与类风湿关节炎难以区别。肌腱端病为本病的特征之一。

笔记栏

【诊断】

1. 症状体征　本病发病隐袭。患者逐渐出现腰背部或骶髂部疼痛和（或）晨僵，半夜痛醒，翻身困难，晨起或久坐后起立时腰部僵硬明显，但活动后减轻。部分患者有臀部钝痛或骶髂部剧痛。疾病早期臀部疼痛多为一侧，呈间断性或交替性疼痛，数月后疼痛多为双侧、呈持续性。多数患者随病情进展由腰椎向胸、颈部脊椎发展。部分强直性脊柱炎患者在病初或病程中出现髋关节和外周关节病变，其中膝、踝和肩关节居多，肘及手、足小关节偶有受累。表现为局部疼痛、活动受限、屈曲挛缩及关节强直。1/4 的患者在病程中发生眼色素膜炎，单侧或双侧交替，可反复发作甚至可致视力障碍。本病的全身表现轻微，少数重症者有发热、疲倦、消瘦、贫血或其他器官受累。跖底筋膜炎、跟腱炎和其他部位的肌腱端病在本病常见，可并发 IgA 肾病和淀粉样变性。

2. 检查　骶髂关节和椎旁肌肉压痛为本病早期的阳性体征。随病情进展可见腰椎前凸变平，脊柱各个方向活动受限，胸廓扩展范围缩小，颈椎后突。以下几种方法可用于检查骶髂关节压痛或脊柱病变进展情况。

(1) 枕墙试验：健康人在立正姿势双足跟紧贴墙根时，后枕部应贴近墙壁而无间隙。而颈僵直和(或)胸椎段畸形后凸者该间隙增大至数厘米以上，致使枕部不能贴壁。

(2) 胸廓活动度：在第 4 肋间隙水平测量深吸气和深呼气时胸廓扩展范围，两者之差的正常值不小于 2.5 cm，而有肋骨和脊椎广泛受累者则胸廓扩展减少。

(3) Schober 试验：于双髂后上棘连线中点上方垂直距离 10 cm 处作出标记，然后嘱患者弯腰(保持双膝直立位)测量脊柱最大前屈度，正常者移动增加距离在 5 cm 以上，脊柱受累者增加的距离则小于 4 cm。

(4) 骨盆按压分离试验：患者侧卧，从另一侧按压骨盆可引起骶髂关节疼痛。

(5) “4”字试验：患者仰卧，一侧膝屈曲并将足跟放置到对侧伸直的膝上。检查者用一只手下压屈曲的膝(此时髋关节在屈曲、外展和外旋位)，并用另一只手压对侧骨盆，可引出对侧骶髂关节疼痛则视为阳性。有膝或髋关节病变者也不能完成“4”字试验。

(6) X 线检查有确定诊断意义。强直性脊柱炎最早的变化发生在骶髂关节。X 线片显示骶髂关节软骨下骨缘模糊、骨质糜烂、关节间隙模糊、骨密度增高及关节融合。椎间小关节模糊，椎旁韧带钙化以及骨桥形成。晚期广泛而严重的骨化性骨桥表现称为“竹节样脊柱”。

活动期患者可见红细胞沉降率(ESR)增快、C 反应蛋白(CRP)增高，轻度贫血和免疫球蛋白轻度升高。虽然强直性脊柱炎患者 HLA－B27 阳性率达 90%左右，但无诊断特异性，因为健康人也有阳性。HLA－B27 阴性患者即使临床表现和影像学检查符合诊断标准，也不能排除强直性脊柱炎可能。

【鉴别诊断】

1. 腰骶关节损伤　慢性腰骶关节损伤表现为持续性、弥漫性腰痛，以腰骶部最重，脊椎活动不受限，X 线检查无特殊改变。

2. 脊柱退行性骨关节炎　常发生于老年人，常以慢性腰背痛为主要症状，与强直性脊柱炎易混淆，但本病不发生关节强直及肌肉萎缩，无全身症状，X 线检查表现为骨赘生成和椎间隙变窄。

3. 类风湿关节炎　该病女性多见，通常先侵犯手足小关节，且呈双侧对称性，骶髂关节一般不受累，如侵犯脊柱，多只侵犯颈椎，且无椎旁韧带钙化，有类风湿皮下结节，血清类风湿因子常阳性，HLA－B27 抗原常阴性。

【治疗】

1. 治则　加强局部血循环，放松肌肉，维持及改善脊柱、四肢关节的活动范围。

2. 部位与取穴　重点是腰背及骶部，取夹脊、秩边、环跳、居髎、风池和肩井等穴位。

3. 主要手法　按法、㨰法、拿法、搓法、擦法等。

4. 操作方法

(1) 患者俯卧，用指按法按压脊柱两侧膀胱经及臀部秩边、环跳、居髎。

(2) 患者仰卧，用㨰法治疗髋关节前部，配合髋关节的外展、外旋被动活动。再拿大腿内侧肌肉和搓大腿。

(3) 患者坐位，术者站于患者后方，用㨰法施于颈项两侧及肩胛部，同时配合颈部左右旋转及俯

笔记栏

仰活动。然后按揉或一指禅推颈椎两侧,上下往返数次,再拿风池及颈椎两侧到肩井。

(4) 接上势,嘱患者两肘屈曲,抱于后脑枕部,两手指交叉握紧。术者站于背后,以膝部抵住患者背部,再以两手握住患者两肘,做向后牵引及向前俯的扩胸俯仰动作。在进行这种被动活动时,患者要配合呼吸运动(前俯时呼气,后仰时吸气)。俯仰 5～8 次。

(5) 患者坐势,将腰背暴露,上身前俯,术者站于旁,用肘压法施于脊椎两旁。再直擦背部督脉及两侧膀胱经,横擦骶部,均以透热为度,可加用热敷。

【其他疗法】

理疗、体疗、非甾体消炎药、中药和生物制剂等。

【注意事项】

由于强直性脊柱炎晚期出现脊柱融合,在进行手法操作时应注意禁止应用大力按压及旋转手法,防止造成骨折或骨赘脱落,引起严重后果。推拿无法治愈强直性脊柱炎,但能够对强直性脊柱炎造成的症状进行对症治疗。

三十四、外伤性截瘫

外伤性截瘫为胸腰段脊柱脊髓受外力损伤而导致双下肢功能障碍的病证。脊柱骨折较常见,占全身骨折的 5%～6%。脊柱骨折可以并发脊髓损伤,引起脊髓结构、功能的损害,导致损伤水平以下正常运动、感觉、自主功能的改变。或可引起马尾神经损伤。其中胸腰段脊柱骨折最多见,多发生在第 10～12 胸节段。常见于交通事故、地震、高空坠落、重物撞击腰背部等。

【病因病机】

直接或间接暴力作用于正常脊柱,造成脊柱损伤的同时,常伴有脊髓损伤。脊髓损伤的程度包括脊髓震荡、不完全性损伤和完全性损伤;按损伤水平分颈、胸、腰、骶各神经节段,部位有脊髓前束、后束、中央管及左右侧等。不同程度、神经节段和部位引起的生理功能的丧失情况相差甚大。胸腰段脊髓损伤可致双下肢功能障碍,完全性损伤可能造成终身截瘫。脊髓前束损伤,损伤平面以下出现不同程度的运动和温痛觉障碍,而本体感觉存在;后束损伤,受损平面以下本体感觉障碍,运动和温痛觉存在;中央束损伤,出现上肢运动障碍比下肢运动障碍严重,运动障碍比感觉障碍重,鞍区感觉有残留等。

本病属中医学“痿病”范畴,认为系督脉受损。督脉总督一身阳气,督脉受损,阳气不达,则肢体无用。

【诊断】

1. 症状体征

(1) 常有严重外伤病史,如交通撞击、高处坠落等。

(2) 双下肢运动、感觉功能部分或完全障碍。

(3) 大、小便功能障碍。

2. 检查　X 线检查可见胸腰椎骨折。MRI 检查可见胸腰椎骨折,脊髓充血损伤。

【鉴别诊断】

与不完全性颈部脊髓损伤、脑外伤、腰椎神经根损伤等进行鉴别。

【治疗】

1. 治则　补肾助阳,温经通络。

2. 部位与取穴　胸腰段华佗夹脊穴及膀胱经穴、下肢循经取穴等。

3. 主要手法　㨰法、揉法、擦法、点按法、按揉法等。

笔记栏

4. 操作方法

(1) 患者取俯卧位,术者立于其一侧,以㨰法、按法、揉法在胸腰椎部及患下肢交替操作,时间 10～15 分钟。

(2) 继上势,沿脊柱两侧华佗夹脊穴及膀胱经穴用点按、按揉法操作,时间为 3～5 分钟。暴露背部皮肤,涂上介质,沿两侧膀胱经行侧擦法,以透热为度。

(3) 下肢循经取穴,行点按、按揉法操作。暴露患下肢,涂上介质,沿足三阴、足三阳经行侧擦法,以透热为度。

【其他疗法】

针灸、理疗、运动疗法和康复训练等。

【注意事项】

习题

(1) 手法用力适当,避免诱发下肢痉挛。

(2) 坚持主动或被动运动。

(3) 未手术的脊柱骨折早期患者,禁忌推拿治疗,避免骨折移位,进一步损伤脊髓。

(蒋松鹤　陈　超　王玉满　李永平　李　旗)

第二节　内、外、妇、五官科疾病

一、头痛

头痛是指以头部疼痛为主要临床表现的一种自觉症状,见于多种急慢性疾病之中。可单独出现,亦可因脏腑、经络等病变而作为兼症出现。推拿治疗本病有明显的疗效。

【病因病机】

因外邪侵袭或内伤诸疾而引起。常因风邪侵害头部,或夹寒、热、湿邪,上犯巅顶,使清阳受扰,气血不畅,而引发头痛。内伤诸疾亦可引起头痛,常与肝、脾、肾三脏功能失调有关。若肝阳上亢、痰浊阻滞、瘀血阻络,均可导致清窍不利,脑络瘀阻,引起实证头痛;若气血不足、肾精不足,脑失所养,髓海亏虚,便引起虚证头痛。

颈椎病变如"筋出槽"或"骨错缝"等,亦可导致头痛。

【辨证分型】

以经络辨证为主,结合脏腑辨证,主要分为外感头痛和内伤头痛两大证型。外感头痛以风寒型最为多见,内伤头痛以肝阳上亢型最为多见。主要分型如下。

1. 外感头痛　发病急,头痛无休止,外感表证明显,有风寒、风热及暑湿头痛。

(1) 风寒头痛:多发于受风寒之后,头痛连项背,恶风寒,口不渴,苔薄白,脉浮紧。

(2) 风热头痛:头痛而胀,伴发热恶风,面红赤,口渴喜饮,舌红,苔薄黄,脉浮数。

(3) 暑湿头痛:头痛如裹,肢体困重,身热不扬,舌淡红,苔白腻,脉濡或滑。

2. 内伤头痛　发病缓,伴头晕,痛势绵绵,时作时止,遇劳或情志刺激而诱发或加重。实证型有肝阳头痛、痰浊头痛、瘀血头痛。虚证型有血虚头痛、肾虚头痛。

(1) 肝阳头痛:头胀痛,或抽掣而痛,伴头晕目眩,心烦易怒,面红目赤,口苦胁痛,舌红,苔薄黄,脉弦。

(2) 痰浊头痛:头痛昏蒙重坠,伴胸脘痞闷,纳呆呕恶,倦怠无力,舌淡,苔白腻,脉弦滑。

(3) 瘀血头痛:头痛剧烈,或刺痛,经久不愈,痛有定处,舌暗红,或舌边有瘀痕,苔薄白,脉弦细。

(4) 血虚头痛:头痛隐隐,缠绵不休,伴面色少华,头晕,心悸怔忡,失眠多梦,舌淡,苔薄白,脉细弱。

笔记栏

(5) 肾虚头痛:头痛而空,伴腰膝酸软,眩晕耳鸣,健忘,遗精带下,神疲乏力,舌淡胖,苔薄白或少苔,脉沉细。

临床上，推拿对以下两种类型头痛的治疗效果良好。

1. 颈源性头痛　起病可急可缓，有长期低头工作或落枕史，常因颈部受寒、劳累、用力不当等诱发。症见头痛连及颈项，伴颈椎活动不利、头晕、恶心等。在上位颈椎关节突关节附近位置，可触及明显的压痛或结节。

2. 偏头痛　反复发作于一侧或双侧头部，呈搏动性或钻凿样疼痛，女性多于男性，发作前多有先兆，常伴恶心、呕吐、畏光等。多因紧张、劳累而诱发。

【治疗】

1. 治则　疏经通络，行气止痛。

2. 部位与取穴　头面部、颈项部、肩背部、腹部、腰骶部、背部膀胱经，印堂、神庭、头维、太阳、攒竹、鱼腰、百会、风池、风府、天柱、肩井、阿是穴等。

3. 主要手法　推法、揉法、按法、拿法、㨰法、拨法、扫散法等。

4. 操作方法

(1) 基本操作：

1) 患者仰卧位，术者用直推法从印堂穴开始，向上至神庭穴，再沿前额发际至头维、太阳穴，往返3～5 遍；再以“小∞字”和“大∞字”形状推眼周 3～5 遍；配合按揉印堂、攒竹、鱼腰、太阳、神庭、百会等穴，每穴约 1 分钟；继而揉摩前额，从印堂至太阳穴 3～5 遍；然后用五指拿法从前额发际拿至风池穴，反复 3～5 遍；再用双手扫散侧头部，时间约 1 分钟；最后用指尖自前向后叩击头部，反复 3～5 遍。

2) 患者俯卧位，术者用一指禅推法沿项部两侧膀胱经上下往返操作 4～5 遍，结合揉、按、拨风池、风府、天柱、肩井、阿是穴等 3～5 分钟；小鱼际㨰项部两侧膀胱经 3～5 遍；然后拿两侧风池穴约半分钟；并沿项部两侧膀胱经自上而下拿揉 4～5 遍；最后拿肩井穴 1 分钟。

(2) 辨证加减：

1) 风寒头痛：㨰项背部 3～4 分钟，配合按揉肺俞、风门穴，以酸胀为度；直擦背部两侧膀胱经，以透热为度。

2) 风热头痛：拇指按揉大椎、肺俞、风门、曲池、合谷穴，以酸胀为度；拍打背部两侧膀胱经，以皮肤微红为度。

3) 暑湿头痛：拇指按揉大椎、曲池、合谷穴，以酸胀为度；拍击背部两侧膀胱经，以皮肤微红为度；提捏印堂及项部皮肤，以皮肤透红为度。

4) 肝阳头痛：推桥弓，自上而下，两侧交替进行，每侧各 20 次；按揉角孙、太冲、行间、太溪穴，以酸胀为度；扫散侧头部 2 分钟；擦双涌泉穴，以透热为度。

5) 痰浊头痛：一指禅推法推中脘、天枢穴，每穴 2 分钟，摩腹 5 分钟；按揉脾俞、胃俞、足三里、大肠俞、丰隆、内关穴，以酸胀为度；横擦背部，以透热为度。

6) 瘀血头痛：分抹前额部约 2 分钟；按揉攒竹、太阳、合谷、血海、阿是穴，以酸胀为度，阿是穴处用力稍重；擦前额部，以透热为度。

7) 血虚头痛：摩腹 5 分钟；按揉中脘、气海、关元、足三里、三阴交、心俞、膈俞穴，以酸胀为度；直擦背腰部督脉，以透热为度。

8) 肾虚头痛：摩腹 5 分钟；按揉气海、关元、肾俞、命门、腰阳关穴，以酸胀为度；横擦腰骶部，以透热为度。

(3) 加减治疗：

1) 颈源性头痛：在颈肩及上背部的阿是穴处施以指揉、指拨法 5 分钟；小鱼际擦颈部膀胱经及督脉，以透热为度；有颈椎压迫刺激征时可采用颈椎整复类手法。

2) 偏头痛：按揉太阳、率谷、头维、风池、阿是穴，以酸胀为度；扫散侧头部胆经，时间 2 分钟。

【其他疗法】

针灸、耳针、皮肤针、刺血拔罐、刮痧、理疗、口服中药等。

笔记栏

【注意事项】

(1) 明确诊断,对继发性头痛患者,应配合原发病的治疗。

(2) 脑血管疾病急性期、脑挫裂伤、外伤性颅内血肿等不宜进行头部的推拿治疗。

(3) 对于顽固性头痛应积极进行相关检查,如头颅CT检查或MRI检查等以排除脑肿瘤等疾患。

(4) 避风寒,调情志,按时作息,适当参加体育锻炼。

二、眩晕

眩指眼花,晕指头晕,两者可单独出现,也可同时并见,故统称为眩晕。轻者如坐舟车,旋转不定,不能站立,稍闭目即止;重者可伴有恶心呕吐,汗出,甚者昏倒等症状。

西医学的耳源性眩晕、原发性高血压、脑血管病、颈椎病、椎-基底动脉血管病、贫血、神经衰弱及脑外伤后遗症出现的眩晕均在此病范畴。

【病因病机】

本病虚实有别,实证眩晕多由肝阳上扰或痰浊上蒙,导致清阳被扰或清阳不升、浊阴不降,而出现眩晕。虚证眩晕常因气血不足、肾精亏虚,引起脑失所养,髓海不充而眩晕。

此外,颈椎病引起的眩晕,多因椎动脉受到压迫刺激导致头部供血不足而引起,与颈椎位置的改变密切相关,称为颈源性眩晕。

【辨证分型】

1. 肝阳上亢 眩晕耳鸣,头胀痛,因烦劳或恼怒而加重,伴心烦易怒,失眠多梦,面红目赤,口苦,舌红,苔黄,脉弦数。

2. 痰浊上蒙 头重如裹,视物旋转,伴胸闷恶心,呕吐痰涎,或脘腹痞满,苔白腻,脉弦滑。

3. 气血不足 头晕目眩,面色萎黄或淡白,伴神倦乏力,心悸少寐,纳呆食少,舌淡,脉细弱。

4. 肾精亏虚 眩晕时作时休,伴神疲健忘,腰膝酸软,失眠多梦,耳鸣,舌淡,苔薄,脉沉细。

颈椎病引起的眩晕,即颈源性眩晕的发作常与扭头转颈等颈椎位置改变的动作有关,伴恶心欲吐、汗出、畏光等,影像学检查可见颈椎退行性改变。

【治疗】

1. 治则 疏经通络,定旋止晕。

2. 部位与取穴 头面、颈项、腰背、四肢部及项背部膀胱经,印堂、太阳、攒竹、鱼腰、神庭、百会、头维、风池、风府、天柱、肩井、大椎、阿是穴等。

3. 主要手法 一指禅推法、揉法、按法、摩法、拿法、擦法、拨法、指尖击法、扫散法等。

4. 操作方法

(1) 基本操作:

1) 患者仰卧位,术者用双手拇指交替从印堂穴推至神庭穴6~8遍,再从印堂穴分推至太阳穴6~8遍,并同时按揉两太阳穴1分钟;然后以"小∞字"和"大∞字"形状推眼周6~8遍;配合按揉印堂、攒竹、鱼腰、太阳、神庭、百会、头维穴,每穴约1分钟;摩前额,从印堂穴至太阳穴3~5遍;用五指拿法从前额发际处拿至风池,反复3~5遍;双手扫散头侧部,约1分钟;指尖由前向后叩击头部,反复3~5遍;用单手捏拿颈部两侧肌群,反复3~5遍。

2) 患者俯卧位,术者用一指禅推法沿项部两侧膀胱经,上下往返操作4~5遍,结合揉、按、拨风池、风府、天柱、肩井、大椎、阿是穴3~5分钟;拿两侧风池1分钟;沿项部两侧膀胱经自上而下拿揉4~5遍;擦项、肩、上背部,以发热为度;拿肩井1分钟。

(2) 辨证加减:

1) 肝阳上亢:推桥弓,自上而下,两侧交替进行,每侧各20次;按揉肝俞、肾俞、三阴交、太溪、太冲穴,以酸胀为度;擦两侧涌泉穴,以透热为度。

2) 痰浊上蒙:一指禅推中脘、天枢穴,每穴2分钟;摩腹部5分钟;按揉脾俞、胃俞、足三里、丰

笔记栏

隆、内关、膻中穴,以酸胀为度;背部横擦脾俞、胃俞穴,以透热为度。

3)气血不足:摩腹5分钟;按揉中脘、气海、关元、足三里、血海、心俞、脾俞穴,以酸胀为度;直擦背部督脉,以透热为度。

4)肾精亏虚:摩腹5分钟;按揉气海、关元、肾俞、命门、腰阳关穴,以酸胀为度;横擦腰骶部,以透热为度。

颈源性眩晕的手法治疗,参照椎动脉型颈椎病进行治疗。

【其他疗法】

针灸、刮痧、理疗、饮食疗法等。

【注意事项】

(1)重视原发疾病的治疗。

(2)内耳性眩晕多呈阵发性发作,并与体位改变有关。

(3)注意休息,调节情志,忌食辛辣食品,戒烟酒。

三、不寐

不寐是指经常不能获得正常睡眠的一种病证,常伴有头晕、头痛、健忘、心悸、精神不振等。轻者入眠困难,或眠而不酣,时寐时醒,醒后不能再寐,严重者可彻夜不眠。

本病可见于西医学中的神经衰弱、神经官能症、绝经期综合征、贫血等病。推拿对神经衰弱引起的失眠有明显疗效。

【病因病机】

引起不寐的病因很多,其总的病理变化是阳盛阴衰,阴阳失交。不寐有虚实之分,虚证多因心脾两虚、阴虚火旺,阴血不能养心,心失所养,导致心神不安,出现不寐;实证多因痰热内扰、肝郁化火,扰动心神,导致心神不安,引起不寐。

【辨证分型】

1. 心脾两虚　多梦易醒,心悸健忘,头晕目眩,神疲倦怠,面色不华,舌淡,苔白,脉细弱。

2. 阴虚火旺　心烦不寐,或时寐时醒,手足心热,头晕耳鸣,心悸,健忘,颧红潮热,口干少津,舌红,苔少,脉细数。

3. 痰热内扰　睡眠不安,胸闷脘痞,懊憹嗳气,口苦痰多,头晕目眩,舌红,苔黄腻,脉滑数。

4. 肝郁化火　心烦难眠,急躁易怒,胸闷胁痛,头痛眩晕,面红目赤,口苦,尿黄便秘,舌红,苔黄,脉弦数。

【治疗】

1. 治则　清心除烦,镇静安神。

2. 部位与取穴　头面、颈肩、背腰、腹部、背腰部督脉及膀胱经,印堂、太阳、神庭、攒竹、睛明、鱼腰、率谷、百会、风池、肩井、中脘、天枢、气海、关元、心俞、肝俞、脾俞、肾俞、命门穴等。

3. 主要手法　推法、揉法、按法、扫散法、拿法、㨰法、摩法、捏脊法等。

4. 操作方法

(1)基本操作:

1)患者仰卧位,术者用直推法从印堂穴向上推至神庭穴,往返6～8次;再从印堂沿眉弓至两侧太阳穴往返6～8次;以"∞"字形状推眼周3～5遍;然后从印堂穴沿鼻两侧向下经迎香穴沿颧骨至两耳前,往返3～5次;按揉印堂、神庭、攒竹、睛明、鱼腰、太阳、率谷、百会穴,每穴约1分钟;用大鱼际揉前额部,从印堂至太阳穴3～5遍;用五指拿法从前额发际处拿至风池穴,反复3～5遍;双手扫散头侧部胆经,约1分钟;指尖由前向后叩击头部,反复3～5遍;单手捏拿颈部两侧,反复3～5遍;双手拿揉两侧肩井1分钟;指揉中脘、天枢、气海、关元穴,每穴约1分钟;最后掌摩腹部约5分钟。

2)患者俯卧位,术者㨰背腰部膀胱经及督脉3～5遍;按揉心俞、肝俞、脾俞、肾俞、命门穴,每穴

1分钟;自下而上捏脊3～5遍。

(2) 辨证加减:

1) 心脾两虚:按揉心俞、脾俞、神门、足三里、三阴交穴,以微酸胀为度;直擦背腰部督脉及两侧膀胱经,以透热为度。

2) 阴虚火旺:推桥弓,先推一侧,再推另一侧,每侧推20次;擦两侧涌泉穴,以透热为度。

3) 痰热内扰:拇指按揉脾俞、胃俞、心俞、神门、内关、丰隆、足三里穴,以酸胀为度;掌横擦脾俞、胃俞、八髎穴,以透热为度。

4) 肝郁化火:拇指按揉肝俞、胆俞、章门、太冲、行间穴,以酸胀为度;掌搓胁肋1～2分钟,以透热为度。

【其他疗法】

针灸、理疗等。

【注意事项】

(1) 明确病因,针对病因进行治疗。

(2) 应配合患者的全身调养,并加强心理疏导暗示。

(3) 合理安排作息时间,调节情志,进行适当的体育锻炼。

四、高血压

高血压是以体循环动脉血压异常增高为主症的一种临床症候群。人在静息状态时如非同日3次血压超过17.6/12 kPa(140/90 mmHg),就可以诊断为高血压。本病有原发性和继发性之分。原发性高血压病因不明,约占高血压患者的90%。继发性高血压亦称症状性高血压,是某些疾病的部分临床表现,约占高血压患者的10%。

中医学无“高血压”病名,其临床表现多以头痛、眩晕为主症,且与“心悸”“中风”有间接关系。

【病因病机】

中医认为,本病与先天禀赋、情志因素、饮食不节和内伤虚损等因素有关。常因情志不遂,恼怒伤肝,郁久化火,耗伤肝阴,肝阳上亢而致病;或因过食肥甘、酒液,痰浊内生,阻滞脉络,清阳不升,阴阳失衡而导致。

【辨证分型】

1. 肝阳上亢　眩晕耳鸣,头痛且胀,烦躁易怒,面红目赤,心悸失眠,健忘,舌红,苔黄,脉弦。

2. 痰浊壅盛　眩晕,头痛,头重如裹,胸闷不舒,呕吐痰涎,食少纳呆,苔白腻,脉滑。

【治疗】

1. 治则　调和脏腑,平肝潜阳,安神降逆。

2. 部位与取穴　头面、项肩、腰背、背腰部督脉,印堂、睛明、攒竹、太阳、神庭、角孙、百会、风池、桥弓、心俞、肝俞、肾俞、命门、华佗夹脊穴、涌泉穴等。

3. 主要手法　按法、揉法、推法、㨰法、拿法、抹法、扫散法、擦法等。

4. 操作方法

(1) 基本操作:

1) 患者仰卧位或坐位,术者用轻柔的小“∞”字和大“∞”字推法,反复分推眼周3～5遍;按揉印堂、睛明、攒竹、太阳、神庭、角孙、百会穴,每穴约1分钟;揉抹前额,从一侧太阳穴至另一侧太阳穴,往返3～5遍;用五指拿法从前额发际处拿至风池穴,反复3～5遍;轻推桥弓,先推一侧,再推另一侧,每侧推20次;双手扫散侧头部胆经循行部位,约1分钟;指尖由前向后轻叩头部,反复3～5遍;自上而下沿项部两侧拿揉项肌3～5遍。

2) 患者俯卧位,术者自上而下㨰背腰部3～5遍;按揉心俞、肝俞、肾俞、命门、华佗夹脊穴共5分钟;自上而下掌推背部督脉3～4遍;横擦腰部肾俞、命门穴;直擦足底涌泉穴,均以透热为度。

笔记栏

(2) 辨证加减:

1) 肝阳上亢:重拿风池穴 2 分钟;掐太冲、行间穴,以酸胀为度;横擦肝俞、肾俞、涌泉穴,以透热为度。

2) 痰浊壅盛:揉足三里、丰隆、解溪、中脘穴,以酸胀为度;横擦中脘穴,以透热为度。

【其他疗法】

口服西药、针灸、耳针、拔罐、刮痧、运动康复疗法等。

【注意事项】

(1) 调畅情志,按时作息,避免过度劳累,在医生指导下进行适当的体育活动。

(2) 戒烟酒,控制体重,减少食盐、脂肪的摄入量。

(3) 高血压危象时禁用头部推拿,以急症进行处理。

五、感冒

感冒是以鼻塞、流涕、喷嚏、咳嗽、头痛、恶寒、发热、全身不适等为主要临床表现的外感性疾病。轻者称为"伤风",一般数天即愈。重者称为"重伤风"。若病情较重,广泛传染流行者,则称为"时行感冒"。本病一年四季均可发生,以冬、春季发病率较高。

西医学的上呼吸道感染、普通感冒和流行性感冒与此相关。推拿可有效地缓解感冒症状,缩短病程,增强体质。

【病因病机】

本病主要是感受外邪,使肺卫失和而致。《素问·风论》曰:"风者,百病之长也",风邪侵袭人体,导致肺失宣肃,卫表不和。肺开窍于鼻,外合皮毛则见鼻塞流涕、恶寒发热等症。风邪侵袭人体时,还常有夹寒、热、湿邪。此外,患者素来体虚,则易患体虚感冒。

【辨证分型】

1. 风寒感冒 恶寒发热,无汗,头身酸痛,鼻塞流清涕,喷嚏,舌淡,苔薄白,脉浮紧。

2. 风热感冒 发热恶风,头胀痛,鼻塞流浊涕,咽喉肿痛,咳嗽,舌淡,舌边尖红,苔薄黄,脉浮数。

3. 暑湿感冒 常见于夏季,头昏胀重,身重乏力,恶风发热;或身热不扬,无汗或少汗,胸闷纳少,苔微黄腻,脉濡数。

4. 体虚感冒 素体虚弱,或年老体衰,易患感冒,见恶风头痛,鼻塞,咽痛,周身不适,舌淡红,苔薄,脉弱无力。

【治疗】

1. 治则 宣肺解表,祛风通络。

2. 部位与取穴 头面、项背、四肢部、项背部督脉、背腰部膀胱经,取印堂、神庭、太阳、攒竹、鱼腰、迎香、百会、风池、肩井、风门、肺俞、大椎、尺泽、曲池、外关、列缺、合谷、鱼际穴等。

3. 主要手法 揉法、按法、拿法、推法、抹法、扫散法、擦法等。

4. 操作方法

(1) 基本操作:

1) 患者仰卧位,术者用双手拇指交替从印堂穴直推至神庭穴 8～10 遍,再从印堂穴分推至太阳穴 8～10 遍,并同时按揉两侧太阳穴 1 分钟;然后以小"∞"字和大"∞"字形状推眼眶周围 3～5 遍;按揉印堂、攒竹、鱼腰、太阳、迎香、百会穴,每穴约 1 分钟;分抹前额和眼眶,由内向外,从印堂抹至太阳穴 8～10 遍;轻擦鼻翼两侧,以热感为度;用五指拿法从前额发际处拿至风池,反复 3～5 遍;双手扫散侧头部,约 1 分钟;指尖由前向后叩击头部,反复 3～5 遍;用拇指、食指、中指三指拿风池 1 分钟,然后缓慢下移拿揉项部两侧肌群至颈项根部,反复 8～10 遍;双手拿肩井,以酸胀为度,反复 8～10 遍;拿揉上肢部上下往返操作 3～5 遍;按揉尺泽、曲池、外关、列缺、合谷、鱼际穴,各穴 0.5～1 分

笔记栏

钟,以酸胀为度;搓上肢 3～5 遍,以发热为度。

2) 患者俯卧位,术者双手拇指揉风门、肺俞穴各 1 分钟;擦大椎穴及背部膀胱经,以透热为度。

(2) 辨证加减:

1) 风寒感冒:按揉风府、风门穴,以酸胀为度;擦项背部督脉、膀胱经,以透热为度。

2) 风热感冒:按揉大椎、曲池、合谷穴,以酸胀为度;擦大椎穴,以透热为度。

3) 暑湿感冒:按揉脾俞、胃俞、阴陵泉、足三里穴,以酸胀为度;摩腹 5 分钟。

4) 体虚感冒:按揉肾俞、足三里、关元、气海穴,以微酸胀为度;虚掌拍打背腰部膀胱经,以发热为度。

【其他疗法】

口服药物、针灸、拔罐、刺血、刮痧等。

【注意事项】

(1) 加强体育锻炼,增强体质。

(2) 注意休息,多饮水,避风寒。

(3) 本病与某些传染性疾病的早期症状相似,尤其是恶性急性传染病,应注意鉴别。

六、咳喘

咳喘是咳嗽和喘息的简称,两者的发生均与肺失肃降有关。咳与嗽分别言之,有声无痰为咳,有痰无声为嗽,一般情况下声痰并见,故以咳嗽并称。咳嗽迁延不愈,导致脏气受损,则可并发喘息,而成咳喘。

西医学的上呼吸道感染、支气管炎、肺炎、支气管扩张、肺结核等疾病与此相关。推拿可增强体质,缓解症状,对外感咳喘具有较好的疗效。

【病因病机】

《素问·咳论》曰:"五脏六腑皆令人咳,非独肺也。"咳喘病位在肺,但与众多的脏腑功能失常有关。咳喘的病因以外邪侵袭和脏腑功能失调为主。感受风寒、风热等邪气,或肺脾肝肾功能失调,导致肺失宣肃,肺气上逆,而咳喘发作。

【辨证分型】

1. 外感咳喘　起病急,病程较短,初起常伴有寒热、头痛、咽痛等表证。

(1) 风寒袭肺:咳嗽声重,咽痒,痰稀薄色白,可伴风寒表证,舌淡,苔薄白,脉浮紧。

(2) 风热犯肺:咳嗽气粗,咳痰黄稠,咯痰不爽,口干咽痛,可伴风热表证,舌红,苔薄黄,脉浮数。

2. 内伤咳喘　起病较缓,病程较长,常反复发作,可伴有他脏受损的症状。其中以痰湿阻肺和痰火犯肺最为常见。

(1) 痰湿阻肺:咳声重浊,痰多色白,易于咳出,舌苔白腻,脉濡滑。

(2) 痰火犯肺:咳嗽阵作,痰少质黏,呛咳引胁,舌红,苔薄黄,脉弦数。

【治疗】

1. 治则　宣降肺气,止咳平喘。

2. 部位与取穴　胸背及四肢部,取天突、膻中、中府、云门、大椎、定喘、肺俞、身柱、风门、肩井、尺泽、外关、列缺、太渊、鱼际、合谷穴等。

3. 主要手法　按法、揉法、推法、拿法等。

4. 操作方法

(1) 基本操作:

1) 患者仰卧位,术者用中指轻揉天突至膻中穴 5～10 遍;按揉中府、云门穴,每穴 1 分钟,以微酸胀为度;再用两拇指或两掌从胸骨剑突沿肋弓分推两胁部,5～10 遍;然后拇指按揉尺泽、外关、列

笔记栏

缺、太渊、鱼际穴各1分钟;拿揉合谷穴1～2分钟。

2）患者俯卧位,术者用拇指按揉大椎、定喘、肺俞、身柱、风门穴,每穴约1分钟;拿肩井2分钟。

(2) 辨证加减:

1）风寒袭肺:拇指点揉风池、风府穴,以酸胀为度;擦背部膀胱经,以透热为度。

2）风热犯肺:按揉大椎、曲池、合谷穴,以酸胀为度;拍打肩背部,以发热为度。

3）痰湿阻肺:按揉足三里、丰隆、中脘穴,以酸胀为度;推、抹前胸,以发热为度。

4）痰火犯肺:按揉章门、太冲、行间、侠溪穴,以酸胀为度;推、抹胁肋部,以发热为度。

【其他疗法】

理疗、针灸、刮痧、埋线、饮食疗法等。

【注意事项】

(1) 注意保暖,忌食辛辣厚味,戒烟酒,调畅情绪。

(2) 加强体育锻炼,增强体质及对寒冷环境的适应能力。

(3) 对久治不愈的咳喘者,应进一步检查,排除器质性病变。

七、胃痛

胃痛是指以上腹部胃脘处经常发生疼痛为主要临床表现的病证,多伴有纳呆、嗳气、泛酸、呃逆等症状。

西医学的消化性溃疡、急慢性胃炎、胃肠神经官能症、胃黏膜脱垂、胃痉挛等疾病与此相关。推拿可有效缓解胃痛。

【病因病机】

本病常因寒邪犯胃、饮食失常或情志不遂伤及脾胃与肝,导致脾胃功能失调或肝气犯胃而致病。病机可分虚实两端,实证型多由寒邪犯胃、饮食积滞、肝气犯胃导致胃失和降,气机郁滞而成。虚证型常因脾胃虚寒,胃失温养,“不荣则痛”而出现胃痛。

【辨证分型】

1. 实证 多为急性疼痛。上腹胃脘部暴痛,痛势较剧,痛处拒按,饥时痛减,纳后痛增。

(1) 寒邪犯胃:胃脘疼痛暴作,畏寒喜暖,局部热敷后痛减,口不渴,苔白,脉紧。

(2) 饮食积滞:胃脘胀满,嗳腐吞酸,呕吐不消化食物,吐后痛减,苔厚腻,脉滑。

(3) 肝气犯胃:胃痛伴两胁胀痛,口苦,并因情志不畅诱发疼痛或加剧,苔薄黄,脉弦。

2. 虚证 多为慢性疼痛。以脾胃虚寒为多见,症见胃脘部隐隐作痛,痛处喜按,空腹痛甚,得食痛减,苔薄白,脉沉细。

【治疗】

1. 治则 疏肝健脾,和胃止痛。

2. 部位与取穴 胃脘部、背部、胁肋部、背部膀胱经,中脘、气海、足三里、手三里、内关、合谷、膈俞、肝俞、脾俞、胃俞、三焦俞穴等。

3. 主要手法 摩法、一指禅推法、按法、揉法、搓法、推法、擦法等。

4. 操作方法

(1) 基本操作:

1）患者仰卧位,术者以摩法在胃脘部操作3分钟,继以轻快的一指禅推法在阿是穴处操作2分钟;然后重点按揉中脘、气海穴,每穴1分钟;按揉足三里2分钟,以酸胀为度;用较强刺激按揉手三里、内关、合谷穴,每穴约1分钟;搓两胁肋部,上下往返10～20遍。

2）患者俯卧位,术者用双手掌根推法从背部脊柱两侧沿膀胱经推至三焦俞穴6～8遍;按揉膈俞、肝俞、脾俞、胃俞、三焦俞,每穴约1分钟,以酸胀为度;最后用擦法沿背部膀胱经操作数遍,以透热为度。

笔记栏

(2) 辨证加减：

1) 寒邪犯胃：用较重的点、按法作用于脾俞、胃俞穴，以酸胀为度；横擦背部第 7～12 胸椎节段，以透热为度。

2) 饮食积滞：顺时针方向摩腹，重点在中脘、天枢穴，约 5 分钟；按揉脾俞、胃俞、大肠俞、八髎、足三里穴，以酸胀为度。

3) 肝气犯胃：用一指禅推法自天突穴向下至中脘穴，操作 2 分钟；轻揉两侧章门、期门穴，各 1 分钟；按揉背部膈俞、肝俞、胆俞穴，以酸胀为度。

4) 脾胃虚寒：揉气海、关元穴各 1 分钟；按揉足三里穴 2 分钟；直擦背部督脉并横擦背部膀胱经第 7～12 胸节段，以透热为度。

(3) 疼痛剧烈者：先在背部脾俞、胃俞附近找压痛点，用较重的点法或按法，持续刺激 2 分钟左右，以缓解疼痛。

【其他疗法】

针灸、埋线、理疗、饮食疗法等。

【注意事项】

(1) 注意饮食调节，保持精神乐观，不宜过度疲劳。

(2) 对胃、十二指肠溃疡出血期患者，不宜推拿治疗。

八、胃下垂

胃下垂是以脘腹胀坠、食后尤甚为主症，站立时胃下缘最低点位置下降到髂嵴连线以下，或十二指肠球部向左偏移的一种慢性胃肠疾病。属于中医学的“胃缓”“中气下陷”等范畴。

西医学认为胃正常位置的维持主要依靠横膈的位置和活动力，以及邻近脏器及相关韧带的固定作用和腹内压的维持作用，特别是腹肌的肌力和腹壁脂肪层的厚度起到关键的支持作用。当以上因素失调时，则可出现胃下垂。

【病因病机】

脾胃为后天之本，中气有升举的作用。当脾胃虚弱、气血不足，导致中气下陷，升举无力，则形成胃下垂。而七情郁结，肝胃不和，气机失调，亦可导致胃下垂。

【辨证分型】

1. 气血不足　暴饮暴食或食后剧烈运动，损伤脾胃，或大病久病、产后失血，伤及元气，脾胃虚弱，中气不足，升举无力而致胃体下垂。

2. 肝气郁结　七情所伤，肝气犯胃，导致脾胃受损，生化不足，久则元气亏耗，中气下陷而致。

本病以脘腹坠胀为主症，食后更为明显，站立或劳累后加重，多伴有无规律性胃痛、纳差、乏力、嗳气等症，偶有腹泻、便秘。胃肠钡餐检查有决定性的诊断意义。

【治疗】

1. 治则　补中益气，升阳举陷。

2. 部位与取穴　腹部、背部、胁肋部、背部督脉及膀胱经，取百会、中脘、关元、气海、鸠尾、天枢、肝俞、脾俞、胃俞、肾俞穴等。

3. 主要手法　托法、擦法、揉法、按法、拿法、摩法、振法、㨰法等。

4. 操作方法

(1) 基本操作：

1) 患者仰卧位，术者双手揉拿腹部，以中脘、关元、气海穴为重点，操作 2 分钟；再以推法自鸠尾穴至关元穴，重点在鸠尾、中脘、天枢、气海、关元穴操作，往返 4～5 遍，手法宜轻柔；继而以托法在胃脘部操作，即术者四指并拢，以指面和小鱼际着力托住胃部，由下向上托 8～10 遍；再指振中脘穴和掌振上腹部，时间约 5 分钟，以感觉振颤和温热为度；以手掌自下而上推腹部 8～10 次；最后摩腹 15

笔记栏

分钟。

2）患者俯卧位，术者用㨰法沿脊柱两侧膀胱经操作，重点在第6～12胸椎两侧操作，手法宜轻柔；按揉百会穴2分钟，以酸胀为度；按揉脾俞、胃俞、肝俞、肾俞穴，每穴约1分钟；以插法在肩胛胸壁关节间操作，即四指并拢，手心向外插入肩胛骨骨隙之中，由内下至外上方，每侧3～5次，交替进行。

（2）辨证加减：

1）气血不足：按揉足三里穴约2分钟，以酸胀为度；直擦背部督脉，横擦左侧背部，均以透热为度。

2）肝气郁结：揉章门、期门、太冲穴，以酸胀为度；掌擦两胁肋部，以微透热为度。

【其他疗法】

针灸、理线、理疗等。

【注意事项】

（1）饮食有节，少食多餐，忌食刺激性和不易消化食物。

（2）平时加强腹肌锻炼，如仰卧起坐等。

（3）胃下垂严重者，可借用胃托辅助治疗。

九、胁痛

胁痛是以一侧或两侧胁肋部疼痛为主要临床表现的病证。胁痛可由多种原因引起，与肝胆疾病关系最为密切。

西医学的急慢性肝炎、急慢性胆囊炎、胆石症、胆道蛔虫症等多与此相关，亦可见于胸膜炎、肋间神经痛、带状疱疹等病证。推拿治疗本病疗效较好。

【病因病机】

肝胆位于胁肋部，胆经循胁里，肝经布胁肋，故胁痛主要责之于肝胆。本病可分虚实，实证多由气滞、湿热、血瘀等郁阻肝胆及经络，导致肝失疏泄，气机不利，而致胁痛；虚证常因肝阴不足，血不养肝，肝失所养，不荣则胁痛。

【辨证分型】

1. 肝气郁结　胁肋胀痛，走窜不定，多因情志不遂而诱发及加重，伴胸闷、纳少、嗳气等症，苔薄白，脉弦。

2. 肝胆湿热　胁肋灼痛，口苦，纳呆，恶心，厌油腻，或目黄、身黄、小便黄赤，舌红，苔黄腻，脉弦滑数。

3. 气滞血瘀　胁部刺痛，痛有定处，夜间尤甚，或有跌仆损伤史，胁下或有痞块，舌紫暗，脉沉涩。

4. 肝阴不足　胁痛隐隐，绵绵不休，遇劳加重，伴头晕目眩，口干心烦，舌红，苔少，脉细弦数。

【治疗】

1. 治则　疏肝利胆，行气止痛。

2. 部位与取穴　胁肋部、背部膀胱经，章门、期门、阳陵泉、胆囊穴、足三里、三阴交、太冲、行间、膈俞、肝俞、胆俞、阿是穴等穴。

3. 主要手法　推法、揉法、按法、点法、一指禅推法、擦法等。

4. 操作方法

（1）基本操作：

1）患者仰卧位，术者用两拇指或两掌从胸骨剑突沿肋弓分推两胁部，5～10遍；按揉章门、期门穴，每穴2分钟；擦两侧胁肋部，以透热为度；点、按、揉阳陵泉、胆囊穴、足三里、三阴交、太冲、行间穴，每穴约1分钟；擦小腿内、外侧肝胆经脉，以透热为度。

笔记栏

2）患者俯卧位，术者用一指禅推法沿背部膀胱经自上而下操作，约 5 分钟；重按膈俞、肝俞、胆俞及压痛点，每穴 2 分钟；擦背部膀胱经，以透热为度。

（2）辨证加减：

1）肝气郁结：按揉章门、期门、肝俞、太冲穴，以酸胀为度；搓两胁部，以透热为度。

2）肝胆湿热：按揉外关、曲池、阴陵泉、太冲、侠溪穴，以酸胀为度；掌摩两侧胁肋部，时间 2 分钟。

3）气滞血瘀：按揉合谷、三阴交、膈俞、阿是穴，以酸胀为度，阿是穴处用力稍重；两掌擦胁肋部，以透热为度。

4）肝阴不足：按揉肝俞、胆俞、肾俞、太溪、血海、太冲穴，以酸胀为度；掌摩两侧胁肋部，时间 2 分钟。

【其他疗法】

理疗、针灸、刮痧、饮食疗法等。

【注意事项】

（1）保持心情舒畅，劳逸结合，进行适当的体育锻炼。

（2）饮食宜清淡，忌食肥甘辛辣之品，戒烟酒。

（3）对于重症肝胆疾病患者应明确诊断，重视原发病的治疗。

十、呃逆

呃逆是以喉间呃呃连声，声短而频，难以自制的一种病证。古代又称为“哕”，俗称“打呃”。呃逆有偶发和持续发作的不同。如偶然发作者，其症大都短暂轻微，可不治自愈。如持续不断，则需治疗。

西医学中胃炎、消化性溃疡、胃神经官能症等多与此相关。

【病因病机】

本病主要由于胃中寒冷、胃中燥热、气郁痰阻、正气亏虚等因素，导致胃失和降，胃气上逆，扰动膈膜，而发呃逆。

【辨证分型】

1. 胃中寒冷　呃声沉缓有力，伴胃脘不舒，得热则减，得寒加重，纳差，口不渴，苔白润，脉迟缓。

2. 胃中燥热　呃声响亮，连续有力，伴口臭烦渴，喜冷饮，大便秘结，苔黄，脉滑数。

3. 气郁痰阻　呃逆连声，胸胁胀闷，常因情志不遂而诱发或加重，或时有恶心，纳差，头昏目眩，苔薄腻，脉弦滑。

4. 正气亏虚　呃声低沉无力，气不得续，伴脘腹不舒，喜温喜按，面色苍白，手足不温，身倦乏力，舌淡，苔白，脉细弱无力。

【治疗】

1. 治则　和胃降逆，平膈止呃。

2. 部位与取穴　胸腹、背部、胁肋、背部膀胱经及督脉，缺盆、膻中、膈俞、胃俞、足三里、内关穴等。

3. 主要手法　按法、揉法、推法、摩法、搓法、拍法等。

4. 操作方法

（1）基本操作：

1）患者仰卧位，术者以拇指按揉两侧缺盆穴，以酸胀为度，约半分钟；按揉膻中半分钟；用两拇指自中线向两侧分推腹部 10～20 遍；以顺时针方向掌摩腹部 5 分钟；按揉内关、足三里穴，每穴 1 分钟。

2）患者俯卧位，术者用一指禅推法在背部膀胱经自上而下推 3～4 遍，时间约 6 分钟；再按揉膈

笔记栏

俞、胃俞穴，以酸胀为度；拍打背部数次；搓背部及两胁，以微微透热为度。

（2）辨证加减：

1）胃中寒冷：摩腹时加按压气海穴；稍重力度按揉中脘、足三里穴，以酸胀为度；横擦背部两侧膀胱经，以透热为度。

2）胃中燥热：揉天枢、大横、腹结穴；按揉曲池、足三里、内庭、大肠俞穴，以酸胀为度；横擦八髎穴，以透热为度。

3）气郁痰阻：按揉中府、膻中、章门、期门、肺俞、肝俞、胃俞穴，均以酸胀为度；横擦上胸部，以透热为度；斜擦两胁，以温热为度；按揉内关、足三里、丰隆穴，以酸胀为度。

4）正气亏虚：按揉气海、足三里、内关穴，以微酸胀为度；擦背部督脉及两侧膀胱经，以透热为度。

【其他疗法】

针灸、埋线、耳针、饮食疗法等。

【注意事项】

（1）饮食宜清淡，忌食生冷辛热油腻食品。

（2）调节情志，保持心情舒畅。

（3）对于顽固性呃逆，应查明原因，针对性地进行治疗。

十一、腹泻

腹泻又称泄泻，是指以排便次数增多，粪质清稀，甚至泻出如水样为主症的病证。大便溏薄而势缓者为泄，大便清稀如水而直下者为泻。本病一年四季均可发生，但以夏、秋两季最为多见。

西医学的急慢性肠炎、肠功能紊乱、过敏性肠炎、溃疡性结肠炎、肠道激惹综合征及肠结核等疾病与之相关。推拿对慢性腹泻疗效较好。

【病因病机】

导致本病的原因有内、外两大类因素。外因是由于感受外邪、饮食积滞，均伤及脾胃，使其升降失司，导致腹泻；内因是因为肝气郁结、脾胃虚弱、脾肾阳虚等因素，终致脾胃功能失常而成泄泻。根据发病情况本病又可分为急性泄泻和慢性泄泻。

【辨证分型】

1. 急性泄泻

（1）感受湿邪：发病急骤，便次与便量明显增多，每日大便数次超过10次，大便稀薄或夹黏液，伴腹痛、肠鸣，苔白腻或黄腻，脉濡或滑数。

（2）饮食积滞：有暴饮暴食及不洁饮食史，突然发病，脘腹胀痛，粪便臭如败卵，泻后痛减，嗳腐吞酸，苔垢腻，脉滑。

2. 慢性泄泻

（1）肝气郁结：腹泻每因精神紧张、情绪波动而诱发，伴有胸胁满闷，腹痛肠鸣，嗳气食少，心烦少寐，苔薄，脉弦细。

（2）脾胃虚弱：大便时溏时泄，完谷不化，反复发作，稍食油腻则大便次数增多，伴纳差，面色不华，舌淡，苔白，脉缓弱。

（3）脾肾阳虚：腹泻多于黎明前发作，亦称五更泻。伴脐周疼痛，肠鸣即泻，泻后痛减，畏寒肢冷，腰膝酸软，舌淡胖，苔白，脉沉细。

【治疗】

笔记栏

1. 治则　健脾利湿，和肠止泻。

2. 部位与取穴　腹部、背部、腰骶部、背部膀胱经及督脉，气海、关元、中脘、天枢、足三里、脾俞、胃俞、肾俞、大肠俞、八髎穴等。

3. 主要手法　一指禅推法、按法、揉法、擦法、捏脊法等。

4. 操作方法

(1) 基本操作：

1) 患者仰卧位，术者用一指禅推法自中脘穴推至关元穴，往返5～8遍；按揉中脘、天枢、气海、足三里穴，每穴约1分钟。

2) 患者俯卧位，术者用一指禅推法沿脊柱两旁从脾俞穴推到大肠俞穴，重点在脾俞、胃俞、肾俞、大肠俞、次髎穴处操作，每穴约1分钟；再按揉以上腧穴，每穴约1分钟；由下向上捏脊3～5遍；最后横擦大肠俞、八髎穴，以透热为度。

(2) 辨证加减：

1) 感受湿邪：揉神阙、气海穴，以腹内有温热感为度；按揉足三里、内关穴，每穴1分钟，以酸胀为度；横擦脾俞、胃俞、八髎穴，均以透热为度。

2) 饮食积滞：以顺时针方向摩腹10～20分钟；重按足三里穴，约2分钟，以酸胀为度。

3) 肝气郁结：轻揉章门、期门穴，每穴2分钟；按揉肝俞、胆俞、大肠俞、太冲、行间穴，各穴约1分钟；以酸胀为度；斜擦两胁，以透热为度。

4) 脾胃虚弱：轻按揉中脘、天枢、气海、关元、足三里穴，每穴2分钟，以微酸胀为度；用摩法在胃脘及下腹部操作各5分钟，使其有温热感；横擦脾俞、胃俞、大肠俞穴，以透热为度。

5) 脾肾阳虚：轻按揉气海、关元穴，每穴3分钟，以微酸胀为度；横擦气海、关元穴，直擦背部督脉，横擦腰部肾俞、命门及八髎穴，直擦涌泉穴，均以透热为度。

【其他疗法】

针灸、埋线疗法、拔罐、饮食疗法等。

【注意事项】

(1) 注意饮食卫生，腹泻期间忌食生冷、油腻及刺激性食物。

(2) 肠结核、肿瘤等引起的泄泻，不宜推拿治疗。

十二、便秘

便秘是指表现为大便秘结不通，排便时间延长，或虽有便意，但排便困难的一种病证。本病可见于各种急、慢性疾病之中。

西医学中的功能性便秘、肠炎恢复期、直肠及肛门疾病、内分泌及代谢性疾病、药物性便秘等疾病与之相关。推拿治疗本病疗效很好。

【病因病机】

本病是由大肠传导功能失司，或脾、胃、肝、肾等脏腑功能失常而引起。当胃肠燥热、气机郁滞或气血亏虚、阴寒凝结时，就可导致胃肠传导功能失职，糟粕内停，遂成便秘。

【辨证分型】

1. 胃肠燥热　大便干结，小便短赤，伴面红身热，腹胀腹痛，口干心烦，舌红，苔黄或黄燥，脉滑数。

2. 气机郁滞　大便秘结，欲解不得出，伴肠鸣矢气，嗳气频作，胁腹痞满，甚则腹中胀痛，纳食减少，苔薄腻，脉弦。

3. 气血亏虚　虽有便意，但努挣乏力，大便不畅，便质并不干硬，舌淡，苔薄白，脉虚。血虚便秘则大便秘结，面色无华，头晕目眩，心悸，失眠多梦，唇舌淡，脉细涩。

4. 阴寒凝结　大便艰涩，排出困难，小便清长，四肢不温，喜热畏寒，腹中冷痛，腰脊酸冷，舌淡，苔白，脉沉迟。

【治疗】

1. 治则　和肠通便。

笔记栏

2. 部位与取穴 腹部、背部、肩背部、背部督脉及膀胱经，中脘、天枢、大横、关元、足三里、肝俞、脾俞、胃俞、肾俞、大肠俞、八髎穴、长强穴等。

3. 主要手法 一指禅推法、摩法、揉法、按法、㨰法、擦法等。

4. 操作方法

(1) 基本操作：

1) 患者仰卧位，术者用一指禅推法推中脘、天枢、大横、关元穴，每穴1分钟；用掌摩法或掌揉法顺时针摩腹，约5分钟；拇指按揉足三里穴约2分钟。

2) 患者俯卧位，术者用一指禅推法推肝俞、脾俞、胃俞、肾俞、大肠俞、八髎穴，每穴1分钟；㨰背部膀胱经约5分钟，从肝俞向下至八髎穴为止；用拇指按长强穴约1分钟，以酸胀为度；用掌横擦八髎穴，以透热为度。

(2) 辨证加减：

1) 胃肠燥热：用拇指按揉上巨虚、支沟、曲池穴，以酸胀为度；拇指平推足三里至下巨虚穴，以透热为度。

2) 气机郁滞：用拇指按揉章门、期门、肺俞、肝俞穴，以酸胀为度；掌擦两胁，以透热为度。

3) 气血亏虚：用拇指按揉内关、支沟、心俞、肺俞穴，以酸胀为度；用掌横擦腰骶部，以透热为度。

4) 阴寒凝结：用掌横擦肩背及腰骶部，均以透热为度；用小鱼际直擦背部督脉，以透热为度。

【其他疗法】

埋线疗法、针灸、饮食疗法、耳针等。

【注意事项】

(1) 保持心情舒畅，养成定时排便习惯，加强身体锻炼，不宜久坐。

(2) 合理膳食，多食蔬菜、水果、粗纤维食物，忌食辛辣、油腻等刺激性食品。

十三、肥胖症

当进食热量多于人体消耗量而以脂肪形式存储于体内，体重超过标准体重20%以上时称为肥胖症。根据病因一般可分为单纯性肥胖和继发性肥胖两种类型。单纯性肥胖占肥胖者的95%以上，严重危害身体健康，是心脑血管疾病的危险致病因素。本节主要介绍单纯性肥胖。

【病因病机】

中医学认为肥胖与先天禀赋、饮食失调及脾、胃、肝、胆、肾等功能失常有关。

1. 禀赋体丰 先天性肥胖与遗传有关，有明显家族史。由于先天禀赋充盛及濡养充盛，导致肥胖。

2. 饮食不节 过食肥甘、膏粱厚味之品，导致气血过于充盛，多余部分化为膏脂，致人肥胖。或过食肥甘厚味影响了脾胃运化功能，水湿停聚，聚湿生痰，而发为肥胖。

3. 好逸少劳 "久卧伤气""久坐伤肉"，气伤则虚，肉伤损脾，脾气虚损，则运化失司，代谢失调，痰浊内聚发为肥胖。

4. 肝失疏泄 肝失疏泄，横逆犯胃，影响脾胃运化功能，或肝胆气机不畅影响胆汁的分泌与排泄，均致浊脂不能运化，蓄积体内导致肥胖。

5. 脾肾阳虚 脾虚则聚湿生痰，导致肥胖。肾虚不能温煦脾胃，湿浊内停，而生肥胖。

6. 年高气衰 年高肾气渐衰，脾胃功能退化，不能转输，聚成痰湿浊脂，故形体渐胖。

本病与脾、胃、肾、肝密切相关，以脾失健运，聚生痰湿为主要病机，辨证论治应紧扣脾、胃、肾、肝与气血的关系。

笔记栏

【辨证分型】

1. 脾虚痰湿 形体臃肿肥胖，伴神疲乏力，肢体困重，多痰，脘腹胀满，舌质淡红，舌苔薄腻，脉滑或濡缓。

2. 胃热湿阻　形体臃肿肥胖，伴头胀，眩晕，脘腹痞满，嘈杂泛酸，肢体困重，口臭口渴，喜饮，舌质红，舌苔腻微黄，脉滑数或濡数。

3. 肝郁气滞　形体臃肿肥胖，伴胸胁苦满，急躁易怒，胃脘痞满，口苦咽干，失眠多梦，妇女可见乳房胀痛或少腹胀痛，月经不调，闭经，舌质暗红，苔白或薄腻，脉弦或弦细。

4. 脾胃气虚　形体臃肿肥胖，伴面色苍白或萎黄，神疲乏力，气短懒言，口淡，饭后饱胀感，或四肢浮肿、便溏泄泻，舌淡，苔白，脉濡缓。

5. 脾肾阳虚　形体臃肿肥胖，以腰腹下肢为甚，伴神疲乏力，面色㿠白，形寒肢冷，或五更泻，下利清谷，腰酸腿软，小便清长，舌质淡红，苔白，脉沉细无力。

【治疗】

1. 治则　健脾化痰，疏肝理气，补肾益精，祛浊消脂。

2. 部位与取穴　神阙、关元、中脘、肩井、脾俞、肝俞、大肠俞、肾俞、承扶、风市、委中、承山、梁丘、足三里、丰隆穴等。

3. 主要手法　摩法、揉法、按法、振法、擦法、推法、拿法等。

4. 操作方法

(1) 基本操作：

1) 腹部操作：患者仰卧位，术者用掌根按揉神阙穴，揉动20圈；用两掌于患者腹部顺时针摩腹20圈；指按揉关元、中脘穴，各约2分钟；掌振腹部约5分钟。

2) 腰背部操作：患者俯卧位，术者用擦法背部督脉及膀胱经，以发热为度；按揉脾俞、肝俞、胃俞、大肠俞、肾俞穴，每穴2分钟；按揉大椎、天宗、肩井、风池穴，每穴2分钟；横擦背部两肩胛骨之间，以透热为度。

3) 下肢部操作：患者俯卧位，术者以掌推大腿内、后侧脂肪组织，按揉承扶、殷门、风市、委中、承山穴，每穴约1分钟；患者再取仰卧位，拿其大腿外侧、前侧脂肪组织，并按揉梁丘、伏兔、足三里、丰隆穴，每穴约1分钟。

(2) 辨证加减：

1) 脾虚痰湿：指按脾俞、胃俞、阴陵泉、丰隆、三阴交穴，每穴约5分钟。

2) 胃热湿阻：以一指禅推法在中脘、神阙、关元穴分别操作2～3分钟；拇指点按内庭、丰隆穴，各1分钟。

3) 肝郁气滞：按揉章门、期门、合谷、太冲穴，每穴约1分钟；斜擦两胁，时间约2分钟。

4) 脾胃气虚：按揉脾俞、中脘、内关、足三里穴，每穴约1分钟；直擦背部督脉约2分钟。

5) 脾肾阳虚：在足少阴经的足内侧由上而下推擦5遍；按揉肾俞、命门、太溪穴，每穴各约1分钟；横擦肾俞、命门穴及直擦背部督脉各2分钟。

【其他疗法】

针灸、耳针、瑜伽功法、沐浴康复法、药物康复法等。

【注意事项】

(1) 采用合理的饮食方法和饮食习惯，控制摄入的饮食量。睡前3小时避免进餐。多吃富含蛋白质的食物，少吃含大量脂肪和碳水化合物的食品，戒烟酒。

(2) 加强体育锻炼和户外活动，增加能量消耗，有利于脂肪消耗。

(3) 克服不良习惯及嗜好，避免暴饮暴食和过多睡眠。

(4) 保持良好的心情，身心愉快。

十四、癃闭

笔记栏

癃闭是指以小便量少，排尿困难，甚至尿闭不通为主症的一种病证。其中小便不利，点滴短少，病势较缓者称为"癃"；小便闭塞，点滴全无，病势较急者称为"闭"。两者合称为癃闭。

西医学的尿潴留及无尿症与此相关，如神经性尿闭、膀胱括约肌痉挛、尿道结石、尿路肿瘤、尿道损伤或狭窄、前列腺增生症等病症均可见癃闭。

【病因病机】

本病主要由于膀胱气化不利而成，病位虽在膀胱，但与肾、脾、肺、三焦均有密切的关系。

1. 湿热蕴结 过食辛辣肥腻，酿生湿热，下注膀胱，或湿热素盛，下移膀胱，均可致膀胱功能失常，气化不利，水道不通，发为癃闭。

2. 肺热气壅 热邪袭肺，肺失宣肃，津液宣发失常；或因热气过盛，下移膀胱，均致水液气化代谢失常，而成癃闭。

3. 肝郁气滞 肝气郁结，疏泄不及，影响三焦水液的运行和气化，致水道通调受阻，形成癃闭。

4. 尿路阻塞 瘀血败精，或肿块结石，阻塞尿道，小便难以排出，形成癃闭。

5. 脾气不升 劳倦伤脾，饮食不节，或久病体弱，致脾虚而难以升清降浊，小便因而不通，而成癃闭。

6. 肾元亏虚 年老体虚，肾阳不足，命门火衰，致膀胱气化无权，遂尿不得出；或因下焦热证，耗损津液，以致肾阴亏虚，无阴则阳无以化，而成癃闭。

【辨证分型】

1. 膀胱湿热 小便点滴不通，或量极少而短赤灼热，伴小腹胀满，大便不畅，口苦口黏，或口渴不欲饮，舌质红，苔黄腻，脉数。

2. 肺热壅盛 小便不畅或点滴不通，伴咽干，烦渴欲饮，呼吸急促，或有咳嗽，舌红，苔薄黄，脉数。

3. 肝郁气滞 小便不通或通而不爽，情志抑郁，或多烦善怒，易于激动，胁腹胀满，舌红，苔薄黄，脉弦。

4. 浊瘀阻塞 小便点滴而下，或尿如细线，甚则阻塞不通，小腹胀满疼痛，舌紫暗，或有瘀点，脉涩或细数。

5. 脾气不升 小腹坠胀，时欲小便而不得出，或量少而不畅，伴神疲乏力，少气懒言，食欲不振，舌淡，苔薄，脉细。

6. 肾阳衰惫 小便不通或点滴不爽，排出无力，伴面色㿠白，神气怯弱，畏寒肢冷，腰膝冷痛，酸软无力，舌淡胖，苔薄白，脉沉细或弱。

【治疗】

1. 治则 通调水道，通利小便。

2. 部位与取穴 中极、气海、关元等。

3. 主要手法 摩法、揉法、按法等。

4. 操作方法

(1) 基本治法：

患者俯卧位，术者顺时针方向摩小腹，轻揉大腿内侧，时间约5分钟；按揉中极、气海、关元穴，每穴约1分钟。

(2) 辨证加减：

1) 膀胱湿热：按揉中极穴，每穴约半分钟；横擦骶部八髎穴，约2分钟。

2) 肺热壅盛：按揉中府、云门、合谷、太渊穴，每穴约半分钟；横擦前胸部、大椎及两肩部，时间约5分钟；横擦八髎穴，约5分钟。

3) 肝气郁滞：按揉章门、期门穴，每穴约1分钟；斜擦两胁，约5分钟。

4) 浊瘀阻塞：按揉肾俞、志室、三焦俞、水道、三阴交穴，每穴约1分钟；横擦腰骶部，约2分钟。

5) 脾气不升：按揉脾俞、中脘、内关、足三里穴，每穴约1分钟；直擦背部督脉，时间约2分钟。

6) 肾阳衰惫：一指禅推肾俞、命门穴，每穴约1分钟；横擦肾俞、命门穴及直擦背部督脉，时间2分钟。

笔记栏

【其他疗法】

药物、针灸,必要时导尿。

【注意事项】

(1) 推拿治疗可用于尿潴留,而对真性无尿(如尿毒症等)无效。

(2) 若经过推拿治疗无效,适当采用导尿法,以缓其急。

(3) 治疗手法宜轻柔、和缓,动作有节律。

十五、遗精

遗精是指不因性生活而精液自行泄出的现象,有生理性与病理性的不同。有梦而遗精者称为梦遗,无梦而遗精者称为滑精。

【病因病机】

1. 阴虚火旺　劳心过度,心阴耗损,心火偏亢,扰动精室,发为遗精;或肾水不能上济心阴,心肾不交,阴虚火旺,亦发遗精。

2. 湿热下注　过食肥甘厚味,损伤脾胃,酿湿生热,湿热扰动精室,发为遗精。

3. 心脾亏虚　思虑太过,致心脾亏虚,气不摄精,发为遗精。

4. 肾虚不固　禀赋素亏,下元虚惫;或房事过度,肾精亏虚,不固精关,而致遗精。

【辨证分型】

1. 阴虚火旺　失眠多梦,梦中遗精,伴有心悸不宁,五心烦热,头晕目眩,精神不振,倦怠乏力,舌红少苔,脉细数。

2. 湿热下注　遗精频作,小便热赤浑浊,口苦或渴,心烦少寐,大便溏臭,或肢体困重,痞闷,恶心,舌红,苔黄腻,脉濡数。

3. 心脾亏虚　劳累则遗精,心悸不宁,失眠健忘,面色萎黄,神疲乏力,纳呆便溏,舌淡,苔薄白,脉细弱。

4. 肾虚不固　梦遗频作,甚至滑精,腰酸膝软,眩晕耳鸣,健忘失眠,夜尿频多,小便清长,舌淡嫩或见齿痕,苔白滑,脉沉细。

【治疗】

1. 治则　益肾固精。阴虚火旺者,治以滋阴降火;湿热下注者,治以清利湿热;心脾亏虚者,治以补益心脾,益气摄精;肾虚不固者,治以温补肾阳,补肾填精。

2. 部位与取穴　小腹部,内关、神门、足三里、三阴交、曲泉、阴陵泉、肾俞、膀胱俞、命门、八髎穴等。

3. 主要手法　一指禅推法、摩法、揉法、按法、㨰法、擦法等。

4. 操作方法

(1) 基本治法:

1) 腹部操作:患者仰卧位,术者先用掌根揉法在神阙穴施术,以脐下有温热感为度,再用单拇指腹按、拨曲骨穴或双拇指按压小腹部诸穴,每穴 1～2 分钟;最后用掌摩法摩小腹部,约 5 分钟。

2) 腰骶部操作:患者俯卧位,术者用指按揉肾俞、膀胱俞、命门穴 1～2 分钟;用擦法横擦肾俞、命门、八髎穴 1～2 分钟;直擦背部督脉及膀胱经第 1 侧线,时间约 5 分钟。

3) 四肢部操作:点按内关、神门、足三里、三阴交穴,约半分钟;以掌根轻按大腿内侧,拇指压曲泉、阴陵泉、三阴交穴,约 2 分钟;捏捻双足趾关节 5～7 次。

(2) 辨证加减:

1) 阴虚火旺:指揉内关、神门、曲池、曲泽穴,每穴约 1 分钟;擦涌泉穴,时间约 1 分钟;拿太溪穴 1～2 分钟,以患者产生酸、胀、痛为度,此感觉可上传至两股。

2) 湿热下注:掌摩腹部 3～5 分钟;指揉三焦俞、膀胱俞、曲泽、曲池、阴陵泉穴各 1 分钟;从左季

笔记栏

肋开始，经上腹部至右季肋，施以单向摩法，反复操作 100～200 次，手法宜轻柔，以腹部有畅快感为度。

3）心脾亏虚：指按揉心俞、脾俞、胃俞、内关、足三里穴，每穴约 1 分钟；直擦背部膀胱经，时间约 1 分钟。

4）肾虚不固：指揉肾俞、志室穴，每穴约 2 分钟；用擦法直擦背部督脉，时间约 1 分钟；按气海、关元穴，随患者呼吸缓缓向会阴方向按压，待其腹部出现发热感后抬起，持续操作约 5 分钟。

【其他疗法】

药物、针灸、理疗等。

【注意事项】

（1）调摄心神，排除杂念，节制房事，戒除手淫。

（2）生活起居规律有节，避免过劳。

（3）少食辛辣刺激性食物。

（4）健康睡眠，被褥不宜过重，衬裤不宜过紧，以减少局部刺激。

十六、阳痿

阳痿是指青壮年男子，临房时阴茎举而不坚或坚而不能持久的一种病证。

【病因病机】

阳痿的病因比较复杂，但以房劳太过、频犯手淫为多见。本病病位在肾，并与脾、胃、肝关系密切。患者或因纵欲伤精，致使精气过耗；或因误犯手淫，早婚精气亏虚；或因过度思虑，心脾耗损，血不养筋；或因大惊大恐伤肾引起；亦可因湿热下注，宗筋松弛导致阳痿。

【辨证分型】

1. 命门火衰 阳事不举，精薄清冷，伴腰酸足软，头晕目眩，小便清长，精神萎靡，舌淡，苔薄白，脉沉细。

2. 心脾亏虚 阳事不举，精神不振，伴有面色萎黄，精神不振，肢软无力，舌淡，苔薄白，脉细。

3. 恐惧伤肾 阳痿不举，举而不坚，伴胆小、失眠，睡后易醒，精神紧张，苔薄白，脉弦细。

4. 湿热下注 阴茎痿软，阴囊湿痒臊臭，肢体困重，身热不扬，小便黄赤，苔黄腻，脉濡数。

【治疗】

1. 治则 益肾壮阳，理筋挺坚。命门火衰者温肾壮阳；心脾亏虚者健脾益气；恐惧伤肾者安心宁神；湿热下注者清热利湿。

2. 部位与取穴 神阙、气海、关元、中极、肾俞、命门、阳关、八髎穴等。

3. 主要手法 摩法、揉法、按法、擦法等。

4. 操作方法

（1）基本治法：

1）腹部操作：患者仰卧位。术者用掌根按揉神阙穴，时间约 3 分钟；再用指腹按揉气海、关元、中极穴，各约 2 分钟；在气海、关元穴用掌摩法操作约 3 分钟；最后以掌振法在下腹部操作约 3 分钟。

2）腰背部操作：患者俯卧位。按揉肾俞、命门穴，每穴操作 2 分钟；点按八髎穴，时间约 2 分钟；横擦腰阳关穴以及腰骶部，时间约 5 分钟。

（2）辨证加减：

1）命门火衰：指按肾俞、命门穴，每穴约 3 分钟；用掌擦法直擦背部督脉及脊柱两侧膀胱经，横擦背部肾俞、命门、腰阳关、八髎穴，每部位约 2 分钟。

2）心脾亏虚：摩腹 5 分钟；按揉心俞、脾俞、膈俞、三焦俞穴，每穴 1 分钟；横擦左侧背部脾胃在体表的反射区，时间 2 分钟。

3）恐惧伤肾：分推前额部 10 次；按揉太阳穴 1 分钟；自上而下按揉颈夹脊穴 6 遍；再用一指禅

笔记栏

推法推颈夹脊穴,约4分钟。

4) 湿热下注:指按揉阴陵泉、丰隆、大肠俞、膀胱俞、足三里穴,每穴约2分钟;掌摩下腹部5分钟。

【其他疗法】

针灸、耳针、药物治疗及心理辅导等。

【注意事项】

(1) 本病大多数属于功能性阳痿,与精神紧张有关,因此在治疗同时还要消除患者的顾虑,解除其思想负担。

(2) 养成良好的生活方式,劳逸结合,戒除手淫。

(3) 树立信心,强健体质,在治疗期间夫妻可暂时分床以配合治疗,有一定的辅助治疗作用。

十七、中风后遗症

中风后遗症是指中风后遗留的以一侧肢体不能自由运动,或偏废不用、麻木不仁,或口舌㖞斜、言语不利为主要临床表现的病证。又称半身不遂或“偏枯”。

【病因病机】

本病大多由于脏腑功能失调,气血素虚或有痰浊、瘀血内生,加之劳倦内伤、忧思恼怒、饮酒饱食等诱因,而致经络瘀滞、痰热内蕴、肝风内动,最终致脑脉痹阻或血溢脉外,引起中风。病后余留下此病。

1. 积损正衰 年老体弱,或久病体衰,脑脉失养。其中若气虚则血行无力,致脑脉瘀滞不通;若血亏则不制阳,日久便内风扰动,或上扰清窍,突发本病。

2. 劳倦内伤 烦劳过度,耗伤阴精,阴虚而阳气贲张,引动风阳旋动,气火俱浮,上壅清窍脉络。

3. 脾失健运 过食肥甘醇酒,脾胃受伤,痰浊内生,痰热互结,壅滞经脉,上蒙清窍发为本病。

4. 五志所伤 七情失调,肝失条达,气滞血瘀而结聚脑脉;或暴怒伤肝,肝阳上亢而发病;或心火暴盛,血随气逆,上冲犯脑,而发为中风。

【治疗】

1. 治则 疏经通络,行气活血,通利关节。

2. 部位与取穴 大椎、华佗夹脊穴、手阳明大肠经、足阳明胃经及足太阳膀胱经循行部位相关腧穴。

3. 主要手法 一指禅推法、㨰法、按法、揉法、摇法、推法、捻法。配合患肢关节的被动运动。

4. 操作方法

(1) 基本治法:

1) 患者俯卧位,术者推督脉及膀胱经至腰骶部,自上而下2～3次;随后以㨰法作用于背部脊柱两侧华佗夹脊穴5～8分钟;再用㨰法在腰骶部操作的同时,配合腰后伸和患侧髋关节后伸的被动活动,时间约5分钟;按臀部及下肢后侧及跟腱,时间3分钟,在臀部操作时配合髋外展被动运动;然后按揉大椎、膈俞、肾俞、命门、大肠俞、环跳、委中、居髎、风市、承山穴,每穴半分钟;横擦腰骶部约5分钟。

2) 患者仰卧位,术者施㨰法在患侧大腿足阳明胃经循行部位进行操作,同时配合髋关节、膝关节、距小腿关节的被动屈伸运动和整个下肢的内旋动作;施摇法的同时配合膝关节的极度屈曲活动;然后按揉伏兔、梁丘、膝眼、足三里、丘墟、解溪、太冲、阳陵泉穴,每穴约半分钟。

3) 患者坐位,术者施㨰法沿手阳明大肠经循行的上肢部位操作约5分钟;在做肩前缘的㨰法时配合肩关节的摇法;再按揉尺泽、曲池、手三里、合谷穴,并配合腕关节及指间关节屈伸的被动活动;捻手指关节,时间约5分钟。

4) 患者坐位,术者按揉下关、颊车、地仓、人中、承浆穴,每穴半分钟;以拇指分推前额部约3分

笔记栏

钟；再用扫散法在侧头胆经部位自前向后操作，每侧 20～30 次；按揉角孙穴约 2 分钟；拿两侧风池、肩井穴 5 次。

（2）辨证加减：

1）积损正衰：加摩揉气海、关元穴，各 1 分钟。若伴有血亏阳亢者加揉膈俞、血海、太冲穴，各 1 分钟。

2）劳倦内伤：加按揉肾俞、肝俞、脾俞、三阴交穴，各 1 分钟。

3）脾失健运：加揉脾俞、胃俞、足三里、丰隆穴，各 1 分钟。

4）五志所伤：肝旺者加揉太冲、行间穴，血瘀者加揉血海、膈俞穴，心旺者加揉心俞、劳宫穴。以上操作均取 1 分钟时间。

（3）加减治疗：

1）语言謇涩：按揉廉泉、通里、风府、哑门穴，各 1 分钟。

2）口眼㖞斜：抹瘫痪一侧面部，轻轻推抹 5 分钟；重按颧髎、下关、瞳子髎穴各 1 分钟。

3）口角流涎：拇指按揉面部一侧及口角部 3 分钟。

【其他疗法】

康复训练、针灸、头针、电针、水针、理疗、药物治疗等。

【注意事项】

（1）安定情绪，规律生活，忌烟酒及油腻食品。

（2）保持身体清洁，经常洗擦。

（3）适当锻炼，促进肢体恢复，但不宜过度劳累。

附

面　瘫

面瘫是指由面神经麻痹导致的以面部表情肌群运动功能障碍为主要特征的一种病证。可分为周围性和中枢性两种。

西医学认为周围性面瘫多因面神经在茎乳突孔内急性非化脓性炎症引起，中枢性面瘫多因颅内原因而导致。

【病因病机】

正气虚弱，面部感受寒冷刺激，风寒之邪侵害阳明、少阳之脉，以致经气阻滞，血行不畅而致；或中风后遗症血不养筋，肌肉纵缓不收而发病。

【治疗】

1. 治则　疏经通络，行气活血。

2. 部位与取穴　印堂、阳白、太阳、四白、睛明、迎香、下关、颊车、地仓、风池、合谷穴等。

3. 主要手法　一指禅推法、按法、揉法、拿法等。

4. 操作方法　患者仰卧位，术者用一指禅推法自印堂穴开始，经阳白、太阳、四白、睛明、迎香、地仓、下关至颊车穴，往返操作 10 遍；用抹法自印堂穴交替向上抹至神庭穴，从印堂向左右抹至太阳穴，从印堂穴向左右抹上下眼眶，自睛明穴沿两侧颧骨抹至听宫穴，从迎香穴沿两侧颧骨抹至听宫穴，约 4 分钟。患者再取坐位，术者用一指禅推法施于风池穴及项部，按揉牵正、翳风穴，每穴约 2 分钟，拿风池、合谷穴各 1 分钟。

【注意事项】

（1）手法不宜重，时间不宜长，操作 20 分钟为宜，以免损伤皮肤或导致肌肉疲劳。

（2）避风寒，慎起居，局部保暖。配合使用滴眼药水防止眼部感染。

（3）本病早期治疗预后较好，迁延半年不愈者，常留下后遗症。

（4）少数面神经功能不能恢复者，可考虑手术治疗。

笔记栏

十八、消渴

消渴是以多饮、多食、多尿、消瘦乏力，或尿有甜味为主要临床表现的一种疾病。

西医学称为糖尿病，是一种常见的内分泌代谢疾病。

【病因病机】

本病多由先天禀赋不足、饮食不节、情志失调或劳欲过度等因素引起。根本病机在于阴虚为本,燥热为标。表现为阴津亏损,燥热偏盛,两者同时又互为因果。涉及的脏腑主要在肺、胃、肾,尤以肾为关键。

1. 禀赋不足　先天不足或烦劳太过,以及大病伤阴,阴亏火旺,遂发本病。

2. 饮食不节　恣食肥甘、醇酒厚味,损伤脾胃,蕴热化燥,伤津耗液,发为消渴。

3. 情志失调　忧思恼怒,肝气郁结,郁久化火,销铄肺胃阴液而见肺燥、胃热,发为本病。

4. 劳欲过度　房室、劳欲过度,肾精亏损,虚火内生,肾虚肺燥,发为消渴。

【辨证分型】

消渴有三多症状,即多饮、多食、多尿,三者往往同时存在。但根据其具体病情又分为上、中、下三消。

1. 上消(肺热津伤)　烦渴多饮,口干舌燥,尿频量多,舌边尖红,苔薄黄,脉洪数。

2. 中消(胃热炽盛)　多食易饥,饥饿贪食,口渴,尿多,形体消瘦,大便干燥,苔黄,脉滑实有力。

3. 下消(肾阴亏虚)　尿频量多,混浊如膏,或尿甜,腰膝酸软,乏力,头晕耳鸣,舌红,苔淡白而干,脉沉细无力。

【治疗】

1. 治则　调和脏腑,养阴清热,生津润燥。

2. 部位与取穴　胰俞(第 8 胸椎棘突下旁开 1.5 寸)、肝俞、胆俞、肾俞、三阴交、涌泉、八髎穴等。

3. 主要手法　一指禅推法、按法、揉法、擦法等。

4. 操作方法

(1) 基本治法:患者俯卧位,术者用一指禅推法沿背部膀胱经自膈俞至脾俞穴上下往返操作,时间 5 分钟,重点在胰俞穴吸定操作约 1 分钟;然后按揉胰俞、肝俞、胆俞、肾俞、三阴交穴,其中胰俞、三阴交各按揉 3 分钟,肝俞、胆俞、肾俞各按揉 1 分钟;直擦督脉及涌泉穴,横擦肾俞及八髎穴,以透热为度。

(2) 辨证加减:

1) 上消:指按揉心俞、肺俞、中府、云门、手三里、阳陵泉穴,每穴约 1 分钟;掐少商穴约 1 分钟;拿手阳明大肠经 3 分钟。

2) 中消:指按揉肝俞、天枢、期门、章门、血海穴,每穴约 1 分钟;搓胁肋 2 分钟左右。

3) 下消:指按揉肝俞、志室、水分、中极、太溪穴,每穴约 1 分钟;横擦骶部,约 3 分钟。

4) 三消并存者:在基本治法后,用指按揉法按揉上述上、中、下三消所加用的全部或部分穴位。

【其他疗法】

针灸、敷贴疗法、药物治疗,必要时注射胰岛素。

【注意事项】

(1) 推拿对糖尿病的治疗目前主要应用于 2 型糖尿病。治疗前患者如已用药物治疗,应继续使用,同时密切注意血糖、尿糖和临床体征的变化,根据症情减轻的程度,逐渐减少用药量。

(2) 进行适当的体育锻炼,控制饮食。

(3) 糖尿病酮症酸中毒患者应按急症对症处理。

十九、郁病

郁病是指以精神抑郁、情绪不宁、胸部满闷、胁肋胀痛,或易怒易哭,或咽中如有异物梗阻为主要临床表现的一类病证。

西医学的神经衰弱、癔症、焦虑症、更年期综合征及反应性精神病等与之相关。

笔记栏

【病因病机】

本病因情志失调而致病,多因七情过极、忧思恼怒、精神抑郁等因素,伤及心、肝、脾三脏,终致其功能失调而发病。根据病情发展又可分为火郁、痰郁、热郁等。

1. 肝气郁结　情志不节,肝气郁结,则见精神抑郁,情绪不宁。

2. 气郁化火　肝郁日久化火,肝火上炎,而成火郁。

3. 气滞痰郁　津液运行不畅,停聚于脏腑、经络,凝聚成痰,则为痰郁。

4. 忧郁伤神　心失所养,心神失守,便致精神惑乱,悲伤哭泣,哭笑无常。

5. 心脾两虚　思虑伤脾,脾失健运,气血生化乏源,则致心脾两虚。

6. 阴虚火旺　五志过极,心火亢盛,扰动心神,则心烦,精神惑乱,哭泣无常。

【辨证分型】

1. 肝气郁结　精神抑郁,情绪不宁,伴胁肋胀痛,痛无定处,脘闷嗳气,苔薄腻,脉弦。

2. 气郁化火　性情急躁易怒,胸胁胀满,伴口苦,大便秘结,舌红,苔黄,脉弦数。

3. 气滞痰郁　精神抑郁,胸闷,伴咽不适,如有物梗阻,咯之不出,咽之不下,苔白腻,脉弦滑。

4. 忧郁伤神　精神恍惚,心神不宁,悲忧善哭,舌质淡,苔薄白,脉弦细。

5. 心脾两虚　头晕神疲,失眠健忘,伴纳呆,面色不华,舌质淡,苔薄白,脉细。

6. 阴虚火旺　心悸眩晕,少寐多梦,伴心烦易怒,舌质红,脉弦细数。

【治疗】

1. 治则　调畅气机,理气开郁。

2. 部位与取穴　胁肋部、腹部,肝俞、脾俞、胃俞、章门、期门穴。

3. 主要手法　一指禅推法、按揉法、摩法等。

4. 操作方法

(1) 基本治法:患者俯卧位,术者用一指禅推法在脊柱两侧膀胱经往返操作,约5分钟;用按揉法在肝俞、脾俞、胃俞穴操作,每穴约2分钟;拇指按揉章门、期门穴,各2分钟;用擦法擦胁肋部约5分钟;摩腹约5分钟。

(2) 辨证加减:

1) 肝气郁结:点按合谷、太冲、行间穴,各1分钟;搓胁肋部1分钟。

2) 气郁化火:用拇指按法在胆俞、三焦俞穴操作,每穴约2分钟;拿颈项肌肉5分钟;提抖肩井穴3次。

3) 气滞痰郁:用拇指按法在肺俞、胆俞、天突、丰隆穴操作,每穴约2分钟;掌揉中脘穴3分钟。

4) 忧郁伤神:指按揉心俞、百会、神门穴,每穴约2分钟;拿下肢内侧和前侧的肌肉,约5分钟。

5) 心脾两虚:指按揉心俞、膈俞、内关、外关、足三里穴,每穴约2分钟;掌揉中脘穴2分钟。

6) 阴虚火旺:指按揉肾俞、三阴交、太溪穴,每穴约2分钟;掌擦涌泉穴,约3分钟。

【其他疗法】

运动康复疗法、药物、针灸、心理康复疗法。

【注意事项】

(1) 患者宜调整好心态,积极配合治疗。

(2) 适当参加体力劳动和体育运动,增强体质。

(3) 正确认识和对待疾病,增强信心。

二十、慢性疲劳综合征

笔记栏

慢性疲劳综合征是以长期极度疲劳为突出表现的全身性综合征。属于中医学的“虚劳”“五劳”等范畴。常伴有头痛、咽痛、肌肉关节疼痛、失眠、抑郁等多种症状。基本特点是持续性或反复发作的虚弱性疲劳,卧床休息不能缓解,而各项检查均没有异常表现。此病严重影响患者的工作和生活。

【病因病机】

本病属于亚健康范畴，涉及五脏六腑功能失常，主要以脾、肝、肾三脏为主。

1. 心脾两亏　饮食不节或思虑过度，伤及脾胃，脾失健运，则气血生化乏源，脏腑、经络、四肢、筋肉无以滋养，故见四肢酸痛无力、纳差腹胀等症。

2. 肝郁气滞　情志不遂，肝郁气机不畅，筋脉失养，引发疲劳。或肝气犯脾，致脾虚湿困，液聚为痰，痰蒙清窍，内阻经络，出现身重、神疲之症。

3. 肾精不足　禀赋不足，或房劳过度，大病体虚，阴精耗损，清窍失养，引起心神不宁、困乏之症。

【辨证分型】

1. 心脾两虚　疲乏无力，动则加剧，多梦易醒，心悸健忘，头晕目眩，肢倦神疲，少气懒言，面色少华，舌质淡，苔薄，脉细弱。

2. 肝郁气滞　疲乏无力，头晕目眩，耳鸣健忘，口苦，胁痛，急躁易怒，或悲伤欲哭，或精神紧张，舌暗红，苔薄黄，脉弦涩。

3. 肾精亏虚　疲乏无力，心烦不宁，健忘多梦，五心烦热，咽干颧红，腰膝酸软，甚或遗精，舌红少苔，脉细弱或细数。

【治疗】

1. 治则　通调气血，调补五脏。心脾两虚者治以补益心脾，养血安神；肝郁气滞者治以疏肝理气解郁；肾精不足者治以益肾填精。

2. 部位与取穴　背部膀胱经及督脉循行部位，桥弓、百会等。

3. 主要手法　推法、拿法、扫散法、按法、点法、一指禅推法等。

4. 操作方法

(1) 基本治法：

1) 头面及项部操作：患者坐位，术者双手拇指交替分推前额部，来回 2～3 遍；点按百会穴半分钟；用五指拿法从前发际头顶部拿至枕部 3～6 遍；推桥弓 15 遍；扫散侧头部胆经循行区 10 遍。

2) 躯干部操作：患者仰卧位，术者平推前胸部和两季胁部，反复 3～6 遍；患者俯卧，术者用掌根或拇指推患者背部督脉和两侧膀胱经 3～5 遍；在膀胱经两侧的肝俞、脾俞、肾俞穴按揉 1 分钟；掌横擦腰骶部，2 分钟。

3) 四肢部操作：术者以一指禅推法顺着肝、脾、肾三经循行的方向推 3～5 遍；按揉太冲、太白、太溪穴，每穴约 1 分钟。

(2) 辨证加减：

1) 心脾两虚：摩腹 5 分钟；按揉足三里、中脘、心俞、脾俞、阴陵泉穴，每穴 1 分钟。

2) 肝郁气滞：按揉足三里、行间、太冲、阳陵泉穴，每穴 1 分钟；斜擦季胁部 2 分钟。

3) 肾精亏虚：按揉三阴交、肾俞、命门、太溪穴，每穴 1 分钟；横擦腰骶部，以透热为度；直擦督脉及膀胱经 2 分钟。

【其他疗法】

针灸、运动康复疗法、拔罐、耳针、刮痧等。

【注意事项】

(1) 注意劳逸结合，保证睡眠充足。

(2) 用积极乐观的精神适应现实，提高自身的心理素质。

(3) 合理膳食，适当进行药物治疗。

(4) 可进行温水浴，消除疲劳以恢复体力。

笔记栏

二十一、痿病

痿病是指以肢体弛缓，手足软弱无力，甚至不能随意活动，或见肌肉萎缩及瘫痪的一种病证。

以下肢及两足痿软者多见。

西医学的感染性多发性神经炎、运动神经元病、重症肌无力、肌营养不良、癔症性瘫痪及其他中枢神经系统感染并发轻瘫的后遗症等与之相关。

【病因病机】

外感邪气或脏腑内伤均可导致本病。

1. 肺热津伤　外感疫毒，肺热津伤，或病后余邪未清，阴津继受亏损，均使筋脉失养，宗筋弛纵，而发生痿病。

2. 湿热浸淫　感受寒湿之邪郁遏化热，或嗜食膏粱，伤及脾运，湿郁化热，浸淫筋脉，因而成痿。

3. 脾胃受损　若素体虚弱，或饮食不节，脾胃受损，不能化精，五脏失其润养，筋脉失其滋煦，故发为痿病。

4. 肝肾亏损　体虚久病，精血耗伤，或梦遗耗精，日久不愈，或劳役太过，火起于内，耗灼精血，均致肝肾亏损。肝肾既亏，精血俱损，不能灌溉筋骨，致成痿病。

【辨证分型】

1. 肺热津伤　病起发热之时，或热退后突然肢体软弱无力，渐至肌肉消瘦，皮肤枯燥，伴心烦口渴，呛咳无痰，咽喉不利，小便短少，大便秘结，舌红，苔黄，脉细数。

2. 湿热浸淫　肢体逐渐出现痿软无力，以下肢常见，身重面黄，或微肿麻木、顽痒，尤多见于下肢，或足胫热蒸，或发热，胸脘痞闷，小便赤涩热痛，舌红，苔黄腻，脉濡数。

3. 脾胃亏虚　肢体痿软无力，纳呆，腹胀，便溏，面不华，神疲乏力，舌淡，舌体胖大，苔薄白，脉沉细或沉弱。

4. 肝肾亏损　起病缓慢，四肢痿弱无力，腰脊酸软，不能久立，甚至步履困难，大肉渐脱，或伴眩晕，耳鸣，遗精早泄，或月经不调，舌红少苔，脉沉细数。

【治疗】

1. 治则　益气生津，强筋健骨。肺热津伤者，治以清热润肺，濡养筋脉；湿热浸淫者，治以清热燥湿，通利筋脉；脾胃亏虚者，治以健脾益气；肝肾亏损者，治以补益肝肾，滋阴清热。

2. 部位与取穴　四肢手阳明大肠经及足阳明胃经循行相关部位，中府、云门、膻中、中脘、气海、关元穴。

3. 主要手法　一指禅推法、按揉法、擦法、㨰法、捻法、拿法等。

4. 操作方法

(1) 基本治法：

1) 患者仰卧位，术者用一指禅推法在中府、云门、膻中、中脘、气海、关元穴操作，每穴 1 分钟；用㨰法在上肢手阳明大肠经循行部位进行操作，并配合患肢的被动运动，3 分钟；用捻法在掌指关节、指关节等处操作，5 分钟；继用㨰法、拿法于下肢足阳明胃经循行部位操作，并配合下肢的被动运动，5 分钟；按揉阳陵泉穴 2 分钟。

2) 患者俯卧位，术者按揉肺俞、肝俞、胆俞、脾俞、胃俞、肾俞、命门穴，每穴约 1 分钟；直擦背部督脉及膀胱经，3 分钟；术者施㨰法、拿法于下肢后外侧及内侧，5 分钟，并配合下肢的被动运动；按揉环跳、承扶、风市、委中、承山穴，每穴 1 分钟，其中环跳和承扶穴可采用肘揉法；用掌推法从臀部一直向下平推至足跟部，反复平推 10 次。

(2) 辨证加减：

1) 肺热伤津：按揉太阳、风府，拿风池、肩井、曲池、合谷穴，每穴 1 分钟；分别平推胸前及背部，以中府、云门、膻中、肺俞、风门穴为重点；拿风池、肩井穴，每穴 1 分钟。

2) 湿热浸淫：按足三里、阴陵泉、三阴交穴各 1 分钟；平推胸腹及背腰部，以中脘、神阙、脾俞、胃俞、肝俞、胆俞穴为重点；摩腹 5 分钟。

3) 脾胃亏虚：摩腹 10 分钟；揉脾俞、胃俞、足三里穴，约 2 分钟；捏脊 3～5 遍。

4) 肝肾亏损：一指禅推法推关元、气海、肝俞、肾俞、气海俞、关元俞、阴陵泉、三阴交穴，每穴 1

笔记栏

分钟；平推腰及两胁，重点取章门、期门、肾俞、命门穴；横擦肾俞、命门穴，2 分钟。

【其他疗法】

针灸、理疗、运动康复疗法及药物治疗等。

【注意事项】

(1) 加强身体锻炼，增强体质。

(2) 饮食有节，起居有时。

(3) 长期卧床者，注意避免褥疮的发生，同时注意防寒保暖。

(4) 饮食宜清淡而富有营养，忌食辛辣肥甘、醇酒。

二十二、痛经

痛经，亦称经行腹痛，是指妇女经期或经行前后，出现周期性小腹部疼痛，或痛引腰骶，甚至痛剧晕厥，常伴有面色苍白、头面冷汗淋漓、手足厥冷、泛恶呕吐等症状。

【病因病机】

病位在子宫、冲任，病机有"不通则痛"和"不荣则痛"两种情况。患者因气滞血瘀或因寒湿凝滞，导致胞宫气血流通受阻，出现"不通则痛"而发病；或因肝肾亏虚及气血不足，冲任、胞宫失于濡养，出现"不荣则痛"而发病。

【辨证分型】

1. 气滞血瘀　经前或经期小腹胀痛拒按，经血量少，淋漓不畅，血色紫暗有块，块下则痛减，伴胸胁及乳房胀痛，舌质暗，舌边或有瘀点，脉沉弦。

2. 寒湿凝滞　经前或经期小腹冷痛拒按，连及腰脊，得热痛减；月经或错后，经血量少，色暗有块，伴畏寒便溏，舌苔白腻，脉沉紧。

3. 气血虚弱　经期或经净后小腹绵绵作痛，按之痛减，月经量少，色淡质清稀，面色苍白，神疲乏力，纳少便溏，舌淡苔薄，脉细弱。

4. 肝肾虚亏　经后小腹绵绵作痛，腰骶酸痛，月经量少，色淡质稀，伴头晕耳鸣，面色晦暗，或潮热颧红，舌淡，苔薄黄或薄白，脉沉细。

【治疗】

1. 治则　调理冲任，理血止痛。其中气滞血瘀者，治以活血化瘀，理气止痛；寒湿凝滞者，治以温经散寒止痛；气血虚弱者，治以补气养血，调经止痛；肝肾虚亏者，治以补益肝肾，补血填精，调经止痛。

2. 部位与取穴　腹部及腰骶部，取气海、关元、中极、肾俞、八髎等。

3. 主要手法　一指禅推法、㨰法、擦法等。

4. 操作方法

(1) 基本治法：

1) 腹部操作：患者仰卧位，术者用摩法顺时针方向摩小腹部，5 分钟，以小腹内有热感为宜；用一指禅推法施术于气海、关元、中极穴，每穴 2 分钟。

2) 腰骶部操作：患者俯卧位，术者用㨰法施术于腰骶部，5 分钟；用一指禅推法施术于八髎及肾俞穴，每穴 2 分钟；用擦法在腰骶及八髎穴处操作，以透热为度。

(2) 辨证加减：

1) 气滞血瘀：按揉章门、期门、肝俞、膈俞穴，每穴 1 分钟；拿血海、三阴交穴，以酸胀为度。

2) 寒湿凝滞：直擦背部督脉，横擦命门、肾俞穴，均以透热为度；按揉血海、三阴交穴，每穴 1 分钟。

3) 气血虚弱：直擦背部督脉，横擦左侧背部，均以透热为度；摩腹 5 分钟；揉中脘穴 3 分钟；按揉脾俞、胃俞、足三里穴，每穴 1 分钟。

笔记栏

4）肝肾亏虚：直擦背部督脉，横擦命门、肾俞穴，均以透热为度；按揉照海、太溪、肝俞、肾俞、涌泉穴，每穴 1 分钟。

在月经来潮前 1 周进行推拿治疗，6 次为 1 个疗程，连续治疗 3 个月。

【其他疗法】

针灸、理疗、埋线疗法、拔罐、热敷及药物治疗等。

【注意事项】

（1）注意经期卫生。

（2）经期不宜过食辛辣或寒凉之品。

（3）保持心情舒畅，避免情绪波动。

（4）经期禁房事。

二十三、月经不调

月经不调是指月经的周期、经量、经色、经质等出现异常变化，并伴有一些相关症状的妇科疾病，分为月经先期、月经后期、月经先后不定期等情况。月经先期是指月经周期提前 7 天以上，甚至 1 个月两至者，亦称“经早”。月经后期是指月经周期错后 7 天以上，甚至 40～50 天一行者，亦称“经迟”。月经先后不定期为月经不按周期而至，或先或后超过 7 天以上者，也称“经乱”。

西医学认为体内雌激素分泌失调、自主神经功能紊乱、精神刺激、寒冷、疲劳等，均可导致本病。

【病因病机】

1. 月经先期　患者体质素弱，或饮食失节，或劳倦过度，损伤脾气，中气不足，统摄无权，冲任不固，因气虚而导致月经先期而至。或情志内伤，郁久化热；或素体阳盛及过食辛辣助阳之品；或大病、久病失血伤阴等，均可导致热扰胞宫及冲任，迫血下行，使经血先期而至。

2. 月经后期　患者素体阳虚，或久病伤阳，阳虚内寒，或经行产后，感受寒邪、过食生冷，寒邪乘虚搏于胞宫而致瘀，血海不能按时满溢，导致月经后期。亦可因体质素虚，或久病失血，或产育过多，耗伤阴血，或脾胃虚弱，化源不足，以至冲任血虚，不能按时满盈，而致月经后期。

3. 月经先后不定期　患者情志抑郁或忿怒伤肝，肝气逆乱，疏泄失常，冲任失调，血海蓄溢失常，则月经先后无定期。亦因素体先天禀赋不足，或多产房劳，或久病伤肾，冲任失常，血海蓄溢失司，出现月经先后无定期。

【辨证分型】

1. 月经先期　月经周期提前 7 天以上，甚至 1 个月两至者。气虚者表现为经血量少、色淡、质清稀，神疲倦怠，舌淡苔薄，脉虚无力。实热者表现为经血量多、色深红或紫红、质黏稠，舌红，苔薄黄，脉滑数。阴虚者表现为经血量少、色红、质黏而稠，颧赤，手足心热，舌红少苔，脉细数。肝郁化热者表现为月经量或多或少、色紫红、有瘀块，胸胁、乳房、小腹胀痛，烦躁易怒，苔薄黄，脉弦数。

2. 月经后期　月经周期错后 7 天以上，实寒者表现为经期错后，量少色暗，小腹冷痛，得热痛减，舌苔薄白，脉沉紧。虚寒者表现为经行延后，量少色淡，质清稀，面色苍白，小腹绵绵作痛，喜暖喜按，舌淡，苔薄白，脉沉迟无力。气滞者表现为月经延迟，量少色暗有瘀块，小腹及乳房胀痛，胸痞不舒，舌苔黄，脉弦涩。血虚者表现为经期延迟，量少色淡，质清稀，小腹空痛，面色苍白或萎黄，心悸，舌淡少苔，脉虚细。

3. 月经先后无定期　月经周期先后不定，肝郁者表现为经期或前或后，经量或多或少，经行不畅，胸胁、乳房、小腹胀痛，精神抑郁，胸闷，苔薄白，脉弦。肾虚者表现为经来或先或后，量少，色淡，面色晦暗，头晕耳鸣，腰膝酸软，舌淡苔薄，脉沉弱。

笔记栏

【治疗】

1. 治则　调和气血，疏通经络。血热则清热凉血；气虚则补气摄血；血寒宜温经散寒；血虚则养血调经；肝郁宜疏肝理气；肾虚则益肾调经。

2. 部位与取穴 腹部、腰背部、下肢部，取关元、气海、中极、脾俞、肝俞、肾俞、三阴交、太冲、太溪穴等。

3. 主要手法 一指禅推法、摩法、㨰法、揉法、按法、拿法、擦法等。

4. 操作方法

(1) 基本操作：

1) 腹部操作：患者仰卧位，术者用一指禅推法在关元、气海、中极穴操作，每穴 1 分钟；顺时针摩小腹，5 分钟。

2) 背腰部操作：患者俯卧位，术者用㨰法施术于腰骶部，5 分钟；用一指禅推法施术于背部两侧膀胱经，5 分钟；按揉脾俞、肝俞、肾俞穴，每穴 1 分钟。

3) 下肢部操作：患者仰卧位，术者用双拇指按揉三阴交、太冲、太溪穴，每穴 1 分钟，以酸胀为度。

(2) 辨证加减：

1) 血热：用拇指指端按揉胃俞、大肠俞、大敦、行间、隐白、解溪、血海穴，每穴 1 分钟。

2) 血寒：直擦背部督脉，横擦腰骶部及命门、肾俞穴，以透热为度；用掌按法施术于神阙穴，3 分钟，使患者腹部发热为宜。

3) 血虚：顺时针摩腹，5 分钟；按揉中脘、神阙穴，每穴 1 分钟；拇指按揉足三里、脾俞、胃俞穴，1 分钟；直擦背部督脉，横擦左侧背部，以透热为度。

4) 气虚：指按揉气海、关元穴，各 2 分钟。

5) 肝郁：以两掌搓摩胁肋部，1 分钟；按揉肝俞、膈俞穴，每穴 1 分钟。

6) 肾虚：直擦背部督脉及膀胱经，横擦命门、肾俞穴，以透热为度；按揉照海、太溪、肾俞、涌泉穴，每穴 1 分钟。

【其他疗法】

针灸、理疗、拔罐、热敷及中药治疗。

【注意事项】

(1) 推拿宜在经期前后进行，手法柔和，切忌粗暴。

(2) 保持心情舒畅，避免情志刺激。

(3) 合理饮食，调护脾胃。

(4) 生活规律，防止劳累。

(5) 注意保暖，避风寒。

二十四、慢性盆腔炎

慢性盆腔炎是指女性盆腔内生殖器官及其周围结缔组织、盆腔腹膜发生的慢性炎症。本病属中医学“腹痛”“带下病”“痛经”及“癥瘕”等范畴。

西医学的慢性输卵管炎、输卵管积水、输卵管卵巢炎、输卵管卵巢囊肿、慢性结缔组织炎等与之相关。

【病因病机】

本病发生与肝脾两脏功能失调有关，多因内生湿热或感受外邪引起。若情志抑郁，肝郁化火，气滞血瘀，而成癥瘕。或饮食失调，忧思伤脾，水湿不布，久而湿热痰浊内蕴，形成本病。

【辨证分型】

本病主要表现为下腹部疼痛，痛连腰骶，劳累、性交后或月经前后加剧，伴有低热、疲劳，劳则复发，带下增多，月经不调，甚至不孕。分为以下四型。

1. 肝郁湿热 少腹一侧或两侧胀痛，腰骶酸痛，带下量多，阴痒，经期提前，量多，伴神疲乏力，口苦，舌红，苔黄或白，脉弦滑。

笔记栏

2. 气滞血瘀　少腹胀痛或刺痛，疼痛拒按，经期加重，乳房胀痛，量多有块，块下痛减，舌紫暗，苔薄，脉弦或涩。

3. 血虚寒湿　少腹冷痛，或坠胀疼痛，喜揉喜按，得热痛减，经行加重，经期延后，量少，色暗有块，舌淡苔白，脉沉细。

4. 癥瘕包块　少腹疼痛且呈下坠感，腰骶酸胀，少腹一侧或两侧可触及包块，舌紫暗，脉弦细。

【治疗】

1. 治则　行气活血，化瘀止痛。肝郁湿热者，则疏肝解郁，清热利湿；气滞血瘀者，则疏肝理气，活血化瘀；血虚寒湿者，则益气活血，温经散寒；癥瘕包块，则活血软坚，消癥散结。

2. 部位与取穴　腹部、胸胁部、腰骶部，取章门、期门、关元、中极、带脉、归来、子宫、肝俞、脾俞、八髎穴等。

3. 主要手法　一指禅推法、㨰法、摩法、擦法等。

4. 操作方法

(1) 基本操作：

1) 腹部操作：患者仰卧位，术者用摩法施术于腹部，重点在小腹，以透热为度，5分钟；用一指禅推法施术于章门、期门、中脘、神阙、气海、关元、中极、曲骨、带脉、归来、子宫、水道穴，每穴半分钟。

2) 腰背部操作：患者俯卧位，术者用㨰法施术于腰骶部，3分钟；用一指禅推法施术于膈俞、肝俞、脾俞、胃俞、关元俞、膀胱俞、八髎穴，每穴半分钟；直擦背部督脉，横擦腰骶部及命门、肾俞、八髎穴，以透热为度。

(2) 辨证加减：

1) 肝郁湿热：点按血海、三阴交、丘墟、太溪、水泉、太冲穴，每穴半分钟；轻叩脊柱两侧膀胱经及骶髂部，2分钟。

2) 气滞血瘀：按揉府舍、气冲、血海、阴陵泉、地机、三阴交、行间、太冲、丘墟、太冲穴，每穴半分钟；弹拨腹部包块2分钟，以患者能够忍受为度。

3) 血虚寒湿：点按百会、合谷、温溜、府舍、气冲、血海、足三里、三阴交穴，每穴半分钟；掌振下腹部，2分钟。

4) 癥瘕包块：按揉府舍、气冲、血海、足三里、三阴交穴，每穴半分钟；弹拨腹部包块2分钟，以患者能够忍受为度；掌振下腹部，2分钟。

【其他疗法】

针灸、埋线疗法、理疗、口服中药等。

【注意事项】

(1) 注意个人卫生，勤换内裤。

(2) 加强锻炼，增强体质。

(3) 经期忌房事，避免感染。

(4) 保持良好的状态，避免情志刺激。

二十五、绝经期综合征

妇女在从生育年龄向老年过渡的一段时间因卵巢功能减退、雌激素水平下降而引起的以自主神经功能紊乱和代谢障碍为主的一系列症候群，如多汗、烦躁、潮热、眩晕耳鸣、心悸失眠、腰背酸楚、面浮肢肿、情志不宁等症，称为“绝经期综合征”。

本病多发生于40岁以后的绝经期前后的女性，绝经是其重要标志，症状可持续1～2年或更长。

【病因病机】

妇女在绝经前后，因肾气渐衰，天癸将竭，冲任亏虚，精血不足，脏腑失养，阴阳失衡而出现本

笔记栏

病。若肾阴不足,不能上济心火,心肾不交,则出现失眠;若水不涵肝,肝阳上亢,则烦躁头晕;肾阳虚衰,命门火衰,不能温煦脾土,脾失健运,则可见浮肿乏力。本病发生与情志抑郁、肝气不舒有主要关系。病变脏腑在肾,累及心、肝、脾三脏,其中肾虚是致病关键。

【辨证分型】

1. 肝肾阴虚　头晕耳鸣,烦躁易怒,多汗,烦热,心悸失眠,腰膝酸软,记忆减退,月经紊乱,舌红少苔,脉细数。

2. 心肾不交　月经紊乱,心悸怔忡,失眠多梦,腰酸腿软,舌红少苔,脉细数。

3. 脾肾阳虚　面色晦暗,精神萎靡,形寒肢冷,纳少便溏,尿长而频,月经量多,色淡质稀,舌淡胖大,边有齿痕,苔白滑,脉沉迟无力。

4. 心脾两虚　头晕目眩,心悸失眠,神疲体倦,少气懒言,健忘,经量多,舌淡胖边有齿痕,脉细软无力。

5. 阴阳俱虚　时而烘热汗出,时而畏寒怕冷,眩晕耳鸣,失眠多梦,心悸自汗,便溏或便秘,神疲肢肿,腰膝酸软,月经紊乱,舌淡,苔白,脉沉细。

6. 阴血亏虚　神志错乱,性情异常,善悲欲哭,呵欠频作,心悸神疲,沉默少言,多思善虑,舌淡白,苔薄,脉弦细。

7. 肝郁脾虚　情志抑郁,心烦易怒,嗳气频作,胁肋胀痛,腹胀便溏,月经紊乱,经少腹胀痛或有血块,舌淡,苔薄,脉弦。

8. 冲任不固　月经紊乱,经血量多,肢体乏力,腰膝酸软,小腹不适,舌淡胖大,苔薄白,脉沉细。

9. 气郁痰结　情志抑郁,咽有异物感,吐之不出,咽之不下,乏力,舌淡,苔白腻,脉弦滑。

【治疗】

1. 治则　调和阴阳,补肾安神。肝肾阴虚者,治以滋补肝肾,育阴潜阳;心肾不交者,治以滋阴降火,交通心肾;脾肾阳虚者,治以温补脾肾;心脾两虚者,治以补益心脾;阴阳俱虚者,治以补肾扶阳,滋补冲任;阴血亏虚者,治以养心安神;肝郁脾虚者,治以疏肝健脾;冲任不固者,治以健脾益肾,固涩冲任;气郁痰结者,治以解郁化痰,行气散结。

2. 部位与取穴　头颈、颈肩、胸腹部及背部,取膻中、中脘、气海、关元、厥阴俞、膈俞、肝俞、脾俞、肾俞、命门穴等。

3. 主要手法　一指禅推法、按揉、㨰法、摩法、拿法等。

4. 操作方法

(1) 基本操作:

1) 胸腹部操作:患者仰卧位,术者用一指禅推法,施术于膻中、中脘、气海、关元穴,每穴 2 分钟;用摩法施术于胃脘及下腹部,5 分钟。

2) 腰背部操作:患者俯卧位,术者用㨰法在腰背部操作,5 分钟;按揉厥阴俞、肾俞、命门、肝俞、脾俞、膈俞、三焦俞穴,每穴 1 分钟;小鱼际擦背部督脉及膀胱经第 1 侧线,以透热为度。

3) 头面及颈肩部操作:患者坐位,术者拿颈项部,3 分钟;一指禅推法推前额部,3 分钟;用拇指按揉太阳、四白、迎香、百会穴,每穴 1 分钟;拿肩井穴 10 次。

(2) 辨证加减:

1) 肝肾阴虚:按揉志室、血海、阴陵泉、三阴交、太溪、太冲穴,每穴 1 分钟;推两侧桥弓穴各 20 次。

2) 心肾不交:揉按通里、内关、合谷、心俞、血海、三阴交、太溪穴,每穴 1 分钟;擦涌泉穴,以透热为度。

3) 脾肾阳虚:揉按天枢、曲池、合谷、足三里、阳陵泉、丰隆、悬钟、委中、承山、昆仑穴,每穴 1 分钟;掌振关元穴 3 分钟;横擦八髎穴,以透热为度。

4) 心脾两虚:按揉劳宫、通里、内关、合谷、心俞、血海、足三里、阴陵泉、悬钟、三阴交穴,每穴 1 分钟;擦涌泉穴,以透热为度。

笔记栏

5）阴阳俱虚：按揉合谷、足三里、阳陵泉、血海、阴陵泉、三阴交、太溪、太冲、悬钟穴，每穴 1 分钟；擦涌泉穴，以透热为度。

6）阴血亏虚：按揉劳宫、通里、内关、合谷、心俞、血海、足三里、悬钟、三阴交、太冲穴，每穴 1 分钟；擦涌泉，以透热为度。

7）肝郁脾虚：按揉内关、足三里、阳陵泉、丰隆、悬钟、三阴交、太冲穴，每穴 1 分钟；横擦八髎穴，以透热为度。

8）冲任不固：按揉合谷、足三里、三阴交、太冲、太溪、阳陵泉、阴陵泉穴，每穴 1 分钟，掌摩关元穴 5 分钟。

9）气郁痰结：按揉支沟、合谷、足三里、天突、丰隆、三阴交、太冲穴，每穴 1 分钟；掌擦八髎、涌泉穴，以透热为度。

【其他疗法】

针灸、埋线疗法、耳针、拔罐、中药调治等。

【注意事项】

（1）生活有规律，劳逸结合。

（2）保持豁达、乐观稳定的情绪。

（3）多食高蛋白质、高纤维的食物及新鲜的瓜果蔬菜等。

二十六、产后身痛

产后身痛是指产妇在产褥期间出现肢体关节的酸楚、疼痛、麻木、重着等情况。又称为“产后痛风”“产后关节痛”等，是常见的产后病证之一。

【病因病机】

由于产后血虚，经脉失养；或素体肾亏，胞脉失充；或感受风寒湿邪，气血不畅，均可致经络不通，血运不及，引起身体肢节部位发生疼痛、麻木。

【辨证分型】

1. 血虚 产后关节疼痛，屈伸不利，肢体酸楚、麻木，面色萎黄，头晕心悸，气短懒言，舌淡红少苔，脉细无力。

2. 肾虚 产后腰脊酸痛，腿膝乏力，或足跟疼痛，舌淡红，苔薄，脉沉细。

3. 血瘀 产后关节疼痛，屈伸不利，伴恶露下行不畅，量少色暗，质黏有块或下腹疼痛拒按，舌紫，苔薄腻，脉弦涩。

4. 风寒 遍身骨节疼痛，伸屈不利，或痛无定处，或肢体肿胀，重着不举，得热则舒，少腹时痛，舌淡，苔薄白，脉细弦。

【治疗】

1. 治则 理气养血，舒筋止痛。血虚者，治以养血益气，温经通络；肾虚者，治以补益肾气，强腰壮骨；血瘀者，治以益气活血，散瘀通络；风寒者，治以祛风散寒，活血温经。

2. 部位与取穴 颈肩四肢部、胸腹腰背部，取大椎、肺俞、合谷、风池、气海、中脘、关元、肝俞、脾俞、肾俞、八髎穴等。

3. 主要手法 一指禅推法、揉法、按法、擦法、拿法等。

4. 操作方法

（1）基本操作：

笔记栏

1）颈肩部操作：患者坐位，术者拿风池、大椎、肩井穴，时间各 1 分钟；按揉风门、肺俞、曲池、合谷穴，每穴 1 分钟；横擦大椎穴，以透热为度。

2）胸腹部操作：患者仰卧位，两下肢微屈，术者以一指禅推法推中脘、气海、关元穴，每穴 2 分钟；摩小腹部，5 分钟；点按血海、足三里、三阴交穴，每穴 1 分钟。

3）腰背部操作：患者仰卧位，术者以一指禅推法推膈俞、肝俞、脾俞、肾俞、胞肓穴，每穴 1 分钟；捏脊法自下至上捏脊 10 次；直擦督脉及横擦命门、八髎穴，以透热为度。

（2）辨证加减：

1）血虚：点按脾俞、胃俞、内关、足三里穴，每穴半分钟；轻叩脊柱两侧膀胱经及腰骶部，往返 10 遍。

2）肾虚：按揉肾俞、归来、气冲、太溪穴，每穴 1 分钟；擦涌泉穴，以透热为度；掌振小腹部，时间 2 分钟。

3）血瘀：按揉膈俞、血海、合谷、地机、丘墟穴，每穴 1 分钟；掌振小腹部，时间 2 分钟。

4）风寒：按揉风门、大椎、归来、气冲，每穴 1 分钟；轻叩脊柱两侧及腰骶部，往返 10 遍。

【其他疗法】

针灸、埋线、刮痧、拔罐、中药调治等。

【注意事项】

（1）注意产褥期护理，慎起居，避风寒。

（2）加强营养，增强体质。

（3）保持心情舒畅。

二十七、乳痈

乳痈是由细菌侵入乳管及乳腺组织而引起的急性化脓性炎症。以哺乳期的初产妇多见。相当于西医学的“急性乳腺炎”。

【病因病机】

本病是由乳汁瘀积或肝胃不和而致。

1. 乳汁瘀积　初产妇乳头破碎、畸形、凹陷，影响充分哺乳；或哺乳方法不当及断乳方法不当，乳汁瘀滞；或因风热毒邪外袭等因素，终可导致乳汁瘀积，乳络阻塞结块，郁热酿脓而成痈肿。

2. 肝胃不和　情志不畅，肝失疏泄，久而蕴热；或饮食不节，运化失司，胃热壅滞，郁热循经上扰乳房，使乳络闭阻不畅，热盛肉腐，形成乳痈。

【临床分期】

本病根据病情发展，可分为三期。

1. 郁乳期　患侧乳房部肿胀触痛，皮肤微红；或有肿块，乳汁排泄不畅，伴恶寒发热，骨节酸痛，胸闷烦躁，纳差，苔薄黄，脉浮数。

2. 酿脓期　局部硬结明显，肿块逐渐增大，继而皮肤焮红，此时伴有明显的全身症状，如高热、寒战、全身无力等。如出现持续性搏动性疼痛，此为脓成征象，并见其局部皮肤红肿、透亮。若硬块渐软，有波动感，便是成脓阶段，可见其患侧腋下淋巴结肿大，有触痛。舌红，苔黄腻，脉洪数。

3. 溃脓期　破溃出脓后，脓液引流通畅，一般体温正常，肿痛消减，逐渐愈合。若治疗不当，脓肿可能穿破胸大肌筋膜前结缔组织，形成乳房后脓肿；或乳汁自创口溢出而形成乳漏，严重者甚至可发生脓毒败血症。

【治疗】

1. 治则　乳痈初起阶段主要为乳汁瘀积，热毒内盛，推拿治则为疏肝清热，通乳消肿。脓成及已溃阶段以托里、排脓为主。推拿治疗在乳痈初起尚未成脓时为佳。

2. 部位与取穴　胸腹、腰背、肩项及上肢部，取天溪、膺窗、乳根、中脘、膻中、屋翳、脾俞、肝俞、少泽、合谷穴等。

3. 主要手法　一指禅推法、揉法、按法、摩法、拿法等。

4. 操作方法

（1）胸腹部操作：患者坐位，术者一只手自乳根部沿乳管走行，向乳头部轻轻推 2 分钟；然后

笔记栏

用手持乳房基底部，用手掌由瘀积硬结的外缘向乳头方向逐步推赶并轻揉挤，反复推拿10分钟，即可将瘀积的乳汁逐渐推出。亦可用手轻轻提动乳头5次，以扩张乳头部。患者仰卧位，术者用按揉法施术于天溪、膺窗、乳根、中脘、膻中、屋翳穴，每穴2分钟；用摩法顺时针方向施术于腹部，5分钟。

(2) 肩背部操作：患者俯卧位，术者用一指禅推法推背部膀胱经，时间5分钟；然后用拇指按揉脾俞、胃俞、肝俞穴，每穴2分钟。患者坐位，术者按揉风池穴，再沿颈椎两侧向下至大椎穴两侧往返按揉20遍；拿揉风池、肩井、尺泽、天宗、少泽、合谷穴，每穴半分钟。

【其他疗法】

针灸、拔罐、膏药外治及手术治疗。

【注意事项】

(1) 妊娠5个月后，经常用温热水或75%酒精擦洗乳头。

(2) 孕妇有乳头内陷者，应经常挤捏提拉矫正，可用小酒杯叩吸。

(3) 产妇要养成定时哺乳的习惯，保持乳汁排出通畅。乳汁过多时，可用吸乳器将乳汁吸尽排空，以防乳汁瘀积。

(4) 保持乳头清洁，如有乳头皲裂、擦伤应及时治疗。

(5) 注意婴儿口腔清洁，不可让婴儿口含乳头睡觉。

(6) 乳母应保持精神舒畅，避免情绪过度激动，断乳时应逐渐减少哺乳次数，然后再行断乳。

二十八、乳癖

乳腺增生是与内分泌相关的非炎症、非肿瘤的乳房腺内组织增生症，是中青年妇女的常见病。本病见于西医学的乳腺小叶增生、乳房囊性增生、乳房纤维瘤等疾病。

【病因病机】

本病多因情志内伤，肝郁痰凝，痰瘀互结乳房；或因肝肾不足，冲任失调，痰湿内结所致。

1. 肝郁痰凝 情志内伤，郁怒伤肝，肝郁气滞，气血凝结乳络；忧思恼怒，则肝脾郁结，脾失健运，津液凝聚成痰。气滞痰凝、瘀血结聚而形成肿块。

2. 冲任失调 肾气不足，气血不畅，或阳虚痰湿内结，经脉阻塞而致乳房结块。

【辨证分型】

1. 肝郁痰凝 乳房出现肿块和疼痛，且与月经周期有关，肿块较大，生长缓慢，时有刺痛，两胁胀痛，伴口苦烦躁，舌淡，苔薄白，脉弦或细弦。

2. 冲任失调 乳房出现肿块和疼痛，隐痛或刺痛，痛有定处，经前肿块明显增大，经后减小变软，伴月经不调、痛经、闭经、不孕等，舌淡红，苔白，脉细濡。

【治疗】

1. 治则 疏肝解郁，调摄冲任，散结止痛。肝郁痰凝者解郁化痰；冲任失调者温化痰湿。

2. 部位与取穴 胸腹、腰背、肩、项及上肢部，取乳根、膻中、中脘、天枢、气海、肝俞、脾俞、内关穴等。

3. 主要手法 一指禅推法、㨰法、揉法、按法、摩法等。

4. 操作方法

(1) 基本操作：

1) 胸腹部操作：患者仰卧位，术者用摩法施术于乳房及乳根、膻中穴，3分钟；然后用按揉法施术于中脘、天枢、气海穴，每穴2分钟；再顺时针摩腹部，5分钟。

2) 腰背部操作：患者俯卧位，术者先用㨰法、揉法、一指禅推法施术于背部膀胱经第1、2侧线，时间5分钟；然后用拇指按揉肝俞、脾俞、胃俞穴，每穴2分钟，以酸胀为度。

3) 颈肩部操作：患者坐位，术者按揉风池穴约1分钟；再沿颈椎两侧向下至大椎穴两侧往返按

笔记栏

揉30遍，以透热为度；拿风池、肩井穴，每穴3分钟；点按天宗、曲池、内关穴，每穴1分钟。

(2) 辨证加减：

1) 肝郁痰凝：按揉小腿内侧足三阴经循行部位，5分钟；按压阴陵泉、蠡沟、太冲穴，每穴约2分钟。

2) 冲任失调：按揉肾俞、丰隆、足三里、三阴交穴，每穴1分钟；横擦腰骶，2分钟，以透热为度。

【其他疗法】

针灸、拔罐、耳针、敷贴疗法等。

【注意事项】

(1) 心情舒畅，规律生活。

(2) 适时婚育，科学哺乳。

(3) 避免使用含有雌激素的面霜、药物等。

(4) 房事有规律。

二十九、近视

近视是以视近清楚、视远模糊为主症的病证。多发生于青少年。

【病因病机】

本病为先天禀赋不足，或后天发育不良，致睛珠形态异常；因劳心伤神，心阳耗损，加之久视细微，目络瘀阻，目窍不为心使，光华不得发越而成病；或因肝肾亏虚，精血不足，不能上荣于目，遂成本病。

【辨证分型】

1. 心阳不足　视近清晰，视远模糊，伴心烦，失眠健忘，神倦乏力，舌淡，苔白，脉弱。

2. 脾虚气弱　视近清晰，视远模糊，伴病后体虚，纳差，四肢乏力，舌淡红，苔薄白，脉弱。

3. 肝肾亏虚　视力下降，眼前黑花飞舞，伴头昏耳鸣，腰膝酸软，舌淡红无苔，脉细。

4. 肝血不足　视力下降，久视疲劳或视物变形，伴面色不华，舌淡，苔薄白，脉弱。

【治疗】

1. 治则　疏通经络，解痉明目。心阳不足者，宜养心安神；脾虚气弱者，宜补脾益气；肝肾亏虚者，宜滋补肝肾；肝血不足者，宜补养肝血。

2. 部位与取穴　太阳、阳白、印堂、睛明、攒竹、丝竹空、光明等。

3. 主要手法　一指禅推法、揉法、抹法、按法等。

4. 操作方法

(1) 基本操作：患者仰卧位，双目微闭。术者用一指禅推法从右侧太阳穴开始，缓慢地推向右侧阳白穴，然后经过印堂穴、左侧阳白穴，推到左侧太阳穴处为止，再从左侧太阳穴开始，经左侧阳白、印堂、右侧阳白穴，到右侧太阳穴为止，反复操作6～8遍；继而用双手拇指端揉双侧睛明、攒竹、鱼腰、丝竹空、太阳穴，每穴2分钟；再用双手拇指腹部分抹上下眼眶，从内向外反复操作2分钟；用拇指按揉养老、光明穴，每穴2分钟。

(2) 辨证加减：

1) 心阳不足：按揉心俞、膈俞穴各2分钟；点按神门、内关穴各2分钟。

2) 脾虚气弱：按揉脾俞、胃俞、中脘穴各2分钟；点按足三里、三阴交穴各2分钟。

3) 肝肾亏虚：拿风池穴3分钟；指按揉肝俞、肾俞穴各2分钟；横擦肾俞、命门穴各2分钟。

4) 肝血不足：指按揉肝俞、脾俞穴各2分钟；点按足三里、太冲穴各2分钟。

【其他疗法】

针灸、敷贴疗法、理疗、耳针等。

笔记栏

【注意事项】

(1) 青少年所患近视,多属于假性近视,应注意科学用眼,防止用眼疲劳。

(2) 从小培养儿童良好的卫生习惯,坚持做眼保健操。

三十、斜视

斜视是指双眼注视目标时,一眼的视线偏离目标的一种眼病。相当于西医学的眼肌麻痹。

【病因病机】

本病病因复杂,主要有以下四种。

1. 调节学说 由于眼的调节-集合反射过强,内直肌的作用超出外直肌的趋向,形成共同性内斜视。近视眼看近目标时内直肌的张力减低,形成了共同性外斜视。

2. 双眼反射学说 双眼单视是一个条件反射,是依靠融合功能来完成,如果一眼视力有明显的感觉或运动障碍,妨碍了双眼单视的功能,就会产生一种眼位分离状态即斜视。

3. 解剖学说 眼外肌或其附着点发育异常、眶内筋膜结构异常,均可导致肌力不平衡而产生斜视。

4. 遗传学说 在家族中多人患有共同性斜视,即与遗传有关。

本病系邪中经络,气血不和,筋脉失养,弛张不收而致,属中医学"目偏视"的范畴。

【辨证分型】

1. 风邪袭络 目偏斜,复视,或伴上胞下垂,发病急骤或有眼痛,头痛发热,舌红,苔薄,脉弦。

2. 风痰入络 目偏斜,复视,头晕,呕恶,舌红,苔腻,脉弦。

3. 肝风内动 突发目偏斜,头晕耳鸣,面赤心烦,肢麻,舌红,苔黄,脉弦。

4. 外伤瘀滞 外伤后目偏斜,或有胞睑、白睛瘀血,眼痛,活动受限,视一为二,舌红,苔薄,脉弦。

【治疗】

1. 治则 舒筋解痉,明目正视。

2. 部位与取穴 太阳、头维、睛明、瞳子髎、球后、丝竹空、鱼腰、桥弓、风池穴等。

3. 主要手法 一指禅推法、按揉法、推法、拿法等。

4. 操作方法

(1) 基本操作:患者仰卧位,双目微闭。术者用一指禅推法从右侧太阳穴起,缓慢向右头维穴移动,并沿前发际至左头维、左太阳穴,然后沿眶上缘移动推向右太阳,如此反复操作5～6遍;再用一指禅推法从左睛明穴沿上眼眶向外侧至目外眦,再沿下眼眶向内侧至目内眦,推向右睛明穴,沿上眼眶向外至目外眦,再沿下眼眶向内至目内眦,推向左睛明穴,如此呈"∞"字形环绕,往返操作5～6遍;然后用拇指指端按揉睛明、瞳子髎、球后、丝竹空、鱼腰穴,每穴1分钟;用抹法抹上、下眼眶2分钟;继后指推患侧桥弓穴30次;拿双侧合谷穴1分钟。最后患者俯卧位,术者拿风池穴1分钟,再用按揉法在颈椎两侧操作往返2分钟。

(2) 辨证加减:

1) 风邪袭络:按揉风府、翳风穴各1分钟。

2) 风痰入络:按揉丰隆、足三里穴各1分钟。

3) 肝风内动:指按揉肝俞、脾俞、肾俞穴各1分钟。

4) 外伤瘀滞:指按揉合谷、阿是穴各约1分钟。

笔记栏

【其他疗法】

针灸、康复训练,必要时手术。

【注意事项】

(1) 治疗前彻底检查,明确诊断。

(2) 避免视力疲劳,与治疗相配合。

三十一、鼻炎

鼻炎是以鼻流浊涕、如泉下渗、量多不止为主症的鼻病。常伴有头痛、鼻塞、嗅觉减退、鼻窦区疼痛等症状。

【病因病机】

因外感风热邪毒;或风寒侵袭,久而化热,邪热循经上蒸,犯及鼻窍;或胆经郁热,随经上犯,蒸灼鼻窍;或脾胃湿热,循经上扰鼻窍而引起。

【辨证分型】

1. 肺经风热　见于发病初期,或慢性鼻炎因外感而急性发作。症见鼻塞,涕多色白或微黄,伴头痛,咳嗽,咯痰,鼻黏膜充血,鼻甲肿大,苔薄白,脉浮数。

2. 胆经郁热　见于急性鼻渊或慢性鼻渊急性发作。症见鼻塞,头痛,涕多色黄而浊,身热,口渴,大便干燥,鼻黏膜充血肿胀,鼻腔内可见较多脓性分泌物,舌红,苔黄腻,脉弦数。

3. 脾胃湿热　见于急性鼻渊后期。症见鼻塞,流涕,伴头昏,纳差,便溏,鼻黏膜充血肿胀,鼻腔内有较多黄浊分泌物,苔黄腻,脉濡数。

4. 肺脾气虚　见于慢性鼻渊。症见鼻塞,头昏,记忆力减退,鼻涕混浊,时多时少,面色萎黄或白,少气乏力,大便溏薄,鼻黏膜不充血但肿胀,并有黏性或脓性分泌物,舌淡,苔白,脉细弱。

【治疗】

1. 治则　通利鼻窍。

2. 部位与取穴　睛明、迎香、印堂、太阳、合谷、风池、曲池穴等。

3. 主要手法　一指禅推法、按法、揉法等。

4. 操作方法

(1) 基本操作:患者坐位或仰卧位,术者用一指禅推法从睛明穴开始,沿鼻旁至迎香穴,反复操作,压力由轻至重,再指揉面部的迎香、印堂、太阳穴 2 分钟;继而按揉百会、上星、通天、风池穴各 1 分钟;最后以较重的按揉法取合谷、曲池穴操作 2 分钟。

(2) 辨证加减:

1) 肺经风热:按揉风池、曲池穴,每穴约 2 分钟。

2) 胆经郁热:按揉肝俞、胆俞穴,每穴 2 分钟。并搓摩胁肋部。

3) 脾胃湿热:按揉足三里、脾俞、胃俞穴,每穴 2 分钟。

4) 肺脾气虚:按揉肺俞、脾俞、足三里穴,每穴 2 分钟。

【其他疗法】

针灸、穴位注射、理疗等。

【注意事项】

(1) 过敏性鼻窦炎应查找过敏原,有针对性地治疗。

(2) 坚持锻炼,增强体质,防止感冒。

三十二、乳蛾

乳蛾即扁桃体炎,发病部位在咽喉两侧的喉核处,以其红肿热痛及表面附着黄白脓样分泌物为主要临床表现。好发于春秋季节。

【病因病机】

本病为风热毒邪侵害,或患者素有肺胃内热,内外邪毒交结上攻而致喉核红肿疼痛,或因脏腑虚损,虚火乘虚上炎,伤及咽喉而致病。

1. 风热外侵　风热毒邪犯肺,化火循经,上逆入络,结聚咽喉,遂致红肿疼痛。

笔记栏

2. 胃火炽盛　风热毒邪炽盛，乘势入里；或食辛辣，脾胃蕴热，复挟外邪上攻，煎炼津液，致咽喉红肿疼痛。

3. 肺肾阴虚　风热喉痹失治或久治不愈，或温热病后余邪未清，伤及肺肾，余毒循经上结咽喉，而致灼热疼痛。

【辨证分型】

1. 风热外侵　急乳蛾初起，咽痛，轻度吞咽困难，伴发热、恶寒、咳嗽、咯痰等病证，咽黏膜及扁桃体充血，舌苔薄白，脉浮数。

2. 胃火炽盛　咽痛较甚，吞咽困难，伴身热、口渴、大便秘结，咽部及扁桃体可见充血红肿，局部有脓点或小脓肿，舌红，苔黄，脉滑数。

3. 肺肾阴虚　咽部干燥、灼热、微痛不适，伴干咳少痰、手足心热、精神疲乏，或午后低热、颧赤，咽部扁桃体可见暗红、肿大，舌红，苔薄，脉细数。

【治疗】

1. 治则　利咽解毒，消肿止痛。风热外侵者，疏风清热，散热止痛；胃火炽盛者，清胃泻火；肺肾阴虚者，养阴清肺。

2. 部位与取穴　颈项部，取天突、风池、风府、大椎、合谷、曲池穴等。

3. 主要手法　一指禅推法、按法、揉法、刮法等。

4. 操作方法

(1) 基本操作：患者坐位，术者用一指禅推法在天突穴操作 2 分钟；用按揉法施术于风池、风府、合谷穴，操作 3 分钟；咽喉肿痛严重者，刮风府、曲池、合谷穴，以感觉疼痛为度；继用刮法在膀胱经自大椎穴至膀胱俞穴操作数遍，至皮下出血为度。

(2) 辨证加减：

1) 风热外侵：按大椎、风门、曲池穴各 1 分钟。

2) 胃火炽盛：按胃俞、内庭穴各 1 分钟。

3) 肺肾阴虚：按肺俞、肾俞、太溪穴各 1 分钟。

【其他疗法】

针灸、刺血疗法、刮痧、拔罐、中药敷贴等。

【注意事项】

(1) 注意休息调养，谨防感冒。

(2) 勿食辛辣食物，戒烟酒。

(3) 加强锻炼，增强体质。

三十三、失喑

失喑是以声音嘶哑或发音困难为主要临床表现的咽喉疾病，有急、慢性之分。急喉喑发病急，病程短，猝然声音不扬，甚至嘶哑失音；慢喉喑病程长，久病声音不扬，声音嘶哑，音质暗淡，不耐久言。

【病因病机】

1. 风热犯肺　风热外袭，壅遏肺气，气机不利，结于喉窍，阻滞脉络，以致声户肿胀，开合不利而致。

2. 风寒袭肺　风寒外袭，肺气壅遏，风寒之邪凝聚于喉，致户声不利，遂成本病。

3. 肺肾阴虚　久喑不愈，伤及肺肾，阴伤则声户滋润无源，萎弱松弛，关闭失常，而发病。

4. 肺脾气虚　久言伤肺，气耗则声门鼓动乏力；或久喑不愈，导致脾肺气虚，则声户失养，关闭不全。

5. 气滞血瘀　重者咽喉脉络受损，导致气血瘀滞，声户肿胀难消，或鼻生小节、息肉，妨碍发音，而为慢失喑。

笔记栏

【辨证分型】

1. 风热犯肺 声音不扬或失声，干痒而咳，音低而粗，或觉喉内灼热疼痛，伴发热、恶寒、头痛、肢体困倦等，舌边微红，苔白或黄，脉浮数。

2. 风寒袭肺 声音不扬或嘶哑，咽喉微痛痒，吞咽不利，伴咳嗽不爽，鼻塞流涕，恶寒，发热，头痛，舌苔薄白，脉浮。

3. 肺肾阴虚 声音低沉甚或嘶哑，日久不愈，劳累后加重，伴腰膝酸软，手足心热，舌红少苔，脉细数。

4. 肺脾气虚 声音嘶哑，病程较久，劳则加重，语言低微难以持久，伴少气懒言，倦怠乏力，纳呆，舌淡红，舌体胖，苔白，脉缓而无力。

5. 气滞血瘀 声嘶较重，讲话费力，喉内不适，有异物感，舌质暗，脉涩。

【治疗】

1. 治则 利喉开音。

2. 部位与取穴 天突、廉泉、膻中、人迎、水突、扶突穴等。

3. 主要手法 一指禅推法、拿法、推法、抹法等。

4. 操作方法

(1) 基本操作：患者仰卧位，术者按揉廉泉、天突穴约 2 分钟；再用一指禅推法在膻中穴操作 2 分钟；并用五指拿法拿咽喉部 2 分钟。患者再取坐位，术者用一指禅推法在人迎、水突、扶突穴操作约 2 分钟；再以推法、抹法在喉结两旁操作 2 分钟。

(2) 辨证加减：

1) 风热犯肺：一指禅推法推大椎穴并按揉合谷、曲池、尺泽穴 2 分钟。

2) 风寒袭肺：按揉合谷、尺泽、列缺穴 3 分钟；重拿肩井穴，以患者头额见汗为度。

3) 肺肾阴虚：用一指禅推法推合谷、曲池、肺俞、肾俞、太溪穴，时间 2 分钟。

4) 肺脾气虚：用一指禅推法推肺俞、脾俞、足三里、合谷穴，时间 2 分钟。

5) 气滞血瘀：用一指禅推法推肝俞、膈俞穴，时间 2 分钟；按揉阿是穴 2 分钟；在喉结两旁施推抹法约 2 分钟。

【其他疗法】

针灸、刮痧、刺血疗法、理疗等。

【注意事项】

(1) 减少发音，忌大声疾呼。

(2) 禁食辛辣、苦寒食品，宜食生津润肺食品。

(3) 坚持锻炼，增强体质。

（赵玉堂　张丰正）

三十四、纤维肌痛综合征

纤维肌痛综合征属于风湿病的一种，具有弥漫性肌肉疼痛，常伴有失眠、疲劳和抑郁等多种非特异性症状。本病的特征为患者身体的某些特定部位有压痛，不需要特异的实验室或病理学检查来帮助诊断。中医治疗有效，特别是针灸、推拿和中药等。

【病因病机】

本病病因不明，可有躯体或精神创伤史。可能的原因包括以下几点。

1. 中枢神经敏感化 中枢神经敏感化是引起本病的最主要原因。长期慢性痛会导致“中枢致敏”，使患者脑脊液中血清素和 P 物质升高；另外，MRI 检查显示患者大脑中与疼痛相关的区域功能活动增强。

笔记栏

2. 免疫紊乱　有些患者血清中出现抗甲状腺抗体，一些患者血清中的白介素-1(IL-1)、白介素-6(IL-6)和肿瘤坏死因子(INF)水平升高。

3. 感染　有人认为该病与感染有关，尤其是EB病毒等。

4. 遗传　本病患者一级亲属患病率较高，提示遗传在发病中起一定的作用。

【诊断】

本症多见于女性，常见发病年龄为25～60岁。临床表现多种多样，但主要有下述4组症状。

1. 症状体征

(1) 最突出的症状是全身广泛性肌痛和广泛存在的压痛点，也是所有本病都具有的症状。疼痛遍布全身各处，尤以中轴骨、肩胛和骨盆等处为常见。疼痛多为钝痛，这些压痛存在于肌腱、肌肉和其他组织中，呈对称性分布。用一定力按压这些压痛点时，患者会感受到疼痛，而正常人则不会出现疼痛。伴有心烦，持续在3个月以上。

(2) 本病90%有睡眠障碍，表现为失眠、易醒、多梦、精神不振。本病的睡眠障碍有两个特点：一个是即使睡眠时间能够达到同年龄正常人的睡眠时间，但患者的精神和体力并不会得到恢复，一些患者甚至会诉说睡眠后比不睡的时候还疲劳；另一个特点是入睡困难。

(3) 多数患者有疲劳感，这种乏力与运动量无关联。绝大多数患者会出现晨僵和认知功能障碍，表现为记忆力减退、注意力不易集中和计算能力下降；一些患者还会感到全身发僵。

(4) 其他症状：一些患者会出现关节或周围痛，但无肿胀。还有一些患者会出现头痛、肠或膀胱激惹综合征。肠激惹综合征者易出现腹痛、腹泻与便秘交替，但胃肠道检查无异常；膀胱激惹综合征者会出现尿频、尿急，但尿液和膀胱以及肾脏检查正常。除此之外，一些患者还会出现抑郁和焦虑等。

2. 检查

没有特异化验检查及其他辅助检查，主要是根据临床特征及典型压痛点即可确诊。

【鉴别诊断】

本病应与肌筋膜痛、劳损、抑郁症和失眠等疾病相鉴别。

【治疗】

1. 治则　改善睡眠状态、降低痛觉感受器的敏感性等。本病是一种特发性疾病，其病理生理至今不明，因此治疗比较困难，目前还属于不能治愈的慢性疼痛性疾病。需要多个学科合作。

2. 部位与取穴　本病在全身有9对对称性的压痛点，分别是位于枕下部的风池、乳突下、肩井、天宗、喙突、第二肋软骨、第三腰椎横突尖、手三里、臀中肌或髌尖等处。

3. 主要手法　拿法、推法、按揉法、点按法、擦法、掌压法、扳法或旋转手法等。

4. 操作方法

(1) 根据需要患者可取坐位、俯卧位或仰卧位。

(2) 患者坐位，点按和拿风池、乳突下、肩井、喙突、天宗和手三里，每穴治疗约30秒。

(3) 患者俯卧位，治疗第3腰椎横突和臀中肌等处的阿是穴，每穴治疗约1分钟。

(4) 患者仰卧位，治疗第2肋软骨和髌尖等处的阿是穴，每穴治疗约1分钟。

【注意事项】

(1) 消除诱因，如寒冷、潮湿环境、躯体或精神疲劳、睡眠不佳、体力活动过度或过少，以及焦虑与紧张等。

(2) 可配西药，如阿米替林(抗抑郁药)，对疼痛、失眠、晨僵有改善。焦虑者可并用艾司唑仑。疼痛明显者可服用止痛药。

笔记栏

(3) 本病多见于青壮年女性，有明显的神经精神症状，如头痛、失眠和心烦焦虑等，因此在有明显的心理障碍，应耐心解释、指导，注意心理治疗。

(4) 其他：如针灸、痛点封闭、经皮神经刺激、干扰电刺激、综合电磁热治疗以及多参加社交和阳光下运动等均可试用。

(5) 可配合中药：本病属中医“痹病”范畴。具有安神养血、舒筋通络、疏肝理气、行气止痛的中药可缓解患者疼痛及睡眠障碍。

（李义凯）

三十五、耳石病

耳石病是指头部运动到某一特定位置时，出现短暂性眩晕并伴随眼球震颤等症状的一种疾病，也称良性阵发性位置性眩晕，属于前庭周围性疾病。本病好发于中老年人，女性多于男性。

【病因病机】

本病的病因目前尚不明确，一般可分为特发性和继发性两类，较为公认的学说有嵴顶结石症学说和半规管结石学说。前者认为来自椭圆囊的变性耳石脱落后黏附于半规管壶腹嵴，从而使其比重发生差异，导致对重力变化的敏感性增加，当头位改变时，可使壶腹嵴耳石变位，毛细胞出现异常偏斜，导致眩晕及眼震出现。后者则认为变性耳石颗粒并非黏附于半规管壶腹嵴，而是游离于半规管长臂的内淋巴中，当头部处于诱发体位时，耳石向重力方向移动，引起内淋巴流动，从而使壶腹嵴毛细胞受牵引偏移产生本病。

从解剖生理的角度来看，内耳不但负责听力，还有平衡功能。内耳的椭圆囊和球囊上有囊斑，表面覆有一层耳石膜，有很多碳酸钙的结晶，称为“耳石”。某些情况可引起椭圆囊的囊斑蜕变，导致耳石脱落。耳石脱落后，有可能掉到内耳中半规管的淋巴液。耳水可通过流动的方式向平衡神经传递信号，并通过这种功能来调节人的身体平衡。当耳石落入耳水中时，就会阻碍耳水正常流动，导致耳水传递给平衡神经的信号出现紊乱，使人发生眩晕和身体失衡，从而发生本病。

【诊断】

1. 症状体征

(1) 眩晕反复发作，持续时间数秒到约 1 分钟，同时伴有眼球震颤。

(2) 发作与体位变动有直接关系，多于躺下、起床或平卧翻身时发作，也可在快速低头或过度抬头时诱发。

(3) 可伴有恶心呕吐，一般无耳鸣及听力改变。

2. 检查

(1) 变位眼震试验(Dix-Hallpike test)：患者坐于检查床上，术者位于患者前方或后方，双手扶住其头部向患侧转 45°，并协助其将体位迅速改变为仰卧位，使头部向后悬于床沿外，与水平呈 30°，询问患者有无眩晕症状，并观察是否有眼震症状出现，有上述两个症状出现则为阳性。至少观察 1 分钟或者待眼震消失为止，然后迅速协助患者恢复坐位。

(2) 滚转试验(Roll test)：患者仰卧头屈曲 30°，头快速向一侧转动 90°并保持此头位 2 分钟，然后头回转正中位，保持此头位 2 分钟，再快速向对侧转 90°并保持此头位 2 分钟，在这 3 个头位均应询问患者有无眩晕并记录、观察眼震出现情况。

3. 排除其他内科疾病如高血压、心功能不全或中枢疾病等引起眩晕。

【鉴别诊断】

本病需与梅尼埃病、前庭神经炎和颈源性眩晕等疾病进行鉴别。

【治疗】

本病的治疗以手法复位为主，通过体位调整将掉入半规管的耳石重新回到椭圆囊，从而达到治疗疾病目的。

操作方法：

(1) 患者坐在床上，术者站在其背后，双手扶住患者头部，然后缓缓地将其头部向患耳侧扭转 45 度。

笔记栏

(2) 让患者保持头部旋转状态，以平卧但患耳朝下的姿势躺倒在床上，然后抬起肩膀、伸直颈部，保持该体位 2～3 分钟。

(3) 让患者将头部逐渐转正，再将头部向对侧扭转 45 度，并保持该体位 2～3 分钟。

(4) 让患者保持头部旋转状态，然后迅速将躯干向健耳一侧旋转 90 度，并保持该体位 1～2 分钟。

(5) 让患者将头部缓缓转正后，慢慢起身，呈头直状态就坐。

治疗完成后需休息半小时后才可离开，治疗当天禁止骑自行车或驾车。同时，完成治疗后 3 天内应睡硬板床，枕头应以荞麦皮做枕芯，让健侧的耳朵朝下，侧卧。

【注意事项】

(1) 耳石病手法复位一般 1～2 次治疗可获得满意效果。由其他疾病引发的耳石病，需要同时给予药物治疗，减少复发。

(2) 手法复位时每个步骤结束后应停留足够长的时间，一般应维持至眼震消失或旋转感消失后再保持分钟。

(3) 严重颈椎疾病或脊柱畸形者，慎用或禁用手法复位。

(4) 对少数复位效果较差或容易复发的患者，必要时可采用外科手术治疗。

（李义凯）

笔记栏

下　篇

小儿推拿学

第七章　小 儿 推 拿

导　学

本章介绍了小儿推拿概述、小儿推拿手法与特定穴及小儿常见病推拿治疗。

通过学习，掌握小儿推拿的特定穴位及常见病的治疗；熟悉小儿推拿手法；了解小儿生理病理特点。

第一节　概　　述

小儿推拿，亦称小儿按摩，是以中医理论为指导，应用推拿手法于小儿机体表面及其特定穴位，以调整脏腑气血功能，从而达到防治疾病的目的。小儿推拿学是在中医推拿学和中医儿科学的基础上，在长期的临床实践中逐渐形成的一种专门用于防治小儿疾病的自成体系的推拿学科。它对小儿保健、疾病预防和治疗均有重大意义。

一、小儿推拿发展概况

推拿治疗小儿疾病历史悠久。马王堆西汉古墓出土的《五十二病方》中有以汤勺边刮擦患儿病变部位治疗小儿抽搐的记载，晋代葛洪的《肘后备急方》中记载了以捏脊来治疗腹痛，唐代孙思邈的《备急千金要方》提出了用膏摩小儿囟上及手足心以祛除风寒的推拿疗法。隋唐时期按摩学盛行，到了宋代儿科学兴盛，为小儿推拿学的形成奠定了坚实的基础。明代已成立小儿推拿专科。《针灸大成》中的《小儿按摩经》是现存最早的小儿推拿著作。其从诊法、辨证、穴位、手法、治疗方法等方面对小儿推拿进行了全面系统的论述，对后世小儿推拿的发展具有重要作用。明代龚廷贤所著的《小儿推拿方脉活婴秘旨全书》为现存最早的小儿推拿专著（单行本），对小儿推拿复式手法作了详细的介绍。明清时期小儿推拿盛行，大量专著问世。周岳甫的《小儿推拿秘诀》、熊应雄的《小儿推拿广意》、骆如龙的《幼科推拿秘书》、钱怀村的《小儿推拿直录》、夏云集的《保赤推拿法》、徐崇礼的《推拿三字经》、张振鋆的《厘正按摩要术》、夏鼎的《幼科铁镜》等，对小儿推拿理论作了系统阐述，促进了小儿推拿的理论发展及临床应用。

二、小儿生理病理特点

（一）生理特点

1. 脏腑娇嫩，形气未充　小儿出生后，五脏六腑均较娇嫩脆弱，中医学称其为“稚阴稚阳”之体，即小儿在物质基础与生理功能上都是幼稚和不完善的，这是小儿生理特点之一。具体表现为气血未充，内脏稚弱，阴阳两气均属不足，是为“稚阳未充，稚阴未长”。

2. 生机蓬勃，发育迅速　这主要是指小儿机体如同草木萌芽时那样，生长发育的趋势旺盛。古代医家认识到了小儿这种生机蓬勃、发育迅速的动态变化，提出了小儿为“纯阳”之体的观点。由于小儿机体生长发育迅速，对水谷精气之需求格外迫切，在机体阴长阳生的新陈代谢过程中，常常表现为阳气的旺盛，而阴液相对不足。

(二) 病理特点

1. 发病容易,传变迅速 小儿由于脏腑娇嫩,形气未充,稚阴稚阳,体质和功能均较脆弱,因此在病理上不仅发病容易,而且传变迅速,年龄越小则越为突出。小儿寒暖不能自调,饮食不知自节,故外易为六淫之邪所侵,内易为饮食所伤,肺脾两脏疾病发病率特别高。小儿不仅发病容易,而且变化迅速,寒热虚实容易相互转化或同时并见。《小儿药证直诀》将其概括为"脏腑柔弱,易虚易实,易寒易热"。

2. 脏腑清灵,易趋康复 由于小儿处于蒸蒸日上、不断生长的阶段,脏气清灵,活力充沛,患病以后,若能得到及时的治疗和护理,疾病的恢复较为迅速。即使出现危重证候,只要以分秒必争、全力以赴的精神,积极采取各种综合措施进行抢救,预后也往往比较好。这种易于康复的特点,除了生理上的因素外,与病因单纯、少受七情影响等也有关。

三、小儿推拿特点

传统小儿推拿主要用于6岁以下的儿童,年龄越小,疗效越好。3岁以下小儿疗效显著;7岁以上的儿童运用推拿疗法时需要配合脏腑点穴或成人推拿手法。

小儿皮肤娇嫩,故手法要特别强调轻快柔和,平稳着实,力量小,频率快。常需配合介质以防止擦破皮肤、提高疗效。根据患儿的体质和病情特点辨证施治,运用补泻手法。通常手法力量大、频率快、时间短、顺时针方向、离心方向操作为泻法,手法力量小、频率慢、时间长、逆时针方向、向心方向操作为补法。手法操作顺序,一般按照取穴及部位,从上而下,自前而后,先重点后一般或先一般后重点。

小儿推拿穴位,包括经穴、经外奇穴、特定穴、经验穴、阿是穴等。小儿推拿特定穴不仅为点状,还有线状(如"三关""六腑")、面状(如"脾经""腹")。小儿推拿特定穴多数分布于双手,其次为头面,胸腹腰背及下肢则较少。为方便取穴和手法操作,操作时习惯推拿左手。

小儿发病以外感病和饮食内伤居多,多为肺脾病证。通常以解表(推攒竹、推坎宫、运太阳、拿风池)、清热(清天河水、退六腑、推脊)、消导(推脾经、揉板门、揉中脘、揉天枢)手法多用。另外,小儿病证传变迅速,因此,治疗需恰当及时,必要时中西医结合治疗,以免贻误病情。

(郝 华)

第二节 推 拿 手 法

小儿推拿手法是术者以手或借助特定器具、介质,依照特定的技巧和规范化的动作,以力的形式在小儿体表进行的手法操作。小儿脏腑娇弱,形气未充,肌肤柔弱,手法不仅同成人手法一样要求持久、有力、均匀、柔和、深透,同时还要求轻快、平稳、着实,适达病所而止,不可竭力攻伐。小儿推拿手法通常是在具体穴位上操作一定的时间,不同的手法操作的时间不同。推法、揉法、运法次数多,按法、捣法次数少,摩法时间长,掐法则要快、重、少,掐后通常继用揉法,按法与揉法也常配合使用。手法与穴位的结合体现治疗目的,如补肺经即旋推或向心直推肺经穴,清肺经则离心直推肺经穴。一般刺激重的手法放在最后操作,如掐、拿、捏,以免小儿哭闹影响治疗。

一、推法

以拇指或食、中指指腹在一定部位或穴位上沿一定方向往返移动,称推法。推法在小儿推拿临床应用广泛,有直推法、旋推法、分推法和合推法四种。

笔记栏

(一) 分类

1. 直推法 以拇指桡侧缘或食、中两指螺纹面在某一穴位上作单方向的直线推动(图7-1)。

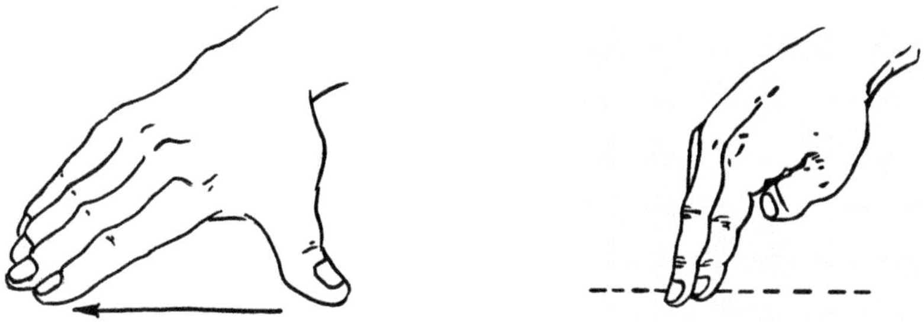

拇指直推　　食、中指直推

图 7-1 直推法

2. 旋推法 以拇指螺纹面在某一穴位上作旋转推动(图 7-2)。

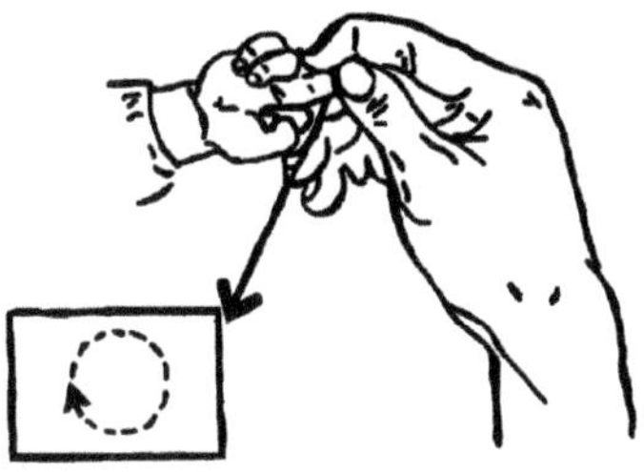

图 7-2 旋推法

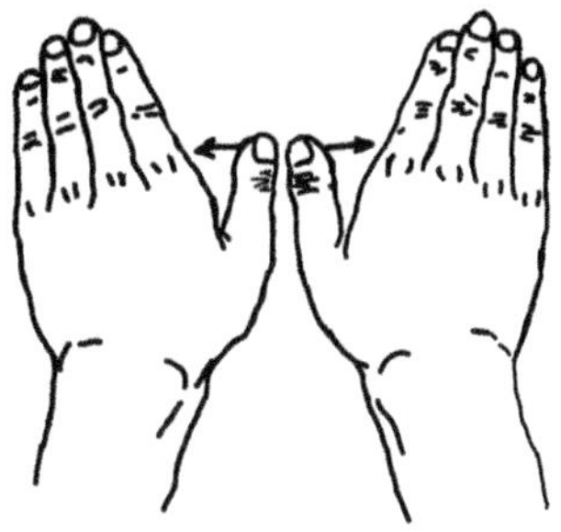

图 7-3 分推法

3. 分推法 用双手拇指桡侧或螺纹面,或食、中两指螺纹面从穴位向两旁分向推动,或作"∧"字形推动,称为分推法,又叫分法(图 7-3)。

4. 合推法 用双手拇指桡侧或螺纹面,或食、中两指螺纹面从穴位两旁向中间推动,称为合推法,又叫合法或和法。与分推法方向相反。

(二) 动作要领

推法动作要轻快连续,用力柔和,平稳均匀,一拂而过,力量宜轻不宜重,以推后皮肤不红为佳。手法频率为每分钟 250～300 次。除单手操作外,亦可双手交替进行。除旋推法外,推动时均宜行直线,不可歪斜,以恐动别经而招患。

(三) 应用部位

直推法常用于推拿特定穴中的线状穴和"五经"穴等;旋推法主要用于"五经"穴;分推法、合推法常用于额前、胸部、腹部、背部、腕掌部。

(四) 临床应用

直推法、分推法、合推法常用于治疗外感发热、腹泻、便秘、惊惕烦躁等。临床上合推法常与分推法配合使用,一分一合起到相辅相成的作用。旋推法多用来治疗脾胃虚弱导致的食欲不振、营养不良,肺虚咳嗽等小儿虚证。

二、揉法

以中指或拇指指端,或掌根,或大鱼际,吸定于一定部位或穴位上,作顺时针或逆时针方向的环旋揉动,称为揉法。可分为指揉法、鱼际揉法、掌揉法(图 7-4)。

(一) 动作要领

揉法动作宜柔和,用力均匀,手指、掌面不可离开接触的皮肤,并带动皮下组织,不要在皮肤上摩擦。快慢适宜,频率为每分钟 200～280 次。

(二) 应用部位

指揉法多用于点状穴,鱼际揉法、掌揉法多用于面状穴。

笔记栏

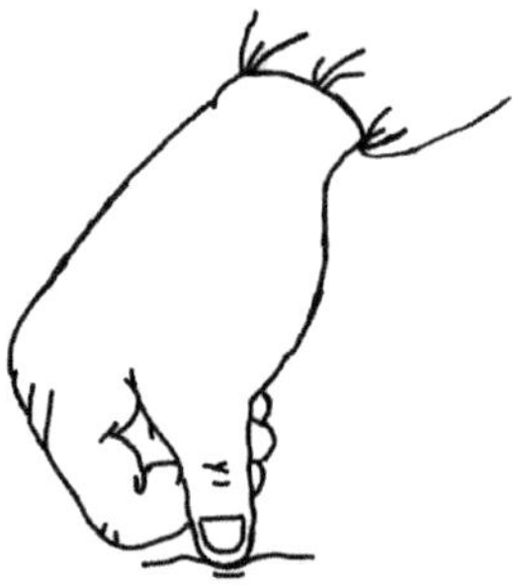
拇指揉法

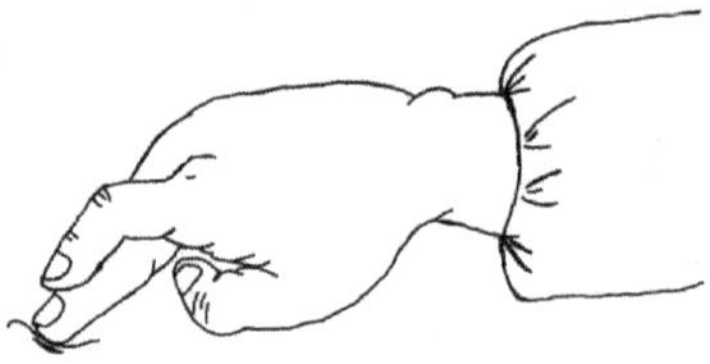
中指揉法

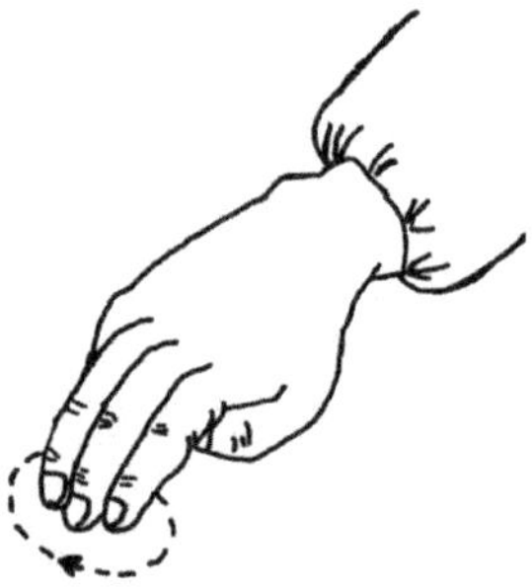
三指揉法

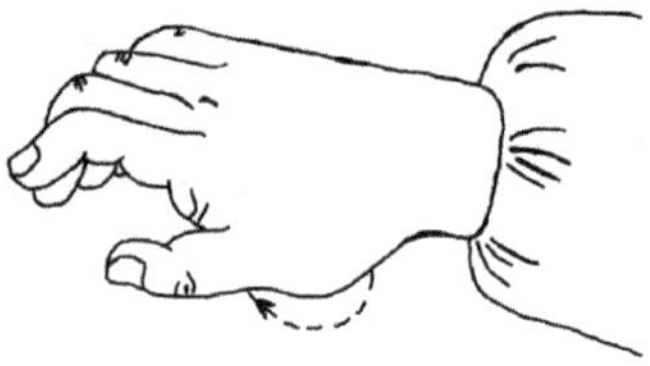
鱼际揉法

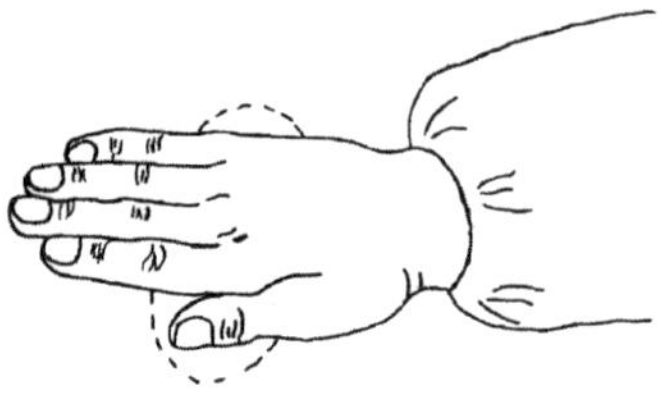
掌揉法

图 7-4　揉法

（三）临床应用

揉法常用于外感发热、咳嗽、胸闷、头痛、近视、腹泻、便秘、腹痛、消化不良等。

三、按法

以拇指或掌根在一定部位或穴位上，逐渐用力向下按压，称为按法。可分为指按法和掌按法。

（一）动作要领

按法宜垂直方向，徐徐用力，按而留之，逐渐放松，稳而持续，切忌粗暴，可与揉法配合使用。

（二）应用部位

指按法多用于点状穴，掌按法多用于面状穴、胸腹部。

（三）临床应用

按法常用于痛证、夜卧不宁等。

四、摩法

用掌或食指、中指、无名指螺纹面附着于一定的部位和穴位上，以腕关节连同前臂作顺时针或逆时针方向的环形移动称为摩法。可分为指摩法和掌摩法。

（一）动作要领

在体表作环行而有节奏的抚摩，不带动皮下组织，手法轻柔、压力大小适中，速度均匀协调，频率为每分钟 120～160 次。

（二）应用部位

摩法多用于面状穴及腹部。

（三）临床应用

摩法常用于痛证、胃肠疾患、急性扭挫伤等。

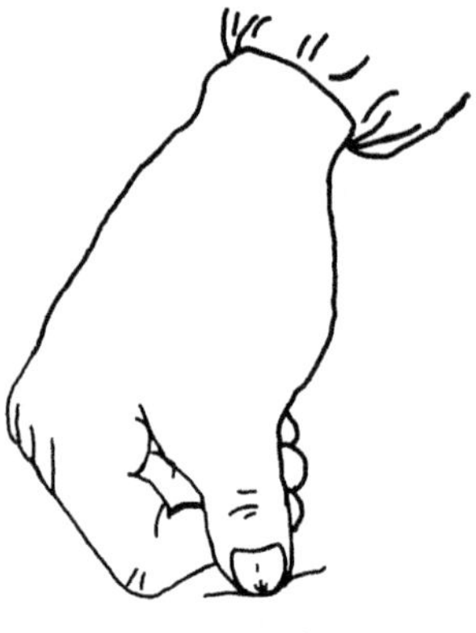
图 7-5　掐法

五、掐法

用指甲垂直方向用力重刺穴位称为掐法（图 7-5）。本法刺激强，力量集中，有以指代针之意，故亦称为“指针法”。

笔记栏

（一）动作要领

以拇指指甲为着力点，对体表穴位进行按压。掐法操作时，宜垂直用力按压，不宜抠动，以免损伤皮肤。掐时逐渐用力，以求深透，不可掐破皮肤。当掐法施用后常继以揉法，以缓和手法刺激，缓解局部不适。掐法施用次数一般以 5～6 次为宜，或中病即止，不宜反复长时间应用。

（二）应用部位

掐法适用于头面及手足部痛觉敏感的穴位，如人中、老龙、十王、内关、合谷等穴。

（三）临床应用

掐法多用于急救。常用于小儿惊风、昏厥、癫痫发作等。

六、捏脊法

以拇指和其他手指在治疗部位相对用力地挤压、捻动，称为捏法。若以捏法施于脊柱，就称为捏脊法。此法善治小儿疳积，故又称“捏积法”。

（一）操作方法

方法一　术者双手呈握拳状，用食指中节桡侧缘顶住皮肤，拇指前按，两指同时对称用力提拿皮肤，双手交替轻轻挤压、捻动，缓慢移动向前(图 7－6)。

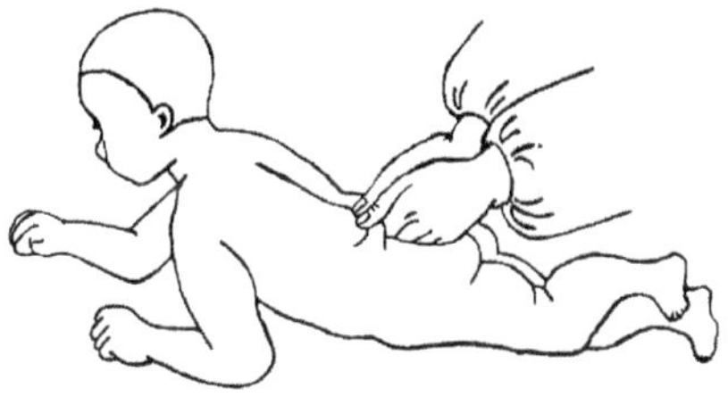

图 7－6　捏脊法一

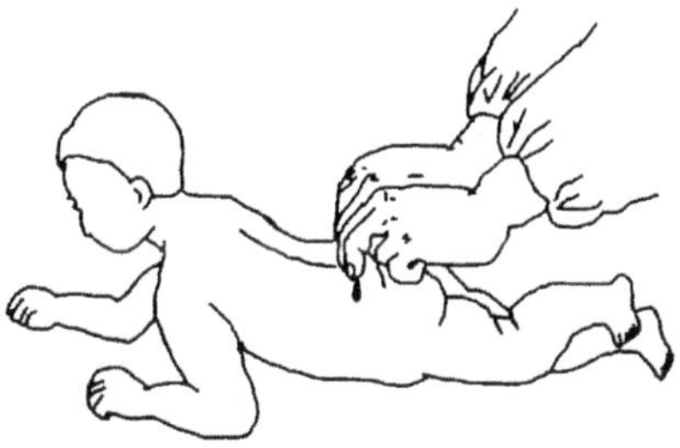

图 7－7　捏脊法二

方法二　术者双腕下垂拇指伸直，指面向前，用拇指桡侧缘顶住皮肤，食指、中指前按，三指同时对称用力捏拿皮肤，双手交替轻轻挤压、捻动，缓慢移动向前(图 7－7)。

（二）动作要领

用指相对着力于脊柱两侧自龟尾捏、提、捻、推至大椎。一般连续操作 5～6 遍。对需加强手法刺激的患儿，常在捏至最后一遍时每捏三次，双手在同一平面同时用力向上提拉一次，谓之“捏三提一”法，或者对重要穴位如肾俞、脾俞、肺俞诸穴位处进行提拉。在提拉皮肤时，常听到较清脆的“嗒嗒”声，这属于正常的筋膜剥离声。另外在捏法应用时以拇指指端掌面为力点，而不能单纯以拇指指端为力点，更不能将皮肤拧转。捏起皮肤的多少要适宜，动作要连贯。捏起肌肤过多，捏得太紧，则动作呆滞不易向前推进，过少则不易提起皮肤；用力过重易疼痛，过轻又不易取得疗效。捻动向前时要作直线前进，不可歪斜。

（三）应用部位

捏脊法主要应用于背部脊柱线状穴及两旁。脊柱在背部的正中是经络中的督脉所在，脊柱的两侧是足太阳膀胱经循行的路线，经络穴位有风府、大椎、腰俞、至阳、命门、腰阳关、八髎、背俞穴等。

（四）临床应用

捏脊法多用于小儿疳积、消化不良、厌食、营养不良、佝偻病、腹泻、呕吐等。此法常用作小儿保健方法，以增进食欲，强壮体质。

笔记栏

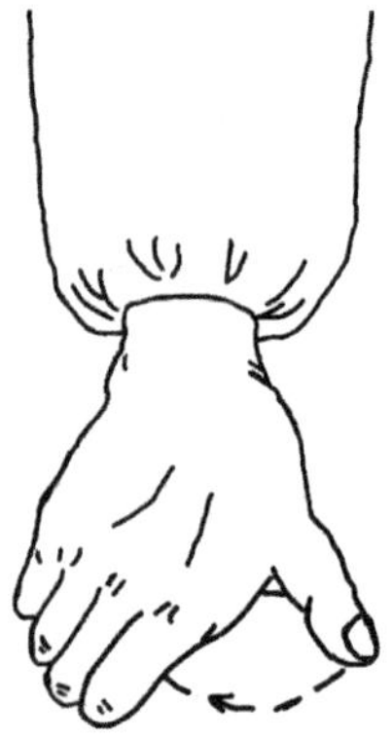

图 7-8 运法

七、运法

以拇指或中指螺纹面，附着于穴位上，作由此穴向彼穴的弧形或环形推动，称运法(图 7-8)。

(一) 动作要领

运法在操作时，宜轻不宜重，仅是皮肤表面旋转绕动摩擦推动，而不带动皮下深层的肌肉组织。宜缓不宜急，频率为每分钟 80～120 次。

(二) 应用部位

运法宜用于弧线状穴、面状穴。

(三) 临床应用

运法多用于发热、胸闷、呕吐等。

八、捣法

以中指指端或食指、中指屈曲后的第 1 指间关节突起部位在穴位上作有节律的叩击，称为捣法(图 7-9)。

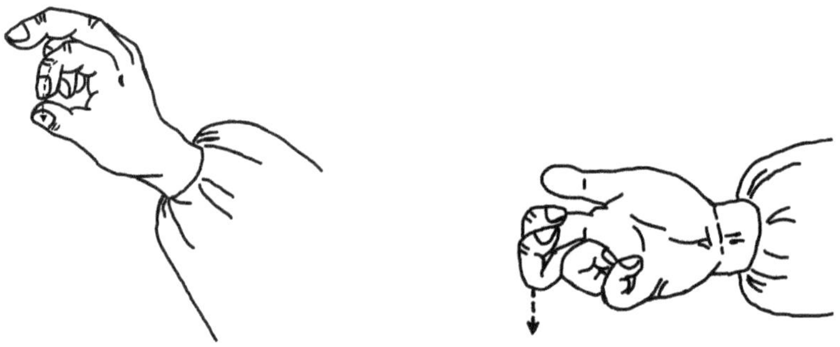

图 7-9 捣法

(一) 动作要领

捣法操作时，腕关节放松、自然灵活，以腕关节的屈伸活动带动指端或指间关节叩击穴位，力量要灵活柔和、有弹性，动作协调，叩击后迅速抬起。叩击位置要准确。每次治疗捣30～50 次。

(二) 应用部位

捣法宜用于点状穴，如小天心。

(三) 临床应用

捣法多用于小儿惊风、抽搐、惊惕不安、夜啼等。

(郝 华)

第三节 特定穴位

特定穴位

笔记栏

一、头面颈项部穴位

1. 天门(攒竹)

定位：两眉头连线中点至前发际成一直线。

操作：术者两拇指螺纹面或桡侧自下而上从两眉中点交替直推至前发际，称推攒竹，又称开天门(图 7-10)。推30～50 次。

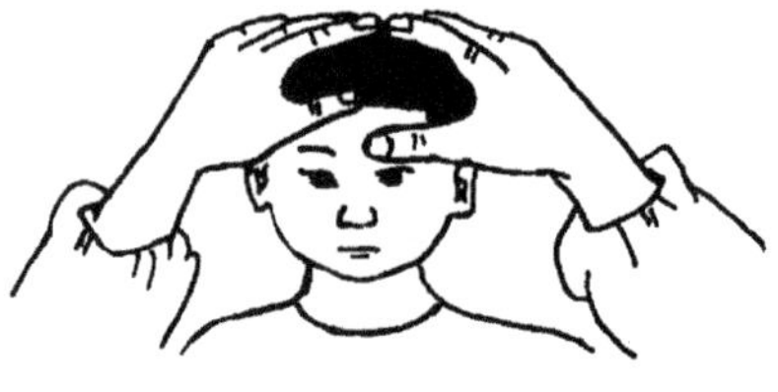

图 7-10 推攒竹

开天门

功效：疏风解表，开窍醒脑，镇静安神。

主治：外感发热、头痛、精神不振、惊惕不安等。

应用：常用于风寒感冒、外感发热、头痛等，多与推坎宫、运太阳、揉耳后高骨等合用；若惊惕不安，烦躁不宁多与清肝经、掐揉小天心、按揉百会等合用。

推坎宫

2. 坎宫(眉弓)

定位：自眉头起沿眉向眉梢成一横线。

操作：术者两拇指桡侧偏峰自眉心向两侧眉梢作分推(余双手四指分别固定于头部两侧)，称推坎宫，亦称分头阴阳(图 7－11)。推 30～50 次。

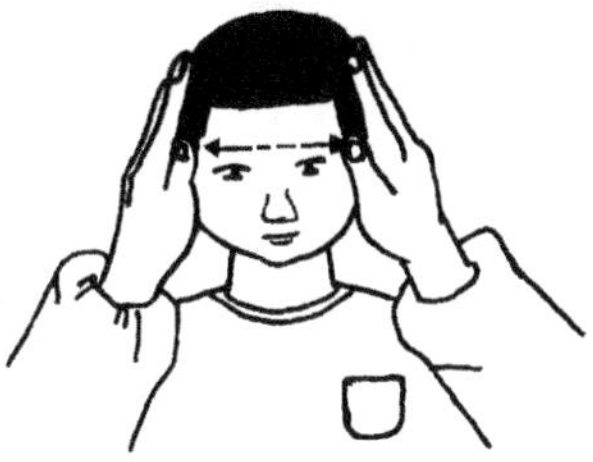

图 7－11　推坎宫

功效：祛风散寒，醒脑明目。

主治：外感发热、头痛、目赤、惊风、目上视。

应用：常用于外感表证及内伤杂病。外感发热、头痛多与开天门、揉太阳、揉耳后高骨等合用；目赤肿痛多与清肝经、掐揉小天心、清天河水等合用。

揉太阳

3. 太阳

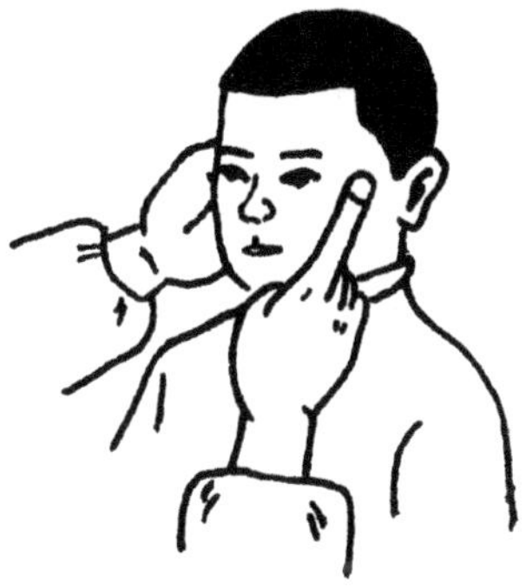

图 7－12　揉太阳

定位：眉梢与目外眦连线中点，向后约 1 寸凹陷处。

操作：术者两拇指桡侧自前向后直推，称推太阳；用中指或食指螺纹面揉该穴，称揉太阳或运太阳(图 7－12)。向眼方向揉为补，向耳方向揉为泻。推或揉 30～50 次。

功效：疏风解表，开窍镇惊。

主治：外感发热、头痛、惊风、目赤肿痛、近视、弱视等。

应用：推、揉太阳主要用于外感表证。外感头痛表实用泻法；外感表虚，内伤头痛用补法。近视、弱视、斜视及口眼㖞斜等与开天门、推坎宫等合用。

4. 印堂(眉心)

定位：两眉头连线的中点处。

操作：拇指指甲掐眉心处，称掐印堂；拇指指端揉，称揉印堂；中指指端按，称按印堂。掐 3～5 次；揉 10～20 次；按 5～10 次。

功效：清头明目，通鼻开窍。

主治：外感头痛、惊风、鼻塞。

应用：掐眉心治疗小儿惊风，常与掐人中、掐十宣等合用；揉眉心治疗感冒、头痛。

掐山根

5. 山根(山风、二门)

定位：印堂之下两目内眦连线中间，鼻梁上低凹处。

操作：拇指指甲掐该穴，称掐山根(图 7－13)。掐 5～10 次。

功效：通关开窍，醒目定神。

主治：惊风、昏迷、抽搐。

应用：掐山根开窍，醒目定神，治疗惊风、昏迷、抽搐等症，多与掐人中、掐老龙等合用。

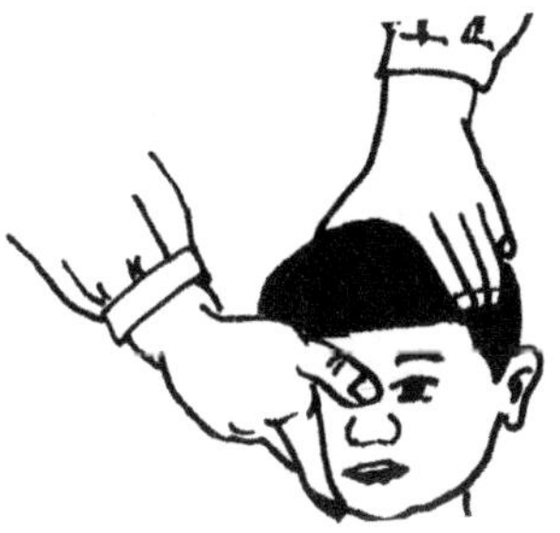

图 7－13　掐山根

6. 准头(鼻准)

定位：鼻尖端。

操作：用拇指指甲掐，称掐准头，掐 3～5 次。

功效：健脾定喘，祛风镇惊。

主治：脾胃虚弱、惊风、鼻衄、昏厥。

应用：掐准头治疗惊风，与掐人中、掐老龙同用；治鼻衄，与掐上星、掐迎香合用；治昏厥与按揉内关、足三里合用。

笔记栏

笔记栏

7. 人中(水沟)

定位：人中沟正中线上 1/3 与下 2/3 交界处。

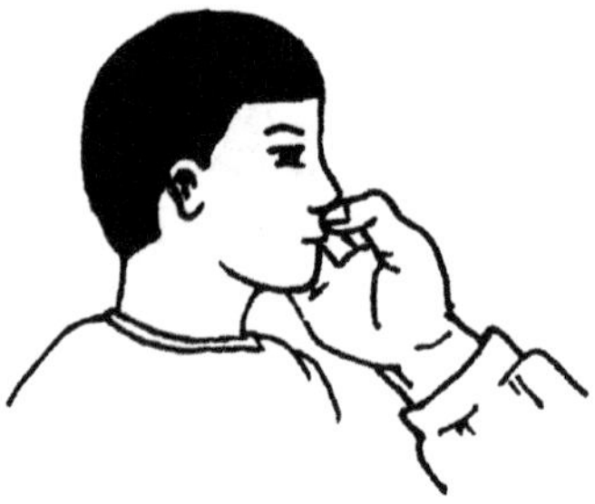

图 7－14　掐人中

操作：拇指指甲掐该穴，称掐人中(图 7－14)。掐 5～10 次或醒后即止。

功效：镇惊止痉，醒神开窍。常用于急救。

主治：惊风、昏厥、抽搐、不省人事。

应用：掐人中能醒神开窍，常用于急救。对于人事不省、窒息、惊厥或抽搐，多与掐十宣、掐老龙等合用。

8. 迎香

定位：鼻翼外缘中点旁开 0.5 寸，鼻唇沟中。

操作：食指、中指指端或两拇指桡侧按揉该穴，称揉迎香。揉 20～30 次。

功效：宣肺发汗，开通鼻窍。

主治：伤风感冒、发热无汗、鼻塞流涕、口眼㖞斜。

应用：按揉迎香，治疗感冒发热、鼻塞流涕、呼吸不畅效果较好，多与清肺经、拿风池等合用。

9. 牙关(颊车)

定位：下颌角前上方约 1 横指，用力咀嚼时，咬肌隆起处。

操作：拇指或中指指端按或揉，称为按牙关或揉牙关。按 5～10 次；揉 30～50 次。

功效：开关窍，疏风通络，止痛。

主治：牙关紧闭、口眼㖞斜。

应用：按牙关主要用于牙关紧闭，多与掐人中、掐十宣等穴合用；若口眼㖞斜揉牙关，多与揉迎香、揉地仓、按揉承浆等穴合用。

10. 囟门

定位：前发际正中直上 2 寸，百会前 3 寸骨陷中。

操作：术者两手食、中、无名指固定小儿头部，两拇指自前发际向该穴交替推至该穴(囟门未合时，仅推至边缘)，称推囟门；拇指端或掌心轻揉本穴称揉囟门。推或揉均 30～50 次。

功效：祛风定惊，开窍醒神，升阳举陷。

主治：惊风、抽搐、神昏、头痛、久泻、脱肛、遗尿等。

应用：推、揉囟门穴多用于治疗惊风、抽搐、神昏烦躁、鼻塞等，多与清肝经、清心经、掐揉小天心等合用；摩法多治疗久泻、脱肛、遗尿等虚证，常与按揉百会、补脾经、补肾经、推三关等合用。正常前囟在出生后 12～17 个月闭合，故临床操作时手法需轻，不可用力按压。

11. 百会

定位：头顶正中线与两耳尖连线的交点处。

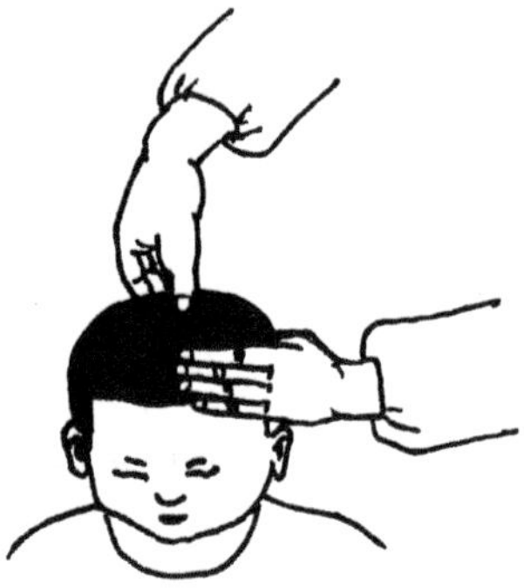

图 7－15　按百会

操作：拇指螺纹面或掌心按、揉该穴，称按百会或揉百会(图 7－15)。按 3～5 次；揉 30～50 次。

功效：镇惊安神，开窍明目，升阳举陷。

主治：昏厥、头痛、目眩、惊风、惊痫、久泻、遗尿、脱肛等。

应用：按揉百会治疗惊风、惊痫等，多与推按囟门、清肝经、清心经、掐揉小天心等合用；治疗遗尿、脱肛等，常与摩囟门、补脾经、补肾经、推三关、揉丹田等合用。

12. 耳后高骨

定位：耳后入发际，乳突后缘下凹陷中。

操作：两拇指或中指指端揉该穴，称揉耳后高骨(图 7－16)；两拇指推运该穴，称运耳后高骨。揉或运 30～50 次。

功效：疏风解表，安神除烦。

主治：外感发热、头痛、神昏烦躁、惊风、抽搐等。

应用：揉、运耳后高骨具有疏风解表、清热息风的作用，主治感冒头痛、发热，多与推攒竹、推坎宫、揉太阳等合用；治神昏烦躁、惊风等，多与清肝经、清心经、按揉小天心合用。

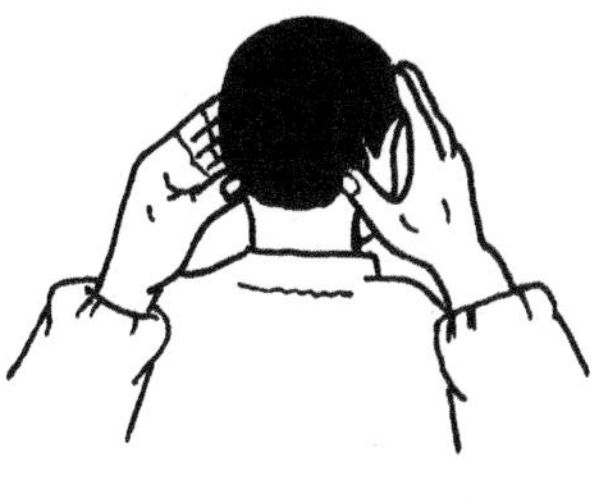

图 7－16 揉耳后高骨

揉(运)耳后高骨

13. 风池

定位：项后枕骨之下，胸锁乳突肌与斜方肌之间凹陷中，平风府穴。

操作：术者单手拇指与食指或两手中指分别放在两侧风池上，相对用力拿揉或拿之，称拿风池。拿 5～10 次。

功效：发汗解表，祛风散寒。

主治：感冒、头痛、发热、眩晕、颈项强直。

应用：拿(揉)风池，多用于治疗风寒感冒头痛、发热无汗或项背强痛等表实证，配合推攒竹、掐揉二扇门等穴，能加强发汗解表之功。表虚者不宜使用本法。

14. 天柱骨

定位：颈后发际正中起至大椎穴，沿颈椎棘突成一直线。

操作：拇指或食指、中指螺纹面自上而下直推，称推天柱(图7－17)；或用汤匙自上而下边蘸水边刮，刮至皮下轻度瘀血即可，称刮天柱。推或刮 100～150 次。

推(刮)天柱

功效：祛风散寒，降逆止呕。

主治：恶心呕吐、溢乳、项强、外感发热、咽痛、惊风。

应用：推、刮天柱骨治疗呕恶、溢乳，多与横纹推向板门、揉中脘等合用；治疗外感发热、颈项强痛等多与拿风池、掐揉二扇门、拿肩井等同用；用刮法多以汤匙边蘸姜汁或凉水自上而下刮至局部皮下有轻度瘀血，可治暑热发痧、惊风等症。

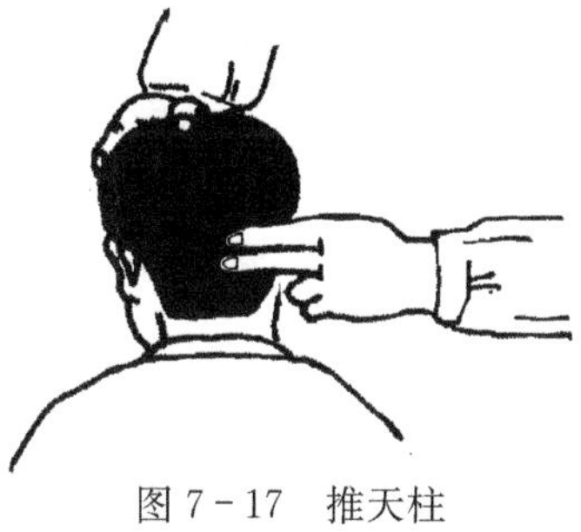

图 7－17 推天柱

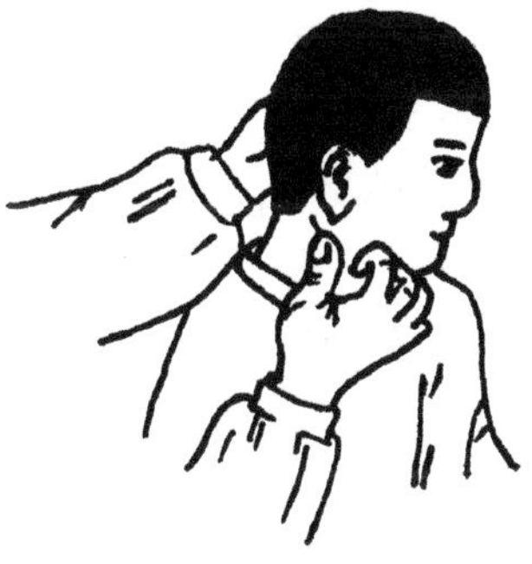

图 7－18 揉桥弓

15. 桥弓

定位：在颈部两侧，沿胸锁乳突肌成一直线。

操作：拇指螺纹面自上而下推抹该处，称抹桥弓；拇指螺纹面与食、中二指螺纹面相对用力拿捏该处，称拿桥弓，又称捏拿桥弓；食、中、无名指揉该处，称揉桥弓(图 7－18)。揉 30 次；抹 50 次；拿 3～5 次。

捏拿桥弓

功效：活血化瘀，软坚消肿。

主治：小儿肌性斜颈。

应用：抹桥弓、拿桥弓和揉桥弓，三法配合用于治疗小儿肌性斜颈，常与颈项摇法、扳法、揉法，肩背部揉法等同用。

二、胸腹部穴位

1. 天突

定位：胸骨上窝中央凹陷处。

笔记栏

按(揉、点)天突

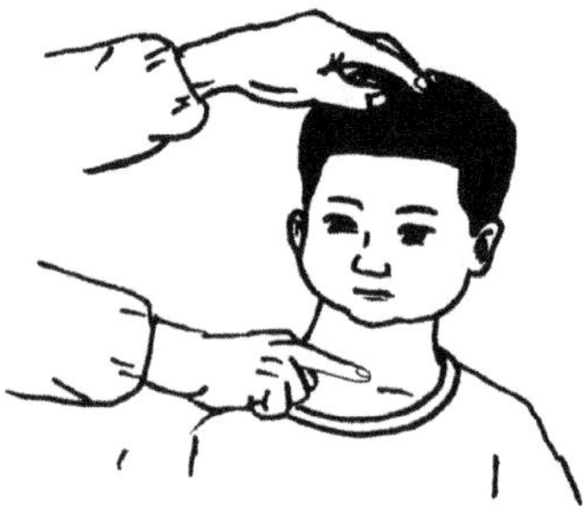

图7-19 按天突

操作：中指指端按或揉该穴，称按天突或揉天突(图7-19)。食指或中指指端微屈，向下用力点该穴，称点天突；两手拇、食指捏挤天突穴，至皮下瘀血成紫红色为止，称捏挤天突。按揉10～30次；点3～5次。

功效：理气化痰，止咳平喘，降逆止呕。

主治：咳喘胸闷、痰壅气急、恶心呕吐、食滞胃脘。

应用：按揉天突，常用于治疗气机不畅、痰涎壅盛或胃气上逆所致之痰喘、呕吐，多与推揉膻中、按揉中脘、运内八卦等合用；中指指端微屈向下，向里点按，动作要快，可催吐，用于食滞胃脘或误食不洁食物等症。

2. 膻中

定位：两乳头连线中点处。

操作：中指指端揉该穴，称揉膻中(图7-20)；两手拇指自膻中穴向两旁分推至乳头，称为分推膻中(图7-21)；食、中指自胸骨切迹向下推至剑突，称推膻中。推或揉50～100次。

揉膻中

分推膻中

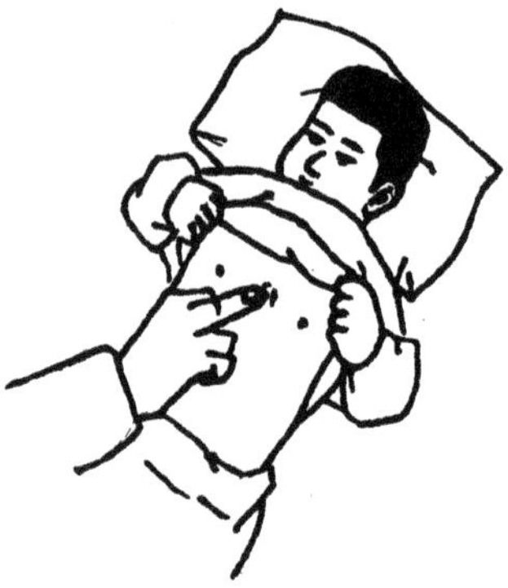

图7-20 揉膻中

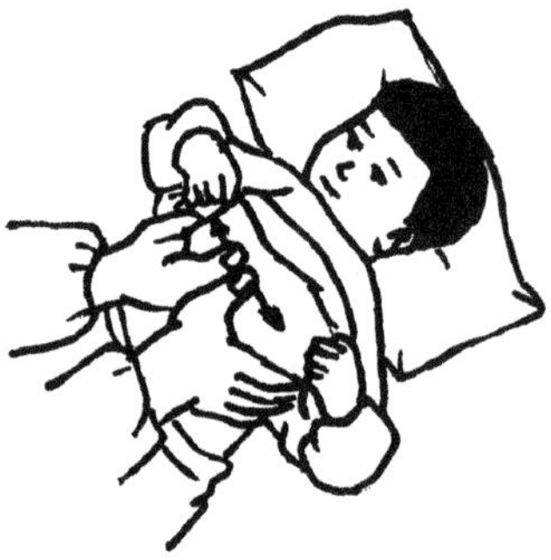

图7-21 分推膻中

功效：宽胸理气，止咳化痰。

主治：胸闷、吐逆、咳喘、痰鸣等。

应用：膻中穴为八会穴之气会，居胸中，为治疗呼吸系统疾病首选穴。治疗各种原因引起的胸闷、咳喘，常与推肺经、揉肺俞等合用。推、揉膻中治疗呕吐、呃逆、嗳气，常与运内八卦、横纹推向板门、分推腹阴阳等合用；治疗吐痰不利常与揉天突、搓摩胁肋、按揉丰隆等合用。

3. 乳根

定位：乳头直下0.2寸，第5肋间隙。

操作：双手拇指或中指指端置于两侧穴位上，同时揉动，称揉乳根。揉30～50次。

功效：宣肺理气，止咳化痰。

主治：胸闷、咳喘、胸痛、痰鸣。

应用：该穴主要用于治疗呼吸系统疾病，多与揉乳旁、推揉膻中、揉天突等合用。

4. 乳旁

定位：乳头外旁开0.2寸。

操作：双手拇指或中指指端置于两侧穴位上，同时揉动，称揉乳旁。揉30～50次。

功效：宽胸理气，止咳化痰，降逆止呕。

主治：胸闷、咳喘、痰鸣、呕吐等。

应用：揉乳旁配合揉乳根，能加强理气化痰止嗽的作用；治疗呕吐可配合分推膻中、横纹推向板门、清胃经等合用。

5. 胁肋

定位：从两腋下两胁至天枢处。

笔记栏

操作：术者两手掌从小儿两侧腋下搓摩至天枢穴处，称搓摩胁肋，又称按弦走搓摩(图 7-22)。搓摩 50～100 次。

功效：理气化痰，除闷消积。

主治：胸闷、胁痛、腹胀、气逆、食积等。

应用：本穴为消积要穴，常与摩腹、揉中脘配用。本法消导之力较峻烈，故脾胃虚弱、中气下陷、肾不纳气之体虚小儿慎用。

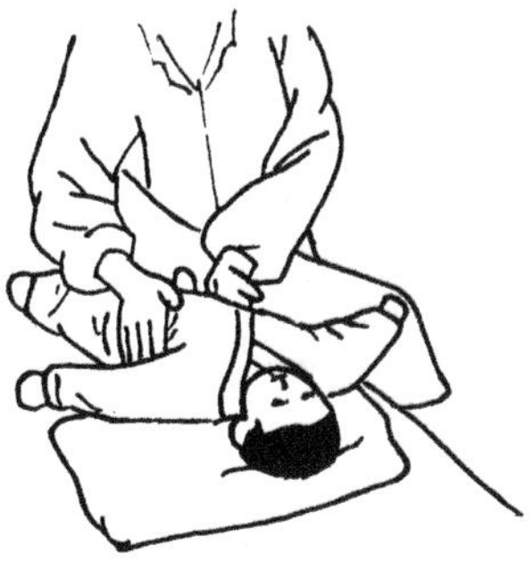

图 7-22 搓摩胁肋

6. 中脘(太仓)

定位：肚脐正中直上 4 寸。

操作：指端或掌根按揉该穴，称揉中脘(图 7-23)；掌心或四指螺纹面摩该穴，称摩中脘；食指、中指螺纹面自中脘向上直推至喉下或自喉往下推至中脘称推中脘，又称推胃脘(图 7-24)。揉 100～200 次；摩 3～5 分钟；推 100～200 次。

揉中脘

推中脘

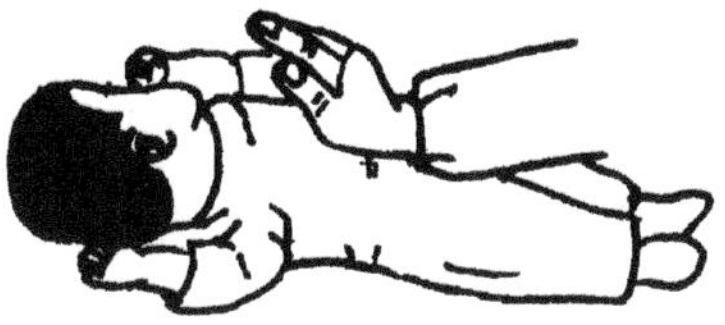

图 7-23 揉中脘

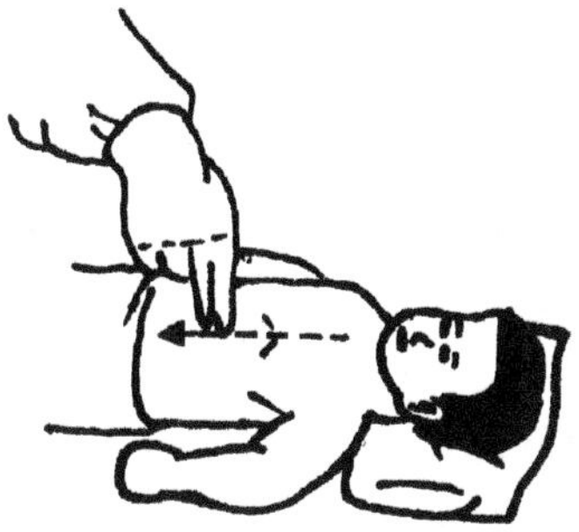

图 7-24 推中脘

功效：健脾和胃，消食化滞，理气止痛。

主治：呕吐、胃脘痛、嗳气、食欲不振、积滞、腹胀、泄泻等。

应用：此穴为治疗消化系统疾病常用穴，多与摩腹、捏脊、揉中脘、按揉足三里、推脾经等合用；向下推中脘，多用于治疗恶心呕吐，可与推天柱合用。

7. 腹

定位：两季肋下缘腹部。

操作：小儿仰卧，术者两手拇指沿肋弓角边缘向两旁分推，称分推腹阴阳(图 7-25)；用掌面或四指螺纹面摩腹部，称摩腹(图 7-26)。逆时针摩为补，顺时针摩为泻，往返摩之为平补平泻。分推 100～200 次，摩 3～5 分钟。

分推腹阴阳

摩腹

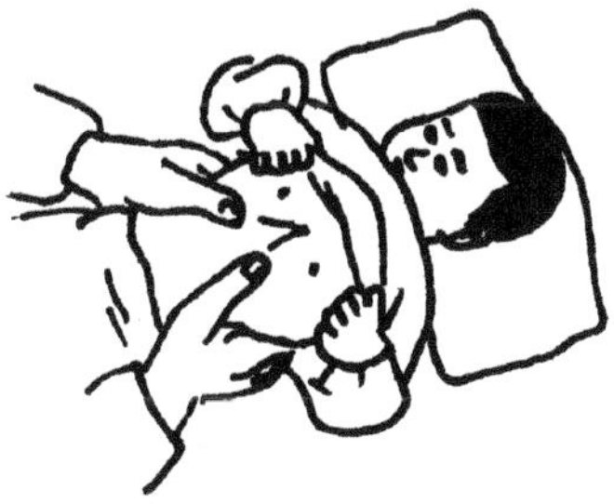

图 7-25 分推腹阴阳

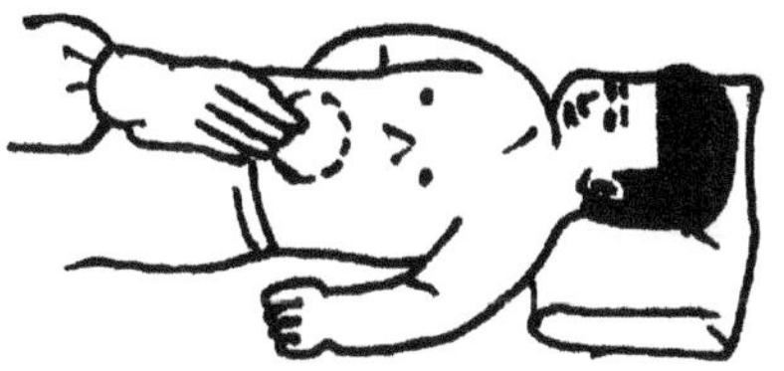

图 7-26 摩腹

功效：健脾和中，理气消食。

主治：食积、消化不良、腹胀、恶心、呕吐、疳积、腹泻、便秘等。

应用：分推腹阴阳多用于治疗乳食停滞，胃气上逆引起的恶心、呕吐、腹胀等症，临床上常与推脾经、揉板门、揉中脘、按揉足三里等合用；治小儿厌食症多与清板门、运内八卦、摩腹、捏脊等合用。摩腹，逆时针摩能健脾止泻，用于脾虚、寒湿型的腹泻；顺时针摩能消食导滞、通便，用于治疗便秘、腹胀、厌食等，多与分推腹阴阳同用；平补平泻则能和胃，久摩之有消食导滞、强壮身体的作用，常与

笔记栏

补脾经、捏脊、按揉足三里合用，为小儿保健常用推拿手法。

揉脐

8. 脐(神阙)

定位：肚脐正中处。

操作：中指指端或掌根揉，称揉脐(图 7－27)；掌面摩或指腹摩，称摩脐。揉 100～300 次；摩 3～5 分钟。

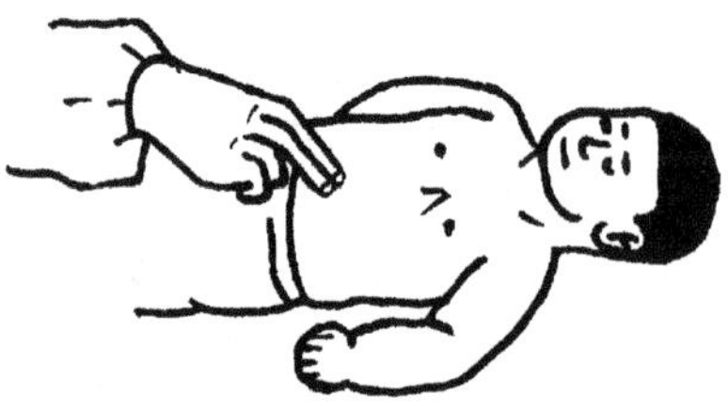

图 7－27 揉脐

功效：温阳散寒，补中补益，健脾和胃，消食导滞。

主治：腹胀、腹痛、食积、吐泻、肠鸣、便秘。

应用：揉脐、摩脐多用于治疗小儿腹泻、便秘、肠鸣等。临床上多与摩腹、推上七节骨、揉龟尾同用，简称“龟尾七节，摩腹揉脐”，治疗腹泻效佳。

揉天枢

9. 天枢

定位：肚脐旁开 2 寸处。

操作：食指或中指指端按揉，称揉天枢(图 7－28)。揉 50～100 次。

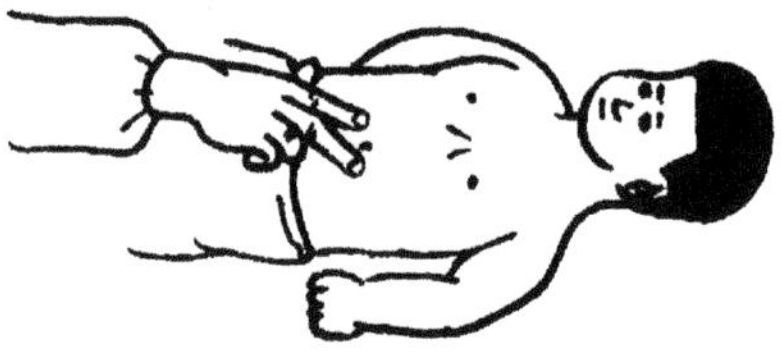

图 7－28 揉天枢

功效：调理肠腑，理气消滞。

主治：腹胀、腹痛、腹泻、便秘、食积等。

应用：天枢为大肠的“募穴”，常用于治疗急慢性胃肠炎及消化功能紊乱引起的腹泻、食积、腹胀、大便秘结等。治疗腹痛时，常配合拿肚角、分推腹阴阳。

10. 丹田

定位：小腹部，脐中下 2～3 寸。

操作：手掌摩，称摩丹田；拇指或中指指端揉，称揉丹田。摩 3～5 分钟；揉 50～100 次。

功效：培肾固本，温补下元，分清别浊。

主治：腹痛、腹泻、遗尿、脱肛、疝气。

应用：揉、摩丹田多用于治疗小儿先天不足，寒凝少腹之腹痛、腹泻、疝气、遗尿、脱肛等，常与补肾经、推三关、揉外劳宫等合用。揉丹田对尿潴留有效，临床上常与推箕门、清小肠、揉关元等合用。

拿肚角

11. 肚角

定位：脐中下 2 寸，旁开 2 寸两大筋。

操作：拇指与食指、中指相对作拿法，称拿肚角(图 7－29)；或用中指指端按，称按肚角。拿 3～5 次。

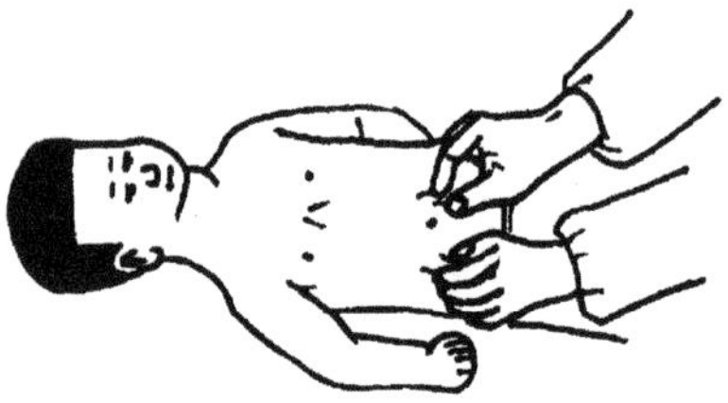

图 7－29 拿肚角

功效：止泻通便，散结止痛。

主治：腹痛、腹泻。

应用：肚角是止腹痛的要穴，拿肚角刺激量较强，不可多拿。本穴常与摩腹、掐揉一窝风合用以治疗腹痛；治疗便秘时，常与推下七节骨、摩腹合用。为防患儿哭闹，应放在其他手法结束后再用。

三、腰背骶部穴位

拿肩井

1. 肩井

定位：大椎与肩峰连线的中点处，肩部筋肉处。

操作：双手拇指与食指、中指相对着力，适当用力一紧一松交替提拿该处筋肉，称拿肩井(图 7－30)；拇指或中指指端按揉该穴，称按揉肩井。拿 3～5 次；按揉 10～30 次。

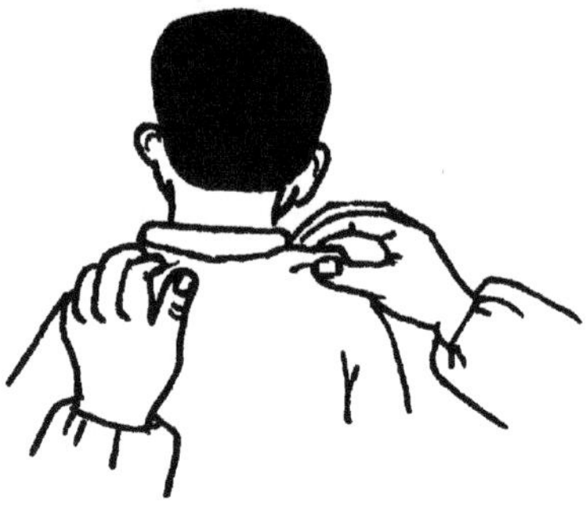

图 7－30 拿肩井

功效：宣通气血，解表发汗。

主治：感冒、惊厥、上肢抬举不利等。

应用：治疗外感发热无汗、肩臂酸痛、颈项强直、小儿肌性斜颈等，常与开天门、推坎宫、运太阳、揉耳后高骨等合用。还可作

笔记栏

为治疗的结束手法。

2. 大椎(百劳)

定位：第7颈椎棘突下凹陷中。

操作：拇指、中指指端或螺纹面揉该穴，称揉大椎；双手拇指与食指对称着力，用力将大椎穴周围的皮肤捏起，至局部皮肤出现轻度瘀血为度，称提捏大椎；屈曲的食指、中指蘸水，在大椎穴上提挤其肌肤，至局部皮肤出现轻度瘀血为度，称提挤大椎；用汤匙或钱币光滑边缘蘸水或油，在大椎穴上下刮动，至局部皮肤出现轻度瘀血为度，称刮大椎。揉30～50次。

功效：清热利咽，解表发汗。

主治：外感发热、咳嗽、气喘、项强。

应用：按揉大椎常用于治疗感冒发热、项强等。提捏、提挤大椎对治疗百日咳有一定的疗效。刮大椎用于中暑发热。

3. 风门(热府)

定位：第2胸椎棘突下，旁开1.5寸。

操作：术者两手拇指螺纹面或单手食指、中指指端在风门穴上施按法或揉法，称按风门或揉风门。按或揉20～30次。

功效：祛风散寒，止咳平喘。

主治：感冒、咳嗽、气喘。

应用：治疗外感风寒、咳嗽、气喘等，多与开天门、推坎宫、清肺经、揉肺俞、推揉膻中等相合用；治疗骨蒸潮热、盗汗等，常与揉上马、揉肾顶、分手阴阳等相配合；用于治疗腰背肌肉疼痛，多与拿委中、拿承山、拿昆仑等合用。

分推肩胛骨

4. 肺俞

定位：第3胸椎棘突下，旁开1.5寸。

操作：术者两手拇指或单手食、中二指指端按揉该穴，称按揉肺俞；两手拇指螺纹面分别沿肩胛骨内缘自上而下作分向推动，称推肺俞，又称分推肩胛骨(图7-31)。按揉50～100次；推100～300次。

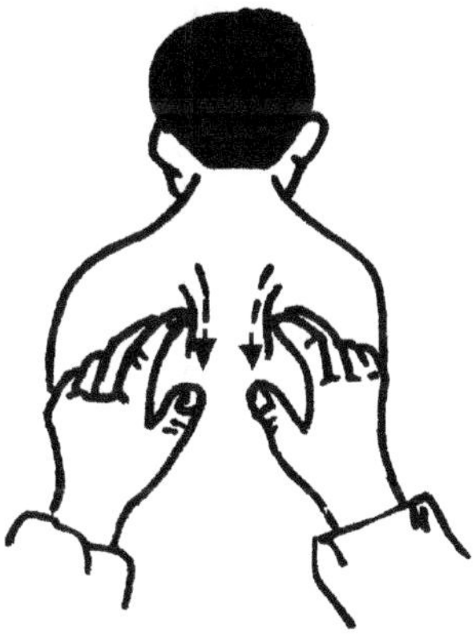

图7-31 分推肩胛骨

功效：益气补肺，止咳平喘。

主治：咳喘、痰鸣、胸闷、胸痛、感冒、发热。

应用：按揉肺俞、分推肩胛骨能调肺气、补虚损、止咳嗽，常用于治疗呼吸系统疾病，如外感发热、咳嗽等，多与开天门、推坎宫、运太阳、揉耳后高骨等合用；如久咳不愈可加推脾经以培土生金，或按揉肺俞时加少许盐末，以增强效果。

5. 脾俞

定位：第11胸椎棘突下，旁开1.5寸。

操作：拇指螺纹面在一侧或两侧脾俞穴上揉动，称揉脾俞。揉50～100次。

功效：健脾助运，调中化湿。

主治：腹泻、疳积、食少、呕吐、黄疸、水肿、慢惊风、四肢无力等。

应用：治疗脾胃虚弱、乳食内伤等，常与补脾经、分推腹阴阳、按揉足三里等相合用，并能治疗脾虚所引起的气虚、血虚、津液不足等。

6. 肾俞

定位：第2腰椎棘突下，旁开1.5寸。

操作：两手拇指或食、中指指端按揉该穴，称按揉肾俞。按揉50～100次。

功效：滋阴助阳，补肾培元。

主治：腹泻、少腹痛、下肢痿软无力、脑瘫等。

笔记栏

应用：治疗肾虚腹泻、阴虚便秘，多与揉上马、补脾经、补肾经、推三关等合用；治疗肾虚遗尿，与揉丹田、揉三阴交、按揉百会等合用；治疗下肢痿软乏力、慢性腰痛等，与揉腰俞、拿委中、按揉足三里等合用。

7. 脊柱

定位：后正中线上，大椎至长强成一直线。

推脊柱

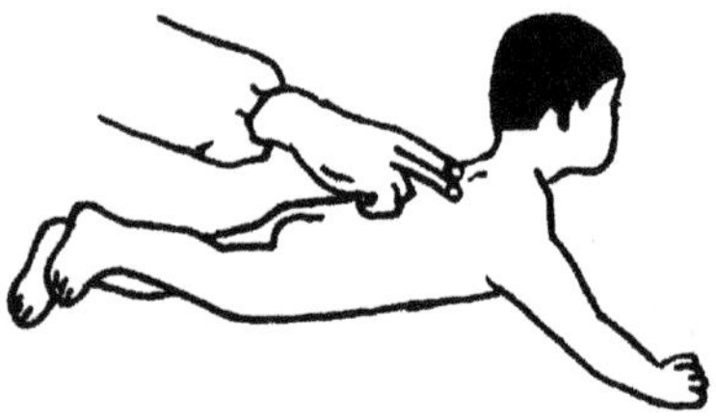

图 7-32　推脊柱

操作：食、中指指腹自上而下直推，称推脊柱(图 7-32)。双手用捏法自下而上称捏脊，每捏三下将背脊皮肤提一下，称捏三提一法。捏之前先在背部轻轻按摩几遍，使肌肉放松。推 100～300 次；捏 3～5 次。

功效：调阴阳，通经络，理气血，和脏腑，强健身体。

主治：发热、惊风、夜啼、疳积、腹泻、腹痛、呕吐、便秘等。

应用：临床上捏脊多与补脾经、补肾经、推三关、摩腹、按揉足三里等相配合应用，治疗先天、后天不足的一些慢性病均有一定的效果。捏脊法单用称捏脊疗法，可用于治疗小儿腹泻、疳积等病证。捏脊法具有强健身体的功能，是小儿保健推拿常用的主要手法之一。推脊柱自上而下，有清热的作用，多与清天河水、退六腑、推涌泉等合用，用于治疗发热、惊风等。

推上(下)七节骨

8. 七节骨

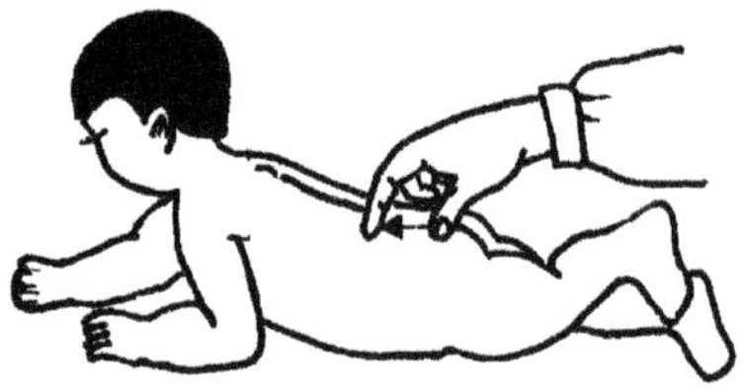

图 7-33　推上七节骨

定位：第 4 腰椎(腰阳关穴)至尾椎骨端(长强穴)成一直线。

操作：拇指桡侧面或食、中指螺纹面自下向上直推，称推上七节骨(图 7-33)；自上向下直推，称推下七节骨。推 100～300 次。

功效：推上七节骨，温阳止泻；推下七节骨，泻热通便。

主治：泄泻、便秘、痢疾、脱肛等。

应用：推上七节骨多用于治疗虚寒腹泻或久痢等，临床上与按揉百会、补脾经、揉丹田等合用，还可用于治疗气虚下陷之脱肛、遗尿等。若属实热证，则不宜用本法，用后多令患儿腹胀或出现其他病证。推下七节骨多用于治疗肠热便秘或痢疾等。若腹泻属虚寒者，不可用本法，以免引起滑脱。

9. 龟尾(长强)

定位：尾椎骨端。

揉龟尾

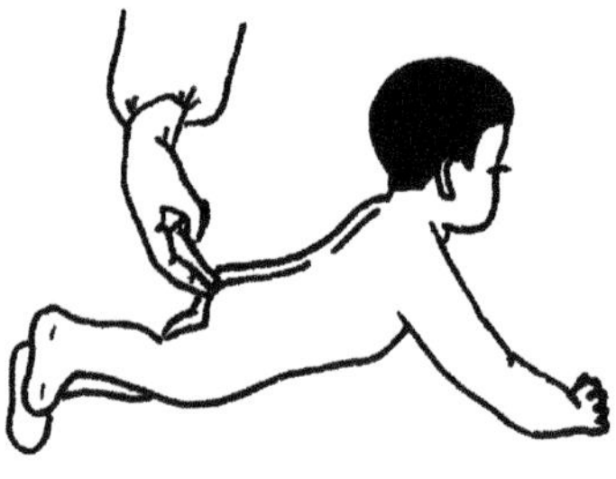

图 7-34　揉龟尾

操作：拇指或中指指端于龟尾穴上揉动，称揉龟尾(图 7-34)；用拇指爪甲掐龟尾，称掐龟尾。揉 100～300 次；掐 3～5 次。

功效：通调督脉，调理大肠。

主治：泄泻、便秘、脱肛、遗尿等。

应用：龟尾穴即督脉之长强穴，其性平和，重在调和，既能止泻，又能通便，多与揉脐、推七节骨等相配合应用，以治疗腹泻、便秘等。

四、上肢部穴位

1. 脾经

定位：拇指末节螺纹面(或拇指桡侧缘，自指尖直至指根赤白肉际处)。

操作：将小儿拇指微屈，术者拇指螺纹面沿小儿拇指指尖桡侧缘向指根方向直推，称补脾经(图 7-35)；拇指螺纹面自小儿指根方向直推至指端，称清脾经(图 7-36)；往返直推为平补平泻，称调脾经；旋推拇指末节螺纹面为补，称旋推脾经(图 7-37)。补脾经、清脾经和调脾经统称为推脾经。推 300～500 次。

笔记栏

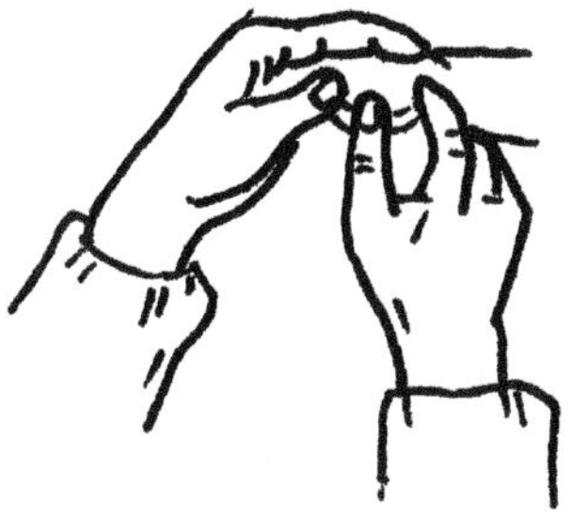
图 7-35　补脾经

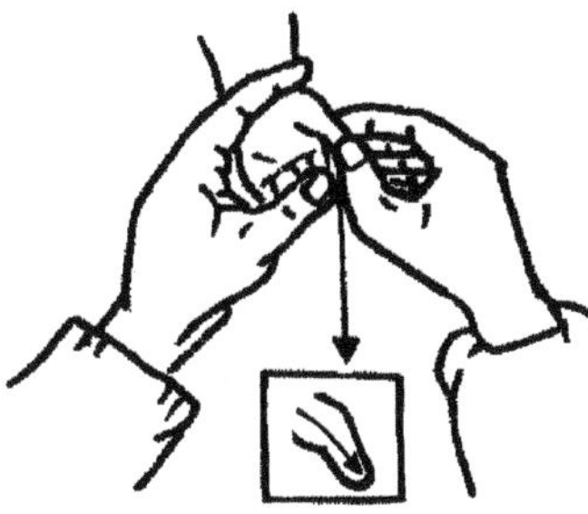
图 7-36　清脾经

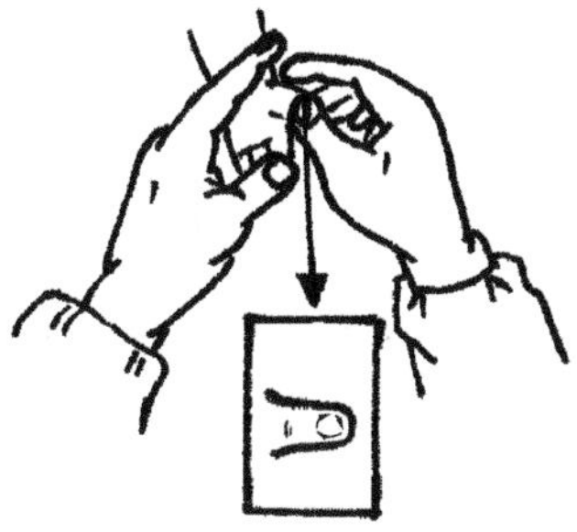
图 7-37　旋推脾经

补脾经

清脾经

旋推脾经

功效：补脾经可健脾和胃，补益气血；清脾经可清热利湿，化痰止呕；调脾经可调和脾胃。

主治：腹泻、便秘、厌食、疳积、呕吐、黄疸、痢疾、斑疹不透等。

应用：补脾经多用于治疗脾胃虚弱、气血不足引起的食欲不振、消化不良、肌肉消瘦等，多与推三关、捏脊、摩腹、按揉足三里等合用；清脾经多用于治疗湿热熏蒸之皮肤发黄、恶心呕吐、腹泻、痢疾等，多与清天河水、清胃经、掐揉小天心、清小肠等清热利尿法合用；调脾经能和胃消食，增进食欲，用于饮食停滞、脾胃不和引起的胃脘痞满、吞酸纳呆、腹泻、呕吐等，常与运内八卦、揉板门、分推腹阴阳等合用。小儿脾胃薄弱，不宜攻伐太过，一般情况下，脾经多用补法，体壮邪实者方可用清法。

2. 肝经

定位：食指末节螺纹面。

操作：术者拇指螺纹面自小儿食指尖向掌面末节指纹方向直推为补，称补肝经；拇指螺纹面自小儿食指掌面末节指纹向指尖方向直推为清，称清肝经(图 7-38)；补肝经和清肝经统称为推肝经。推300～500 次。

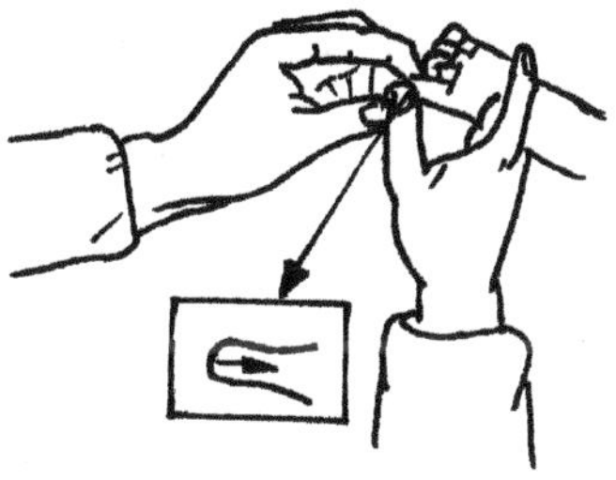
图 7-38　清肝经

补肝经

清肝经

功效：清肝经，平肝泻火，解郁除烦，息风镇惊。

主治：烦躁不安、夜啼、惊风、抽搐、五心烦热、口苦、咽干、目赤等。

应用：清肝经治疗惊风抽搐、烦躁不安、目赤肿痛、五心烦热等，多与清心经、掐揉小天心、退六腑合用。肝经宜清不宜补，若肝虚应补，则补后须加清或以补肾经代之，称为滋肾养肝法。

3. 心经

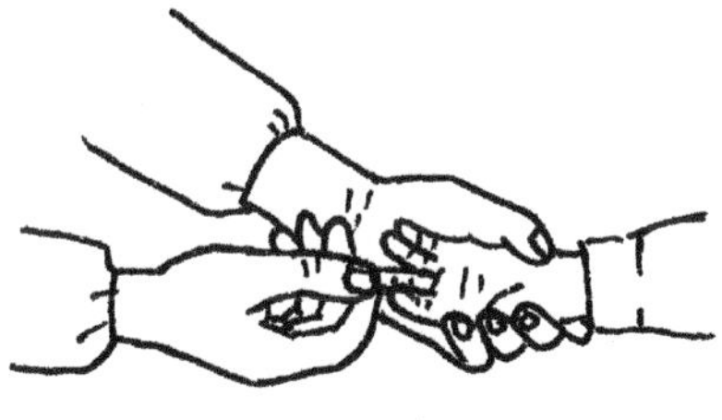
图 7-39　清心经

补心经

清心经

定位：中指末节螺纹面。

操作：术者拇指螺纹面自小儿指尖向中指掌面末节指纹方向直推为补，称补心经；拇指螺纹面自小儿中指掌面末节指纹向指尖方向直推为清，称清心经(图 7-39)；补心经和清心经统称为推心经。推 100～500 次。

功效：清心经，清热泻火，养心安神。

主治：高热神昏、五心烦热、口舌生疮、小便短赤、惊惕不安、夜啼等。

应用：清心经治疗心火旺盛而引起的高热神昏、烦躁不安、口舌生疮、小便短赤、惊风等，多与退六腑、清天河水、清小肠等合用；补心经可用于气血不足所致的心烦不安、睡卧露睛等，多与补脾经、推三关、补肾经等合用。本穴宜用清法，不宜久用补法，以防扰动心火。若需补时可补后加清，或以补脾经代之。

4. 肺经

定位：无名指末节螺纹面。

操作：术者拇指螺纹面自小儿无名指指端向掌面末节指纹方向直推为补，称补肺经(图 7-40)；拇指螺纹面自小儿无名指掌面末节指纹向指尖方向直推为清，称清肺经；补肺经和清肺经统称为推肺经。推 300～500 次。

笔记栏

补肺经

清肺经

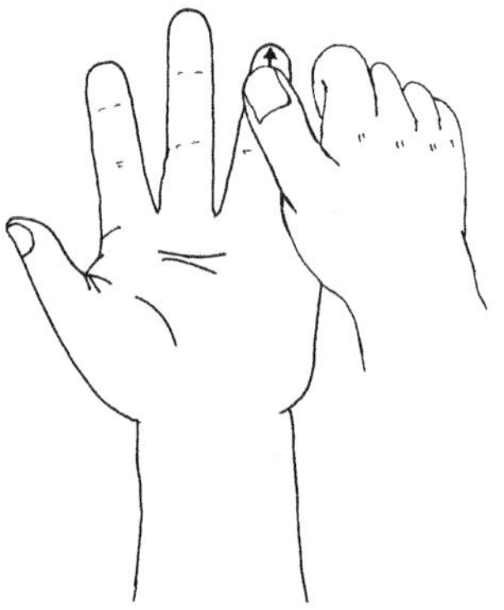

图 7－40 补肺经

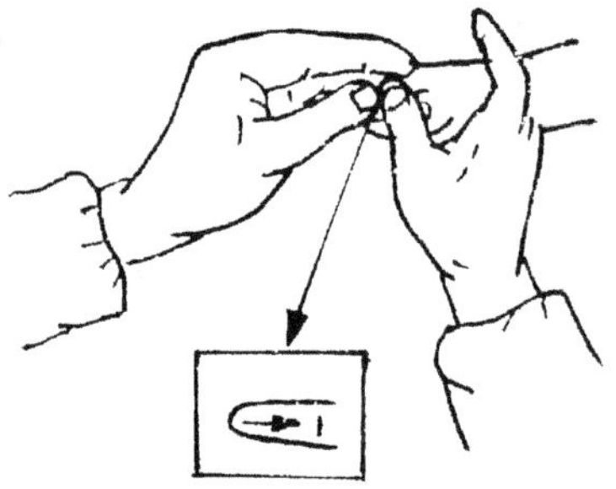

图 7－41 清肾经

功效：补肺经，补益肺气；清肺经，宣肺清热；推肺经，顺气化痰。

主治：感冒、发热、咳嗽、气喘、胸闷、虚汗怕冷、遗尿等。

应用：补肺经用于虚性咳喘、遗尿、自汗、盗汗等，常与补脾经、补肾经、揉肺俞、推三关等合用；清肺经多用于脏热喘咳、感冒发热、便秘等实证，多与清天河水、退六腑、推揉膻中等合用。

补肾经

清肾经

5. 肾经

定位：小指末节螺纹面。

操作：术者拇指螺纹面自小儿小指掌面末节指纹向指尖方向直推为补，称补肾经；拇指螺纹面自小儿小指指尖向掌面末节指纹方向直推为清，称清肾经（图 7－41）；补肾经和清肾经统称为推肾经。推 300～500 次。

功效：补肾经，补肾益脑，温养下元；清肾经，清热利湿。

主治：先天不足、久病体虚、五更泄泻、遗尿、咳喘、膀胱湿热、小便淋浊刺痛等。

应用：补肾经能滋肾壮阳，强壮筋骨，主治先天不足、久病体虚、五更泄泻、久泻、遗尿、虚汗喘息等，多与补脾经、补肺经、揉命门、揉腰俞等合用；清肾经能清利下焦湿热，主治膀胱蕴热、小便赤涩等，常配伍掐揉小天心、清小肠、推箕门等。本穴宜补不宜泻，需泻时，以清小肠代之。

运(掐揉)五经

6. 五经

定位：五手指末节螺纹面，即脾、肝、心、肺、肾经。

操作：术者以一手夹持小儿五指以固定，另一手以拇指或中指端由小儿拇指指尖至小指指尖作运法，或用拇指甲逐一掐揉，称运五经或掐揉五经；小儿俯掌且五指并拢，术者一手持小儿手掌，另一手拇指置小儿掌背之上，余四指在患儿掌面向指端方向直推，称推五经。运 50～100 次；掐揉3～5 次；推 50～100 次。

功效：解表退热。

主治：外感发热，尤其是对 6 个月内的婴儿疗效佳。

应用：与相关脏腑经穴相配伍，以治疗相应脏腑病证。

补大肠

清大肠

7. 大肠

定位：食指桡侧缘，自食指尖至虎口成一直线。

操作：术者拇指螺纹面由小儿食指指尖直推向虎口为补，称补大肠；拇指螺纹面由小儿虎口直推向食指指尖，称清大肠。补大肠和清大肠统称为推大肠。推 100～300 次。

功效：补大肠，温中固脱，涩肠止泻；清大肠，除湿热，导积滞，清利肠腑。

主治：腹痛、腹泻、脱肛、便秘等。

笔记栏

应用：补大肠多用于治疗虚寒腹泻、脱肛等，多与补脾经、推三关、揉天枢、补肾经等合用。若水泻严重，宜利小便以实大便，不可推补本穴，如推补，则止泻过急，易使患儿呕吐；清大肠能清热利湿导滞，主治湿热滞留肠道、身热腹痛、赤白痢下、大便秘结等，多与清天河水、退六腑、分推腹阴阳、清脾经、清肺经等合用。

8. 小肠

定位：小指尺侧边缘，自指尖至指根成一直线。

操作：术者拇指螺纹面由小儿小指指尖直推向指根为补，称补小肠；拇指螺纹面由患儿指根直推向小指指尖，称清小肠。补小肠和清小肠统称为推小肠。推 300～500 次。

功效：清热利湿，泌别清浊。

主治：小便赤涩不利、遗尿、尿频、癃闭、水泻、口舌生疮。

应用：补小肠常用于下焦虚寒、尿频、遗尿，常与补脾经、补肺经、补肾经、揉丹田、揉肾俞、擦腰骶部合用。清小肠多用于小便短赤不利、癃闭、水泻等；若心经有热，移热于小肠引起的口舌生疮，配清心经、清天河水、掐揉小天心，可加强清热利尿的作用。

9. 肾顶

定位：小指顶端。

操作：中指或拇指指端按揉小指顶端，称揉肾顶(图 7－42)。揉 300～500 次。

功效：收敛元气，固表止汗。

主治：自汗、盗汗、解颅等。

应用：本穴为止汗要穴。对自汗、盗汗及大汗淋漓者有良效。阴虚盗汗者配揉二人上马、揉肾经；气虚自汗者配补脾经、补肺经等。

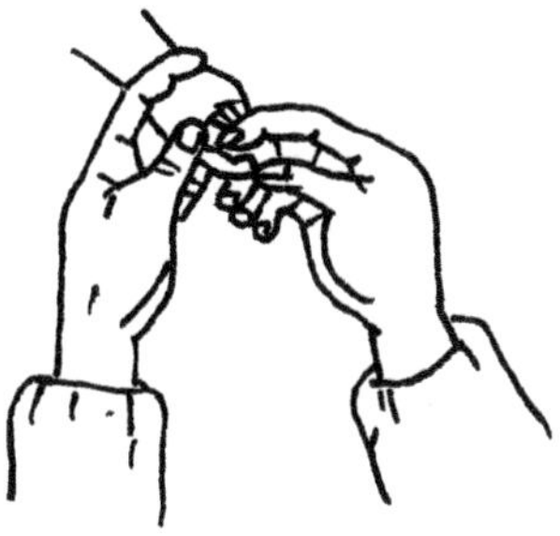

图 7－42　揉肾顶

10. 肾纹

定位：手掌面，小指第 2 指间关节横纹处。

操作：中指或拇指指端按揉该穴，称揉肾纹。揉 100～500 次。

揉肾纹

功效：祛风明目，解瘀散结。

主治：目赤肿痛、鹅口疮、热毒内陷、高热惊厥、瘀结不散等。

应用：揉肾纹治疗目赤肿痛，常与清心经、清肝经、推涌泉合用；治疗口舌生疮，常与清胃经、清心经、清天河水同用；治疗高热、手足逆冷等，常与清肝经、清心经、清肺经、掐揉小天心、退六腑、打马过天河同用。

11. 四横纹(四缝穴)

定位：手掌面，第 2～5 指节近掌端指间关节横纹处。

推(掐)四横纹

操作：小儿四指并拢，术者拇指桡侧从食指横纹推向小指横纹，称推四横纹；拇指指甲依次掐揉，称掐四横纹。推 100～300 次；掐 3～5 次。

功效：退热除烦，行气和血，消胀散结。

主治：疳积、腹胀、腹痛、气血不和、消化不良、惊风、口唇破裂。

应用：本穴用于胸闷痰喘、口唇肿胀，多与运内八卦、推肺经、推膻中等合用；用于内伤乳食、消化不良、腹胀等，可与捏脊、摩腹、分推腹阴阳、推脾经、揉板门合用。临床上也可用毫针或三棱针点刺四横纹，配合捏脊治疗营养不良、疳积等，效果较好。

12. 小横纹

定位：手掌面，第 2～5 指节掌指关节横纹处。

推(掐)小横纹

操作：术者拇指桡侧自小儿食指或小指的掌指关节横纹处来回推，称推小横纹；拇指指甲依次掐揉，称掐小横纹。推 100～150 次；掐 3～5 次。

功效：退热，消胀，散结。

主治：口唇破裂、口疮、腹胀、发热、烦躁等。

应用：脾虚作胀者，兼补脾经、运内八卦、按揉足三里等合用；饮食所伤者，多与摩腹、清补脾经、运内八卦合用；口唇破裂，口舌生疮者，多与清脾经、清胃经、清天河水合用。临床上推小横纹治疗肺部干性啰音，有一定疗效。

笔记栏

13. 掌小横纹

定位：手掌面，小指根下，尺侧掌纹头。

操作：中指或拇指指端按揉，称揉掌小横纹。揉100～500次。

功效：清热散结，宽胸理气，化痰止咳。

主治：口舌生疮、口唇肿胀、流涎、肺炎、百日咳及一切痰壅喘咳。

应用：本穴是治疗百日咳、肺炎的要穴，可治疗肺部湿性啰音。治疗肺热咳喘常与清肺经、推六腑、分推肩胛骨、揉肺俞等合用；治疗口舌生疮常与清心经、清小肠经、清天河水等合用。

补胃经

清胃经

14. 胃经

定位：大鱼际桡侧，赤白肉际处。

操作：术者拇指螺纹面自指根向掌根方向直推为补，称补胃经；掌根向指根方向直推为清，称清胃经。补胃经和清胃经统称推胃经。推100～500次。

功效：清胃经，清中焦湿热，和胃降逆，泻胃火，除烦止渴；补胃经，健脾胃，助运化。

主治：恶心呕吐、消谷善饥、呃逆、嗳气、吐血、衄血、食欲不振、腹胀、便秘等。

应用：清胃经用于治疗恶心呕吐、衄血、烦渴善饥、食欲不振等，多与清脾经、清大肠、揉天枢、推下七节骨等合用。补胃经治疗脾胃虚弱、消化不良、纳呆腹胀等，常与补脾经、揉中脘、摩腹、按揉足三里等合用。

揉板门

板门推向横纹

15. 板门

定位：手掌大鱼际平面。

操作：术者拇指或食指在大鱼际平面施揉法，称揉板门(图7-43)；拇指桡侧自拇指根推向腕横纹，称板门推向横纹(图7-44)；术者拇指桡侧自腕横纹推向拇指根，称横纹推向板门。推100～300次；揉50～100次。

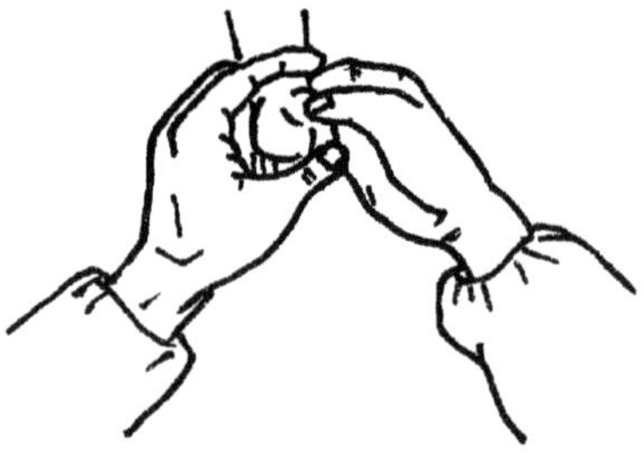

图7-43　揉板门

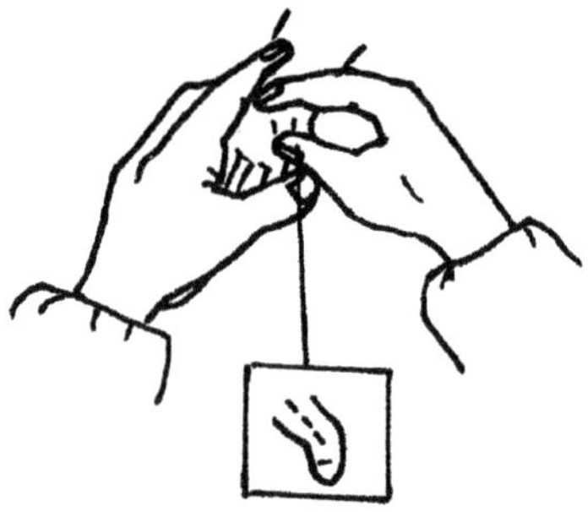

图7-44　板门推向横纹

功效：健脾和胃，消食化滞，调理气机，止吐止泻。

主治：食欲不振、乳食内伤、呕吐、泄泻、疳积、腹胀、嗳气。

应用：揉板门治疗乳食停滞、呕吐、嗳气、食欲不振、腹泻等，多与推脾经、运内八卦、分推腹阴阳等合用；治疗腹泻、呕吐等亦可单用本穴治疗，但推拿时间宜长。板门推向横纹，能止泻，用于脾阳不振、乳食停滞引起的泄泻，多与推大肠、推脾经、推上七节骨等合用；横纹推向板门能止呕，用于胃气不和所致呕吐，多与推脾经、推天柱骨、分推腹阴阳、运内八卦等合用。

揉内劳宫

运内劳宫

16. 内劳宫

定位：手掌心中，握拳时中指端处。

操作：术者拇指或中指指端揉该穴，称揉内劳宫；拇指指端自小指根掐运，经掌小横纹、小天心至内劳宫，称运内劳宫(水底捞明月)。揉100～300次；运10～30次。

功效：清热除烦。

主治：发热、烦渴、口舌糜烂、多梦、不寐、盗汗等。

应用：揉内劳宫善清心经实热，常配以清心经、清小肠、清天河水、掐揉小天心、推脊柱等；运内劳宫善清阴虚内热，心、肾两经虚热最为适宜，常配以运掌小横纹、清天河水、揉二人上马等。

笔记栏

17. 内八卦

定位：手掌面，以掌心为圆心，以圆心至中指根横纹内2/3和外1/3交界点为半径，画一圆圈，八卦穴即在此圆圈上(对小天心者为坎，对中指指根者为离，在拇指侧离至坎半圆的中点为震，在小指侧半圆的中点为兑)，共八个方位即乾、坎、艮、震、巽、离、坤、兑。

操作：术者一手持患儿四指，拇指按在小儿离卦处，掌心向上，用另一手拇指螺纹面自乾卦向坎卦运至兑卦为一遍，途经离时轻轻而过，周而复始，顺时针运，称顺运八卦，又称运八卦。若从兑卦逆时针运至乾卦，称为逆运八卦。此外，尚有分运八卦(如乾震顺运：自乾经坎、艮掐运至震；巽兑顺运：自巽经离、坤掐运至兑；离乾顺运：自离经坤、兑掐运至乾；坤坎顺运：自坤经兑、乾掐运至坎；坎巽顺运：自坎经艮、震掐运至巽；艮离顺运：自艮经震、巽掐运至离；巽坎逆运：自巽经震、艮掐运至坎)。揉艮宫：用拇指螺纹面在艮宫揉运。运 100～300 次；掐运 7～14 次；揉 100～200 次(图 7-45)。

运内八卦

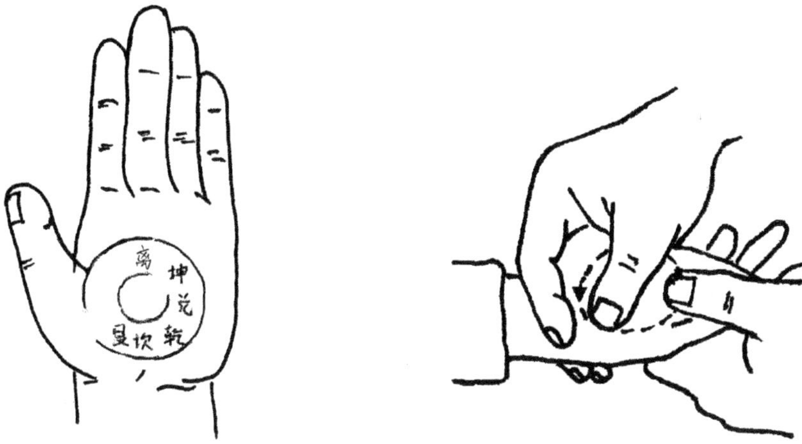

图 7-45 运内八卦

功效：宽胸理气，止咳化痰，行滞消食，降气平喘。

主治：胸闷、咳嗽、气喘、呕吐、泄泻、腹胀、食欲不振、呃逆、发热、恶寒、惊惕不安等。

应用：顺运八卦能宽胸理气，止咳化痰，行滞消食，主治胸闷、咳喘、呕吐、腹泻、厌食等，多与推脾经、掐揉四横纹、揉板门、推揉膻中、揉中脘、分推腹阴阳等合用；逆运八卦能降气平喘，用于痰喘、呕吐等，多与推天柱骨、推肺经、揉膻中等合用。临床上分运八卦常与顺运或逆运八卦合用。乾震顺运能安神；巽兑顺运能镇静；离乾顺运能止咳；坤坎顺运能清热；坎巽顺运能止泻；艮离顺运能发汗；巽坎逆运能止呕；揉艮宫能健脾消食。

18. 小天心(鱼际交)

揉小天心

定位：手掌大小鱼际交接处凹陷中。

操作：术者一手持小儿四指，掌心向上，另一手中指指端揉该穴，称揉小天心(图 7-46)；拇指指甲掐该穴，称掐小天心；中指指端或屈曲的指间关节捣，称捣小天心。揉 100～300 次；掐 3～5 次；捣 10～30 次。

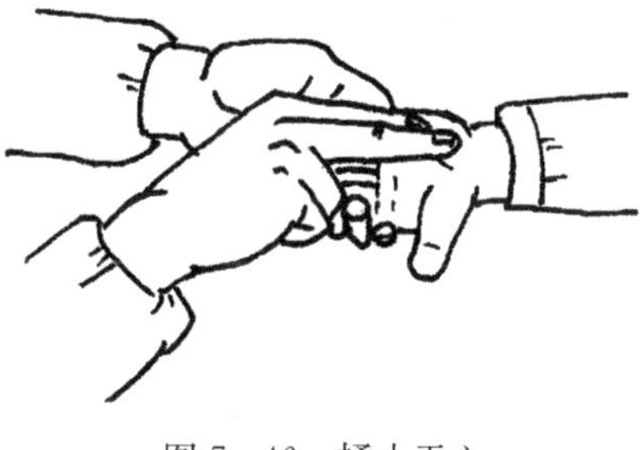

图 7-46 揉小天心

功效：安神镇惊，清热利尿，通窍散结。

主治：高热神昏、抽搐、夜啼不安、小便短赤、目赤肿痛、口舌生疮、小儿斜视等。

应用：本穴为清心安神之要穴。捣小天心长于镇惊安神，多用于心经有热所致的惊风、夜啼等，与清天河水、揉二人上马、清肝经等合用；揉小天心长于清热明目、利尿，用于心经热盛，移热于小肠出现口舌生疮、小便赤涩等，多与清心经、清天河水、清小肠、揉二人上马合用；若惊风眼翻、斜视，与掐老龙、掐人中、清肝经等合用。眼上翻者向下掐、捣；右斜视者向左掐、捣；左斜视者向右掐、捣。

19. 运水入土，运土入水

定位：手掌面，拇指根至小指根，沿手掌边缘成一条弧形曲线。

操作：术者拇指或中指指腹自小儿拇指根沿手掌边缘，经板门、小天心运至小指根，称运土入水；反向运称运水入土。运 100～300 次。

笔记栏

功效：运土入水，清热化湿，利尿止泻；运水入土，健脾助运，润燥通便。

主治：纳呆、呕吐、腹胀、腹泻、便秘、痢疾、小便赤涩等。

应用：运土入水属清泻法，可治疗新病、实证，可与退六腑合用；运水入土属调补法，可治疗久病、虚证，可与推三关合用。

揉总筋

掐总筋

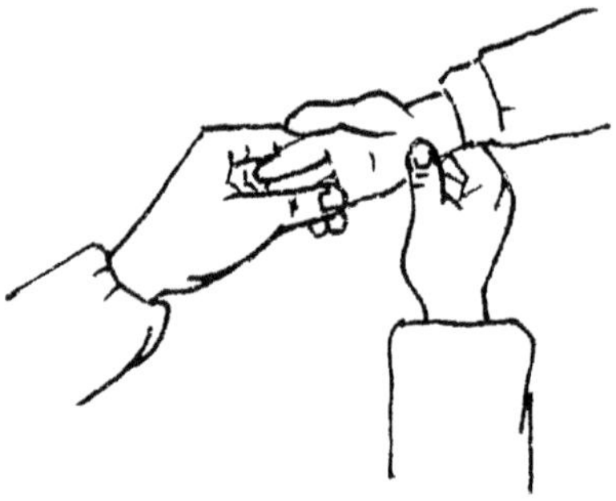

图 7-47　掐总筋

20. 总筋

定位：手掌面，掌后腕横纹中点。

操作：拇指或中指指端按揉该穴，称揉总筋；拇指指甲掐该穴，称掐总筋(图 7-47)。揉 100～300 次；掐 3～5 次。

功效：清心泄热，散结止痉，通调全身气机。

主治：惊风抽搐、口舌生疮、夜啼、潮热等。

应用：揉总筋治疗口舌生疮、潮热、夜啼等之实热证，常与清天河水、清心经、清小肠、掐揉小天心等合用；掐总筋治疗惊风抽搐，常与掐人中、拿合谷、掐老龙、掐十宣等同用。

分推大横纹

合阴阳

21. 大横纹(手阴阳)

定位：手掌面，掌后横纹处，近拇指端为阳池，近小指端为阴池。

操作：术者两手指固定小儿掌根两侧，中指托住小儿手背，无名指、小指固定小儿四指，拇指螺纹面自掌后横纹中(总筋)向两旁分推，称分推大横纹，又称分阴阳(图 7-48)；自两旁(阴池、阳池)向总筋合推，称合阴阳。推 30～50 次。

功效：平衡阴阳，调理气血，消食导滞，化痰散结。

主治：寒热往来、乳食停滞、腹胀、腹泻、呕吐、烦躁不安、惊风、抽搐、痰涎壅盛、胸闷、喘嗽等。

应用：分阴阳多用于阴阳不调、气血不和所致寒热往来、烦躁不安以及乳食停滞、腹胀、腹泻等，多与开天门、推坎宫、推三关、摩腹、推脾经、退六腑合用。实热证重分阴池，虚寒证重分阳池。合阴阳多用于痰结喘嗽、胸闷等，与揉肾纹、清天河水合用。

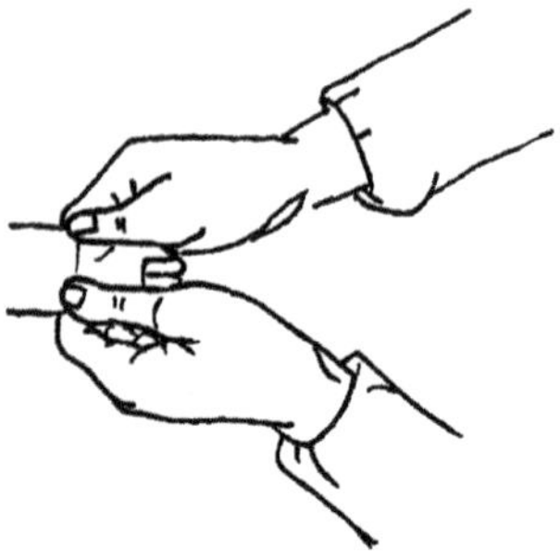

图 7-48　分推大横纹

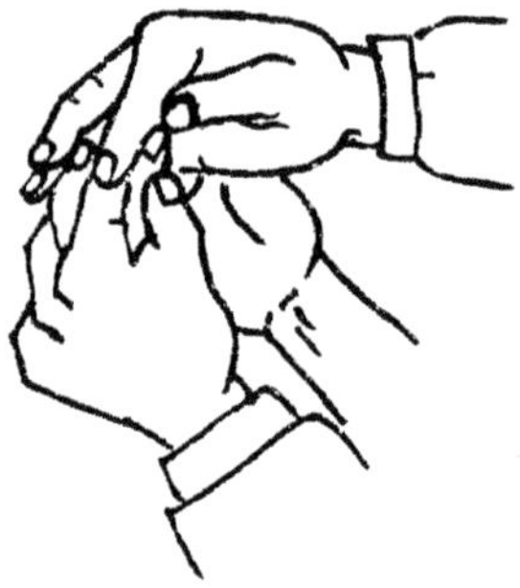

图 7-49　掐十宣

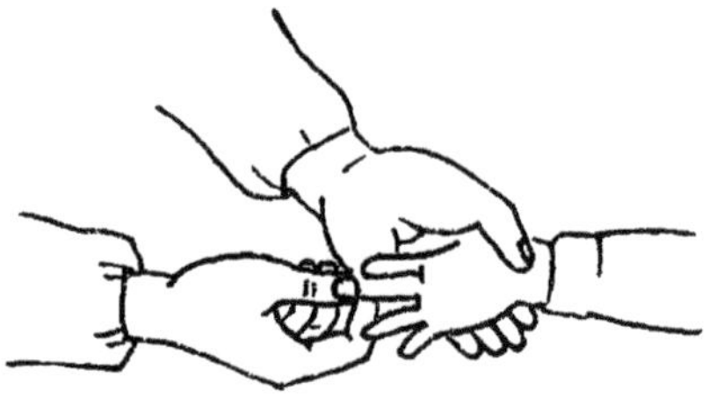

图 7-50　掐老龙

掐十宣

掐老龙

22. 十宣(十王)

定位：手十指尖端，距指甲游离缘 0.1 寸，左右共十穴。

操作：小儿手指向上，术者拇指指甲逐一掐之，称掐十宣(图7-49)。各掐 3～5 次，或醒后即止。

功效：醒神开窍。

主治：急热惊风、抽搐、昏厥等。

应用：掐十宣主要用于急救，常治疗神志病的重证，多与掐老龙、掐威灵、掐精宁、掐端正等合用。

23. 老龙

定位：中指指甲根正中点后一分处。

操作：拇指指甲掐该穴，称掐老龙(图 7-50)。掐 3～5 次，或醒后即止。

功效：醒神开窍。

主治：急惊风、高热抽搐、不省人事。

笔记栏

应用：掐老龙主要用于急救。掐之知痛有声者，较易治，不知痛而无声者，一般难治。多与掐人中、掐十宣、掐端正、掐威灵、掐精宁等合用。

24. 端正

掐(揉)端正

定位：中指指甲根两侧赤白肉际处，桡侧称左端正，尺侧称右端正。

操作：术者一手持小儿中指，指端向上，另一手拇指指甲掐或拇指螺纹面揉该穴，称掐、揉端正。掐3～5次；揉30～50次。

功效：揉右端正，降逆止呕；揉左端正，升提中气，止泻；掐端正，醒神开窍。

主治：鼻衄、惊风、呕吐、泄泻。

应用：揉右端正常用于胃气上逆引起的恶心、呕吐等症，多与清胃经、分推膻中、横纹推向板门合用；揉左端正用于腹泻、痢疾等，多与推脾经、推大肠合用；掐端正常用于治疗小儿惊风，多与掐老龙、清肝经等合用。

25. 五指节

定位：手背，第1～5指第1指间关节横纹处。

操作：术者一手持小儿手掌，使掌心向下，手指微屈，用拇指指甲逐个掐该穴，称掐五指节；拇、食指逐个揉搓该穴称揉五指节。各掐3～5次；揉搓30～50次。

功效：安神镇惊，化痰通窍，降逆止咳。

主治：惊风、惊惕不安、胸闷、痰喘、夜啼、吐涎、咳嗽痰多等。

应用：掐五指节主要用于惊惕不安、惊风等，多与清肝经、清心经、掐老龙等合用；揉五指节主要用于胸闷、痰喘、咳嗽等，多与运内八卦、推揉膻中等合用。经常揉捻五指节有利于小儿智力发育，常用于小儿保健。

26. 二扇门

揉二扇门

定位：手掌背，食指与中指以及中指与无名指指根交接处。

操作：拇指指甲掐该穴，称掐二扇门；食指、中指螺纹面按揉该穴，称揉二扇门(图7－51)。掐3～5次；揉100～300次。

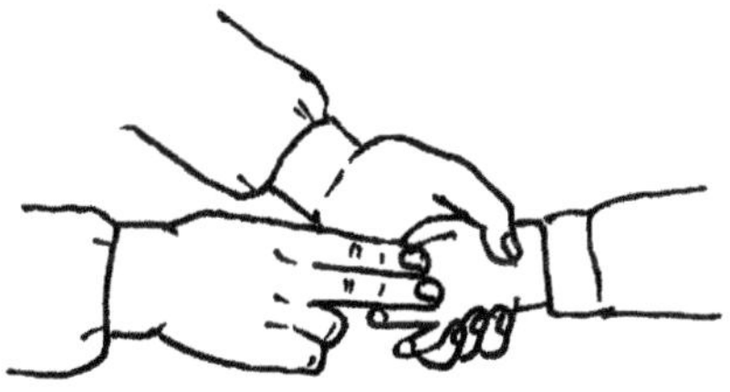

图7－51　揉二扇门

功效：发汗透表，退热平喘。

主治：惊风抽搐、伤风感冒、痰喘气粗、身热无汗。

应用：本穴为发汗特效穴，常与开天门、推坎宫、拿风池、推三关合用。治疗体虚外感常与揉肾顶、补脾经、补肾经等合用。揉二扇门要稍用力，速度宜快，多用于风寒外感；治疗惊风抽搐等，多与掐五指节、掐老龙等合用。

27. 上马(二人上马)

定位：手背面，无名指与小指掌指关节后凹陷中。

操作：拇指指甲掐该穴，称掐上马；拇指指端揉该穴，称揉上马。掐3～5次；揉100～300次。

功效：滋阴补肾，顺气散结，利水通淋。

主治：阴虚内热、小便赤涩、牙痛、遗尿等。

应用：本穴为滋阴要穴，可治疗一切阴虚证，常与补肾经、运内劳宫等合用。揉上马对体质虚弱，肺部感染，有干性啰音者，配揉小横纹；有湿性啰音者，配揉掌小横纹，多揉有一定疗效。

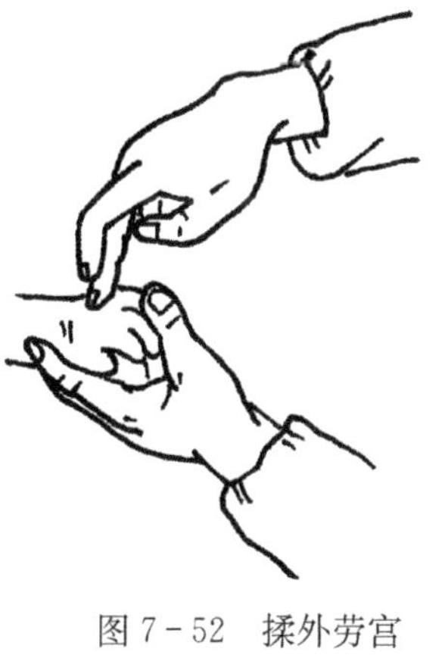

图7－52　揉外劳宫

28. 外劳宫

揉外劳宫

定位：手背正中央，与内劳宫相对处。

操作：中指指端揉该穴，称揉外劳宫(图7－52)；拇指指甲掐该穴，称掐外劳宫。掐3～5次；揉100～300次。

功效：温阳散寒，升阳举陷，发汗解表。

主治：风寒感冒、身痛畏寒、咳嗽痰白、鼻塞流涕、肠鸣腹泻、腹

笔记栏

胀腹痛、脱肛、遗尿、疝气等。

应用：本穴性温，内达外散，温通而不失收敛之功，温散而不过，为温举之佳穴。治疗一切寒证多用揉法。治疗外感实寒证时，多与推坎宫、揉太阳、拿风池、推天柱骨等合用；治疗虚寒里证时，多与补脾经、补肾经、推三关、揉脐、揉丹田等合用。

掐威灵

29. 威灵

定位：手背，外劳宫旁，第2、3掌骨交接凹陷处。

操作：拇指指甲掐该穴，称掐威灵(图7-53)。掐3～5次，或醒后即止。

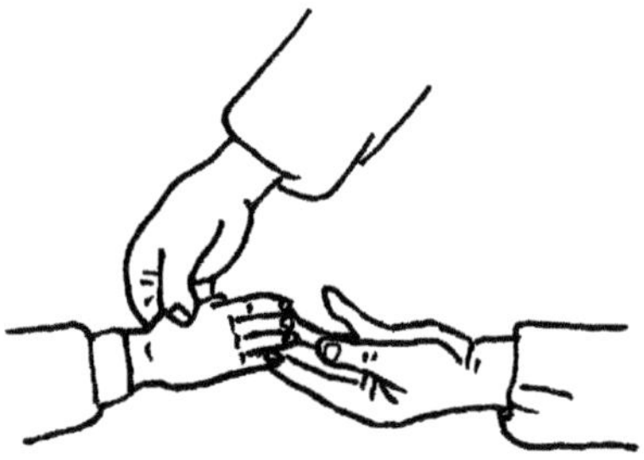

图7-53 掐威灵

功效：开窍醒神。

主治：惊风、抽搐、神昏。

应用：本穴主要用于急救。多与掐五指节、掐十宣、掐精宁等合用。

30. 精宁

定位：手背面，第4、5掌骨交接凹陷处。

操作：拇指指甲掐该穴，称掐精宁。掐5～10次。

功效：醒神开窍，行气化痰。

主治：惊风、抽搐、痰喘、干呕、疳积、眼内胬肉等。

应用：本穴用于急救时，多作为配穴使用，多与掐威灵、掐老龙等合用，加强醒神开窍的作用。治疗痰食积聚、干呕、疳积等时，因本穴行气消坚之力较强，故体虚者慎用。若须应用，多与补脾经、推三关、捏脊、摩腹等合用，以免损伤元气。

运外八卦

31. 外八卦

定位：手背面，外劳宫周围，与内八卦相对的圆周。

操作：拇指在该穴上施顺时针方向的掐运，称运外八卦。运100～300次。

功效：宽胸理气，消滞散结。

主治：胸闷、腹胀、便秘、咳喘等。

应用：运外八卦临床上多与摩腹、揉脐、推揉膻中等合用，治疗胸闷、腹胀、便秘等。

揉一窝风

32. 一窝风

定位：手背面，腕掌关节横纹正中凹陷中。

操作：拇指或中指指端按揉该穴，称揉一窝风。揉100～300次。

功效：温中行气，宣通表里，发散风寒，止痹痛，利关节。

主治：腹痛、肠鸣、伤风感冒、惊风、关节屈伸不利。

应用：本穴主要功效是止腹痛，因受凉、食积等各种原因引起的腹痛，均可用揉一窝风治疗，常与拿肚角、推三关、揉中脘等合用。此外，该穴还有温经通络的作用，对于关节风寒痹痛，也有一定的疗效。

揉膊阳池

掐膊阳池

33. 膊阳池

定位：前臂背侧，一窝风后3寸处。

操作：拇指或中指指端揉该穴，称揉膊阳池；拇指指甲掐该穴，称掐膊阳池。掐3～5次；揉100～300次。

功效：疏风解表，通利二便。

主治：大便秘结、小便短赤、感冒头痛。

笔记栏

应用：本穴治疗便秘时，宜用揉法，常与推下七节骨、揉脐、摩腹等合用。用于感冒头痛或小便短赤，多与其他解表、利尿法同用。

34. 三关

定位：前臂桡侧，腕横纹(太渊)至肘横纹(曲池)成一直线。

推三关

操作：拇指桡侧面或食、中指指腹自腕推向肘，称推三关(图7-54)；小儿拇指屈曲，自拇指外侧端推向肘，称为大推三关。推100～300次。

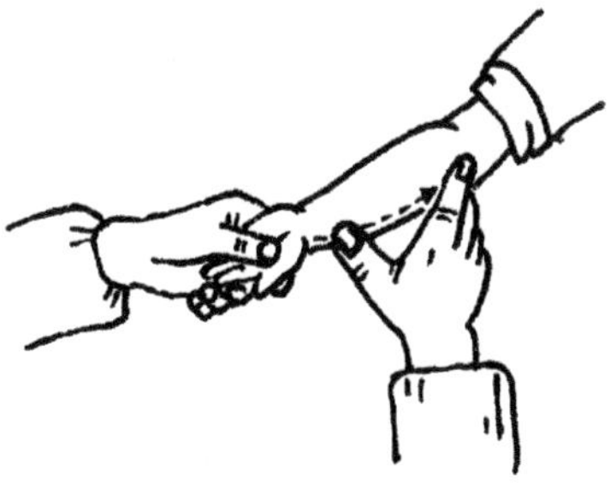

图7-54 推三关

功效：温阳散寒，补益气血，发汗解表。

主治：风寒感冒、腹泻、腹痛、疹出不畅、病后体弱、阳虚肢冷、痿病等。

应用：推三关性温热，主治一切虚寒病证，常与补脾经、补肾经、揉丹田、摩腹、捏脊等合用；治疗感冒风寒、怕冷无汗或疹出不透等，可与清肺经、开天门、掐揉二扇门等合用。

35. 天河水

定位：前臂掌侧正中，自腕横纹(总筋)至肘横纹(曲泽)成一直线。

清天河水

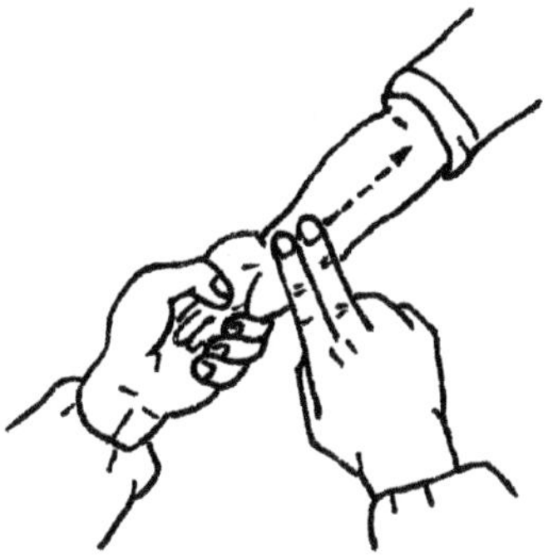

图7-55 清天河水

操作：食、中二指指腹从腕横纹起推至肘横纹，称清天河水(图7-55)。食、中二指蘸水自腕横纹处，一起一落弹打如弹琴状，至肘横纹，同时一面用口吹气随之，称弹打河水或打马过天河。推100～300次；弹打3～7次。

功效：解表除烦，清心泻火。

主治：外感发热、内伤发热、五心烦热、阴虚潮热、口渴、弄舌、重舌、夜啼、惊风、口舌生疮等。

应用：本穴性微凉，主要用于治疗热性病证。清天河水清热而不伤正气，善清卫分、气分之热，虚热、实热均可用。治疗五心烦热、惊风、口舌生疮、弄舌、重舌等，常与清心经、清肝经、揉小天心、退六腑等合用。治疗感冒、发热、头痛、恶风、汗出等，常与开天门、推坎宫、揉太阳等合用。打马过天河清热之力强于清天河水，多用于高热、实热等。

退(推)六腑

36. 六腑

定位：前臂尺侧缘，肘横纹至腕横纹成一直线。

操作：拇指或食、中二指指腹自肘推至腕，称退六腑或推六腑(图7-56)。推100～300次。

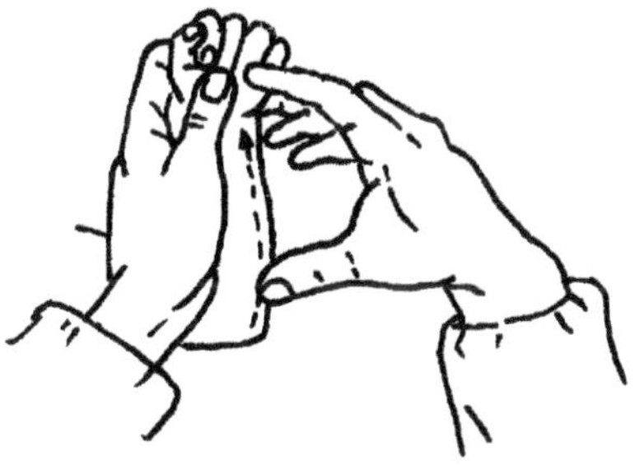

图7-56 退六腑

功效：清热，凉血，解毒。

主治：一切实热证。高热、烦渴、惊风、鹅口疮、重舌、木舌、热痢、便秘、痄腮、肿毒等。

应用：本穴性寒凉，善清营、血分之热，功专清热凉血解毒。对壮热烦渴、痄腮、肿毒、大便干燥等实热证均可应用。本穴与补脾经合用止汗效果较好。

退六腑与推三关为治大凉大热要穴，可单用，亦可两穴合用。若小儿阳气不足、下元虚冷、久泻等可单用推三关；若高热烦渴、大便干燥等可用退六腑。两穴合用能平衡阴阳，防止大凉、大热伤其正气。如寒热夹杂以热为主，则退六腑与推三关次数之比为3∶1；若以寒为主，则退六腑与推三关次数比为1∶3；推数相等能和调阴阳。

五、下肢部穴位

1. 箕门

定位：大腿内侧，髌底内侧端至腹股沟成一直线。

操作：食、中二指螺纹面自髌底内侧端至腹股沟部施直推法，称推箕门。推100～300次。

功效：利尿，清热。

主治：癃闭、水泻、小便赤涩不利等。

应用：推箕门性平和利尿作用明显。治疗尿潴留多与揉丹田、按揉三阴交合用；治疗小便赤涩不利

笔记栏

多与清心经、清小肠等合用;治疗水泻无尿自下往上推,可配清小肠、补大肠,有利小便实大便的作用。

2. 百虫(血海)

定位:大腿内侧,膝上内侧肌肉丰厚处,髌骨上缘内侧端上 2 寸。

操作:拇指指端按揉百虫,称按揉百虫;拇指与食指,中指指端相对着力提拿百虫,称拿百虫法。按揉 10～30 次;拿 3～5 次。

功效:疏通经络,平肝息风。

主治:四肢抽搐、下肢痿痹。

应用:按、拿百虫多与拿委中、按揉足三里等合用,治疗下肢瘫痪、痹痛等;若用于惊风、抽搐,则手法刺激宜重。

3. 膝眼(鬼眼)

定位:屈膝,髌骨下缘两侧凹陷中。外侧凹陷称外膝眼;内侧凹陷称内膝眼。

操作:拇指指端或拇指、食指指端同时稍用力按压一侧或内外两侧膝眼,称按膝眼;以单手或两手拇指螺纹面揉动一侧或两侧膝眼,称揉膝眼;拇指指甲掐一侧或两侧膝眼,称掐膝眼。按10～20 次;揉 50～100 次;掐 3～5 次。

功效:舒筋活络,定惊止抽。

主治:下肢痿软、惊风抽搐、昏迷不醒等。

应用:用本穴治疗下肢痿软时,多与按揉足三里、拿委中、按揉百虫等合用。用于急救时,多与掐人中、掐十宣、揉百会等合用。

4. 足三里

定位:外膝眼下 3 寸,胫骨旁开 1 横指。

操作:拇指指端或螺纹面按揉该穴,称按揉足三里。按揉 50～100 次。

功效:健脾和胃,行气导滞,镇痉止痛。

主治:腹胀、腹痛、泄泻、疳积、下肢痿软无力等。

应用:按揉足三里多用于消化系统疾病,多与分推膻中、分推腹阴阳合用治疗呕吐;与推上七节骨、补大肠、运板门治疗脾虚泄泻;常与捏脊、摩腹等用于小儿保健。

5. 前承山

定位:胫骨前缘外侧,与后承山相对处。

操作:拇指指甲掐该穴,称掐前承山;拇指螺纹面揉该穴,称揉前承山。掐 3～5 次;揉 30～50 次。

功效:息风止抽。

主治:急惊风、抽搐、角弓反张、下肢痿软无力等。

应用:掐前承山多与拿委中、揉威灵、掐解溪等合用;揉前承山能通经络,行气血,与揉解溪等合用,治疗下肢痿软无力、肌肉萎缩、足下垂等症。

按揉三阴交

6. 三阴交

定位:内踝尖直上 3 寸,胫骨后缘凹陷中。

操作:拇指或食指、中指螺纹面按揉该穴,称按揉三阴交(图 7－57)。按揉 20～30 次。

功效:补益气血,通调水道,清利湿热。

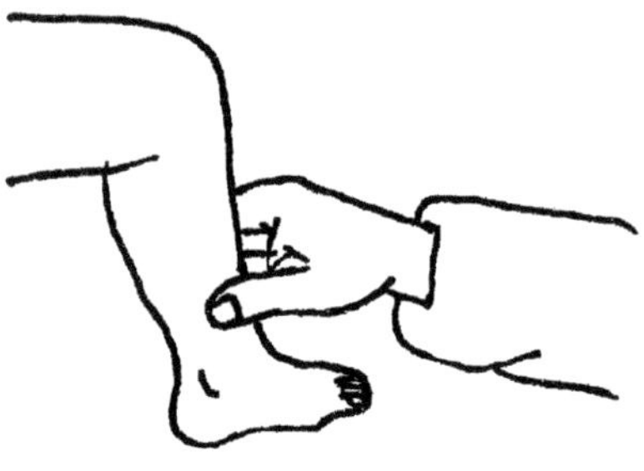

图 7－57　按揉三阴交

主治:遗尿、癃闭、小便频数、尿赤涩痛、下肢痿软、消化不良等。

应用:按揉三阴交主要用于治疗泌尿系统疾病,如遗尿、癃闭,多与补脾经、揉丹田、推箕门、补肾经等合用,治疗遗尿、癃闭等;亦常用于治疗下肢痹痛、瘫痪、惊风、消化不良等;治疗气血不足、体质虚弱时,可与按揉足三里、捏脊、摩腹等合用。

7. 解溪

定位:踝关节前横纹中,趾长伸肌腱与拇长伸肌腱之间的凹陷中。

笔记栏

操作：拇指指甲掐解溪，称掐解溪；拇指指端或螺纹面揉该穴，称揉解溪。掐 3～5 次；揉 50～100 次。

功效：解痉，止吐泻，利关节。

主治：惊风、吐泻不止、踝关节屈伸不利等。

应用：掐解溪，主治惊风，多与掐人中、掐十宣、掐涌泉等合用；治疗呕吐，多与推天柱骨、揉中脘、横纹推向板门等合用；治疗腹泻，多与推上七节骨、摩腹、揉龟尾等合用。

8. 丰隆

定位：外踝尖上 8 寸，胫骨前缘外侧 1.5 寸，胫腓骨之间。

操作：拇指或中指指端揉该穴，称揉丰隆。揉 50～100 次。

功效：调和胃气，化痰除湿。

主治：痰鸣、咳喘等。

应用：本穴为化痰要穴，多与揉天突、揉膻中、运内八卦等合用，治疗痰涎壅盛、咳嗽气喘等。

9. 委中

定位：腘窝中央，股二头肌腱与半腱肌腱之间。

操作：拇指、食指端在腘窝中提拿勾拨该处的筋腱，称拿委中。拿 3～5 次。

功效：通经活络，息风止痉。

主治：惊风抽搐、下肢痿软无力等。

应用：拿委中治疗惊风抽搐多与按百虫、掐老龙等穴合用；治疗下肢痿软，与揉膝眼、按揉足三里等合用。

10. 后承山

定位：腓肠肌肌腹下凹陷中。

操作：食指、中指端在后承山穴拨该处筋腱，称拿承山。拿 3～5 次。

功效：疏通活络，息风止痉。

主治：腿疼转筋、下肢痿软无力。

应用：拿承山常与拿委中、按揉足三里、拿腓肠肌配合使用，治疗腓肠肌痉挛、下肢痿软等。

11. 昆仑

定位：外踝尖与跟腱内侧的中间凹陷处。

操作：拇指指甲掐该穴，称掐昆仑。掐 3～5 次。

功效：镇静定惊。

主治：惊风、抽搐。

应用：本穴主要用于急救，常与掐老龙、掐人中等合用。

12. 涌泉

定位：屈趾，足掌心前 1/3 与后 2/3 交界处的正中凹陷中。

操作：拇指螺纹面着力，向足趾方向施直推法或旋推法，称推涌泉（图 7－58）；拇指螺纹面稍用力在涌泉穴上揉，称揉涌泉（图 7－59）；拇指指甲稍用力在涌泉穴上掐，称掐涌泉。推 100～300 次；揉 30～50 次；掐 3～5 次。

推涌泉

揉涌泉

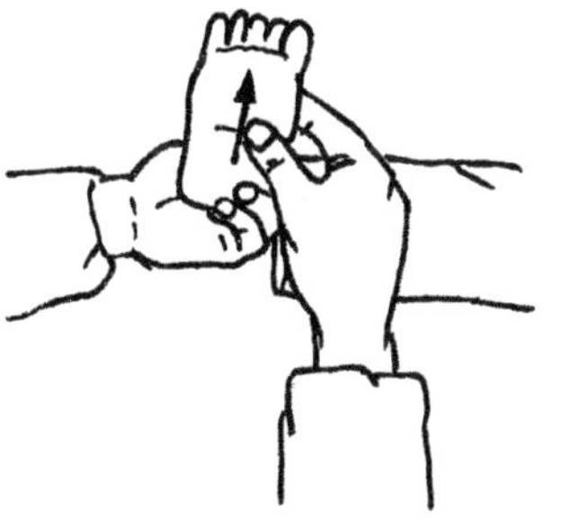

图 7－58　推涌泉

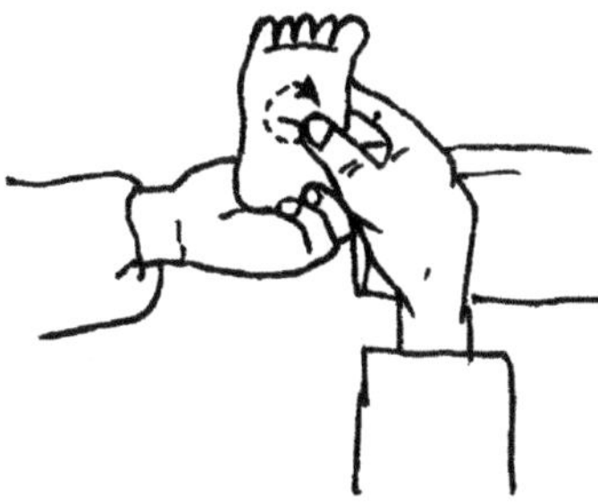

图 7－59　揉涌泉

笔记栏

功效：推涌泉，滋阴退热，引热下行；揉涌泉，降逆止呕，理肠止泻。

主治：发热、呕吐、腹泻、五心烦热。

应用：推涌泉能引火归元，退虚热，治疗五心烦热、烦躁不安、夜啼等，多与揉上马、运内劳宫等合用；与退六腑、清天河水等合用，用于退实热；揉涌泉能治吐泻，左揉止吐，右揉止泻；掐涌泉能治惊风抽搐。

（白振军）

第四节 常见病治疗

一、腹泻

小儿腹泻是指由于各种原因所引起的以大便次数增多、粪便稀薄或如水样为特征的消化道疾病。本病一年四季皆可发生，以夏、秋两季为多见。2岁以下小儿发病率高，轻者治疗得当，预后良好；重者下泻过度，易见气阴两伤，甚至阴竭阳脱；久泻迁延不愈者，则易转为疳证。

【病因病机】

小儿泄泻发生的原因，以感受外邪、内伤饮食、脾胃虚弱为多见。其主要病变在脾胃，因胃主受纳、腐熟水谷，脾主运化水湿和水谷精微，若脾胃受病，则饮食入胃之后，水谷不化，精微不布，清浊不分，合污而下，致成泄泻。故《幼幼集成·泄泻证治》说："夫泄泻之本，无不由于脾胃。盖胃为水谷之海，而脾主运化，使脾健胃和，则水谷腐化而为气血以行荣卫。若饮食失节，寒温不调，以致脾胃受伤，则水反为湿，谷反为滞，精华之气不能输化，乃致合污下降，而泄泻作矣。"

1. 感受外邪 小儿脏腑柔嫩，卫外不固，易为外邪侵袭而发病。外感风、寒、暑、热诸邪常与湿邪相合而致泻，盖因脾喜燥而恶湿，湿困脾阳，运化失职，湿盛则濡泻，故前人有"无湿不成泻""湿多成五泻"之说。由于时令气候不同，长夏多湿，故外感泄泻以夏秋多见，其中又以湿热泻最常见，风寒致泻则四季均有。

2. 内伤饮食 由于喂养不当，饥饱无度，或突然改变食物性质，或饮食不洁，或过食生冷瓜果，或难以消化之食物，导致脾胃损伤，运化失职，不能腐熟水谷而致腹泻。如《素问·痹论》所说："饮食自倍，肠胃乃伤。"小儿易为食伤，发生伤食泻，在其他各种泄泻证候中亦常兼见伤食证候。

3. 脾胃虚弱 小儿脏腑娇嫩，脾常不足，最易受伤，如喂养不当则损伤脾胃，导致脾胃虚弱，胃弱则腐熟无能，脾虚则运化失职，不能分清别浊，因而水反为湿，谷反为滞，水湿水谷合污而下，下注肠道而为腹泻。亦有暴泻实证，失治误治，迁延不愈，虽风寒、湿热外邪已解而脾胃损伤，转成脾虚泄泻者。

【临床表现】

1. 寒湿泻 大便清稀，夹有泡沫，色淡不臭，腹痛肠鸣，或伴恶寒发热，鼻流清涕，咳嗽，轻度厌食，口不渴，面色淡白，小便清长，舌质淡，苔白腻，脉濡，指纹淡红。

2. 湿热泻 腹痛即泻，急迫暴注，量多次频，大便黄褐秽臭，或见少许黏液，腹痛时作，食欲不振，或伴呕恶，神疲乏力，或发热烦闹，口渴，小便短黄，舌质红，苔黄腻，脉滑数，指纹紫。

3. 伤食泻 大便稀溏，夹有乳凝块或食物残渣，气味酸臭，或如败卵，脘腹胀满，泻前腹痛哭闹，泻后痛减，腹痛拒按，嗳气酸馊，或有呕吐，纳差，夜卧不安，舌苔厚腻，脉滑，指纹滞。

4. 脾虚泻 久泻不愈，便稀夹有奶块及食物残渣，色淡不臭，多于食后作泻，时轻时重，伴有面色萎黄，形体消瘦，神疲倦怠，食欲不振，舌淡苔白，脉弱，指纹淡。严重者可见泻下不止，完谷不化，神昏，脉微欲绝等危象。

笔记栏

根据腹泻症状的轻重，可将其分为轻型腹泻和重型腹泻。轻型每天大便次数少于10次，无酸中毒症状和明显脱水；重型临床症状较重，每天大便10次以上，便中含大量水分，伴有酸中毒症状或中度以上脱水。患儿食欲低下，常并发呕吐、发热等，体重下降，出现脱水者表现为精神委顿、表情淡漠、口唇干燥、皮肤弹性差、前囟及眼窝下陷等；出现酸中毒者表现为呼吸深快、带果酸味，甚至昏迷。若不及时治疗，可危及生命，故在临床中必须严密观察病情变化。

【治疗】

（一）寒湿泻

1. 治则 温中散寒，化湿止泻。

2. 部位与取穴 腹部、四肢，脾经、三关、大肠、外劳宫、上七节骨、龟尾、足三里、脐。

3. 主要手法 补法、推法、揉法、按法、摩法。

4. 操作方法 补脾经、推三关、补大肠、揉外劳宫、推上七节骨、揉龟尾、按揉足三里、揉脐、摩腹。

（二）湿热泻

1. 治则 清热利湿，调中止泻。

2. 部位与取穴 腹部、四肢，脾胃经、大肠、小肠、天河水、六腑、天枢、龟尾。

3. 主要手法 清法、揉法。

4. 操作方法 清脾胃、清大肠、清小肠、清天河水、退六腑、揉天枢、揉龟尾。

（三）伤食泻

1. 治则 消食导滞，和中止泻。

2. 部位与取穴 腹部、四肢，脾经、大肠、板门、内八卦、天枢、龟尾、中脘。

3. 主要手法 补法、清法、揉法、运法、摩法。

4. 操作方法 补脾经、清大肠、揉板门、运内八卦、揉天枢、揉龟尾、揉中脘、摩腹。

（四）脾虚泻

1. 治则 健脾益气，温中止泻。

2. 部位与取穴 腹部、四肢，脾经、大肠、三关、脐、上七节骨、龟尾、脊柱。

3. 主要手法 补法、推法、摩法、揉法、捏法。

4. 操作方法 补脾经、补大肠、推三关、摩腹、揉脐、推上七节骨、揉龟尾、捏脊。

【注意事项】

(1) 推拿治疗小儿腹泻疗效显著。每天治疗 1 次，症状较重时可每天 2 次，一般 3～10 次便可治愈。

(2) 注意饮食卫生，不吃生冷不洁之品，夏季应多喂水。在腹泻期间应少吃粗纤维的蔬菜和难以消化的食品，饮食宜清淡，必要时禁食 4～8 小时，可饮用淡盐水或糖水。

(3) 注意卫生，勤换尿布，保持臀部干燥。

(4) 在治疗过程中如小儿出现面色苍白，小便极少或无尿，眼眶凹陷，呕吐频繁，饮食难进，精神萎靡等中毒症状时，宜配合中西药物治疗。

二、便秘

便秘是指大便坚硬干燥，或排便时间延长，或欲大便而艰涩不畅的一种病证。是小儿常见病之一。单独出现的便秘，多与体质、饮食习惯、奶粉喂养、生活不规律有关。

【病因病机】

1. 实证 饮食不节，过食辛热厚味，以致肠胃积热，气滞不行；或于热病后耗伤津液，导致肠道燥热，津液失于输布而不能下润大肠，以致大便秘结，难以排出。

2. 虚证 先天不足，身体虚弱；或病后体虚，气血亏损。气虚则大肠传送无力，血虚则津少不能滋润大肠，以致大便排出困难。

【临床表现】

1. 实秘 大便干结，排出困难，胸胁痞满，腹部胀痛，面赤身热，口臭唇赤，小便短赤，纳食减少，

笔记栏

舌质红,苔黄燥,脉沉数有力,指纹色紫。

2. 虚秘　大便秘结,努挣难下,形瘦乏力,神疲气怯,食少纳呆,面色㿠白无华,口唇干淡,舌质淡,苔薄白,脉虚无力,指纹色淡。

【治疗】

(一) 实秘

1. 治则　顺气行滞,清热通便。

2. 部位与取穴　腹部、四肢,大肠、六腑、内八卦、膊阳池、足三里、下七节骨、胁肋、天枢。

3. 主要手法　清法、运法、按法、揉法、推法、搓法、摩法。

4. 操作方法　清大肠、退六腑、运内八卦、按揉膊阳池、按揉足三里、推下七节骨、搓摩胁肋、揉天枢、摩腹。

(二) 虚秘

1. 治则　益气养血,滋阴润燥。

2. 部位与取穴　腹部、四肢,脾经、大肠、三关、上马、膊阳池、肾俞、足三里、脐、脊柱。

3. 主要手法　补法、清法、推法、揉法、按法、摩法、捏法。

4. 操作方法　补脾经、清大肠、推三关、揉上马、按揉膊阳池、揉肾俞、按揉足三里、揉脐、摩腹、捏脊。

【注意事项】

(1) 推拿治疗单纯性便秘疗效显著。对于先天性巨结肠等器质性病变引起者,不属推拿治疗范围,应注意鉴别。

(2) 合理膳食,嘱小儿多吃一些粗纤维食物,如杂粮、蔬菜等,少食辛辣之品。另须让小儿适当运动,养成定时排便的习惯。

(3) 提倡母乳喂养。

三、呕吐

呕吐是因胃失和降,气逆于上,以致乳食由胃中上逆经口而出的一种常见病证。古人将有声有物谓之呕,有物无声谓之吐,有声无物谓之哕。《幼幼心裁·呕吐辨论》说:"有声无物曰哕,有物无声曰吐,有物有声曰呕。"由于呕与吐常同时发生,故多合称呕吐。本病以婴幼儿多见,夏季多发。另外,尚有小儿乳后有少量乳汁倒流口腔,从口角溢出者,此称为溢乳,不属于病态。

【病因病机】

小儿呕吐发生的原因,主要是感受外邪和乳食积滞。无论什么原因,其共同的病理变化,都属胃气通降失和。《幼幼集成·呕吐证治》说:"盖小儿呕吐有寒有热有伤食,然寒吐热吐,未有不因于伤食者,其病总属于胃。"本病病机关键为胃气上逆。胃主受纳、腐熟水谷,胃气以通降为顺。小儿脾胃薄弱,胃体未全,胃用未壮,若胃为外邪所伤,或乳食伤胃、胃中积热、脾胃虚寒、肝气犯胃而使胃失和降,气逆于上,发生呕吐。至于颅内压增高、心肾疾病等全身性疾病致呕吐者,则是他脏之病扰乱脏腑气机,使胃气上逆而呕吐,不属本节所述范畴。

1. 感受外邪　小儿脾胃薄弱,易感六淫之邪,致胃失和降,胃气上逆而发生呕吐。

2. 饮食内伤　小儿脾常不足,若饮食不节,喂养不当,或进食过急,或较大儿童恣食生冷肥腻等不易消化食物,食滞中脘,损伤脾胃,则致中焦壅塞,脾失运化,升降失司,而发生呕吐。

【临床表现】

笔记栏

1. 寒吐　饮食稍多即吐,时作时止,吐物多为清稀痰涎,或不消化乳食,酸臭不甚,面色苍白,四肢欠温,腹痛喜暖,大便溏薄,小便清长,舌质淡,苔薄白,指纹青。

2. 热吐　食入即吐,呕吐频繁,呕哕声洪,吐物酸臭,口渴喜饮,身热烦躁,大便臭秽或秘结,小便黄赤,舌质红,苔黄,脉滑数,指纹色紫。

3. 伤食吐　呕吐物多为酸臭乳块或不消化食物，嗳腐吞酸，纳差口臭，脘腹胀满，拒按，大便秘结或泻下酸臭，夜卧不安，吐后症减，舌质红，苔厚腻，脉滑实，指纹滞。

【治疗】

（一）寒吐

1. 治则　温中散寒，和胃降逆。

2. 部位与取穴　腹部、四肢，脾经、横纹、板门、外劳宫、三关、天柱骨、中脘。

3. 主要手法　补法、推法、揉法。

4. 操作方法　补脾经、横纹推向板门、揉外劳宫、推三关、推天柱骨、揉中脘。

（二）热吐

1. 治则　清热和胃，降逆止呕。

2. 部位与取穴　腹部、四肢，脾胃经、大肠、六腑、内八卦、横纹、板门、天柱骨、下七节骨。

3. 主要手法　清法、运法、推法。

4. 操作方法　清脾胃、清大肠、退六腑、运内八卦、横纹推向板门、推天柱骨、推下七节骨。

（三）伤食吐

1. 治则　消食导滞，和中降逆。

2. 部位与取穴　腹部、四肢，脾经、板门、横纹、内八卦、中脘、天柱骨、足三里。

3. 主要手法　补法、揉法、运法、推法、按法。

4. 操作方法　补脾经、揉板门、横纹推向板门、运内八卦、揉中脘、推天柱骨、分推腹阴阳、按揉足三里。

【注意事项】

(1) 推拿治疗小儿呕吐效果显著，但要掌握适应证，呕吐如果是由于先天性消化道畸形或肠套叠、先天性巨结肠等器质性病变，或某些急性传染病、颅内高压等引起者，不属推拿治疗范围，应注意鉴别。

(2) 呕吐严重者可使患儿呈呼吸暂停的窒息状态，如护理不当，呕吐物吸入，尚可继发吸入性肺炎等呼吸道病变，反复呕吐又可导致脱水、酸中毒等，此时应配合中西医疗法进行综合治疗。

(3) 合理喂养，饮食节制，宜定时定量，冷热适度，起居有节，寒温适宜，避免感受外邪。

四、发热

发热，指体温高出正常而言，是小儿常见的一种病证。临床以肌肤热感伴面红、耳赤、口干、便秘、尿黄等为特征，一般可分为外感发热、阴虚内热、肺胃实热三种。其中以外感发热为常见，除感冒外，某些急性传染病初期均有不同程度发热，如麻疹、水痘等。对于年幼体弱的患儿，发热后容易出现兼症，应予注意。

【病因病机】

1. 外感发热　由于小儿形体稚弱，抗邪能力较差，加之冷热不知调节，家长护理不当，易为风寒外邪所侵，邪气侵袭体表，卫阳被郁而致发热。

2. 阴虚内热　小儿体质素弱，先天不足，或后天营养失调，或久病伤阴而致肺肾不足，阴液亏损引起发热。

3. 肺胃实热　多由于外感误治或乳食内伤，造成肺胃壅实，郁而化热。

【临床表现】

1. 外感发热　偏于风寒者可见发热，恶风寒，头痛，无汗，鼻塞，流涕，舌质淡红，苔薄白，脉浮紧，指纹鲜红；偏于风热者可见发热，微汗出，口干，鼻流黄涕，舌质红，苔薄黄，脉浮数，指纹红紫。

2. 阴虚发热　午后发热，手足心热，形瘦神疲，盗汗，纳差，舌红苔剥，脉细数无力，指纹淡紫。

3. 肺胃实热　高热，面红，气促，纳差，便秘，烦躁，渴而喜饮，舌红，苔燥，脉数有力，指纹深紫。

笔记栏

【治疗】

(一) 外感发热

1. 治则　清热解表,发散外邪。

2. 部位与取穴　头部、四肢,攒竹、坎宫、太阳、肺经、天河水、三关、二扇门、风池、脊柱、大椎、曲池、合谷。

3. 主要手法　推法、揉法、清法、掐法、拿法。

4. 操作方法　推攒竹、推坎宫、揉太阳、清肺经、清天河水。风寒者加推三关、掐揉二扇门、拿风池;风热者加推脊、揉大椎、揉曲池、揉合谷。

(二) 阴虚发热

1. 治则　滋阴清热。

2. 部位与取穴　头部、四肢,脾经、肺经、上马、天河水、涌泉、足三里、内劳宫。

3. 主要手法　补法、揉法、清法、推法、按法、运法。

4. 操作方法　补脾经、补肺经、揉上马、清天河水、推涌泉、按揉足三里、运内劳宫。

(三) 肺胃实热

1. 治则　清泄里热,理气消食。

2. 部位与取穴　头部、四肢,肺经、胃经、大肠、板门、内八卦、天河水、六腑、天枢。

3. 主要手法　清法、揉法、运法。

4. 操作方法　清肺经、清胃经、清大肠、揉板门、运内八卦、清天河水、退六腑、揉天枢。

【注意事项】

(1) 推拿对小儿功能性发热、外感发热疗效显著。

(2) 加强护理,慎衣食,适寒热,避风邪,防外感。

(3) 配合使用薄荷水、乙醇等推拿介质。

五、咳嗽

咳嗽是小儿常见的、多发的肺系证候之一,见于多种呼吸道和肺脏病证中,如感冒、肺炎等均可引起。一般以有声无痰为咳,有痰无声为嗽,有痰有声为咳嗽。本病一年四季皆可发生,尤以冬、春两季为多,任何年龄小儿皆可发病,以婴幼儿为多见。本节所述的咳嗽主要指外感风寒、风热及脾肺两虚等所致的咳嗽。

小儿咳嗽有外感和内伤之分,临床上小儿的外感咳嗽多于内伤咳嗽。在小儿时期,许多外感、内伤疾病及传染病都可兼见咳嗽症状,若咳嗽不是其突出主症时,则不属于本病证。

【病因病机】

小儿咳嗽发生的原因,主要为感受外邪,其中又以感受风邪为主。《活幼心书·咳嗽》指出:"咳嗽者,固有数类,但分寒热虚实,随证疏解,初中时未有不因感冒而伤于肺。"指出了咳嗽的病因多由外感引起。此外,肺脾虚弱是本病的主要内因。

咳嗽的病变部位在肺,常涉及脾,病理机制为肺失宣肃。肺为娇脏,其性清宣肃降,上连咽喉,开窍于鼻,外合皮毛,主一身之气,司呼吸。外邪从口鼻或皮毛而入,邪侵于肺,肺气不宣,清肃失职而发生咳嗽。小儿脾常不足,脾虚生痰,上贮于肺,或咳嗽日久不愈,耗伤正气,可转为内伤咳嗽。

1. 外感咳嗽　肺主气,司呼吸,开窍于鼻,外合皮毛,主一身之表,又为娇脏,居脏腑之上,外感邪气,首当犯肺。当风寒或风热外侵,邪束肌表,肺气不宣,清肃失职,痰液滋生;或燥邪外袭,伤津灼肺,痰涎黏结,阻塞气道,均可引起咳嗽。

2. 内伤咳嗽　平素体虚,或久病致肺阴虚损,肺失清润,肺气上逆,或饮食不当,损伤脾胃,致脾胃虚弱,健运失职,痰湿内生,上扰肺络,肺失宣降,均可引起咳嗽。

【临床表现】

1. 外感咳嗽　起病急,病程短,咳声洪亮,咳嗽有痰,鼻塞,流涕,恶寒,头痛,苔薄,脉浮。若为

笔记栏

风寒者兼见痰、涕清稀色白,恶寒重而无汗,苔薄白,脉浮紧;若为风热者兼见痰、涕黄稠,稍怕冷而微汗出,口渴,咽痛,发热,苔薄黄,脉浮数。

2. 内伤咳嗽　起病缓,病程长,咳声低弱,身微热或干咳少痰,或咳嗽痰多,食欲不振,神疲乏力,形体消瘦。

【治疗】

(一)外感咳嗽

1. 治则　疏风解表,宣肺止咳。

2. 部位与取穴　头部、胸部、四肢,攒竹、坎宫、太阳、内八卦、膻中、乳旁、乳根、肺俞、肩胛骨。

3. 主要手法　推法、揉法、运法。

4. 操作方法　推攒竹、推坎宫、揉太阳、运内八卦、推揉膻中、揉乳旁、揉乳根、揉肺俞、分推肩胛骨。

(二)内伤咳嗽

1. 治则　健脾养肺,止咳化痰。

2. 部位与取穴　胸腹部、四肢,脾经、肺经、内八卦、膻中、乳旁、乳根、中脘、肺俞、足三里。

3. 主要手法　补法、运法、推法、揉法、按法。

4. 操作方法　补脾经、补肺经、运内八卦、推揉膻中、揉乳旁、揉乳根、揉中脘、揉肺俞、按揉足三里。

【注意事项】

(1) 推拿治疗咳嗽以外感为佳;肺炎等引起的咳嗽,可作为辅助治疗手段,配合其他疗法综合治疗。

(2) 注意保暖,防止外邪侵袭。

(3) 饮食清淡,少食辛辣香燥炙煿食物及肥甘厚味,防止内伤乳食。

(4) 外邪未解之前,忌食油腻荤腥;咳嗽未愈之前,忌食过咸过酸食物及甜食。

六、厌食

厌食是小儿时期的一种常见病证,临床以较长时期食欲不振,食量减少,甚至拒食为特征。本病无明显季节性,但夏季暑湿当令之时,可使症状加重。各年龄段儿童均可发病,以1~6岁为多见。城市儿童发病率较高。患儿除食欲不振外,一般无其他明显不适,预后良好,但长期不愈者,可使气血生化乏源,抗病能力下降,而易罹患他病,甚或影响生长发育。

【病因病机】

本病多由喂养不当、他病伤脾、先天不足、情志失调引起,其病变脏腑主要在脾胃。盖胃司受纳,脾主运化,脾胃调和,则口能知五谷饮食之味,正如《灵枢·脉度》所说:"脾气通于口,脾和则口能知五谷矣。"若脾胃失健,纳化不和,则造成厌食。

1. 喂养不当　小儿脏腑娇嫩,脾常不足,乳食不知自节。若家长缺乏育婴保健知识,婴儿期未按期添加辅食;或片面强调高营养饮食,如过食肥甘、煎炸炙煿之品,超越了小儿脾胃的正常纳化能力;或过于溺爱,纵其所好,恣意零食、冷食,偏食;或饥饱无度;或滥服滋补之品,均可损伤脾胃,产生厌食。如《素问·痹论》所说:"饮食自倍,肠胃乃伤。"

2. 他病伤脾　脾为阴土,喜燥恶湿,得阳则运;胃为阳土,喜润恶燥,得阴则和。若患他病,误用攻伐;或过用苦寒损脾伤阳;或过用温燥耗伤胃阴;或病后未能及时调理;或夏伤暑湿,脾为湿困,均可使受纳运化失常,而致厌食。

3. 先天不足　先天禀赋不足,脾胃薄弱之儿,往往生后即表现不欲吮乳,加之后天失于调养,则脾胃怯弱,乳食难进。

4. 情志失调　小儿神气怯弱,易受惊恐。若失于调护,猝受惊吓或打骂,或所欲不遂,或思念压

笔记栏

抑，或环境变更等，均可致情志抑郁，肝失调达，气机不畅，乘脾犯胃，形成厌食。

【临床表现】

1. 脾失健运 食欲不振，甚者厌恶进食，食而乏味，或伴胸脘痞闷，嗳气泛恶，多食或强迫进食后则脘腹饱胀，形体尚可，精神正常，舌淡红，苔薄白或薄腻，脉尚有力，指纹淡红。

2. 脾胃气虚 不欲饮食，甚或拒食，食而不化，大便偏稀夹不消化食物，面色少华，形体偏瘦，肢倦乏力，舌质淡，苔薄白，脉弱无力，指纹色淡。

3. 胃阴不足 不喜进食，食少饮多，皮肤失润，大便秘结，小便短黄，甚或烦躁少寐，手足心热，舌红少津，苔少或花剥，脉细数，指纹淡紫。

【治疗】

（一）脾失健运

1. 治则 健脾助运。

2. 部位与取穴 腹部、四肢，脾胃经、内八卦、四横纹、中脘、板门、足三里。

3. 主要手法 补法、运法、掐法、揉法、摩法。

4. 操作方法 补脾胃经、运内八卦、掐揉四横纹、揉中脘、揉板门、摩腹、按揉足三里。

（二）脾胃气虚

1. 治则 健脾益气。

2. 部位与取穴 腹部、背部、四肢，脾经、脾俞、胃俞、中脘、足三里、内八卦、脊柱、三关、外劳宫、脐。

3. 主要手法 补法、揉法、摩法、运法、捏法、推法。

4. 操作方法 补脾经、揉脾俞、揉胃俞、摩腹、摩中脘、揉足三里、运内八卦、捏脊、推三关、揉外劳宫、摩脐。

（三）胃阴不足

1. 治则 养胃育阴。

2. 部位与取穴 腹部、背部、四肢，胃经、脾经、二马、板门、内八卦、脾俞、胃俞、内劳宫、天河水。

3. 主要手法 补法、揉法、运法、清法。

4. 操作方法 补胃经、补脾经、揉二马、揉板门、运内八卦、揉脾俞、揉胃俞、运内劳宫、清天河水。

【注意事项】

(1) 纠正不良饮食习惯。定时进餐，饭前勿吃零食和糖果，荤、素、粗、细粮合理搭配，不挑食、不偏食，少食生冷、肥甘厚味之品。饭前、饭后勿大量饮水或进饮料。

(2) 切勿在进食时训斥、打骂小儿。营造良好进食环境，增强小儿食欲。

(3) 积极寻找厌食原因，采取针对性有效措施。

七、疳积

疳积是积滞和疳证的总称。积滞是指小儿因内伤乳食，停滞中焦，气滞不行所形成的一种慢性消耗性疾病，以不思饮食或食而不化，身长、体重增长缓慢或不增长，大便或稀或干为特征。积久不化则转化为疳证，往往是积滞的进一步发展，所以，古人有“积为疳之母，无积不作疳”“无积不成疳”的说法。疳证是指小儿饮食失调，喂养不当，脾胃虚损，运化失权，以病程迁延，形体消瘦，毛发枯憔，发育迟缓，神疲乏力为特征。古代疳证被列为儿科“四大要证”之一，与西医学所谓小儿营养不良相类似。

笔记栏

积和疳不仅有因果关系，而且在临床上有轻重之别，两者关系密切难以分开，故统称为疳积。

【病因病机】

引起本病的主要原因为喂养不当、乳食不节，伤及脾胃，致脾胃运化功能失调，或脾胃虚弱，腐熟运化不及,乳食停滞不化。其病位在脾胃,基本病理改变为乳食停聚中脘,积而不化,气滞不行。此外感染虫证和某些慢性疾病也常为本病的原因。

1. 乳食不节,伤及脾胃 脾主运化,胃主受纳,小儿乳食不节,过食肥甘生冷,伤及脾胃,脾胃失司,受纳运化失职,升降不调,乃成积滞。积滞日久,脾胃更伤,转化为疳。

2. 脾胃虚弱 乳食难以腐熟,而使乳食停积,壅聚中州,阻碍气机,时日渐久,致使营养失调,形体羸瘦,气血虚衰,发育障碍。

【临床表现】

1. 积滞伤脾 形体消瘦,体重不增,腹部胀满,纳差,精神不振,夜眠不安,大便不调,常有恶臭,舌淡,苔厚腻,脉弦滑,指纹色淡。

2. 气血两亏 面色萎黄或䬟白,毛发枯黄稀疏,骨瘦如柴,精神萎靡或烦躁,睡卧不宁,哭声低微,四肢不温,发育障碍,腹部凹陷,不思乳食,食则饱胀,腹满喜按,大便溏泄,舌淡,苔薄,指纹色淡。

【治疗】

(一)积滞伤脾

1. 治则 消积导滞,调理脾胃。

2. 部位与取穴 腹部、四肢,脾经、板门、四横纹、内八卦、中脘、天枢、足三里。

3. 主要手法 补法、揉法、推法、运法、按法。

4. 操作方法 补脾经、揉板门、推四横纹、运内八卦、揉中脘、分推腹阴阳、揉天枢、按揉足三里。

(二)气血两亏

1. 治则 温中健脾,补益气血。

2. 部位与取穴 腹部、四肢,脾经、三关、外劳宫、内八卦、四横纹、足三里、中脘、脊柱。

3. 主要手法 补法、推法、揉法、运法、掐法、按法、捏法。

4. 操作方法 补脾经、推三关、揉外劳宫、运内八卦、掐揉四横纹、按揉足三里、揉中脘、捏脊。

【注意事项】

(1)推拿治疗疳积疗效显著,单用捏脊或配合针刺四横纹治疗,效果亦好。

(2)治疗同时必须注意饮食调节,合理喂养。进食要定时、定量,及时添加辅助食品,多吃含维生素丰富的水果、蔬菜,纠正挑食、偏食、吃零食等不良习惯,提倡母乳喂养。

(3)经常到室外活动,呼吸新鲜空气,多晒太阳。

(4)积极治疗并发症及原发慢性疾病。

八、腹痛

腹痛是临床上小儿常见症状,可由多种疾病引起,这里主要指的是由于腹部中寒,乳食积滞所致的腹部绞痛。

【病因病机】

1. 感受外邪 由于护理不当,气候突变,小儿腹部为风寒邪气所侵袭。寒主收引,寒性凝滞,不易散,搏结肠间,引起气机壅遏,阻滞不通,发为腹痛。

2. 乳食积滞 由于乳食不节,暴饮暴食,恣食生冷,停滞中焦,中阳受阻,气机不通,而致腹痛。

3. 虫积 由于感染蛔虫,扰动肠中,或窜行胆道,或虫多而凝结成团,阻滞气机而致气滞作痛。

4. 脾胃虚寒 由于平素脾胃虚寒,或久病脾虚,致脾阳不振,运化失司,寒湿滞留,络脉瘀滞,气血不足以温养,发生腹痛。

【临床表现】

1. 寒实腹痛 腹痛骤急,哭闹不安,常于受凉或饮食生冷后发生,遇冷痛甚,得温痛减,面色青白,或兼小便清利、大便溏薄,舌淡,苔白滑,指纹色红。

2. 伤食腹痛 腹胀疼痛,啼哭屈腰、拒按,不思乳食,嗳腐吞酸,恶心呕吐,矢气频作,腹泻或便

笔记栏

秘，苔厚腻，脉滑。

3. 虫积腹痛　腹痛突然发作，以脐周为甚，时发时止，有时可在腹部触及蠕动之块状物，时隐时现，有便虫病史，小儿消瘦，食欲不佳，或嗜食异物；如蛔虫穿行胆道，则痛如钻顶，时发时止，伴见呕吐。

4. 虚寒腹痛　腹痛隐隐，喜温喜按，面色萎黄，形体消瘦，食欲不振，暴发腹泻，舌淡，苔薄白，指纹色淡。

【治疗】

（一）寒实腹痛

1. 治则　温中散寒，理气止痛。

2. 部位与取穴　腹部、腰骶部、四肢，脐、肚角、大肠俞、脾经、外劳宫、一窝风、三关、足三里等。

3. 主要手法　揉法、推法、摩法、掐法、拿法。

4. 操作方法　补脾经、揉外劳宫、推三关、摩腹、揉脐、揉足三里、揉大肠俞、掐揉一窝风、拿肚角。

（二）伤食腹痛

1. 治则　消食导滞，和中止痛。

2. 部位与取穴　腹部、腰骶部、四肢，中脘、天枢、肚角、七节骨、脾经、大肠、板门、内八卦等。

3. 主要手法　揉法、推法、摩法、拿法、运法。

4. 操作方法　补脾经、清大肠、揉板门、运内八卦、摩腹、揉中脘、揉天枢、分推腹阴阳、推下七节骨、拿肚角。厌食者加揉足三里、捏脊；呕吐者加推天柱骨、横纹推向板门；发热者加退六腑、清天河水。

（三）虫积腹痛

1. 治则　温中行气，安蛔止痛。

2. 部位与取穴　腹部、腰骶部、四肢，脐、外劳宫、一窝风、三关等。

3. 主要手法　揉法、推法、摩法。

4. 操作方法　揉一窝风、揉外劳宫、推三关、摩腹、揉脐。痛甚加揉脾俞或背俞压痛点。

（四）虚寒腹痛

1. 治则　温补脾肾，益气止痛。

2. 部位与取穴　腹部、四肢，中脘、脐、脾经、肾经、外劳宫、三关、足三里等。

3. 主要手法　揉法、推法、摩法、按法。

4. 操作方法　补脾经、补肾经、推三关、揉外劳宫、摩腹、揉中脘、揉脐、按揉足三里。

【注意事项】

(1) 注意饮食，不可饥饱无度，少食生冷和不易消化的食物及不干净食物。

(2) 用热水袋敷脐，或把食盐炒热，用布袋以毛巾包裹敷脐上。

(3) 虫证引起腹痛要及时驱虫。

(4) 保护腹部，切勿受寒受湿。

(5) 发现腹痛及早就医。

九、夜啼

夜啼指小儿经常在夜间啼哭不眠，甚至通宵达旦。白天如常，入夜则啼哭，有时每夜定时啼哭，有时阵阵啼哭，哭后仍能入睡，故称“夜啼”。此病持续时间少则数日，多则经月，多见于半岁以内的婴儿。

【病因病机】

小儿夜啼以脾虚、心热、惊骇、食积为发病原因。

笔记栏

1. 脾脏虚寒　婴儿素体禀赋虚弱，脾常不足，至夜阴盛，脾为阴中之阴，若护理不当，寒邪内生。夜属阴，阴盛脾寒愈盛，寒邪凝滞，气机不畅，不通则痛，故入夜腹痛而啼。

2. 心经积热　乳母平日性情急躁，或恣食辛辣肥甘、炙煿动火之食物，或过服性热之药，火伏热郁，积热上炎；或小儿出生后护养过温，使小儿体内积热。心主火属阳，阳为人身之正气，至夜则阴盛而阳衰，阳衰无力与邪热相搏，正不胜邪，则邪热乘心，扰动心神，而致夜间烦躁啼哭。

3. 惊骇恐惧　小儿神气怯弱，心气未充，若有目触异物，耳闻异声，常致惊恐，心神不宁，神志不安，寐中惊惕，故在夜间哭而作惊，以致不寐。

4. 乳食积滞　婴儿乳食不节，内伤脾胃，脾胃运化失司，致乳食积滞，“胃不和则卧不安”，故入夜而啼。

【临床表现】

1. 脾脏虚寒　睡喜俯卧，夜间屈腰而啼，四肢不温，食少便溏，小便较清，面色青白，唇舌淡白，舌苔薄白，脉象沉细，指纹青红。

2. 心经积热　睡喜仰卧，哭声响亮，见灯火尤甚，烦躁不安，小便短赤，或大便秘结，面赤唇红，舌尖红，舌苔白，脉数有力，指纹赤紫。

3. 惊骇恐惧　夜间突然啼哭，睡中时作惊惕，唇与面色乍青乍白，紧偎母怀，脉、舌多无异常或夜间脉弦数，指纹色紫。

4. 乳食积滞　夜间阵发啼哭，厌食吐乳，腹痛胀满，大便酸臭，舌苔厚，指纹色紫。

【治疗】

（一）脾脏虚寒

1. 治则　温补中焦，健脾安神。

2. 部位与取穴　腹部、上肢，中脘、脾经、三关等。

3. 主要手法　揉法、推法、摩法。

4. 操作方法　补脾经、推三关、摩腹、揉中脘。

（二）心经积热

1. 治则　清心导赤，镇静安神。

2. 部位与取穴　上肢，心经、小肠、内劳宫、天河水、总筋等。

3. 主要手法　揉法、推法。

4. 操作方法　清心经、清小肠、清天河水、揉总筋、揉内劳宫。

（三）惊骇恐惧

1. 治则　镇静安神。

2. 部位与取穴　头部、上肢，攒竹、肝经、五指节、小天心等。

3. 主要手法　揉法、推法、捣法。

4. 操作方法　推攒竹、清肝经、捣小天心、揉五指节。

（四）乳食积滞

1. 治则　消食导滞安神。

2. 部位与取穴　腹部、腰骶部、上肢，中脘、脐、天枢、脾经、大肠、七节骨等。

3. 主要手法　揉法、推法、摩法。

4. 操作方法　清补脾经(先清后补)、清大肠、摩腹、揉中脘、揉天枢、揉脐、推下七节骨。

【注意事项】

(1) 注意保持周围环境安静，检查衣服被褥有无异物，以免刺伤皮肤。

(2) 婴儿啼哭不止，要注意寻找原因，若能除外饥饿、过饱、闷热、虫咬、尿布浸渍、衣被刺激等，则要进一步作系统检查，尽早明确诊断。

(3) 注意防寒保暖，但衣被不要过暖。注意饮食卫生，定时适量喂奶。

笔记栏

十、惊风

惊风,亦称惊厥,以四肢抽搐、颈项强直、两目上视、牙关禁闭甚或意识不清为主要特征的儿科常见病证。临床上分为急惊风和慢惊风两种,急惊风俗称"抽风",来势凶急,处理不当可使脑组织和局部机体缺氧,留有后遗症,严重者可致窒息而死亡。治疗要及时、果断,必要时组织抢救。急惊风病久可转为慢惊风。惊风相当于西医学的中枢神经系统功能紊乱的小儿惊厥,可见于多种疾病如高热、乙型脑炎、流行性脑膜炎(或脑炎、脑膜炎的后遗症)、原发性癫痫。以 1～5 岁的小儿最为多见。

【病因病机】

小儿惊风以风热、痰火、惊吓为常见病因。

1. 外感时邪 小儿体属纯阳,肌肤薄弱,腠理不密,卫外不足,易感受风热时邪,化火动风。

2. 痰热内蕴 饮食不节或误食污染毒邪之物,郁结肠胃,痰热内生;风热之邪煎熬津液,凝结为痰,痰热壅盛,蒙蔽心包,可引动肝风。

3. 暴受惊恐 小儿元气未充,如暴受惊恐,气机逆乱,清窍闭塞,可致惊惕不安。

4. 慢惊风 多为急惊风失治或突受惊吓,或久痢久泻,大病后,正气亏虚,津血耗伤,阴血不足,经脉失养,阴虚风动。

西医学认为小儿中枢神经系统发育不完善,每当高热或炎症刺激时,易发惊风。

【临床表现】

1. 急惊风

(1) 外感时邪:发病急骤,高热头痛,咳嗽咽红,面红唇赤,气急鼻煽,烦躁不安,啼无涕泪,继而神志昏迷,两目上视,牙关紧闭,项背强直,四肢抽搐或颤动,苔薄黄,脉浮数。

(2) 痰热内蕴:高热,痰多色黄,喉中痰声辘辘,咳吐不利,呼吸急促,呕吐纳呆,脘腹胀痛,便秘,目瞪发呆,或神昏痉厥,苔厚腻,脉滑。

(3) 暴受惊恐:夜寐不宁,躁动抽搐或昏睡不醒,频频惊叫,醒后啼哭,惊惕频作,面色乍青乍赤,苔薄,脉细数。

2. 慢惊风 面色苍白,嗜睡无神,两手握拳,抽搐无力,时作时止;有的在沉睡之中突发痉挛,四肢厥冷。

【治疗】

(一) 急惊风

1. 治则 急则治其标,先以开窍镇惊,再依据症状、病因治以清热息风,或导痰,或消食,或镇惊以治其本。

2. 部位与取穴 头部、四肢、胸腹部、背部督脉,人中、天门、坎宫、太阳、耳后高骨、风池、天柱骨、大椎、肩井、脊柱、肺俞、七节骨、膻中、天突、中脘、胁肋、天枢、端正、老龙、十宣、威灵、五指节、小天心、合谷、列缺、曲池、脾经、肝经、大肠、肺经、板门、内八卦、六腑、天河水、仆参、百虫、承山、委中、阳陵泉、丰隆、足三里等。

3. 主要手法 推法、按法、揉法、捣法、掐法、拿法、运法。

4. 操作方法

(1) 开窍:掐人中、掐端正、掐老龙、掐十宣、掐威灵、掐五指节、捣小天心、拿合谷、拿肩井、拿仆参(以上穴位选择应用)、开天门、推坎宫、揉太阳、揉耳后高骨。

(2) 止抽搐:拿合谷、拿曲池、拿肩井、拿百虫、拿承山、拿委中。

(3) 治角弓反张:拿风池、拿肩井、揉大椎、推天柱骨、推脊、按阳陵泉、拿承山。

(4) 清热:清肝经、清大肠、清肺经、退六腑、清天河水、推脊。

(5) 导痰:清肺经、推揉膻中、揉天突、揉中脘、搓摩胁肋、揉肺俞、运内八卦、揉丰隆。

笔记栏

(6) 消食：补脾经、清大肠、揉板门、揉中脘、揉天枢、摩腹、按揉足三里、推下七节骨。

(7) 镇惊：按列缺、分阴阳、清天河水。

(二) 慢惊风(急性发作参照急惊风治疗)

1. 治则　培补元气,息风止痛。

2. 部位与取穴　腹部、背部、四肢,百会、中脘、脊柱、脾经、肝经、肾经、三关、曲池、足三里、委中。

3. 主要手法　推法、按法、摩法、揉法、捏法、拿法。

4. 操作方法　按揉百会、揉中脘、摩腹、捏脊、补脾经、清肝经、补肾经、推三关、拿曲池、按揉足三里、拿委中。

【注意事项】

(1) 推拿治疗本病疗效肯定,但必须查明病因,采取相应的治疗和预防措施。

(2) 惊风伴痰涎过多者,应注意保持呼吸道通畅,防伤口舌,痰多质清,侧卧,垫纱布。

(3) 保持室内安静,避免惊扰患儿。

十一、流涎

流涎,又称滞颐,俗称流口水,是指儿童唾液过多而引起的口涎不自觉外流的一种常见病证。以3岁以下的幼儿最为多见。目前西医学都没有特效的控制流涎的药物。早期推拿治疗,效果良好。

【病因病机】

该病主要是由于脾胃湿热、脾气虚寒使涎液不能正常的制约,而流出口外所致。

1. 脾胃湿热　素体阳盛,或食母乳过热,或嗜食辛辣之品,或食积化火,致使脾胃湿热,熏蒸于口,唾液不受制约而发病。

2. 脾气虚寒　先天不足,后天失养,脾阳不足,脾气虚弱,固摄失职,以致唾液无约制而外溢发病。胃腑虚冷,脾寒流涎。

西医学认为其发病多是由于口、咽黏膜炎症,面神经麻痹,延髓麻痹,脑炎后遗症或小儿呆小病等神经系统疾病所引起。

【临床表现】

1. 脾胃湿热　涎液黏稠而热,面赤唇红,口气臭秽,口角糜烂,口渴,食欲不振,腹胀,烦躁不安,大便秘结或热臭,小便短赤,舌质红,苔黄腻,脉滑数,指纹色紫。

2. 脾气虚寒　涎液清稀,口淡无味,面色苍白或萎黄,食欲不振,体倦消瘦,乏力懒言,四肢不温,大便稀薄,小便清长,舌质淡,苔薄白,脉虚弱,指纹淡红。

【治疗】

(一) 脾胃湿热

1. 治则　调理脾胃,清理湿热,固摄止涎。

2. 部位与取穴　腹部、四肢,脾经、胃经、肝经、大肠、心经、小肠、板门、六腑、天河水、小天心、四横纹、总筋、涌泉等。

3. 主要手法　推法、摩法、揉法、掐法。

4. 操作方法　顺时针方向摩腹(泻法)、清脾经、清胃经、清肝经、泻大肠、清心经、清小肠、揉板门、退六腑、清天河水、揉小天心、掐揉四横纹、掐揉小横纹、揉总筋、揉涌泉。

(二) 脾气虚寒

1. 治则　健脾益气,固摄止涎。

2. 部位与取穴　头、腹部、背部、四肢,百会、脐、脊柱、脾经、肺经、肾经、内八卦、外劳宫、一窝风、阳池、三关、足三里等。

笔记栏

3. 主要手法 推法、摩法、揉法、捏法、运法。

4. 操作方法 揉百会、逆时针方向摩腹(补法)、揉脐、捏脊、补脾经、补肺经、补肾经、运内八卦、揉外劳宫、推三关、揉一窝风、揉阳池、揉足三里。

【注意事项】

(1) 小儿患病后,大人不宜用手捏患儿腮部。

(2) 培养小儿良好的卫生习惯,注意清洁口腔,患病后及时擦干下颌部、颈前、胸前的涎水,以防感染其他疾病,尤其冬季更应如此。

(3) 积极治疗引起流涎的原发病如面神经麻痹、脑炎后遗症等。

十二、鹅口疮

鹅口疮是以小儿口腔黏膜、舌头上布生白屑状物,状如鹅口为主要表现的疾病,又名"雪口"。

【病因病机】

口腔不洁为主要病因。

1. 心脾积热 先天胎热内蕴,或孕母素喜辛辣、炙煿之品,或产道感染,出生后护理不当,口腔不洁,感染秽毒之邪,柔嫩黏膜易于破损,又因心脉布于舌上、脾脉络于舌,心脾积热,循经上炎,秽毒之邪乘虚而入,发为本病。

2. 虚火上炎 先天禀赋不足,素体阴亏,或后天护理失调,久病伤阴,身体虚弱,肾阴不足,水不制火,虚火上浮,内熏口舌,亦可导致口腔舌上出现白屑。

西医学认为,本病是白色念珠菌感染引起的。

【临床表现】

1. 心脾积热 口腔、舌上、咽部白屑堆积,形似奶块,面积大小不等,甚者口腔黏膜大部或全部被覆盖。周围红晕较甚,擦去白屑后可见不出血的红色创面,面赤唇红,烦躁不宁,吮乳啼哭,或伴高热,口干口渴,大便秘结,小便短赤,舌质红,脉滑数,指纹紫。

2. 虚火上炎 口腔、舌上、咽部白屑稀散,周围红晕不明显,可见口舌糜烂,形体怯弱,神气困乏,面白颧红,手足心热,口干不渴,舌嫩红,苔少,脉细数无力,指纹淡紫。

【治疗】

(一) 心脾积热

1. 治则 清心脾火热之邪。

2. 部位与取穴 腹部、背部、上肢,大椎、脊柱、七节骨、脾经、肝经、大肠、心经、小肠、板门、小天心、小横纹、四横纹、总筋、天河水、六腑等。

3. 主要手法 推法、擦法、摩法、按法、揉法、掐法。

4. 操作方法 顺时针方向摩腹(泻法)、按揉大椎穴、直擦脊柱、推下七节骨、清脾经、清肝经、清大肠、清心经、清小肠经、揉板门、揉小天心、按揉小横纹、掐揉四横纹、揉总筋、清天河水、退六腑。

(二) 虚火上炎

1. 治则 滋补脾肾,潜阳降火。

2. 部位与取穴 腹部、背部、四肢,肾俞、命门、脾经、肾经、小肠、二马、板门、小天心、小横纹、四横纹、天河水、六腑、涌泉等。

3. 主要手法 推法、擦法、揉法、掐法。

4. 操作方法 横擦肾俞、命门穴处,以透热为度,补脾经、补肾经、清小肠经、揉二马经、揉板门、揉小天心、掐揉小横纹、掐揉四横纹、清天河水、退六腑、揉涌泉穴。

笔记栏

【注意事项】

(1) 加强护理,保持口腔卫生,用温开水漱口,积极防治常见病,增加小儿营养。

(2) 重证口疮患儿可有发热、烦躁,家长应遵医嘱,按时给患儿应用抗生素,对于高热的患儿,要及时给予物理降温,如酒精擦浴、温水擦浴或服解热止痛药等。

十三、遗尿

遗尿是指3岁以上的小儿在睡眠中不知不觉地小便自遗,醒后方觉的病证,又称“尿床”。3岁以下儿童,由于脑髓未充,智力未健,或正常的排尿习惯尚未养成,而产生尿床者不属病理现象。

遗尿须及早治疗,如病证迁延日久,会妨碍儿童的身心健康,影响发育。

【病因病机】

1. 肾气不足 小儿遗尿,多为先天肾气不足,下元虚冷所致。肾主闭藏,开窍于二阴,职司二便,与膀胱互为表里;如肾与膀胱之气俱虚,不能制约水道,则发生遗尿。

2. 脾肺虚损 由于各种疾病引起的脾肺虚损,气虚下陷,也可以出现遗尿。肺为水之上源,属上焦,脾胃主运化代谢水湿,位中焦,脾肺气虚,则水道制约无权,发生遗尿。

【临床表现】

1. 睡眠中不自主排尿,如白天疲劳、阴雨天更易发生,轻则数夜遗尿1次,重则每夜遗尿1～2次,甚则更多。

2. 遗尿病久,患儿面色萎黄,智力减退,精神不振,头晕腰酸,四肢不温。年龄较大儿童有害羞感或精神紧张。

【治疗】

1. 治则 温补脾肾,固涩下元。

2. 部位与取穴 头部、腹部、背部、腰骶部、四肢,百会、丹田、中极、肾俞、膀胱俞、龟尾、脾经、肺经、肾经、三关、外劳宫、阴陵泉、三阴交。

3. 主要手法 推法、揉法、按法。

4. 操作方法 按揉百会、揉丹田、揉中极、按揉肾俞、按揉膀胱俞、揉龟尾、补脾经、补肺经、补肾经、推三关、揉外劳宫、按揉阴陵泉、按揉三阴交。

【注意事项】

(1) 养成按时排尿的卫生习惯及安排合理的生活制度,不使其过度疲劳。

(2) 已经发生遗尿者,要给予积极的治疗和适当的营养,并注意休息;临睡前2小时最好不要饮水或不吃流质类的食物。

(3) 夜间入睡后,家长应定时叫患儿起床排尿。

十四、脑性瘫痪

脑性瘫痪是指颅内非进展性病变所致的运动功能障碍。属于中医学五迟、五软、五硬、痿病的范畴。主要由围产期和出生前各种原因引起颅内缺氧、出血导致,如母孕期感染、胎儿窘迫、新生儿窒息、早产、脑血管疾病或全身出血性疾病等。本病主要表现为随意肌运动的障碍,可分为痉挛、锥体外系、共济失调和混合型等型。以痉挛及锥体外系者多见。

【病因病机】

1. 肝肾不足 先天禀赋不足,肝肾亏损,脑髓不充,气血不调,而致阴阳失衡,筋骨萎弱,以硬瘫多见。

2. 脾胃虚弱 后天失养,脾失健运,胃气虚弱,受纳失职,气血不足,筋脉不得濡养,而致发育不良,以软瘫多见。

【临床表现】

(1) 以肢体运动障碍为主症。

(2) 痉挛型因锥体系受损而表现为受累肌肉的肌张力增高、腱反射亢进、锥体束征阳性,可出现单瘫、偏瘫、三肢瘫、四肢瘫等。

笔记栏

(3) 锥体外系型主要由于锥体外系损伤出现不自主和无目的的运动,可表现为手足徐动或舞蹈样动作等。

(4) 共济失调型因小脑受损而出现步态不稳,指鼻试验易错,肌张力降低,腱反射减弱等。

(5) 兼见上述任何两型或两型以上症状的为混合型。常伴有智力障碍、癫痫、视力异常、听力减退和语言障碍等。

(6) 脑电图、头颅X线、CT等检查有助于本病的明确诊断。

(7) 中医辨证:

1) 肝肾不足:肢体瘫痪,智力低下,生长发育迟缓,筋脉拘急,屈伸不利,急躁易怒或多动秽语,舌红,脉弦或脉细。

2) 脾胃虚弱:四肢痿弱,手不能举,足不能立,咀嚼乏力,口开不合,舌伸外出,涎流不禁,面色萎黄,神经呆滞,反应迟钝,少气懒言,肌肉消瘦,四肢不温,舌淡,脉沉细。

【治疗】

1. 治则 补益肝肾,益气养血,强筋健骨,疏通经络。

2. 部位与取穴 头部、颈部、肩部、胸部、四肢、背部督脉及两侧膀胱经,天门、坎宫、人中、承浆、廉泉、印堂、攒竹、睛明、太白、四白、迎香、翳风、风池、风府、哑门、天突、缺盆、肩井、肩髃、肩髎、曲池、手三里、尺泽、曲泽、少海、小海、十宣、腹阴阳、中脘、气海、关元、髀关、伏兔、梁丘、风市、阴市、血海、足三里、阳陵泉、三阴交、太溪、昆仑、太冲、环跳、承扶、殷门、委中、承山、华佗夹脊穴、肩贞、秉风等。

3. 主要手法 推法、拿法、揉法、按法、点法、掐法、捏法、摩法、叩击法、弹拨法、拔伸法、摇法等。

4. 操作方法

(1) 头面部按摩(仰卧位):

1) 开天门。

2) 推坎宫。

3) 分推人中、承浆、廉泉:两手拇指桡侧或指面,或食、中二指指面自人中、承浆、廉泉诸穴向两旁直推。

4) 按揉印堂、攒竹、睛明、太阳、四白、迎香、人中、承浆、廉泉。

5) 叩击头顶、拿五经:五指自然屈曲,以腕带动指尖,迅速有节律地沿头皮功能分区叩击头顶,同时,用五指指腹沿督脉、两侧足太阳膀胱经、两侧足少阳胆经五条经脉循行线快速有节律地拿动。

(2) 颈肩部按摩(仰卧位):

1) 点按揉翳风、风池、风府、哑门、天突、缺盆。

2) 按揉颈部肌群。

3) 拿肩井,反复数次。

(3) 胸部按摩(仰卧位):

1) 点、按、揉胸部腧穴:以拇、食、中指指腹点按任脉、足少阴肾经、足阳明胃经、足厥阴肝经、足太阴脾经经穴。

2) 拿胸肌:以两手拇指分别放在两侧胸前,其余四指紧贴腋下,相对用力捏而提起,由轻到重,然后慢慢放下,反复数次。

3) 拍胸:两手虚掌,五指自然张开,用掌心轻轻拍击胸部。

(4) 上肢按摩(仰卧位):

1) 按揉手六经:以大鱼际或拇指螺纹面从肩至肘到腕沿手三阴、手三阳经络循行路线反复按揉,用力由轻到重。

2) 点按肩关节周围腧穴:以拇指或中指螺纹面按揉肩髃、肩髎等穴。

3) 按揉肘关节周围:以拇指螺纹面按揉曲池、手三里、尺泽、曲泽。

4) 弹拨少海、小海穴。

笔记栏

5）捻指法：以拇、食、中指依次捏住患儿十指，捻动指节，自上而下，轮换交替进行。

6）掐十宣。

7）叩上肢：五指自然屈曲，以腕带动指尖，从肩至肘到腕有节律地叩击上肢，肌张力过低者宜快速重叩，肌张力过高者宜缓慢轻叩。

8）活动上肢：

A. 扩胸运动：两手分别握患儿两腕，使其两臂外展，手心向上，然后使其两肘屈曲，手心向胸，将其前臂压向胸部，然后再使其两臂外展，反复进行四个八拍。

B. 上肢分离运动：两手握患儿两腕，使两臂充分外展，掌心向上，然后使两肩关节内收，两臂在胸前交叉，然后沿原路线返回外展位，反复进行四个八拍。

C. 上肢斜上举：一手握住患儿同侧手腕，将其上肢拉向患儿对侧耳部，注意使其手心对向耳面部。两上肢交替进行，反复进行四个八拍。

D. 环转肩关节：两手分别握患儿两手腕，使其肘伸展，从体侧将其两上肢向上、向前绕头，然后向外，环转肩关节后从两侧回到原处，反复进行四个八拍。

E. 上肢旋前、上举运动：一手握患儿手腕，使其上肢充分旋前，肘关节充分伸展，然后从体侧缓缓上举上肢至头侧，保持此动作固定1～3分钟后，将此上肢放回体侧，两上肢分别进行四个八拍。

（5）腹部按摩（仰卧位）：

1）分推腹阴阳。

2）揉中脘：以一手大鱼际紧贴中脘穴，顺时针方向旋转揉动，用力要柔和。

3）点按气海、关元。

4）按六经：以拇指螺纹面沿任脉、足少阴肾经、足厥阴肝经、足阳明胃经、足太阴脾经、足少阳胆经循行路线点按。

（6）下肢按摩：

1）仰卧位：

A. 按揉下肢足五经：以掌根或大鱼际紧贴下肢，从髋至膝到踝沿足三阴、足阳明、足少阳经络循行路线用力按揉。

B. 叩下肢：以五指指腹从上到下叩击下肢，肌张力低下者重叩，速度要快，肌张力高者缓慢轻叩。

C. 点按揉下肢穴位：以拇指螺纹面点按髀关、伏兔、梁丘、风市、阴市、血海、足三里、阳陵泉、三阴交、太溪、昆仑、太冲，反复按揉，用力由轻到重。

D. 活动髋、膝、踝关节：以一手托足跟，一手抓握足掌前1/3部，使髋、膝、踝关节充分屈曲，然后充分伸展，屈伸交替，反复进行。

E. 外旋髋关节：一腿伸直放于床面，另一腿屈膝屈髋，并用两手分别扶其膝、踝部，外旋髋关节。

F. 活动踝关节：一手抓踝部，一手抓足掌前半1/3部，左右旋转踝关节。

2）俯卧位：

A. 按揉足太阳经：以手掌紧贴下肢后侧皮肤，由臀至踝，沿足太阳经循行路线用力按揉。

B. 拿揉腓肠肌。

C. 点按揉足太阳经穴：以拇指螺纹面分别点按在环跳、承扶、殷门、委中、承山等穴，由轻而重持续用力，轻轻按揉。

（7）背腰部按摩（俯卧位）：

1）捏脊。

2）点按华佗夹脊穴、足太阳经穴：用双手拇指螺纹面分别点按在华佗夹脊穴，足太阳经大杼、肺俞、心俞、膈俞、肝俞、胆俞、脾俞、胃俞、肾俞诸穴处，垂直皮肤向下按压，用力由轻到重。

（8）肩胛部按摩（俯卧位）：

笔记栏

1）按揉肩胛周围肌群：按揉斜方肌、菱形肌、冈上肌、冈下肌、背阔肌及肩胛提肌。

2）点按揉肩胛部腧穴：以拇指螺纹面点按在肩贞、秉风、肩井等穴，用力由轻到重，轻轻按揉。

3）叩击肩背部肌群：手腕放松，以五指指尖叩击或虚掌轻拍肩背部肌群。

（9）手、口、眼协调运动：患儿仰卧位，使其两手抓双足放至口，扶其手足左右摇动。

（10）体轴回旋运动：患儿侧卧位，术者站其背后，两手分别抓其上侧上下肢的近端，抓握上肢的手向前下方用力，使头、颈、肩向床面回旋，然后抓握下肢的手用力，使骨盆向床面回旋，然后沿原路线返回原位，如此，使头颈肩回旋与骨盆回旋交替反复进行。

（11）矫形类手法：

1）头颈过伸展：先松解双侧胸锁乳突肌及项背部肌群，然后一手按压固定患儿前胸部，另一手托扶患儿后枕部向前用力，使患儿做被动屈颈动作。

2）上肢内旋后伸，使患儿上肢充分外旋，肘关节伸展，然后使肩关节被动前屈 90°。

3）拇指内收：使患儿拇指置充分外展位，然后松解拇长、短屈肌，并快速叩击拇长、短伸肌。

4）下肢内收、内旋：先松解下肢内收肌群，外旋髋关节，然后用力将下肢充分外展、外旋，角度以患儿能耐受为度。

5）立位屈髋、屈膝、尖足：先松解髋、踝屈肌群，然后拔伸以上屈肌群，使患儿处于充分伸髋、伸膝、足背屈体位。

6）中线位控制差，不对称姿势明显者，先理筋整复脊柱及两侧竖脊肌，然后点按揉胸腹部腧穴，以任脉、足少阴肾经、足阳明胃经、足厥阴肝经、足太阴脾经经穴为主。

【注意事项】

（1）施术时勿生拉硬拽，忌用猛力，避免突然性冲击动作。关节活动度要掌握在患儿能耐受的范围内。

（2）注意室内温度，避免患儿受寒冷刺激而加重痉挛。

（3）治疗前勿过饥过饱，治疗 10 分钟后喂水及营养品。

十五、小儿桡骨头半脱位

小儿桡骨头半脱位是临床上小儿最常见的脱位，常发生于 5 岁以内的小儿，3 岁以内的小儿尤为常见，本病与一般关节脱位不同，仅是桡骨头略离开正常位置，无严重的软组织损伤，因此复位比较容易。

【病因病机】

5 岁以前，幼儿桡骨头发育尚不完全，头颈直径几乎相等，桡骨颈处的环状韧带尚未形成坚厚的韧带，而是一片薄弱的纤维组织。多因幼儿在肘关节伸直位时，腕部受到牵拉所致。如行走欲跌倒时，腕部被成年人握住，由于肘部突然受牵拉力，此时，肱桡关节突然被纵向牵拉，发生轻度分离，桡骨头向远侧滑移，滑至薄弱的环状韧带上缘。而且肱桡关节间隙加大，关节内负压骤增，关节囊和环状韧带被吸入肱桡关节间隙。当解除外力，肱桡关节恢复原位时，环状韧带上缘即被卡在肱桡关节内，阻碍回复而形成桡骨头半脱位。一次发生，可多次复发。

5 岁小儿筋骨未臻充盈，筋络较为松弛，5 岁以后，环状韧带渐增厚加强，桡骨头半脱位不再发生。

【临床表现】

1. 症状与体征 多发生于 5 岁前幼儿，患肢有被他人牵拉史。半脱位后，患儿哭闹，随后拒绝用该手取物和活动肘部，拒绝他人触碰。诉肘部疼痛，伤肢下垂，不能自主抬举，手不能持物，肘关节呈半屈曲位，前臂处于旋前位，旋后受限；有明显压痛，前臂旋后时加剧；一般局部无肿胀或畸形；有时桡骨头处略隆起。

2. 检查 X 线检查常无明显异常改变。

笔记栏

【治疗】

1. 治则　整筋理复。

2. 操作方法　家长抱患儿坐，术者与患儿相对。术者一手握患儿肘部，拇指置肘部外侧处按压桡骨头，另一手执腕部，两手作对抗牵引，将前臂稍向远端牵引并做旋后旋前活动，逐渐屈曲患肘至90°，大多可感到或听到复位时轻微弹响声，疼痛立即消失。患肘可自由活动即复位成功。若不能复位，则右手稍加牵引至肘关节伸直旋后位，拇指加压于桡骨头处，然后屈曲肘关节，或可屈肘90°向旋后方向来回旋转前臂也可复位。

【注意事项】

小儿桡骨半脱位治疗，效果明显。注意避免再牵拉患肢，以免复发。适当作肘部热敷。本病需注意与无移位肘部骨折鉴别，后者多有跌仆外伤史，局部有不同程度的肿胀，严重者有青紫瘀斑，可疑者应作CT检查或MRI检查进一步诊断。

十六、先天性髋关节脱位

先天性髋关节脱位是儿童常见的先天性畸形，是指髋关节先天性发育异常与某些附加因素导致股骨头脱出髋臼之外，亦称为先天性髋关节发育不良。好发于女性。男女之比约为1∶5。

【病因病机】

本病病因尚不明确，由多种因素影响所致，但遗传因素起着重要作用。目前多数学者认为胚胎期受遗传因素、药物、孕妇孕期患病或有外伤史影响，致髋臼上缘发育不良或异常是导致本病的主要原因；也有学者认为胎儿在子宫内位置如臀位胎儿、子宫内压力、羊水过多或过少都可诱发本病；还有人认为关节囊松弛和有关韧带松弛也是导致先天性髋关节脱位的因素。而新生儿出生后的养育习惯也可能是发病的主要因素，中国北方地区有包裹新生儿的习惯，常将新生儿保持在髋部伸直、内收位，导致其发病率明显增高。

本病的病理变化随着患儿的年龄增长而有不同，但主要是骨和软组织的变化。比较典型的病理变化是：髋臼小而浅，臼内被脂肪组织充满，髋臼横韧带紧张、增厚，髋臼关节盂唇的后上方内翻，突入髋臼窝，髋臼上缘倾斜、平坦，形成X线片上所表现的髋臼指数增大现象；由于股骨头缺乏应力的刺激，头骺出现较晚，发育不良，较正常者为小，多位于髋臼的上方，贴紧髂骨，受压变扁，形成假髋臼；股骨颈变短，前倾角显著增加，可达90°；股骨头圆韧带多撕裂消失或变成纤维化的扁带，其中血管消失；关节囊则由于股骨头向上后移位，关节囊被牵伸延长，当股骨头与髂骨翼形成假关节时，关节囊的内下方将嵌夹于头和臼之间，并与臼内纤维组织粘连，而在关节囊中段形成一个狭窄部分，使关节囊成为上部包裹股骨头、下部附着于髋臼周围的葫芦状，因髂腰肌跨越狭窄部，临床上往往造成复位困难；臀中、小肌和内收肌及髂腰肌也由于股骨头向上脱位而随股骨近端上移、缩短，不能控制骨盆倾斜而跛行。双侧先天性髋关节脱位时，由于双股骨头支撑点向后移位，重心前移，骨盆代偿性前倾，导致腰椎前凸加大，从侧面观呈腹部前突、臀部后耸的特有姿势。

中医学认为本病多与先天禀赋不足、肝肾亏虚、气血运行不畅、筋膜失养有关。

【临床表现】

1. 症状与体征　因负重与否的区别，新生儿和婴儿期与幼儿期先天性髋关节脱位有不同的病理变化，故其症状与体征亦有很大差异。前者患儿肢体呈屈曲位，且不敢伸直，活动较健侧差，无力，牵拉时可以伸直，松手后又呈屈曲位；后者患儿开始站立行走较正常的幼儿晚，站立时患肢短缩，行走呈跛行，若系双侧性脱位，则站立时臀部巨耸，腰部向前凸出。走路时步态呈摇摆状跛行，出现典型的"鸭步"，但多无疼痛，一般活动不受限，内收肌严重挛缩者可有外展受限。

查体可见患侧下肢短缩，臀部、大腿内侧或髂窝处皮肤褶皱不对称，患侧褶皱加深、皮纹数目增加，会阴部加宽等。

笔记栏

2. 检查

(1) 奥特拉尼(Ortolani)试验：是用于诊断出生3个月以内先天性髋关节脱位的有效检查方法。目的是识别股骨头是否能整复或脱出于真性髋臼。检查方法：新生儿仰卧位，助手固定骨盆。检查者一手拇指置于股内侧上段正对大转子处，其余指置于股骨大转子外侧。另一手将同侧髋、膝关节各屈90°，并逐步外展，同时置于大转子外侧的四指将大转子向前、内侧推压，此时可听到或感到一"弹跳"，即为阳性，这是脱位的股骨头通过杠杆作用滑入髋臼而产生的。奥特拉尼试验阳性就可诊断先天性髋关节脱位。因新生儿哭闹、乱动或内收肌挛缩，该体征可能变化为阴性，但并不能排除脱位的存在。

(2) 巴洛(Barlow)试验：又称"稳定"试验，是奥特拉尼试验的改良。检查方法：婴儿平卧，检查者的两侧中指放在两侧大转子处，两手拇指放在大腿内侧小转子附近，将髋屈至90°，膝完全屈曲，然后将两髋外展至45°，若检查者中指感到股骨头滑入髋臼内，表明有脱位。再用置于大腿内侧小转子附近的拇指将股骨头推向外后侧，若感到股骨头自髋臼后缘滑出，放松拇指后，股骨头又滑入髋臼内，表明髋部是不稳定的，为试验阳性。年龄较大患儿不宜作此检查。

(3) 蛙式外展试验：患儿仰卧，两侧髋、膝屈曲，大腿外展、旋外，两腿分开，正常大腿和膝关节外侧可触及床面，而患侧则不能，即为阳性。提示髋外展活动受限，若为单侧阳性更有价值。

此外，望远镜试验和特伦德伦堡(Trendelenburg)征为阳性。

X线检查可见股骨头脱出髋臼，向外上方移位，髋臼变小变浅，即髋臼指数增大。帕金方块显示股骨头不在内下方块内。CE角(Wiberg central-edge angle，即股骨头中心点的垂线与髋臼外侧边缘的夹角)减小，申通线不连。影像学检查可确定诊断，必要时可作MRI进一步明确诊断。

【治疗】

本病治疗越早，病理改变越轻，疗效越好。故一旦确定脱位诊断，应立即开始治疗。

(1) 6个月以内患儿治疗的关键是稳定髋关节，使髋关节保持在外展、屈曲蛙式位4个月，就会取得满意的治疗效果。目前多采用支具固定。

(2) 6个月至3岁患儿应采取牵引，或配合内收肌松解术将脱位的股骨头拉到真性髋臼水平，再闭合手法复位，石膏固定。对髋关节发育不良，或闭合手术整复失败者，应行切开整复，或配合股骨截骨术或骨盆截骨术。

(3) 3岁以上患儿，大多不能用手法获得复位，需要进行切开复位和髋骨截骨术等，使髋臼加深覆盖股骨头，以保持一个稳定的复位。

【注意事项】

本病早期诊断、早期治疗十分重要。诊断、治疗越早，所采用的方法越简单，效果也越好，并能获得功能和发育接近正常髋关节的疗效。本病应与佝偻病、先天性髋内翻、小儿股骨头坏死相鉴别。

十七、臀肌挛缩

臀肌挛缩是由多种原因引起的以髋关节功能障碍为主要表现的临床症候群，是由于臀肌及其筋膜纤维变性挛缩，引起髋关节外展、外旋挛缩畸形和屈曲障碍，是好发于儿童的一种疾病。此外还有注射性臀大肌挛缩症、臀肌纤维化等名称。各种急慢性损伤，使臀肌和阔筋膜张肌发生挛缩，从而使髂胫束发生紧张而增厚，张力明显增大。或小儿由于长期的臀部肌内注射和药物刺激，使臀肌造成慢性损伤，致使局部组织肿胀、变性、坏死、粘连而引起本病。

【病因病机】

任何原因造成的臀肌及其筋膜挛缩、纤维化均可引起臀肌挛缩的临床表现，其病因可能与下列因素有关。

笔记栏

1. 肌内注射　与患儿长期臀部肌内注射有关。由于针刺创伤和药物化学反应刺激，引起创伤性、化学性筋膜炎和肌纤维炎，纤维组织增生，筋膜增厚而挛缩。由于两侧臀部接受肌内注射机会相等，故双侧病变多见。

2. 先天性与遗传性因素 本病可能由先天性肌肉发育不良或发育不全所致，类似先天性肌性斜颈。一般出生后1岁左右发生挛缩，部分患者有家族史，可能与遗传性因素有关。

3. 体质关系与儿童易感因素 在臀肌挛缩者，均有瘢痕疙瘩形成，提示该病患者可能为瘢痕体质，因此认为患儿可能存在某种易感因素，导致对针刺创伤和药物化学反应刺激的异常反应。

【临床表现】

1. 症状与体征 行走与站立时，患儿双膝外翻，呈外“八”字步态，摇摆不稳，快步行走或上楼时更明显，快步可出现“跳步”。

患儿下肢并拢下蹲困难，下蹲过程中双膝必须分开做向外“划圈”动作，呈典型“蛙式”位。常因下蹲屈髋屈膝而身向后仰欲跌倒。

坐低凳时，双下肢分开，不能并拢，亦不能将下肢屈曲内收抬高；或坐位时，患侧下肢屈曲而使足搁于对侧下肢膝上。

患儿侧卧时，双下肢并拢困难，甚至下肢外展。

臀肌萎缩呈尖臀改变，局部可能触及条索状物，髋关节屈伸有滑动感或弹响，重者出现臀部凹陷。

双下肢并拢时，不能屈曲髋关节，中立位屈髋小于40°，要外展、外旋才能完成屈髋动作。

2. 检查 大多数X线检查未发现骨盆与髋关节明显病变，但股骨颈干角与CE角有不同程度增大。重者可出现骨盆继发性倾斜变形、闭孔增大；或并发患侧股骨头无菌性坏死。脊柱生理曲度变直或后突，股骨头增大，股骨颈变短。但以上均为继发性改变。

【治疗】

1. 治则 舒筋活血。

2. 部位与取穴 环跳、居髎、承扶、殷门、委中等。

3. 主要手法 揉法、按法、拨法、擦法等。

4. 操作方法

(1) 患儿俯卧，术者推揉患侧臀部，配合髋关节后伸外展动作，约5分钟，沿臀大肌方向进行；按拨股骨大转子后方约1分钟；按揉环跳、居髎、承扶、殷门、委中，每穴约1分钟。

(2) 患儿侧卧，患肢在上，术者施㨰法于阔筋膜张肌沿髂胫束到膝部胫骨外髁处，约2分钟；按揉居髎、风市、膝阳关，每穴约1分钟；掌擦臀大肌及大腿外侧部，以温热为度。

(3) 患儿仰卧，术者两手按拨患肢髂嵴后部和大转子处的条状物；一手推患肢膝部，做髋关节屈曲内收、内旋被动活动，约3分钟。

【注意事项】

患侧臀部注意保暖，避免急慢性损伤。患侧臀部可配合湿热敷。

十八、小儿肌性斜颈

小儿肌性斜颈是一种较常见的疾病，多因一侧胸锁乳突肌发生纤维性挛缩所致，称先天性肌性斜颈，亦称胸锁乳突肌挛缩性斜颈。其临床表现为头部斜向患侧且前倾，下颌转向健侧，儿童早期发生颌面部发育不对称，颈部结构与功能异常，严重者可导致患侧头颈部发育不良，面部呈不对称畸形，颈部活动受限及脊柱侧弯畸形。早期诊断和治疗至关重要，既能完全恢复颈部的正常功能和形态，又能避免继发性头、面及颈椎畸形的发生，原则上治疗应从新生儿期开始。

【病因病机】

本病的病因尚未完全清楚，多数认为与损伤有关。

主要是患侧胸锁乳突肌损伤后发生纤维性挛缩。分娩时一侧胸锁乳突肌因受产道或产钳挤压受伤出血，血肿机化形成挛缩。也有认为分娩时期胎儿头位不正，阻碍一侧胸锁乳突肌血运供给，引起该肌缺血性改变所致。另外由胎儿在子宫内头部向一侧偏斜所致，且与生产过程无关。也有极少数患儿为脊柱畸形引起的骨性斜颈，或视力障碍的代偿性姿势性斜颈，或颈部肌麻痹导致的神经性斜颈和习惯性斜颈。

【临床表现】

1. 症状与体征

(1) 多在生后1～3周在一侧颈部触到质硬、无痛的梭形肿块，2～6个月肿块消失，其方向与胸锁乳突肌一致，多局限于中下段。患侧胸锁乳突肌逐渐挛缩紧张，突出如条索状。

(2) 斜颈特有的姿势如头向患侧倾斜、前倾，面旋向健侧，患侧耳朵向下接近胸锁关节。因肌肉挛缩牵拉发生斜颈畸形。

(3) 病程长者，畸形如未能及时矫正，患侧面部相对萎缩，颜面明显小于健侧。甚至同侧斜方肌挛缩；颈椎、胸椎产生代偿性弯曲，视力亦可因双侧眼外肌不平衡而受影响。

2. 检查 颈部活动受限，尤其以向患侧旋转和向健侧侧屈更明显。患侧胸锁乳突肌中下段可触及硬质条索状肿块。

【治疗】

小儿肌性斜颈确诊后应尽早开始治疗，有非手术疗法和手术疗法两种：1岁以内的婴儿以非手术治疗为主；1岁以上以手术治疗为主。

1. 治则 舒筋活血，软坚消肿。

2. 部位与取穴 患侧胸锁乳突肌及颈部，阿是穴。

3. 主要手法 揉法、推法、捏法、弹拨法、拔伸牵引等。

4. 操作方法(右侧为例) 患儿仰卧位，可由助手或家长配合固定。术者坐在患儿头前方，左手托颈后，右手按在胸锁乳突肌处，保持头部后伸，轻轻牵引之，同时右手在胸锁乳突肌患处轻轻揉捻。然后，左手改扶颌下，轻轻拔伸，同时轻轻向健侧旋转。反复数次。

患儿取仰卧位，术者面对患侧，在胸锁乳突肌上施以指揉法，上下往返操作，约2分钟，此时手法宜轻，使患儿先能适应治疗。继而在胸锁乳突肌上施以拿法。同样上下往返，操作1～2分钟，并以肿块处为重点，拿法要柔和，以柔含刚，比指揉法再深一层。随后再对胸锁乳突肌施上下往返的弹拨法，同样以肿块为重点，此法刺激力度较大，在弹拨的同时可间或辅以指揉法以缓解其疼痛反应。然后术者用一手扶住患儿患侧的肩部，另一手扶持患侧头部颞侧，肩部一手向下压，头部一手缓缓地将患儿头部推向健侧，使患儿头部做侧向运动(即胸锁乳突肌被动牵拉伸展)3～5次或更多。然后再指揉放松胸锁乳突肌、斜方肌，1～2分钟即可。

因小儿皮肤娇嫩，故手法要轻柔，一次治疗时间不宜太长，以免加重损伤。

【其他疗法】

理疗、外敷膏药等。

【注意事项】

(1) 推拿治疗时，术者应使用介质，患侧胸锁乳突肌处要洒上滑石粉，以免损伤娇嫩的皮肤。有汗者，应将汗液抹干再洒滑石粉。

(2) 在做颈部向健侧侧屈和向患侧旋转的被动运动时，手法一定要轻柔，不可施用暴力，被动活动的范围应先小于正常的生理活动范围，逐渐加大达到生理活动范围。

(3) 嘱其家长协助术者每日做患侧胸锁乳突肌的被动牵拉伸展运动。病程短而斜颈明显的患儿，应在睡卧时头两侧各安置一个沙袋，以纠正头部姿势。另外，嘱家长在日常生活中，应采用与斜颈相反方向的动作，以帮助矫正斜颈。

(4) 对斜颈的治疗是愈早疗效愈好。若保守治疗6个月以上无明显改善者应考虑手术矫形。

(5) 本病需与颈部外伤、感染、寰枢椎旋转畸形等相鉴别。

笔记栏

十九、分娩性臂丛神经损伤

分娩性神经损伤是胎儿分娩时受过度压迫、牵引，致周围神经损伤而引起的麻痹。包括臂丛神经、面神经、膈神经、脊髓损伤引起的麻痹,其中以臂丛神经损伤多见,多发生于难产或滞产儿,臀位产多见,因臂丛神经受直接压迫或过度牵拉所致。

【病因病机】

大多由于胎位不正,发生难产或滞产时,产钳挤压或用力牵拉,损伤臂丛神经或面神经丛所致。

根据臂丛神经损伤的不同部位,临床分为上臂型、前臂型、全臂型。

1. 上臂型麻痹　此型多见。主要损伤颈5或颈6神经所致。

2. 前臂型麻痹　主要是颈8神经与胸1神经损伤所致。

3. 全臂型麻痹　较为少见。主要由于臂丛神经束受到不同程度的损伤所致。

【临床表现】

1. 上臂型麻痹　受患的肌肉主要是:三角肌、冈上肌、冈下肌、小圆肌、部分的胸大肌、肱二头肌和旋后肌。主要表现为患侧上臂下垂,贴近身旁,肩部不能外展,上臂处于内收、内旋位,肘部微屈,前臂处于旋前位。肩部由于内收肌及内旋肌的过度收缩易于发生挛缩。

2. 前臂型麻痹　主要表现为手指的屈肌和手部的内在肌肉受累,症状不明显,常于出生后相当一段时间才被发现,前臂及手指肌肉瘫痪,屈指功能差,可见大小鱼际肌萎缩,腕部不能随意运动,感觉消失,握持反射阙如。如颈交感神经亦受损,则可引起霍纳(Horner)综合征,受损侧上眼睑下垂,眼裂变小,眼球轻陷,瞳孔缩小,同侧面部少汗。

3. 全臂型麻痹　主要表现为肩部肌肉受累,同时影响上肢全部肌肉,可见肩部功能障碍,患肢下垂,前臂桡侧部感觉消失。

【治疗】

1. 治则　舒筋通络,活血散瘀。

2. 部位与取穴　大椎、肩井、天宗、肩贞、肩髃、曲池、手三里、外关、中府、云门、极泉、合谷等穴及相应部位。

3. 主要手法　推法、揉法、摩法、捏法。

4. 操作方法　大人抱住患儿,术者坐于患侧。

(1) 用推法、揉法从大椎循肩井、天宗、肩贞、肩髃等部位往返操作2～3分钟。

(2) 用四指摩法在中府、云门处往返操作约2分钟。

(3) 用揉捏法从肩髃处向下循极泉、曲池、手三里、外关、合谷等上下往返数次。

(4) 拿肩部、腕部,各3～5遍。

(5) 适当做肩、肘、腕关节的屈、伸、摇等被动运动,各3～5遍。

(6) 搓揉上肢3～5遍。

【注意事项】

(1) 局部注意保暖,避免过度压迫、牵拉患肢。

(2) 在治疗时,手法要轻,切忌用粗暴的重手法。

(3) 全臂型麻痹应与脑性瘫痪等相鉴别。

二十、生长痛

生长痛是一组原因尚不完全清楚的综合征。由于常常发生在儿童生长期,所以称为“生长痛”。它是儿童时期特有的一种生理现象,好发于2～12岁的健康儿童。主要表现为反复发作的双下肢间歇性疼痛,尤以胫骨近端、膝关节及其周边部位为重。典型的生长痛多发生在半夜,持续约数分钟至两小时后可自行缓解,疼痛程度较轻,间歇期无任何不适,不影响白天活动。生长痛对儿童的正常生长发育不会产生影响。

【病因病机】

目前生长痛的发生机制存在许多假说,小儿生长痛的发生可能与钙磷代谢、骨密度、骨龄发育、

笔记栏

下肢的微循环、肢体过度使用、下肢力线不正、痛阈值减低、骨骼生长及精神因素等有关，临床上生长痛好发于 4 岁以上的儿童及青少年，疼痛原因有认为与组织中废物积聚、快速生长、过度疲劳、潮湿、缺钙有关，还有人推测与精神释放反应或家庭的疼痛阈值低有关。但多数人认为与生长有关，系由于儿童时期骨骼生长过速，周围神经肌腱不能相应增长产生的牵拉痛。中医认为造成本病是由于小儿后天失养及先天禀赋不足，导致肾精亏虚所致。肾藏精，主骨生髓为生长之本，肾精充盈则骨骼强壮。小儿 3 岁后骨骼发育迅速，活动量大，使机体亏虚，肾精匮乏，肾精不足，骨骼后天失养，而致本病。

【临床表现】

1. 症状与体征

(1) 一般无明显外伤史。

(2) 疼痛病史至少 3 个月。

(3) 间歇性短暂的肢痛或关节痛。绝大多数位于双膝关节及其附近的肌肉，少数位于大腿、小腿的肌肉或双踝部。每次发作疼痛部位固定，无游走性。疼痛多持续几分钟，多数疼痛较轻，少数为夜间剧痛，均能自行缓解。间歇期数天至数月不等。局部无红、肿、热等体征，亦无全身发热、不适等表现。活动不受限制。

2. 检查 血沉、抗链球菌溶血素 O、类风湿因子及 X 线检查均正常。可排除骨关节的器质性病变及其他有关的全身性疾病。

【治疗】

1. 治则 祛风散寒，温经通络，理气止痛。

2. 部位与取穴 大腿、小腿、膝关节周围，阳陵泉、足三里、膝关、阴陵泉、血海、三阴交、阿是穴等。

3. 主要手法 采用拿、捏、搓、揉等手法。

4. 操作方法 按摩大腿、小腿、膝关节周围肌肉，对下肢的穴位稍重压(阳陵泉、足三里、膝关、阴陵泉、血海、三阴交、阿是穴等)，每腿按摩 3～4 次，两腿交替；疼痛发作时随时按摩。

【注意事项】

(1) 目前尚无治疗该病的特效药物。适当给予维生素 D 剂和钙剂、补充维生素 C 可减轻症状。

(2) 疼痛发作期小儿适当休息，减少活动量。

(3) 对疼痛时间较长、症状较重者，可适当口服止痛药物。此外，局部热敷、温水泡浴等方法对减轻疼痛也有一定作用。

(4) 本病应与佝偻病、风湿热和类风湿关节炎等疾病相鉴别。

(郝 华 张海霞)

笔记栏

附篇一 中国香港地区及美国、日本推拿概况

第一节 中国香港地区推拿概况

一、中国香港地区按摩与推拿

在中国香港地区，20世纪90年代之前，几乎没有正宗的中医推拿，而所谓“港式按摩”则是指在我国沿海地区澡堂搓背、掏耳等基础之上，汲取西方的推油手法，结合我国独有的“踩跷”疗法等，随着中国香港地区20世纪60年代经济迅猛发展及生活水平的提高而逐步形成的一种健身保健休闲娱乐按摩手法。其手法特点是以挤压类手法为主，也多配以摩擦类和叩击类手法。

中国香港人习惯上将按摩称之为“揼骨”，其中，提供休闲娱乐保健而不涉及色情的称为“揼正骨”，涉及色情的则被称为“揼邪骨”。在中国香港人的观念中，起到放松、休闲、娱乐、美容或保健作用的手法是“按摩”，而“推拿”则是与中医有关的，如四处可见的“经络推拿”“穴位推拿”“点穴”等，为了有所区别，一般将中医师所做的推拿治疗称之为“手法治疗”。过去，在中国香港地区提供中医正骨手法的场所多是跌打医馆（大致相当于内地的中医骨伤科）。

现阶段，在中国香港地区从事“手法治疗”的包括脊医（按脊）、物理治疗师（手技）、跌打馆的中医师或师傅、推拿为专业的中医师等，而以推拿为专业的中医师可以说是凤毛麟角；从事“推拿”工作的则多是受过一定培训，取得证书或文凭的推拿技师或按摩技师，其中有些人或自己创业，或与人合作创业，也有一部分人在较大型的或连锁的保健中心工作，还有一部分人在家或上门从事推拿工作；而从事“按摩”工作的则多在美容、美发、美体瘦身、浴场、SPA或足疗店等场所工作。另外，在街面上偶可见到“泰式按摩”“日式指压按摩”和所谓“古法按摩”等，各有不同的支持者和受众。

二、中国香港地区推拿教育和培训

在20世纪90年代之前，中国香港地区几乎没有正宗中医推拿的教育和培训，一般认为吴文豹教授开创了中国香港中医推拿教育之先河。中国香港地区回归后，随着政府的大力扶持，浸会大学和中文大学于1998年相继开办了中医学全科学士课程和中医学院，其后，中国香港大学亦开办了中医药学院，但三所大学均仅设有中医学全科学士课程，而无针灸推拿专业。在中国香港地区开设推拿专业课程的主要是浸会大学持续和专业教育课程部及中国香港大学专业进修学院中医药学学部，属于校外课程兼读制，分别有《推拿学证书》《推拿学文凭》课程，而中国香港大学专业进修学院尚有《推拿学高级（等）文凭》课程。十六七年来，约有上千名学员经过学习，通过了相应的考核及考试，分别取得了证书、文凭。另外，除了两所大学校外课程部门所开办的推拿课程，中国香港地区职业训练局及下属机构、工联会、一些中医学会附属学院等也会不定期地开设有关推拿的短期获得证书或文凭课程。由于学员的学习目的、学历、学习能力、学习时间、课外练习机会、对中医和现代医学的基础理论的理解和掌握以及理解力和悟性的不同等，导致学员毕业后的实际操作和临床能力也参差不齐。

除了部分从事推拿工作的中国香港人在中国香港地区的教育机构、政府或民办的职业培训机构等处学习推拿课程外，也有部分从事推拿工作的中国香港人在内地修读了一些相关课程，如“脊柱相关疾病”“颅骶治疗”“筋膜松解术”“关节松动术”“微整形”“肌肉能量技术”“按脊术”等，并其中

笔记栏

有一些推拿师考取了内地的按摩技师证或高级按摩师证。

三、中国香港特别行政区政府对推拿按摩行业的规管

中国香港特别行政区政府一直以来对按摩推拿从业人员没有严格规管，没有考核、资历认证、申领牌照制度等，但对按摩推拿场所则有较严格的申领牌照制度，特别是涉及异性按摩的场所，如浴场、按摩院等，必须在中国香港地区警务处登记和申领经营牌照。主要是为了杜绝色情按摩。一般来讲，如果仅从事足底或足部按摩，可以不用申领牌照，但若按摩部位超过膝部，则属违法；对按摩师的要求是不能做“异性”按摩，保健按摩也不能在人体躯干和肘膝关节以上的部位，否则也属违法。2015 年 6 月中国香港地区立规章制定会曾有议员提出过有关推拿按摩场所、申领牌照、从业人员资历认证等方面的议题，但中国香港特别行政区政府至今尚无圆满答复，未能提供较确切的从业人员数字，亦没有相关政策出台。

四、中国香港地区推拿现状

中国香港地区地理环境较特殊，山路多、坡路多，气候潮湿，冬季阴冷，夏季虽然高温难耐，但室内则“冷气袭人”，由于中国香港地区的高度竞争，绝大多数人的精神较大，对工作、事业、健康、家庭、社会等充满担忧和焦虑。所以，中国香港地区精神异常的患者和亚健康的人比例很高。被慢性病痛烦扰折磨的病患比例也很高，特别是骨、关节退行性疾病，肌肉、筋膜慢性劳损和炎症患者非常多见，因此，推拿作为中医主要的纯物理的无创的外治疗法深受欢迎，其治疗和保健的市场庞大。

因为没有严格的规管制度，所以中国香港地区的推拿按摩市场需求虽然很大，但较为混乱，从业人员的水平参差不齐。总体来讲，推拿或按摩导致的严重意外或事故极少发生，但道德层面的纠纷、投诉，甚至报警则时有发生。

由于中国香港地区没有推拿的本科教育，所有推拿教学(无论何种机构办的教育或者培训)都是兼读制，也就是任何人只要有兴趣，符合招生条件，都可以报读，所以，学员的成分较杂，既有原本从事推拿工作的人(为了取得更好、认可度更高的证书或文凭)，也有中国香港特别行政区政府工作人员(主要是兴趣或为将来着想)、无业人员(为了谋生或帮助家里和周围的人)、物理治疗师、写字楼文员或内地新移民(因内地有些地方院校的学历不被中国香港特别行政区政府或用人单位认可，只能另谋出路)等，不一而足。学员毕业后，凡是从事推拿工作的人(治疗或保健没有限制)，其收入水平不一，但基本达到中国香港地区平均收入的中线以上，学员较为满意。

在中国香港地区，从事推拿工作的人很多，也组建和成立了一些与推拿有关的协会或学会。但中医师从事专职推拿治疗的非常少，只有浸会大学、中文大学的中医诊所有，中国香港大学的中医诊所原来也有，但目前没有。

另外，内地早就对中医推拿师和保健按摩师进行了严格规管，中国台湾地区和澳门地区近几年也对推拿按摩行业进行了较严格的规管，制定了考核分级和注册制度。

第二节　美国推拿概况

一、美国的推拿

在美国，按脊疗法属于医疗保健行业的范畴，其专注于肌肉骨骼系统和神经系统的常见病和功能障碍的治疗。按脊疗法主要用于治疗脊椎关节半脱位(subluxation)所致的神经、肌肉和骨骼的病痛，但也治疗除颈肩腰腿痛外的一些头痛、软组织痛和关节痛等疾病。

“按脊”(Chiropractic)一词来自希腊字 cheir(意为“手”)和 praktos(意为“完成”)，即通过手工完成的治疗。这个专业术语是由按脊疗法的创始人丹尼尔・大卫・帕尔默(Daniel David Palmer)所创立。帕尔默认为，按脊手法或许已经使用了千百年，但却没有人了解其中的哲学或用正确的科学

笔记栏

原理来解释其作用机制。帕尔默对其相关的解剖学和生理学进行了深入的研究,他的主要贡献是对按脊哲学、按脊艺术和按脊科学予以结合与定义。帕尔默在1895年9月首次对一位失聪17年患者进行了按脊治疗。在确定患者半脱位的脊椎节段后,给予按脊治疗。按脊后,患者的听力大为改善。此后,帕尔默继续研究和完善按脊专业,并将其系统化。他于1897年建立了帕尔默矫正学校(Palmer School of Cure),现在被称为帕尔默按脊学院。学校位于美国的爱荷华州的达文波特市(Palmer College of Chiropractic, in Davenport, Iowa)。

自按脊疗法创立之后,很多人,其中包括许多骨科医生对帕尔默的新科学和矫正艺术产生了浓厚的兴趣。1913年首次通过了有关按脊疗法牌照的州立法。同年,39个国家给予按脊师法律上的认可。今天,在美国已办理超过7万张的按脊许可证。全美50个州、哥伦比亚特区、波多黎各和美国维尔京群岛都正式承认按脊专业作为医护专业的一员。其他许多国家,如加拿大、墨西哥、英国、澳大利亚和日本以及瑞士等都承认按脊疗法。

二、美国按脊教育和前景

在美国,按脊专业需获得博士文凭(Doctor of Chiropractic),但其并非临床医生,亦没有处方权。学生通常需要获得四年制本科文凭后,再申请按脊学校(亦有本博连读的7年制学校)。按脊学校会审查学生的成绩、经历和学历等各项审核标准,通过面试的方式决定是否录取。按脊学校的学生需要3～4年来完成专业课程,其中包括一年的实习。完成学业后,学生必须通过全美审核考试(National Board Exam, Part Ⅰ-Ⅳ)和州立考试(State boards),拿到牌照后方可就业。

手法和生理治疗杂志(Journal of Manipulative and Physiological Therapeutics, JMPT)是世界上发行量和影响最大的按脊学科杂志,它也是唯一被MEDLINE收录的按脊疗法杂志,也是被SCI收录的杂志。JMPT致力于推动按脊疗法的发展、介绍本学科的最新动态、研究进展和临床试验及病例报告等信息。JMPT的版权属伊利诺伊州伦巴第市National University of Health and Science所有。出版商是世界著名的卫生健康出版公司Elsevier,每年出版九期。

2012年,按脊医生在美国年薪的中位数为66 160美元。目前,按脊专业人员的需求量还很大。根据美国劳动统计局的《2012～2013职业展望手册》指出,至2020年,本专业的就业预期上升15%,远超其他职业。

三、美国推拿现状

美国按脊协会,简称ACA(American Chiropractic Association)。其总部设在弗吉尼亚州阿灵顿市,是美国最大的代表按脊医生的专业协会。ACA倡导最高标准的医德和护理,从而更好地确保患者的利益和全民健康。ACA代表着其全部会员,负责对按脊行业的立法和政策确定,因此促进了按脊行业的正面公众形象。同时,它还支持研究,为按脊医生提供专业的再教育机会,是本行业发展的领导者。在美国,按脊疗法包含在绝大多数医疗保险计划内,同时也在工伤、医疗补助和联邦雇员等各项医疗计划中。

第三节　日本推拿概况

在日本,推拿也叫疗术,又叫手技疗法。属于流传于民间的传统疗法,与中国的推拿同属非药物的治疗手段,但不能将两者混为一谈。日本的疗术虽然来源于中国,但在历史的发展中产生了变异,两者关系为同源异流,同根异枝。

日本疗术种类之多类似中医推拿的流派。日本古法按摩当属“指压”疗法,1920年由日本厚生省认可。创始者为浪越德治郎先生,他从1943年起在电视上出演“指压教室”节目,其口号为“指压的心是母亲的心,压下去涌出生命之泉”,在日本可谓家喻户晓。玛莉莲·梦露来日期间出现胃部

笔记栏

不适，为其做了指压治疗后有效地缓解了症状。指压疗法的特点是在治疗点上以拇指按压、摇动关节和伸拉肢体。日本现在有指压协会和指压专门学校。

日本“按摩法”来自中国。日本江户时期后，按摩主要由视觉障碍者操作。用于消除疲劳和缓解病痛等，工作场所主要在温泉旅馆和健身中心。按摩的主要手法为揉捏和把捏关节等。明治中期，欧美的西洋按摩法传入，成为日本的现代按摩法，主要手法有六种：轻揉法、揉捏法、压迫法、振颤法、叩打法、运动法。

日本“整体术”也是传统疗术的一种。整体的日语意思即整正身体，源于大正时期(1912～1926年)。平田内藏吉是当时很有影响力的治疗家，其观点是：① 对脊椎及骨关节不正者，要以整正方法治疗；② 对病理反射区的皮肤感觉异常和肌紧张者要以指压治疗。由于各种手技疗法繁多，1943年日本成立“整体操法制定委员会”，试图规范统一各种手技疗法。当时对日本整体术有精湛研究的野口晴哉，成立了整体协会，综合外来整骨和按脊等疗法的长处，把野口整体疗法推向一个新的阶段。与此同时，日本操体法的创始人桥本敬三，提出以患者自身筋力运动加之施术者的外力，以纠正不正之体。另外，身体均整法的创始人龟井进把人体姿势分为十二类，每一类都有独自的均整法。再有“礒谷式力学疗法”创始人礒谷公良，以调整骨盆等关节，纠正左右脚长短，维持全身平衡的理论，在日本疗术界独树一帜。

日本明治维新时期(1868～1912年)政府实行“脱亚入欧”政策，积极吸收外来文化，引进科学技术。外来疗术进入日本，美国按脊疗法(chiropractic)也是始于自此时。柔道家川口三郎氏1916年在横滨开设了日本首家按脊治疗院。由于其疗法系统规范，很快被日本人接受，直至现在日本有数十家按脊学校，治疗院也遍及日本全国。

20世纪70年代中日邦交恢复后，很多访中人士被中国传统医学的进步所震撼，感受到既古老又崭新的中医学魅力。特别是继针灸麻醉后指压麻醉、中西医结合治疗骨折、新医正骨的冯天有等，都成了日本媒体的报道对象，引起很大的反响。1967年间中喜雄博士来到中国，接触到中国的推拿学后将于香港出版的《简易推拿法》编译后出版，书名为《中国式按摩》，其深受读者欢迎并再版多次。同时医道日本社为其出版了《推拿疗法》一书。东京中医学研究会会长永谷義文3次来到中国，参观了天津中医学院第一附属医院推拿科，为推拿的速效性所叹服。回国后将学习笔记整理成册，出版了《推拿入门》，此书一经问世即引起日本推拿工作者们的兴趣。20世纪80年代初，随着改革开放政策的推进，一批来自国内的推拿专业人才涌入日本，推动了中医药和推拿学在日的发展。天津中医学院的孙维良教授将冯天有的“新医正骨”、李墨林的“点穴按摩”和胡秀章的“脏腑推拿”等著书的部分内容，在其“临床中医推拿塾”中予以介绍，并传播了中国近年最新的推拿技术。很多从事疗术业的针灸师、指压师和按脊师慕名前来学习。2002年日本大阪的李强先生成立日本中医推拿研究会并发行了《推拿医学》杂志，并与大阪府立大学综合科学部共同研究推拿理论。另外，于永昌的小儿推拿和马秀棠的气功点穴疗法等在日本都得到了普及。《日本手技疗法年鑑》重点收录了中医推拿部分。

但中医推拿在日本民间很少有人知道，原因在于日本没有推拿一词，如果冠上“中国整体”就比较容易理解。所以日本开设的中国整体诊所很多，而推拿治疗院就比较少。

日本疗术与中医推拿同源异流的原因，在于日本政府在医疗管理上完全采用西医方式，中断了百年来中医传统医学教育，至今日本也没有国家承办的中医院校，只有政府认定的民间教育机构，比如针灸按摩、西洋按摩和柔道整复等专门学校。其毕业生经国家统一考试合格后可以开业施疗，但因没有医师资格很多方面受到限制，比如到民间诊所就诊者无法享受国家医保。近年来在日本设立了国立北京中医药大学日本分校、黑龙江中医药大学日本分校和上海中医药大学附属日本关西校等教育机构，致力中医教育在日本的推广，推拿学课程也在其中，期待今后有更广普及与发展。

笔记栏

(柯战兵　李　硕　孙维良)

附篇二

第一节　自我保健推拿

传统的养生保健方法种类繁多，最主要的就是自我推拿与功法练习。功法练习方法较为复杂，入门难，坚持更难。运用简单的手法，通过自己的双手在体表某些部位进行推拿，达到强身保健和减轻某些疾病症状及治疗目的，称为“自我推拿”，传统上亦称为“外功”。所谓：“外功有按摩导引之诀，所以行气血，利关节，辟邪外干，使恶气不得入吾身中耳。《语》云：户枢不蠹，流水不腐。人之形体，亦犹是也，故延年却病，以按摩导引为先。”

自我按摩，简单易行，手法“至平至易，非他奇技异术可比”。学练者熟谙此道，虽不能恃其医治大病，却能于人体气血即衰之际，防患未然，固守身之要道，宝命全形；同时也可为身旁亲友略减疾苦，以尽孝道亲情。

自我推拿手法多为捏揉、叩打、推擦之类，简单易学，效果明显，随时随地可行，是既能自我保健，又可兼利他人的最佳选择。

下文中的方法可以根据学练者的具体情况选择应用。

一、头面部保健

1. 开天目　以一手拇指螺纹面置于印堂穴，适当用力按压，由印堂穴至前额正中，双手拇指相互交替，做自下而上，有节律地推抹。双手共推抹 32 次。可开窍醒神，提高工作效率。

要领：操作时节律要均匀，力量轻柔。以操作后前额皮肤微红、微热为好。

2. 抹额　两手食指弯曲成弓状，将第 2 指节的内侧面紧贴印堂，由眉间向前额两侧分抹，共 32 次。本式保健作用与开天目基本相同。

3. 推擦两颞　两手手指并拢，以四指指尖螺纹面分别置于左右两颞鬓发边缘，指尖朝向后上方，由前向后推至耳郭上方，往返推擦，30～60 秒。可醒脑提神，改善头部血液循环。

要领：操作时手法应短促、轻快，避免损伤发根。手法效果以操作后两颞皮肤发红、发热为宜。

4. 拿五经　以手掌覆于头顶前上方，五指分开，中指位于头顶中线处，拇指与小指分别置于两侧额角，五指用力向下拿按，边按边向后推移，边推边按，边按边推，至项后风池穴为止，两手交替进行 30～60 秒。可提神醒脑，疏风散寒，活血止痛，改善头部血液循环。

要领：操作时每向后推移 1 寸，五指拿按 1 次；手指在向后移动的过程中不要离开头皮。此式动作亦可简化为仅以五指分开紧贴头皮，向后做梳理头发的动作，仍以两手交替进行，称为梳头栉发。重复操作 1～3 分钟。

5. 揉脑后　以两手四指分置头顶，拇指螺纹面置于风池穴，五指同时旋转按揉；两拇指紧按风池穴勿移，其余手指边揉边向下移动，在颅脑后部施广泛的按揉，30～60 秒。可减轻因伏案工作所造成的颈枕部紧张或疼痛，缓解疲劳和有效改善诸阳经的气血循环。

要领：操作手法用力宜轻，移动面要广。

6. 摩掌熨目　两手掌互相摩擦生热后，双目微合，将两手掌心放置在两眼上，重复操作 7 次。可有效缓解用眼疲劳，预防眼疾。

要领：操作时闭目凝心，以双掌虚掌敷于双眼，不可用力按压眼球。本式手法效果以使双目有舒适的温热感为佳。

7. 鸣天鼓 两手掌按住双耳，手指置于头后枕部，以食指压住中指并快速向下敲击后脑，两手同时进行，使颅内耳鼓产生共鸣，共做 24 次。可聪耳醒脑和改善听力。

要领：操作时应谨守约束，切忌多做，以免扰乱心神。

8. 搓手浴面 先将两手掌搓热，双掌并拢覆于面部，掌根置于下颌；以双掌经面部由下向上轻轻推抹，待掌根推至前额时向左右分抹至两颞，再以两手掌根经耳前回抹至下颌。本式动作可循环操作 7 次，可使面庞红润，气血上荣。

要领：面部皮肤薄弱，血管丰富，操作时应清洁双手，上推下抹，顺势而为。手法用力宜轻，以面部表皮微微发热为度。

9. 按揉睛明 以双手拇指指端的螺纹面，分别置于同侧睛明穴(在目内眦角稍上方陷凹中)，轻轻按压，并作环旋按揉，持续 30～60 秒。可明目及防治多种眼疾。

要领：睛明穴较为敏感，操作时用力适度，以穴位有轻度胀痛为宜。

10. 按揉太阳 以双手拇指或食指、中指螺纹面置于太阳穴(眉梢与外眼角中间向后约 1 寸凹陷处)，适当用力按压并作环旋按揉，持续 1～3 分钟。可止头痛、疗目疾和有效去除疲乏困顿感。

要领：此手法切忌使用暴力按压，操作时以所按穴位有轻微胀痛为度。

11. 按揉四白 双目平视，以左右手食指螺纹面，分别置于四白穴(在瞳孔直下 1 寸，当眶下孔凹陷处)，适当用力按压，并作环旋按揉，持续 30～60 秒。可治目疾，疗面瘫和止面痛。

要领：此穴正当眶下孔处，有眶下神经出入，不宜暴力按压。操作手法以按揉后局部有酸胀感为宜。

12. 刮眼眶 左右手食指弯曲成弓状，以第 2 指节的内侧面紧贴眼眶，自内而外，先上后下轮刮眼眶，重复进行，持续 30～60 秒。可疗目疾，防近视，缓解用眼疲劳。

要领：此式动作可刺激眼眶及附近相关穴位，包括睛明穴、上明穴、球后、承泣穴。操作时用力适中，以手法过后局部有酸胀感为宜，并应注意手部清洁卫生。

13. 点迎香 将双手食指指尖置于迎香穴(在鼻翼外缘中点旁开 0.5 寸，当鼻唇沟中)处，适当用力点按，持续 30～60 秒。可治鼻塞和流涕，预防感冒，亦是治疗面瘫的重要穴位。

要领：用力适度，勿将皮肤掐破。

二、颈肩部保健

1. 按揉风池 以双手拇指的螺纹面置于风池穴(胸锁乳突肌与斜方肌上端之间的凹陷中)，适当用力按压，并作环旋揉动，持续 30～60 秒。本法具有祛风散寒和通经活络之功效，可治疗颈项强痛。

要领：操作时以穴位局部感觉酸胀为宜。

2. 拿项筋 头略后仰，右手五指并拢，覆于颈项，以掌根与手指相对用力，挤压及提拿项部肌肉及后纵韧带，持续 30～60 秒。可有效缓解因埋头工作所致的颈项部酸沉僵痛症状。

要领：本式动作操作时宜尽量提拿深层肌筋而非表皮；如右手疲劳时，可以左右手更换交替进行。

3. 拿捏肩井 双臂上举，屈肘后伸，双手置于双肩部，以拇指及其余四指相对用力，提拿、揉捏肩井穴(第 7 颈椎棘突下与肩峰连线的中点)及提肩胛肌及冈上肌等部位，持续 30～60 秒。可有效缓解颈肩部肌紧张和肌肉酸痛。

要领：提拿肩井穴刺激量较大，因此操作时应柔中寓刚，忌用暴力。

笔记栏

三、躯干部保健

1. 擦两胁 两手五指并拢，以手掌置于身体两侧胁肋部，指尖朝向前下方，掌根着力，自上而下，做前后搓擦两胁肋的动作 30～60 秒，随后作鼻吸口呼式的深呼吸 3 次。身体两侧为肝胆两经的循行所在，因此本式动作具有疏肝理气和调畅气机的功效，可使呼吸顺畅，心情愉悦。

2. 揉中脘 以右手大鱼际置于中脘穴（在身体的前正中线上，脐上 4 寸，当脐与胸剑联合连线的中点），轻轻按压并沿顺时针方向旋转揉动 1～3 分钟。本法具有消积导滞及健脾和胃之功效，可治腹胀腹痛和胃纳不佳。

要领：揉动时用力要柔和，速度要均匀；手掌与腹部接触部位要吸定不移。

3. 摩腹 右手五指并拢，置于腹部，以中脘穴为圆心，做顺、逆时针的环状推摩动作 3～5 分钟。

要领：手法操作效果以使腹部发热、腹内肠鸣效果为好。若腹胀便秘、疼痛较强时应以顺时针摩腹为宜；若腹软便溏、症状迁延时则应以逆时针摩腹为宜。

4. 擦少腹 以右手五指并拢，手掌置于脐下小腹，指尖指向左侧，掌心正对气海穴（在人体正中线上，脐下 1.5 寸），做手掌的水平往返推擦动作 3～5 分钟。本法具有温阳散寒和固本培元之效，可治少腹冷痛、宫寒不孕和阳痿早泄等下元虚损症状。

要领：手法操作时最好直接接触皮肤，手法效果以小腹皮肤微红或发热为佳。手法频率要快，但用力宜轻浅，勿扰动腹内器官。

5. 擦腰 两手手指并拢，指尖微翘，掌根紧贴腰部肾俞穴（第 2 腰椎棘突下，旁开 1.5 寸），适当用力按压并上下摩擦 1～2 分钟。本法具有温肾助阳和强腰健肾之效，可治腰痛、头晕耳鸣及生殖系统疾病。肾为先天之本，长期坚持可使腰腿疼痛和腰膝酸软等症状得到明显改善。

要领：动作要快速有力，手法效果以操作局部发热为好。

6. 俯仰叩腰 双脚开立与肩同宽，双手握空拳，以拳眼（即拇指侧）交替叩打腰部，同时身体做前俯后仰动作各 3 次。可治腰痛，强腰脊，对腰肌劳损和腰椎退行性疼痛具有良好的舒缓作用。

要领：叩击动作要用力适度，节奏均匀；身体的俯仰要缓慢进行。

7. 旋腰 双脚开立与肩同宽，双手扶按于腰部，指尖相对，虎口朝下。双掌轻轻用力前按，使腰椎前曲加大，同时做腰部的旋转动作，由左向右及由右向左各 16 次，每做 8 次即变换旋转方向。可治腰痛，改善腰部功能，增强腰部的灵活性及预防多种腰部病变。

要领：旋腰动作要缓慢，根据个人身体条件进行。眩晕患者慎用此法。

四、上肢保健

1. 按揉肩髃 以右手手掌覆于左臂之三角肌处，行按揉、捏拿动作 30～60 秒。可有效解除肩臂疲劳，并预防及缓解肩周部病痛。右肩部以左手操作，动作相同。

要领：操作时手掌可根据肩部感受作适当移动。

2. 叩打上肢 右手虚握空拳，以拳心沿左上肢自上而下、自下而上叩打 30～60 秒。可疏通上肢阴、阳经脉，有效去除疲劳及缓解痹痛。右臂以左拳叩打，动作相同。

3. 按揉曲池 左臂屈曲 90°，置于体前，以右手拇指螺纹面置于左臂曲池穴（屈肘成直角，在肘横纹外侧端与肱骨外上髁连线中点），用力点压至有麻胀痛感，并作环旋揉按 30～60 秒。可治疗臂肘挛急和麻木疼痛。以左手拇指按揉右侧曲池穴，动作相同。

4. 按揉内关 左臂屈曲，置于体前，掌心朝上，以右手拇指螺纹面置于左臂内关穴（腕横纹上 2 寸，掌长肌腱与桡侧腕屈肌腱之间），用力点压至有麻胀痛感，并作环旋揉按 30～60 秒。本法具有宽胸利膈和安神通络之功效，可治心痛胸闷、臂手挛痛和舟车眩晕等症。以左手拇指按揉右侧内关穴，动作相同。

5. 搓掌捻指 将两手掌搓热，再以一手对另一手手指沿手掌向指尖方向分别进行推擦，以手指微红或发热为度。可促进末梢血液循环，改善手脚冰冷的困扰。

要领：两手交替，随时进行。

6. 按揉合谷 左臂屈曲 90°，置于体前，掌心向下，以右手拇指螺纹面置于左手合谷穴（在手背，第 1、第 2 掌骨之间，当第 2 掌骨桡侧的中点处），用力点压至有麻胀痛感，并作环旋揉按 30～60 秒。

笔记栏

本法具有止痛、散热和通经活络之功效,可治头痛和面口诸病证。以左手拇指按揉右侧曲池穴,动作相同。

要领:合谷穴的简便取法:以一手的拇指指间关节横纹,放在另一手拇、食指之间的指蹼缘上,当拇指尖下是穴。

7. 空手抓握 双手五指充分屈伸,徒手用力抓握 49 次,每日 2～3 次。可增强手指力量,防止手指麻木及腱鞘损伤。

五、下肢保健

1. 搓揉下肢 身体正坐位,两手掌心相对,分别置于大腿根部两侧,相对用力挤压,并施自大腿根部经膝关节直至小腿的搓揉手法。可有效缓解腿部疲劳,疏通下肢阴、阳经脉及祛除风寒湿邪。

要领:动作自上而下、再自下而上为 1 遍,左右互换,共做 3 遍。操作时速度稍快,以动作完成后双下肢产生温热感为佳。

2. 拍叩下肢 身体坐位,两手握空拳,拳心相对,分别置于大腿根部两侧,相对用力叩击。动作自上而下、再自下而上为 1 遍,左右互换,共做 3 遍。

要领:操作效果以动作完成后双下肢产生温热感为佳。其保健功能与搓揉下肢相同,学练者可自行选用或两者共用。

3. 抱揉膝髌 身体正坐位,两手掌心相对,分别置于膝关节两侧,相对用力,搓擦膝部 1～3 分钟;左右互换。本法可祛风散寒,预防及治疗关节退化和改善膝关节功能。

要领:操作时手法宜轻快,并在膝关节周围不断移动,以使该手法的保健作用充分发挥。效果以使膝关节感觉明显发热为佳。

4. 叩打足三里 身体坐位,上身前俯,双手握拳,拳心朝上,以两手拳轮(即小鱼际侧)分别叩打同侧足三里穴 1～2 分钟。本法可健脾和胃,消食散积,有效改善身体健康状况。

要领:操作时用力适中,以穴位感觉酸胀即可。手法效果以叩击后自觉食欲增强,小腿轻健为佳。

5. 捏拿小腿 身体坐位,上身前俯,双手掌心向前,虎口向下,分别抓握同侧小腿腓肠肌,适当用力,捏拿 30～60 秒。可有效缓解运动后的疲劳及预防腓肠肌疼痛痉挛。

6. 按揉三阴交 身体正坐位,左下肢内旋,以左外踝关节上方置于右腿膝上,以右手拇指螺纹面置于左腿三阴交穴,适当用力按压,并作由内上向外下方的环旋揉按 1 分钟。本法可有效调节下肢三阴经脉和改善足踝气血循行。右侧三阴交穴以左手拇指操作,动作相同。

要领:此穴靠近胫骨后缘,刺激时疼痛较为明显,用力应适度,以免伤及骨膜。

7. 摇踝 身体正坐位,左下肢内旋,以左外踝关节上方置于右腿膝上,左手扶握左踝关节上方,右手抓握左脚掌前端,手脚掌心相对,做左踝关节顺、逆时针的环旋动作,每做 8 次即转换旋转方向,共 32 次。可有效解除踝关节疲劳,消除疼痛。右踝关节的摇法以左手进行,动作相同。

要领:摇动踝关节时不可盲目追求大幅度旋转,如踝关节出现弹响声,即应减小旋转幅度,以免关节松动。

8. 擦涌泉 身体正坐位,左下肢内旋,以左外踝关节上方置于右腿膝上,左手扶握左踝关节上方,以右手掌心紧贴足心,掌平足平,右手掌快速推擦,与左足心相摩约 1 分钟。可促进周身血液循环,解除疲劳,有效改善睡眠,长期坚持此法可使人神清气爽,步履矫健。右足涌泉穴的擦法以左手掌进行,动作相同。

笔记栏

要领:操作时摩擦速度要快,以脚掌及足心发热为好。

(张丰正 高玉杰)

第二节 浴足保健推拿

浴足保健是一种利用水的温热作用,借助药物蒸汽和药液熏洗以及足部按摩起到疏通经络、活络筋骨、行气活血的一种养生保健外治方法。

浴足疗法源远流长,起源于3 000多年前的远古时代,从商代殷墟出土的甲骨文卜辞中可以发现,早在公元前14世纪,就有“足部按摩”的文字记载。古代中医经典《黄帝内经》记载“观趾法”;宋代文豪苏东坡认为按摩足底涌泉穴:“其效不甚觉,但积累至百余日,功用不可量……若信而行之,必有大益。”其他历代文献中对此也有记载,如清朝的外科名著《理瀹骈文》记载:“临卧濯足,三阴皆起于足,指寒又从足心入,濯之所以温阴,而却寒也。”

根据中医整体观念,因人体六条足经联系足部,所以在浴足保健过程中,通过刺激相应足底腧穴,可起到改善全身脏腑气血作用。

在足浴保健推拿时,要注意对水、容器、中草药以及推拿手法的选择,本节重点介绍足浴特色疗法以及注意事项与禁忌证。

一、浴足特色疗法

1. 浴足水的选择 大多采用自来水,最好是溪水或矿泉水。后两种水质较好,含有较多对人体有益的矿物质。

2. 浴足容器的选择 木制盆为佳,其散热较慢,有利于保温。木盆高度应超过20 cm(没过踝关节),宽度以能容纳双脚即可。

3. 浴足的温度 以足部能耐受为限。一般水温应控制40~50℃,尤其是老人和儿童不宜过高;昏迷、生活不能自理者,以防灼伤皮肤,最好能让水温按足部适应逐步变热。

4. 浴足的时间 浴足时间应根据患者需求不同有长短不同。① 强身保健浴足:30分钟/次;② 一般治疗浴足:45分钟/次;③ 特殊慢性疾病:如寒性痛经、阳痿等病证,60分钟/次。基本要求是浴足时间内水温要保持恒定,促使浴足使用的药物发挥最大效力。

5. 浴足的次数 浴足的次数根据患者需求不同而有差异。① 用于强身保健,每天1次;② 用于治疗,每天2次;③ 用于治疗,则根据病情和病程决定。

6. 药液准备 将所配制中药先用2 000 mL温热水浸泡10分钟,先用武火煎煮40分钟,再用文火煎浓缩至1 000 mL,再加水2 000 mL煎至1 000 mL,放在盆中以浸泡双足。

7. 浴足按摩 浴足时有针对性地进行足底按摩,能通过足底特定穴位刺激足六经,经脉气血流通,实现调整脏腑功能、强身保健的作用。临床上常选取经络反射区反射点或组织器官反射区反射点进行点按刺激。

反射区定位,如下。

(1) 常用经络反射点:① 胃足阳明经,即冲阳,足背高处足背动脉搏动处;② 胆足少阳经,即丘墟,外踝前下方,趾长伸肌腱外侧凹陷中;③ 膀胱足太阳经,即束骨,第五跖骨小头后缘,赤白肉际;④ 脾足太阴经,即太白,第一跖趾关节后缘,赤白肉际;⑤ 肝足厥阴经,即太冲,第1、2跖骨底之间凹陷中;⑥ 肾足少阴经,即太溪,内踝与跟腱之间连线中点。

(2) 足底器官组织反射区,见图1。

根据全息理论,人体器官组织在足底有对应的反射区。比如头部对应的反射区为脚趾,胸部对应的反射区为脚掌的前半部,腹部对应的反射区为脚掌的中部,盆腔部对应的反射区为脚跟。

笔记栏

8. 中草药的选用 中草药应根据每个人的需求及身体的不同情况,针对性配伍用药。以下提供一些常用的浴足保健型中草药,供选择参考。

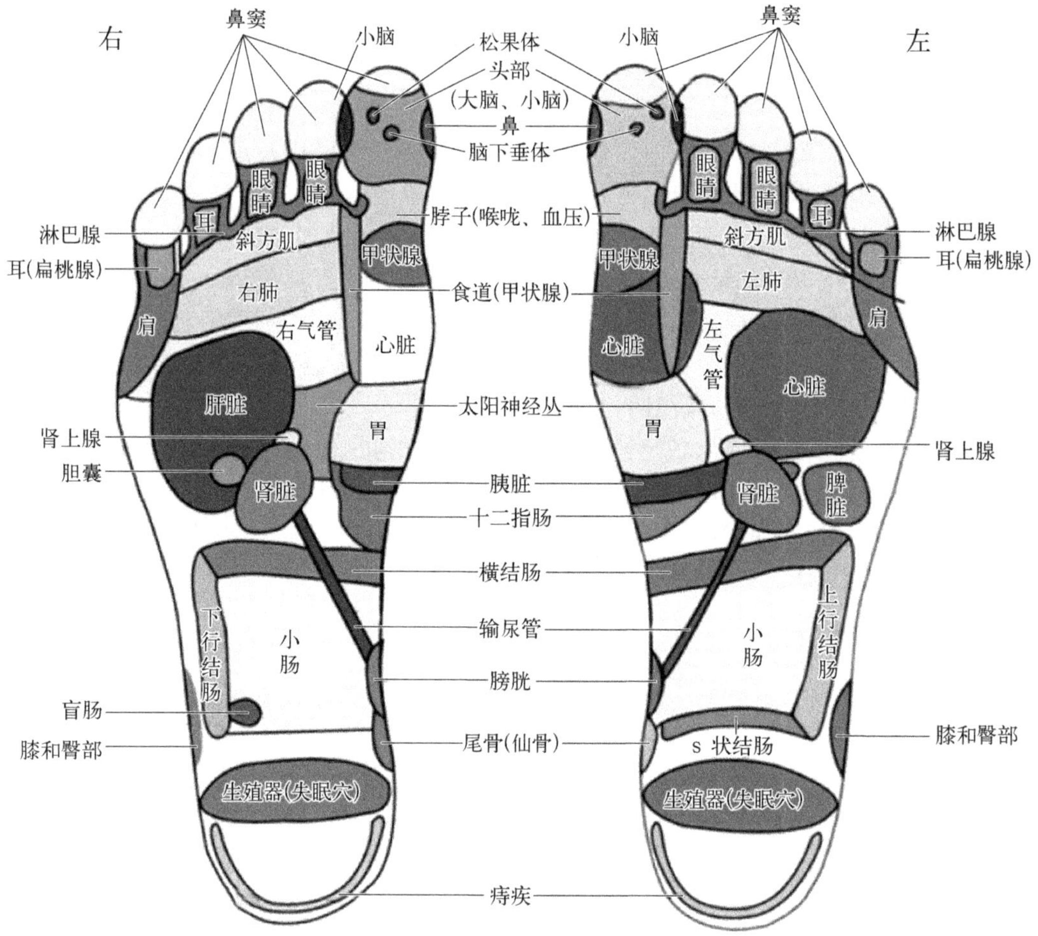

图1　浴足保健推拿足底器官组织反射区图

(1) 由于气血淤阻而出现全身疼痛不适者，或女性月经不调者，可选用活血化瘀的中草药，如川芎、当归、桃仁、红花、丹参及三七等。

(2) 食欲不振、饮食不佳、消化功能不好者，可选用健脾益气、消食化积、增进食欲类中草药，如白术、茯苓、山楂、枳实、厚朴、山药等。

(3) 失眠、烦躁不安等，可选用镇静安神类中药，如朱砂、荷叶、酸枣仁、首乌藤、合欢皮、石菖蒲等。

(4) 大病、久病、恢复期的康复者，可选用补气养血类药物，如人参、黄芪、党参、百合、五味子、熟地黄、当归等。

(5) 预防感冒，可选用防风、苍耳子、艾叶、葱白、花椒等。

9. 特色浴足　特色浴足多以天然中药、脚底反射区按摩、艾灸(足三里、三阴交、涌泉穴)、足底火罐及矿物盐敷脚相结合，通过药艾灸、点穴按摩获得调理脾胃、温补肾气、扶正培元的目的。

二、注意事项与禁忌证

1. 注意事项

笔记栏

(1) 清洗足部：浴足前必需用肥皂等清洁剂清洗足部，选用碱性小或不含碱性的香皂或沐浴液，忌用碱性大的洗衣肥皂，以免部分患者引起皮肤干燥。

(2) 保持适宜的浴足水温：浴足过程中，若药液水温过低，应加热后再用。水温应根据患者体感决定，但要保持恒温，避免患者受凉或烫伤，对于糖尿病患者水温不宜过高。

(3) 营造适宜的浴足环境：浴足环境宜安静舒适，室温适中，不要直接吹风，可以配合柔和的灯光和音乐,让患者心情愉悦,精神放松。

(4) 掌握浴足时间:饭后避免立即进行浴足,以免影响消化。

(5) 防止浴足传染:有传染性皮肤疾病者,应注意自身传染和交叉传染的可能。

(6) 注意观察患者状态:浴足过程中,应注意观察患者神志、面色、出汗变化情况,若发现异常,应立即停止足浴,并作观察处理。

2. 禁忌证

凡有疥疮、扁平疣、脓疱疮、水痘、麻疹等皮肤疾患及足部外伤者不宜浴足。足部皮肤干燥皲裂者水温不可过高,泡洗后擦干应涂上凡士林等。

(张丰正)

笔记栏